全国高等医药院校药学类专业第五轮规划教材

药学数理统计方法

第2版

（供药学类和生物制药专业使用）

主　编　项荣武

副主编　何　兰　姜希伟　申笑颜

编　者　（以姓氏笔画为序）

王　贺（沈阳药科大学）

申笑颜（沈阳医学院）

何　兰（齐齐哈尔医学院）

肖　坤（沈阳药科大学）

张晓萍（沈阳药科大学）

陈　鑫（辽宁何氏眼科医学院）

项荣武（沈阳药科大学）

胡忠盛（沈阳药科大学）

姜希伟（沈阳药科大学）

梁露花（沈阳药科大学）

中国健康传媒集团

中国医药科技出版社　·北京

内容提要

　　本教材为"全国高等医药院校药学类专业第五轮规划教材"之一，全书分为上下两篇，上篇是统计理论部分，包括概率论初步、随机变量、数据的统计描述、样本及抽样分布、参数估计、参数假设检验、非参数假设检验、方差分析、相关分析与回归分析九章内容，介绍了药学类等专业需要掌握的全部统计理论。下篇是统计实验部分，采用国内通用的 SPSS 统计软件设计了六个统计实验，以此提高学生的应用和实践能力。本教材内容实用全面，主要针对的是药学类等专业的学生需掌握的数理统计方法，并注重培养学生将数学方法应用到今后的药学研究中。本教材为书网融合教材，即纸质教材有机融合电子教材、教学配套资源（PPT、微课、视频、图片等）、题库系统、数字化教学服务（在线教学、在线作业、在线考试），使教学资源更加多样化、立体化。

　　本教材可作为全国高等医药院校药学类和生物制药专业的教材，也可作为自学考试辅导教材和医药研究工作者的参考书。

图书在版编目（CIP）数据

药学数理统计方法/项荣武主编. —2 版. —北京：中国医药科技出版社，2019. 12（2025. 8 重印）.

全国高等医药院校药学类专业第五轮规划教材

ISBN 978 – 7 – 5214 – 1511 – 7

Ⅰ. ①药…　Ⅱ. ①项…　Ⅲ. ①医用数学 – 数理统计 – 医学院校 – 教材　Ⅳ. ①R311

中国版本图书馆 CIP 数据核字（2019）第 301677 号

美术编辑　陈君杞
版式设计　友全图文
出版　**中国健康传媒集团** | 中国医药科技出版社
地址　北京市海淀区文慧园北路甲 22 号
邮编　100082
电话　发行：010 – 62227427　邮购：010 – 62236938
网址　www. cmstp. com
规格　889 × 1194 mm $\frac{1}{16}$
印张　20 $\frac{3}{4}$
字数　463 千字
初版　2013 年 9 月第 1 版
版次　2019 年 12 月第 2 版
印次　2025 年 8 月第 4 次印刷
印刷　三河市万龙印装有限公司
经销　全国各地新华书店
书号　ISBN 978 – 7 – 5214 – 1511 – 7
定价　59. 00 元

获取新书信息、投稿、为图书纠错，请扫码联系我们。

数字化教材编委会

主　编　项荣武
副主编　何　兰　姜希伟　申笑颜
编　者　（以姓氏笔画为序）
　　　　王　贺（沈阳药科大学）
　　　　申笑颜（沈阳医学院）
　　　　何　兰（齐齐哈尔医学院）
　　　　肖　坤（沈阳药科大学）
　　　　张晓萍（沈阳药科大学）
　　　　陈　鑫（辽宁何氏眼科医学院）
　　　　项荣武（沈阳药科大学）
　　　　胡忠盛（沈阳药科大学）
　　　　姜希伟（沈阳药科大学）
　　　　梁露花（沈阳药科大学）

出版说明

"全国高等医药院校药学类规划教材"，于20世纪90年代启动建设，是在教育部、国家药品监督管理局的领导和指导下，由中国医药科技出版社组织中国药科大学、沈阳药科大学、北京大学药学院、复旦大学药学院、四川大学华西药学院、广东药科大学等20余所院校和医疗单位的领导和权威专家成立教材常务委员会共同规划而成。

本套教材坚持"紧密结合药学类专业培养目标以及行业对人才的需求，借鉴国内外药学教育、教学的经验和成果"的编写思路，近30年来历经四轮编写修订，逐渐完善，形成了一套行业特色鲜明、课程门类齐全、学科系统优化、内容衔接合理的高质量精品教材，深受广大师生的欢迎，其中多数教材入选普通高等教育"十一五""十二五"国家级规划教材，为药学本科教育和药学人才培养做出了积极贡献。

为进一步提升教材质量，紧跟学科发展，建设符合教育部相关教学标准和要求，以及可更好地服务于院校教学的教材，我们在广泛调研和充分论证的基础上，于2019年5月对第三轮和第四轮规划教材的品种进行整合修订，启动"全国高等医药院校药学类专业第五轮规划教材"的编写工作，本套教材共56门，主要供全国高等院校药学类、中药学类专业教学使用。

全国高等医药院校药学类专业第五轮规划教材，是在深入贯彻落实教育部高等教育教学改革精神，依据高等药学教育培养目标及满足新时期医药行业高素质技术型、复合型、创新型人才需求，紧密结合《中国药典》《药品生产质量管理规范》（GMP）、《药品经营质量管理规范》（GSP）等新版国家药品标准、法律法规和《国家执业药师资格考试大纲》进行编写，体现医药行业最新要求，更好地服务于各院校药学教学与人才培养的需要。

本套教材定位清晰、特色鲜明，主要体现在以下方面。

1.契合人才需求，体现行业要求 契合新时期药学人才需求的变化，以培养创新型、应用型人才并重为目标，适应医药行业要求，及时体现新版《中国药典》及新版GMP、新版GSP等国家标准、法规和规范以及新版《国家执业药师资格考试大纲》等行业最新要求。

2.充实完善内容，打造教材精品 专家们在上一轮教材基础上进一步优化、精炼和充实内容，坚持"三基、五性、三特定"，注重整套教材的系统科学性、学科的衔接性，精炼教材内容，突出重点，强调理论与实际需求相结合，进一步提升教材质量。

3.创新编写形式，便于学生学习 本轮教材设有"学习目标""知识拓展""重点小结""复习题"等模块，以增强教材的可读性及学生学习的主动性，提升学习效率。

4.配套增值服务，丰富教学资源 本套教材为书网融合教材，即纸质教材有机融合数字教材，配套教学资源、题库系统、数字化教学服务，使教学资源更加多样化、立体化，满足信息化教学的需求。通过"一书一码"的强关联，为读者提供免费增值服务。按教材封底的提示激活教材后，读者可通过PC、手机阅读电子教材和配套课程资源（PPT、微课、视频、图片等），并可在线进行同步练习，实时反馈答案和解析。同时，读者也可以直接扫描书中二维码，阅读与教材内容关联的课程资源（"扫码学一学"，轻松学习PPT课件；"扫码看一看"，即可浏览微课、视频等教学资源；"扫码练一练"，随时做题检测学习效果），从而丰富学习体验，使学习更便捷。

编写出版本套高质量的全国本科药学类专业规划教材，得到了药学专家的精心指导，以及全国各有关院校领导和编者的大力支持，在此一并表示衷心感谢。希望本套教材的出版，能受到广大师生的欢迎，为促进我国药学类专业教育教学改革和人才培养做出积极贡献。希望广大师生在教学中积极使用本套教材，并提出宝贵意见，以便修订完善，共同打造精品教材。

中国医药科技出版社

2019年9月

前 言

　　《药学数理统计方法》(第2版)为"全国高等医药院校药学类专业第五轮规划教材"之一,在上版内容的基础上,对教材的内容和结构进行了调整,力求书中内容精确无误,教材的体系更加合理,内容更加丰富、新颖。同时将教材建设为书网融合教材,即纸质教材有机融合电子教材、教学配套资源(PPT、微课、视频、图片等)、题库系统、数字化教学服务(在线教学、在线作业、在线考试),使教学资源更加多样化、立体化。

　　全书分为上下两篇,上篇是统计理论部分,包括概率论初步、随机变量、数据的统计描述、样本及抽样分布、参数估计、参数假设检验、非参数假设检验、方差分析、相关分析与回归分析九章内容,介绍了药学类等专业需要掌握的全部统计理论。下篇是统计实验部分,采用国内通用的SPSS统计软件设计了六个统计实验,以此提高学生的应用和实践能力。

　　本教材的主要特点如下:

　　1. 内容主要为针对全国高等医药院校药学类专业和生物制药专业的学生,强调夯实基础,重点掌握统计方法,强化实际应用能力,体现学以致用。

　　2. 强化以计算机应用为基础的统计运算能力,采用国内应用广泛的统计软件SPSS设计数学实验,通过数学实验课程使学生从另一个角度了解数学应用价值,提高其统计应用和计算能力。

　　3. 在知识点讲解和例题选择上紧密结合药学专业特点,以大量的药学应用实例说明统计学在药学领域的广泛应用,习题覆盖面广且类型全面,对学生掌握统计方法并应用于实际工作中有很大的启迪作用。

　　4. 配合大学生数学建模活动,引导学生掌握药学领域数学建模方法,促进数学与药学相互渗透和结合,提高学生的数学修养和创新实践能力。

　　在编写本教材的过程中,得到了各编者所在院校的大力支持,在此表示感谢! 由于编者水平和时间所限,书中难免存在疏漏与不妥,恳请广大读者批评指正,以使再版时进一步完善。

编　者

2019 年 9 月

目　录

上篇　统计理论

下篇　统计实验

上　篇

统计理论

绪　论

南丁格尔曾说过"若想了解上帝在想什么，我们就必须学统计，因为统计学就是在量测他的旨意。"

这里的上帝就是客观世界。

统计学已经广泛应用于现实生活的各个领域之中，并在解决现代科学的那些最重要的和最多样化的课题中起着主导作用。现实生活中也离不开统计，每天晚上我们都要收听明天的天气预报，尤其注意明天下雨或下雪的概率；在投资股票时，你需要了解股票场价格的信息，了解每只股票的财务信息；在黄金周，你打算出门旅行时，一定要了解旅游的目的地的价格、服务以及旅游人数等。作为从事统计工作的专业人士，更需要了解和掌握统计学的基本理论和方法。

一、统计的概念

统计学（statistics）是通过收集数据，分析数据和由数据得出结论的一组概念、原则和方法。统计分析数据的方法大体上可分为描述统计（descriptive statistics）和推断统计（inferential statistics）两大类。

描述统计是研究数据收集、处理和描述的统计学方法。其内容包括如何取得研究所需要的数据，如何用图表形式对数据进行处理的展示，如何通过对数据的综合、概括与分析，得出所关心的数据特征。

推断统计则是研究如何利用样本数据来推断总体特征的统计学方法，主要方法是参数估计和假设检验。

二、统计学的应用

（一）统计学在现实生活中的应用实例

说出哪些领域应用统计，这很困难，因为几乎所有的领域都应用统计；说出哪些领域不使用统计，同样也很困难，因为几乎找不到一个不用统计的领域。因此，统计是适用于所有学科领域的通用的数据分析方法，是一种通用的数据分析语言。这里我们举几个著名的统计实例。

应用案例一：从"女士品茶"中得到的统计实验设计

20 世纪 20 年代后期的一个夏日午后，一群风度翩翩的学者携夫人及漂亮的女友，正在英国剑桥的户外餐桌旁，悠闲地品茶论道。席间，一位美丽的女士惊呼，午茶的调制顺序对味道有很大的影响。把茶加进牛奶里和把牛奶加进茶里，喝起来风味完全不同。出于对女性的尊重，那些学者们面带绅士的微笑，内心却不以为然，甚至是藐视，依据他们的科学头脑分析，茶和牛奶两种物质混合结果的化学成分不会因为调制顺序不同而产生不同，怎么会喝起来不一样呢？文中暗表，这个命题的假设前提是不论调制顺序如何，牛奶和茶的比例是固定的或是基本不变的。正当众学者对美丽女士的说法嗤之以鼻时，有个身材瘦小，嘴上留着灰白胡子的绅士挺身而出，抓住了这个问题。此人便是在统计发展史上地位

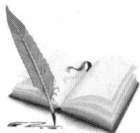

显赫、大名鼎鼎的费雪（Ronald Aylmer Fisher，1890～1962），英国统计学家。费雪当时显得非常兴奋，好像发现了新大陆。"让我们来检验这个命题。"在众位学者的帮助下，他开始进行实验。他们设计并调制出很多杯不同的茶，有些先放茶水再加牛奶，有些先放牛奶再加茶水，然后按照既定的顺序一杯一杯拿给美丽女士品尝分辨，但她并不知道每杯茶的调法。费雪端给她第一杯茶时她品尝了一口，然后说出这杯茶是先放茶水后加的牛奶，还是先放牛奶后加的茶水。费雪记录上她的说法，再送上第二杯，……费雪设计了各种可能的实验方法，来测试美丽女士能否分辨出不同的茶。问题是，如果美丽女士只是哗众取宠而没有真本领能分辨出不同的茶，她还是有猜出的可能；如果给她两杯调制方法不同的茶，她可能一次全部猜错或全部猜对。如果美丽女士有真本事，确实能够分辨调制方法不同的茶，但她还是可能弄错，或是茶水和牛奶没有混合好，或茶水温度不够影响了味道，或她喝了很多以后感觉已经不太灵敏。这就是费雪提出来的实验设计思想，1935 年，费雪完成了在科学实验理论和方法上具有划时代意义的一本书《实验设计》。在书的第二章，费雪就提到了剑桥午后的品茶和那位美丽的女士，在书里，费雪讨论了各种可能结果，描述了该准备多少茶，依照什么顺序拿给她，然后她回答的正确与否，计算出各种结果的概率。至于剑桥午后品茶的那位女士，据说她能分辨出每一杯茶，全部答对，看来，这位女士不仅仅是美丽。对常人来说这只是一个有趣的故事，而对科学家来说这却是一个理论的诞生。

应用案例二：从《红楼梦》中给出作者的判断

众所周知，《红楼梦》一书共 120 回，一般认为前 80 回是曹雪芹所著，后 40 回为高鹗所续。长期以来红学界对这个问题一直有争议。1986 年复旦大学李贤平教授带领他的学生用统计方法进行了研究，他们将 120 回看成是 120 个样本，然后确定与情节无关的虚词作为变量（所以要抛开情节，是因为在一般情况下，同一情节大家描述的都差不多，但由于个人写作特点和习惯不同，所用的虚词是不会一样的），让学生数出每一回里虚词出现的次数，作为数据，用统计分析中的聚类分析方法进行分类。聚类结果将 120 回分成两类：即前 80 回为一类，后 40 回为一类，很形象地证实了 120 回的《红楼梦》不是出自同一人的手笔。之后又与曹雪芹的其他著作进行类似分析，进一步证实前 80 回确实为曹雪芹所著，而后 40 回是否为高鹗写的呢？论证结果推翻了后 40 回为高鹗一个人所写。这个论证在红学界轰动很大，他们用统计分析方法支持了红学界的观点，使红学界为之赞叹。

（二）统计学在医药领域中的应用实例

医、药学是较早使用数理统计方法的领域之一。在医学研究中，为防治一种疾病，统计方法常被作为重要的研究工具，用来发现和验证导致这种疾病的种种因素。例如，应用统计方法证实肺癌与吸烟的关系。在药学研究中，通过临床试验，应用正交设计、交叉设计、回归分析、方差分析、列联表分析等统计方法，来确定一种药物对治疗某种疾病是否有效，以及比较几种药物或治疗方案的效力。下面列举几个在药学中的应用实例：

案例一：用正交试验法研究三七提取工艺，试验的考察指标为测定每个样品中的三七总皂苷量。在对溶媒和提取方法初步选择以后，选定乙醇浓度、提取方法和乙醇用量作为考察的 3 个因素，每个因素各取 3 个水平。数据进行方差分析，得最佳工艺为采用渗漉法、75% 乙醇收集 10 倍量体积。通过科学的数据处理，使三七提取工艺规范化，数据化。

案例二：在一种片剂的含量均匀度检查的初试中，随机地取出 10 片，逐片进行含量测定，得到 10 个数据，判断该厂这种片剂含量均匀度是否符合要求？

案例三：在临床前试验中，为确定一种新化合物的致癌性，把其按不同剂量给两个动

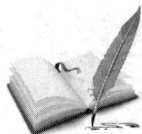

物组服用：一个是空白对照组，把空白用于对照组的 65 个动物，有 6 个引发癌症（9.2%）；另一组服用新化合物，把一定剂量用于该组的 60 个动物，结果有 9 个引发癌变（15%），已知该新化合物不会降低致癌率，在单侧检验中，为确定两组动物的致癌率在 α =0.05 水平是否有差异？

三、统计软件简介

（一）SAS 统计软件

SAS 是英文 Statistical Analysis System 的缩写，翻译成汉语是统计分析系统，最初由美国北卡罗来纳州立大学两名研究生开始研制，1976 年创立 SAS 公司。SAS 系统具有十分完备的数据访问、数据管理、数据分析功能。在国际上，SAS 被誉为数据统计分析的标准软件。SAS 系统是一个模块组合式结构的软件系统，共有三十多个功能模块。SAS 是用汇编语言编写而成的，通常使用 SAS 需要编写程序，比较适合统计专业人员使用，而对于非统计专业人员学习 SAS 比较困难。SAS 最新版为 9.4 版。网址：http：//www. sas. com/。

（二）SPSS 统计软件

SPSS 是英文 Statistical Package for the Social Science 的缩写，翻译成汉语是社会学统计程序包，20 世纪 60 年代末由美国斯坦福大学的三位研究生研制，1975 年在芝加哥组建 SPSS 总部。SPSS 系统特点是操作比较方便，统计方法比较齐全，绘制图形、表格较为方便，输出结果比较直观。SPSS 是用 FORTRAN 语言编写而成。适合进行从事社会学调查中的数据分析处理。最新版为 25.0 版。网址：http：//www. spss. com/。

（三）BMDP 统计软件

BMDP 是英文 Biomedical computer programs 的缩写，翻译成汉语是生物医学计算程序，美国加州大学于 1961 年研制，是世界上最早的统计分析软件。特点是统计方法齐全，功能强大。但 1991 年的 7.0 版后没有新的版本推出，使用不太普及，最后被 SPSS 公司收购。

（四）Stata 统计软件

Stata 统计软件由美国计算机资源中心（Computer Resource Center）1985 年研制。特点是采用命令操作，程序容量较小，统计分析方法较齐全，计算结果的输出形式简洁，绘出的图形精美。不足之处是数据的兼容性差，占内存空间较大，数据管理功能需要加强。最新版为 16.0 版。网址：http：//www. stata. com/。

（五）EPINFO 统计软件

EPINFO 是英文 Statistics program for epidemiology on microcomputer 的缩写，翻译成汉语是流行病学统计程序。美国疾病控制中心 CDC 和 WHO 共同研制，为完全免费软件。特点是数据录入非常直观，操作方便，并有一定的统计功能，但方法比较简单，主要应用于流行病学领域中的数据录入和管理工作。最新版为 Epidata 2.0 版及 EPINFO2000 版。

（六）Minitab 统计软件

Minitab 由美国宾州大学研制。其特点是简单易懂，很方便进行试验设计及质量控制。在国外大学统计学系开设的统计软件课程中，Minitab 与 SAS、BMDP 并列，根本没有 SPSS 的份。最新版本为 19.0 版，网址：http：//www. minitab. com/。

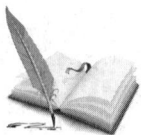

（七）Statistica 统计软件

Statistica 为一套完整的统计资料分析、图表、资料管理、应用程式发展系统；美国 StatSoft 公司开发。能提供使用者所有需要的统计及制图程序，制图功能强大，能够在图表视窗中显示各种统计分析和作图技术。

（八）SPLM 统计软件

SPLM 是英文 Statistical Program for Linear Modeling 的缩写，翻译成汉语是线性模型拟合统计软件程序。1988 年由解放军第四医学大学统计教研室研制。系统特点是采用线性模型的方法，实现各种统计方法的计算。统计方法比较齐全，功能比较强大。SPLM 采用 FOR-TRAN 语言编写完成。但 1999 年推出 3.0 版后无新的产品推出。

（九）CHISS 统计软件

CHISS 是英文 Chinese High Intellectualized Statistical Software 的缩写，翻译成汉语是中华高智统计软件，由北京元义堂科技公司研制而成。1997 年开始研发，2001 年推出第一版。CHISS 是一套具有数据信息管理、图形制作和数据分析的强大功能，并具有一定智能化的中文统计分析软件。CHISS 的主要特点是操作简单直观，输出结果简洁。既可以采用光标点菜单式也可采用编写程序来完成各种任务。CHISS 用 C＋＋语言、FORTRAN 语言和 delphi 开发集成，采用模块组合式结构，已开发十个模块。CHISS 可以用于各类学校、科研所等从事统计学的教学和科研工作。最新版为 CHISS2004 版。网址：http：//www. chiss. cn/。

（十）SASD 统计软件

SASD 是英文 Package for Statistical Analysis of Stochastic Data 的缩写，翻译成汉语是随机数据统计分析程序包。它是由中国科学院计算中心研制。系统特点是以 FORTRAN 源程序形式向用户提供大量的子程序可供用户进行二次开发，统计方法比较齐全，功能比较强大。SASD 采用 FORTRAN 语言编写完成，比较适合从事统计专业人员使用。但无新版推出。

（十一）PEMS 统计软件

PEMS 是 Package for Encyclopaedia of Medical Statistics 的缩写，即中国医学百科全书－医学统计学软件包。它以《中国医学百科全书》一书为蓝本，开发的一套统计软件。系统特点是实现各种统计方法的计算。统计方法比较齐全，功能比较强大。PEMS 采用 TURBO C 和 TURBO BASIC 语言编写完成，比较适合从事医学工作的非统计专业人员使用。最新版为 PEMS 3.0 版。网址：http：//www. pems888. com/。

（十二）EXCEL 电子表格与统计功能

EXCEL 电子表格是 Microsoft 公司推出的 Office 系列产品之一，是一个功能强大的电子表格软件。特点是对表格的管理和统计图制作功能强大，容易操作。Excel 的数据分析插件 XLSTAT，也能进行数据统计分析，但不足的是运算速度慢，统计方法不全。

（十三）DAS 统计软件

DAS 是英文 Drug and Statistics 的缩写，翻译成汉语是药理学计算软件，由孙瑞元等开发。特点是内容涵盖基础药理学、临床药理学、药学、医学统计学。能多种处理结果同时显现。EXCEL 平台使用方便，智能化，图表直接插入文档。网址：http：// www. drugchina. net/。

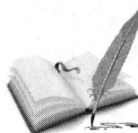

（十四）SDAS 统计软件

SDAS 是英文 Statistical design and analysis system 的缩写，翻译成汉语是统计设计和分析系统。1992 年由解放军总医院医学统计教研室开发。特点是窗口操作，操作方便，图表简明，与国内医学统计学教材一致。但只有 DOS 版，1995 年后没新的版本。

（十五）Nosa 统计软件

Nosa 是非典型数据分析系统，1999 年由解放军第四军医大学医学统计教研室夏结来教授开发。特点是采用广义线性模型建模，从数据录入与管理、统计分析、绘图，到结果管理嵌入了当代数据处理技术。但只能在 DOS 系统下使用。

（王　贺）

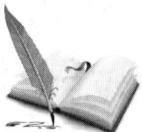

第一章　概率论初步

在现实世界中发生的现象千姿百态，概括起来无非是两类现象：确定性的和不确定性的。例如：地球表面的一切物体都受到重力，空气中含有二氧化碳等，这类现象称为确定性现象，它们在一定的条件下一定会发生。另有一类现象，在一定条件下，试验有多种可能的结果，但事先又不能预测是哪一种结果，此类现象称为不确定现象。例如：每天的天气预报等都是不确定性的现象。概率统计这门课程，就是研究和揭示不确定现象中统计规律的一门学科。

第一节　随机事件

一、样本空间与随机事件

1. **随机试验**　人们是通过试验去研究各种现象的，为对各种现象加以研究所进行的观察或实验，统称为试验。若一个试验具有下列三个特点：

（1）可以在相同的条件下重复地进行。

（2）每次试验的可能结果不止一个，并且事先可以明确试验所有可能出现的结果。

（3）进行一次试验之前不能确定哪一个结果会出现。

则称这一试验为随机试验（random trial），记为 E。

例如：E_1：抛掷一枚硬币，观察硬币正面朝上情况。

E_2：通过每个交通岗时，信号灯的颜色。

E_3：抽样检查产品的合格情况。

2. **样本空间与随机事件**　在一个试验中，若满足：

（1）每进行一次试验，必然出现且只能出现其中的一个基本结果。

（2）任何结果，都是由其中的一些基本结果所组成。

随机试验 E 的所有基本结果组成的集合称为样本空间（sample space），记为 Ω。样本空间的元素，即 E 的每个基本结果，称为样本点。

随机试验 E 的样本空间 Ω 的子集称为 E 的随机事件（random event），简称事件，通常用大写字母 A，B，C，…表示。在每次试验中，当且仅当这一子集中的一个样本点出现时，称这一事件发生。每次试验中都必然发生的事件，称为必然事件。必然事件用 Ω 表示。在每次试验中不可能发生的事件，称为不可能事件。不可能事件用 Φ 表示。

例如：将一枚均匀的硬币抛两次，事件 A，B，C 分别表示"第一次出现正面"，"两次出现同一面"，"至少有一次出现正面"。则样本空间 Ω 及事件 A，B，C 中的样本点分别为：

$\Omega = \{(正，正)，(正，反)，(反，正)，(反，反)\}$

$A = \{(正，正)，(正，反)\}$；$B = \{(正，正)，(反，反)\}$

$C = \{(正，正)，(正，反)，(反，正)\}$

二、事件之间的关系及其运算

事件是一个集合，因而事件间的关系与事件的运算可以用集合之间的关系与集合的运

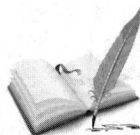

算来处理。下面我们讨论事件之间的关系及运算。

（1）如果事件 A 发生必然导致事件 B 发生，则称事件 A 包含于事件 B（或称事件 B 包含事件 A），记作 $A \subset B$（或 $B \supset A$）。若 $A \subset B$ 且 $B \subset A$，则称事件 A 与 B 相等（或等价），记为 $A = B$。

为了方便起见，规定对于任一事件 A，有 $\Phi \subset A$。显然，对于任一事件 A，有 $A \subset \Omega$。

（2）"事件 A 与 B 中至少有一个发生"的事件称为 A 与 B 的并（和），记为 $A \cup B$ 或 $A + B$。

对任一事件 A，有

$$A \cup \Omega = \Omega; \quad A \cup \Phi = A$$

$A = \bigcup\limits_{i=1}^{n} A_i$ 表示"A_1，A_2，$\cdots$，A_n 中至少有一个事件发生"这一事件。

$A = \bigcup\limits_{i=1}^{\infty} A_i$ 表示"可列无穷多个事件 A_i 中至少有一个发生"这一事件。

（3）"事件 A 与 B 同时发生"的事件称为 A 与 B 的交（积），记为 $A \cap B$ 或 (AB)。

对任一事件 A，有

$$A \cap \Omega = A; \quad A \cap \Phi = \Phi$$

$B = \bigcap\limits_{i=1}^{n} B_i$ 表示"B_1，$\cdots$，B_n n 个事件同时发生"这一事件。

$B = \bigcap\limits_{i=1}^{\infty} B_i$ 表示"可列无穷多个事件 B_i 同时发生"这一事件。

（4）"事件 A 发生而 B 不发生"的事件称为 A 与 B 的差，记为 $A - B$。

$$A - A = \Phi; \quad A - \Phi = A; \quad A - \Omega = \Phi$$

（5）如果两个事件 A 与 B 不可能同时发生，则称事件 A 与 B 为互不相容（互斥），记作 $A \cap B = \Phi$。基本事件是两两互不相容的。

（6）若 $A \cup B = \Omega$ 且 $A \cap B = \Phi$，则称事件 A 与事件 B 互为逆事件（对立事件）。A 的对立事件记为 $\bar{A}$，$\bar{A}$ 是由所有不属于 A 的样本点组成的事件，它表示"A 不发生"这样一个事件。显然 $\bar{A} = \Omega - A$。

对立事件必为互不相容事件，反之，互不相容事件未必为对立事件。

以上事件之间的关系及运算可以用文氏（Venn）图来直观地描述。若用平面上一个矩形表示样本空间 Ω，矩形内的点表示样本点，圆 A 与圆 B 分别表示事件 A 与事件 B，则 A 与 B 的各种关系及运算见图 1-1～图 1-6。

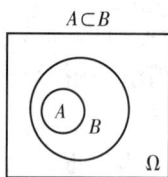

图 1-1

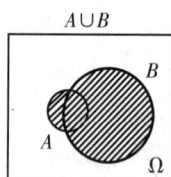

图 1-2

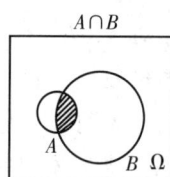

图 1-3

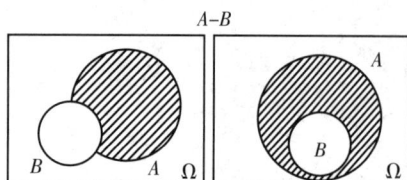

图 1-4

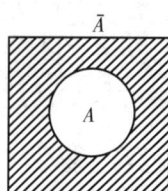

图 1-5

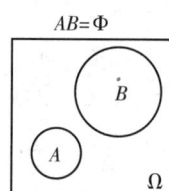

图 1-6

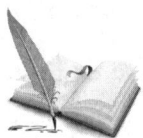

可以验证一般事件的运算满足如下关系:

（1）交换律 $A \cup B = B \cup A$，$A \cap B = B \cap A$。

（2）结合律 $A \cup (B \cup C) = (A \cup B) \cup C$，
$$A \cap (B \cap C) = (A \cap B) \cap C。$$

（3）分配律 $A \cup (B \cap C) = (A \cup B) \cap (A \cup C)$，
$$A \cap (B \cup C) = (A \cap B) \cup (A \cap C)。$$

（4）$A - B = A\bar{B} = A - AB$。

（5）对有限个或可列无穷个 A_i，恒有

$$\overline{\bigcup_{i=1}^{n} A_i} = \bigcap_{i=1}^{n} \overline{A_i}, \quad \overline{\bigcap_{i=1}^{n} A_i} = \bigcup_{i=1}^{n} \overline{A_i};$$

$$\overline{\bigcup_{i=1}^{\infty} A_i} = \bigcap_{i=1}^{\infty} \overline{A_i}, \quad \overline{\bigcap_{i=1}^{\infty} A_i} = \bigcup_{i=1}^{\infty} \overline{A_i};$$

例 1 - 1 设 A，B，C 为三个事件，用 A，B，C 的运算式表示下列事件：

（1）A 发生而 B 与 C 都不发生。

（2）A，B 都发生而 C 不发生。

（3）A，B，C 至少有一个事件发生。

（4）A，B，C 至少有两个事件发生。

（5）A，B，C 恰好有两个事件发生。

（6）A，B，C 恰好有一个事件发生。

（7）A，B 至少有一个发生而 C 不发生。

（8）A，B，C 都不发生。

解：（1）$A\bar{B}\bar{C}$ 或 $A - B - C$ 或 $A - (B \cup C)$

（2）$AB\bar{C}$ 或 $AB - C$

（3）$A \cup B \cup C$

（4）$(AB) \cup (AC) \cup (BC)$

（5）$(AB\bar{C}) \cup (AC\bar{B}) \cup (BC\bar{A})$

（6）$(A\bar{B}\bar{C}) \cup (B\bar{A}\bar{C}) \cup (C\bar{A}\bar{B})$

（7）$(A \cup B) \bar{C}$

（8）$\overline{A \cup B \cup C}$ 或 $\bar{A}\bar{B}\bar{C}$

例 1 - 2 设事件 A, B, C 满足 $ABC \neq \Phi$，试把下列事件表示为一些互不相容的事件的和：$A + B + C$，$AB + C$，$B - AC$。

解：如图 1 - 7：$A + B + C = A\bar{B}\bar{C} + \bar{A}B\bar{C} + AB\bar{C} + ABC + \bar{A}BC + A\bar{B}C + \bar{A}\bar{B}C$；

$AB + C = AB\bar{C} + C$；

$B - AC = AB\bar{C} + \bar{A}B\bar{C} + \bar{A}BC$

$\qquad = B\bar{A} + AB\bar{C}$

$\qquad = B\bar{C} + \bar{A}BC$

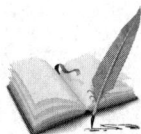

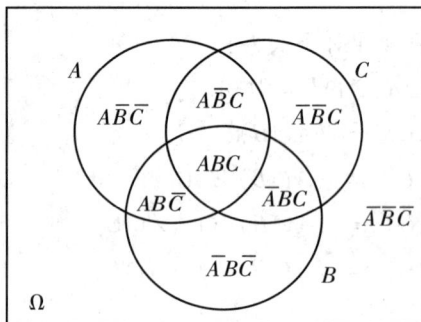

图 1-7

第二节　随机事件的概率

一、概率的定义

除必然事件与不可能事件外，任一随机事件在一次试验中都有可能发生，也有可能不发生。人们常常希望了解某些事件在一次试验中发生的可能性的大小。为此，我们首先引入频率的概念，它描述了事件发生的频繁程度，进而我们再引出表示事件在一次试验中发生的可能性大小的数——概率。

1. 频率

定义 1-1　设在相同的条件下，进行了 n 次试验。若随机事件 A 在 n 次试验中发生了 k 次，则比值 $\dfrac{k}{n}$ 称为事件 A 在这 n 次试验中发生的频率（frequency），记为 $f_n(A) = \dfrac{k}{n}$。

由定义 1-1 容易推知，频率具有以下性质：

(1) 对任一事件 A，有 $0 \leqslant f_n(A) \leqslant 1$；

(2) 对必然事件 Ω，有 $f_n(\Omega) = 1$；

(3) 若事件 A，B 互不相容，则

$$f_n(A \cup B) = f_n(A) + f_n(B)$$

一般地，若事件 A_1，A_2，$\cdots$，A_m 两两互不相容，则

$$f_n\left(\bigcup_{i=1}^{m} A_i\right) = \sum_{i=1}^{m} f_n(A_i)$$

事件 A 发生的频率 $f_n(A)$ 表示 A 发生的频繁程度，频率大，事件 A 发生就频繁，在一次试验中，A 发生的可能性也就大。反之亦然。因而，直观的想法是用 $f_n(A)$ 表示 A 在一次试验中发生可能性的大小。但是，由于试验的随机性，即使同样是进行 n 次试验，$f_n(A)$ 的值也不一定相同。但大量实验证实，随着重复试验次数 n 的增加，频率 $f_n(A)$ 会逐渐稳定于某个常数附近，而偏离的可能性很小。频率具有"稳定性"这一事实，说明了刻画事件 A 发生可能性大小的数——概率具有一定的客观存在性。

历史上有一些著名的试验，德·摩根（De Morgan）、蒲丰（Buffon）和皮尔逊（Pearson）曾进行过大量掷硬币试验，所得结果如表 1-1 所示。

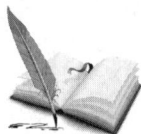

表 1-1

试验者	掷硬币次数	出现正面次数	出现正面的频率
德·摩根	2048	1061	0.5181
蒲丰	4040	2048	0.5069
皮尔逊	12000	6019	0.5016
皮尔逊	24000	12012	0.5005

可见出现正面的频率总在 0.5 附近摆动，随着试验次数增加，它逐渐稳定于 0.5。这个 0.5 就反映正面出现的可能性的大小。

定义 1-2　设事件 A 在 n 次重复试验中发生的次数为 k，当 n 很大时，频率 $\dfrac{k}{n}$ 在某一数值 P 的附近摆动，而随着试验次数 n 的增加，发生较大摆动的可能性越来越小，则称数 P 为事件 A 发生的概率，记为 $P(A) = P$。

为了理论研究的需要，我们从频率的稳定性和频率的性质得到启发，给出概率的公理化定义。

2. 概率的公理化定义

定义 1-3　　设 Ω 为样本空间，A 为事件，对于每一个事件 A 赋予一个实数，记作 $P(A)$，如果 $P(A)$ 满足以下条件：

（1）非负性：$P(A) \geqslant 0$；

（2）规范性：$P(\Omega) = 1$；

（3）可列可加性：对于两两互不相容的可列无穷多个事件 A_1，A_2，…，A_n，…，有

$$P(\bigcup_{n=1}^{\infty} A_n) = \sum_{n=1}^{\infty} P(A_n) \tag{1-1}$$

则称实数 $P(A)$ 为事件 A 的概率（probability）。

二、概率的性质

由概率公理化定义，可以推出概率的一些性质。

性质 1-1　$P(\Phi) = 0$

这个性质说明：不可能事件的概率为 0，但逆命题不一定成立，我们将在第二章加以说明。

性质 1-2（有限可加性）　若 A_1，A_2，…，A_n 为两两互不相容事件，则有

$$P(\bigcup_{k=1}^{n} A_k) = \sum_{k=1}^{n} P(A_k)$$

性质 1-3　设 A，B 是两个事件，若 $A \subset B$，则有

$$P(B-A) = P(B) - P(A)；\quad 或 \quad P(A) \leqslant P(B)$$

性质 1-4　对于任一事件 A，$P(A) \leqslant 1$

性质 1-5　对于任一事件 A，有

$$P(\bar{A}) = 1 - P(A)$$

性质 1-6（加法公式）　对于任意两个事件 A，B 有

$$P(A \cup B) = P(A) + P(B) - P(AB)$$

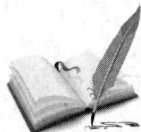

例 1 - 3 设 $P(A) = \dfrac{1}{3}, P(B) = \dfrac{1}{2}$，试就以下三种情况分别求 $P(B\bar{A})$：

(1) $AB = \Phi$，(2) $A \subset B$，(3) $P(AB) = \dfrac{1}{8}$

解：

(1) $P(B\bar{A}) = P(B - AB) = P(B) - P(AB) = \dfrac{1}{2}$；

(2) $P(B\bar{A}) = P(B - A) = P(B) - P(A) = \dfrac{1}{6}$；

(3) $P(B\bar{A}) = P(B - AB) = P(B) - P(AB) = \dfrac{1}{2} - \dfrac{1}{8} = \dfrac{3}{8}$。

例 1 - 4 已知 $P(A) = P(B) = P(C) = \dfrac{1}{4}, P(AC) = P(BC) = \dfrac{1}{16}, P(AB) = 0$ 求事件 A, B, C 全不发生的概率。

解：$P(\bar{A}\bar{B}\bar{C}) = P(\overline{A + B + C}) = 1 - P(A + B + C)$

$= 1 - [P(A) + P(B) + P(C) - P(AB) - P(AC) - P(BC) + P(ABC)]$

$= 1 - \left[\dfrac{1}{4} + \dfrac{1}{4} + \dfrac{1}{4} - 0 - \dfrac{1}{16} - \dfrac{1}{16} + 0 \right] = \dfrac{3}{8}$。

三、古典概型

定义 1 - 4 若随机试验 E 满足以下条件：

(1) 试验的样本空间 Ω 只有有限个样本点；

(2) 试验中每个基本事件的发生是等可能的。

则称此试验为古典概型，或称为等可能概型。

设事件 A 包含 k 个基本事件

则有

$$P(A) = \dfrac{k}{n} \tag{1-2}$$

称古典概型中事件 A 的概率为古典概率。一般地，可利用排列、组合及乘法原理、加法原理的知识计算 k 和 n，进而求得相应的概率。

例 1 - 5 有 n 个人，每个人都以同样的概率 $\dfrac{1}{N}$ 被分配在 $N (n < N)$ 间房中的任一间中，求恰好有 n 个房间，其中各住一人的概率。

解：每个人都有 N 种分法，这是可重复排列问题，n 个人共有 N^n 种不同分法。因为没有指定是哪几间房，所以首先选出 n 间房，有 C_N^n 种选法。对于其中每一种选法，每间房各住一人共有 $n!$ 种分法，故所求概率为

$$P = \dfrac{C_N^n n!}{N^n}$$

许多直观背景很不相同的实际问题，都和本例具有相同的数学模型。比如生日问题：假设每人的生日在一年 365 天中的任一天是等可能的，那么随机选取 $n (n \le 365)$ 个人，他们的生日各不相同的概率为

$$P_1 = \dfrac{C_{365}^n n!}{365^n}$$

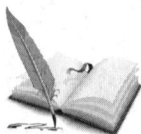

因而 n 个人中至少有两个人生日相同的概率为

$$P_2 = 1 - \frac{C_{365}^n n!}{365^n}$$

例如 $n = 64$ 时 $P_2 = 0.997$，这表示在仅有 64 人的班级里，"至少有两人生日相同"的概率与 1 相差无几，因此几乎总是会出现的。这个结果也许会让大多数人惊奇，因为"一个班级中至少有两人生日相同"的概率并不如人们直觉中想象的那样小，而是相当大。这也告诉我们，"直觉"并不很可靠，说明研究随机现象统计规律是非常重要的。

四、几何概型

上述古典概型的计算，只适用于具有等可能性的有限样本空间，若试验结果无穷多，它显然已不适合。为了克服有限的局限性，可将古典概型的计算加以推广。

设试验具有以下特点：

（1）样本空间 Ω 是一个几何区域，这个区域大小可以度量（如长度、面积、体积等），并把 Ω 的度量记作 $m(\Omega)$。

（2）向区域 Ω 内任意投掷一个点，落在区域内任一个点处都是"等可能的"．或者设落在 Ω 中的区域 A 内的可能性与 A 的度量 $m(A)$ 成正比，与 A 的位置和形状无关。

不妨也用 A 表示"掷点落在区域 A 内"的事件，那么事件 A 的概率可用下列公式计算：

$$P(A) = \frac{m(A)}{m(\Omega)} \qquad (1-3)$$

称它为几何概率。

例 1-6　在区间 $(0, 1)$ 内任取两个数，求这两个数的乘积小于 $\frac{1}{4}$ 的概率。

解：设在 $(0, 1)$ 内任取两个数为 x，y，则

$$0 < x < 1, \ 0 < y < 1$$

即样本空间是由点 (x, y) 构成的边长为 1 的正方形 Ω，其面积为 1。

令 A 表示"两个数乘积小于 $\frac{1}{4}$"，则

$$A = \left\{ (x, y) \mid 0 < xy < \frac{1}{4}, \ 0 < x < 1, \ 0 < y < 1 \right\}$$

事件 A 所围成的区域见图 1-8，则所求概率

$$P(A) = \frac{1 - \int_{\frac{1}{4}}^1 dx \int_{\frac{1}{4x}}^1 dy}{1} = \frac{1 - \int_{\frac{1}{4}}^1 (1 - \frac{1}{4x}) dx}{1} = 1 - \frac{3}{4} + \int_{\frac{1}{4}}^1 \frac{1}{4x} dx = \frac{1}{4} + \frac{1}{2} \ln 2$$

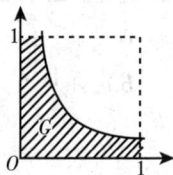

图 1-8

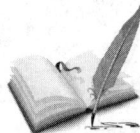

第三节 条件概率与乘法公式

一、条件概率

例如有三张奖券中只有一张能中奖，现分别由三名同学无放回地抽取，问最后一名同学抽到中奖奖券的概率是否比前两名同学小。若抽到中奖奖券用"Y"表示，没有抽到用"$\overline{Y}$"，表示，那么三名同学的抽奖结果共有三种可能：$\overline{Y_1}\,\overline{Y_2}\,Y_3$，$Y_1\overline{Y_2}\,\overline{Y_3}$ 和 $\overline{Y_1}\,Y_2\,\overline{Y_3}$。用 B 表示事件"最后一名同学抽到中奖奖券"，则 B 仅包含一个基本事件 $\overline{Y_1}\,\overline{Y_2}\,Y_3$。由古典概型计算公式可知，最后一名同学抽到中奖奖券的概率为 $P(B)=\dfrac{1}{3}$。思考：如果已经知道第一名同学没有抽到中奖奖券，那么最后一名同学抽到奖券的概率又是多少？因为已知第一名同学没有抽到中奖奖券，所以可能出现的基本事件只有 $\overline{Y_1}\,Y_2\,\overline{Y_3}$ 和 $\overline{Y_1}\,\overline{Y_2}\,Y_3$。而"最后一名同学抽到中奖奖券"包含的基本事件仍是 $\overline{Y_1}\,\overline{Y_2}\,Y_3$。由古典概型计算公式可知，最后一名同学抽到中奖奖券的概率为 $\dfrac{1}{2}$，不妨记为 $P(B\mid A)$，其中 A 表示事件"第一名同学没有抽到中奖奖券"。已知第一名同学的抽奖结果为什么会影响最后一名同学抽到中奖奖券的概率呢？在这个问题中，知道第一名同学没有抽到中奖奖券，等价于知道事件 A 一定会发生，导致可能出现的基本事件必然在事件 A 中，从而影响事件 B 发生的概率，使得 $P(B\mid A)\neq P(B)$。对于上面的事件 A 和事件 B，$P(B\mid A)$ 与它们的概率有什么关系呢？

定义 1-5 设 A，B 为两个事件，且 $P(B)>0$，则称 $\dfrac{P(AB)}{P(B)}$ 为事件 B 已发生的条件下事件 A 发生的条件概率，记为 $P(A\mid B)$，即

$$P(A\mid B)=\frac{P(AB)}{P(B)} \tag{1-4}$$

易验证，$P(A\mid B)$ 符合概率定义的三条公理，即：

(1) 对于任一事件 A，有 $P(A\mid B)\geqslant 0$；

(2) $P(\Omega\mid B)=1$；

(3) $P(\bigcup\limits_{i=1}^{\infty}A_i\mid B)=\sum\limits_{i=1}^{\infty}P(A_i\mid B)$。

其中 A_1，A_2，$\cdots$，A_n，$\cdots$ 为两两互不相容事件。

这说明条件概率符合定义 1-3 中概率应满足的三个条件，故对概率已证明的结果都适用于条件概率。例如，对于任意事件 A_1，A_2，有

$$P(A_1\cup A_2\mid B)=P(A_1\mid B)+P(A_2\mid B)-P(A_1A_2\mid B)$$

又如，对于任意事件 A，有

$$P(\overline{A}\mid B)=1-P(A\mid B)$$

例 1-7 某电子元件厂有职工 180 人，男职工有 100 人，女职工有 80 人，男女职工中非熟练工人分别有 20 人与 5 人。现从该厂中任选一名职工，求：

(1) 该职工为非熟练工人的概率是多少？

(2) 若已知被选出的是女职工，她是非熟练工人的概率又是多少？

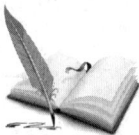

解：题（1）的求解我们已很熟悉，设 A 表示"任选一名职工为非熟练工人"的事件，则

$$P(A) = \frac{25}{180} = \frac{5}{36}$$

而题（2）的条件有所不同，它增加了一个附加的条件，已知被选出的是女职工，记"选出女职工"为事件 B，则题（2）就是要求计算出"在已知 B 事件发生的条件下 A 事件发生的概率"，这就要用到条件概率公式，有

$$P(A \mid B) = \frac{P(AB)}{P(B)} = \frac{5}{180} \div \frac{80}{180} = \frac{1}{16}$$

此题也可考虑用缩小样本空间的方法来做，既然已知选出的是女职工，那么男职工就可排除在考虑范围之外，因此" B 已发生条件下的事件 A "就相当于在全部女职工中任选一人，并选出了非熟练工人。从而 Ω_B 样本点总数不是原样本空间 Ω 的 180 人，而是全体女职工人数 80 人，而上述事件中包含的样本点总数就是女职工中的非熟练工人数 5 人，因此所求概率为

$$P(A \mid B) = \frac{5}{80} = \frac{1}{16}$$

二、乘法定理

由条件概率定义 $P(B \mid A) = \dfrac{P(AB)}{P(A)}$，$P(A) > 0$，两边同乘以 $P(A)$ 可得 $P(AB) = P(A)P(B \mid A)$，由此可得

定理 1-1（乘法定理）　设 $P(A) > 0$，则有

$$P(AB) = P(A)P(B \mid A) \tag{1-5}$$

易知，若 $P(B) > 0$，则有

$$P(AB) = P(B)P(A \mid B)$$

乘法定理也可推广到三个事件的情况，例如，设 A，B，C 为三个事件，且 $P(AB) > 0$，则有

$$P(ABC) = P(C \mid AB)P(AB) = P(C \mid AB)P(B \mid A)P(A)$$

一般地，设 n 个事件为 A_1，A_2，$\cdots A_n$，若 $P(A_1 A_2 \cdots A_{n-1}) > 0$，则有

$$P(A_1 A_2 \cdots A_n) = P(A_1)P(A_2 \mid A_1)P(A_3 \mid A_1 A_2) \cdots P(A_n \mid A_1 A_2 \cdots A_{n-1})$$

事实上，由 $A_1 \supset A_1 A_2 \supset \cdots \supset A_1 A_2 \cdots A_{n-1}$，有

$$P(A_1) \geqslant P(A_1 A_2) \geqslant \cdots \geqslant P(A_1 A_2 \cdots A_{n-1}) > 0$$

故公式右边的条件概率每一个都有意义，由条件概率定义可知

$$P(A_1)P(A_2 \mid A_1)P(A_3 \mid A_1 A_2) \cdots P(A_n \mid A_1 A_2 \cdots A_{n-1})$$

$$= P(A_1) \frac{P(A_1 A_2)}{P(A_1)} \cdot \frac{P(A_1 A_2 A_3)}{P(A_1 A_2)} \cdots \cdots \frac{P(A_1 A_2 \cdots A_n)}{P(A_1 A_2 \cdots A_{n-1})} = P(A_1 A_2 \cdots A_n)$$

例 1-8　设 10 件产品中有 4 件不合格品，从中任取 2 件，已知所取 2 件产品中有 1 件不合格品，求另一件也是不合格品的概率。

解：令 A = "两件中至少有一件不合格"，B = "两件都不合格"

$$P(B \mid A) = \frac{P(AB)}{P(A)} = \frac{P(B)}{1 - P(\bar{A})} = \frac{C_4^2 / C_{10}^2}{1 - C_6^2 / C_{10}^2} = \frac{1}{5}$$

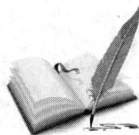

例 1-9 为了防止意外，在矿内同时装有两种报警系统 I 和 II。两种报警系统单独使用时，系统 I 和 II 有效的概率分别 0.92 和 0.93，在系统 I 失灵的条件下，系统 II 仍有效的概率为 0.85，求

（1）两种报警系统 I 和 II 都有效的概率；

（2）系统 II 失灵而系统 I 有效的概率；

（3）在系统 II 失灵的条件下，系统 I 仍有效的概率。

解：令 $A =$ "系统（I）有效"，$B =$ "系统（II）有效"

则 $P(A) = 0.92$，$P(B) = 0.93$，$P(B|\bar{A}) = 0.85$

（1）$P(AB) = P(B - \bar{A}B) = P(B) - P(\bar{A}B)$

$= P(B) - P(\bar{A})P(B|\bar{A}) = 0.93 - (1-0.92) \times 0.85 = 0.862$

（2）$P(\bar{B}A) = P(A - AB) = P(A) - P(AB) = 0.92 - 0.862 = 0.058$

（3）$P(A|\bar{B}) = \dfrac{P(A\bar{B})}{P(\bar{B})} = \dfrac{0.058}{1-0.93} = 0.8286$

例 1-10 某地某天下雪的概率为 0.3，下雨的概率为 0.5，既下雪又下雨的概率为 0.1，求：

（1）在下雨条件下下雪的概率；

（2）这天下雨或下雪的概率。

解：设 $A = \{下雨\}$，$B = \{下雪\}$

（1）$P(B|A) = \dfrac{P(AB)}{P(A)} = \dfrac{0.1}{0.5} = 0.2$

（2）$P(A \cup B) = P(A) + P(B) - P(AB) = 0.5 + 0.3 - 0.1 = 0.7$

第四节　全概率公式和贝叶斯公式

为建立两个用来计算概率的重要公式，我们先引入样本空间 Ω 的划分的定义。

定义 1-6 设 Ω 为样本空间，A_1，A_2，$\cdots$，A_n 为 Ω 的一组事件，若满足

（1）$A_i A_j = \Phi$，　$i \neq j$，i，$j = 1$，2，$\cdots$，n，

（2）$\bigcup\limits_{i=1}^{n} A_i = \Omega$。

则称 A_1，A_2，$\cdots$，A_n 为样本空间 Ω 的一个划分。

例如：A，$\bar{A}$ 就是 Ω 的一个划分。

若 A_1，A_2，$\cdots$，A_n 是 Ω 的一个划分，那么，对每次试验，事件 A_1，A_2，$\cdots$，A_n 中必有一个且仅有一个发生。

定理 1-2（全概率公式）设 B 为样本空间 Ω 中的任一事件，A_1，A_2，$\cdots$，A_n 为 Ω 的一个划分，且 $P(A_i) > 0$（$i = 1$，2，$\cdots$，n），则有

$$P(B) = P(A_1)P(B|A_1) + P(A_2)P(B|A_2) + \cdots + P(A_n)P(B|A_n)$$

$$= \sum_{i=1}^{n} P(A_i)P(B|A_i) \tag{1-6}$$

称上述公式为全概率公式。

例 1-11 在一个盒中装有 15 个乒乓球，其中有 9 个新球，在第一次比赛中任意取出 3

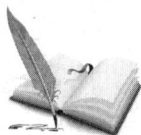

个球，比赛后放回原盒中；第二次比赛同样任意取出 3 个球，求第二次比赛取出的 3 个球均为新球的概率？

解：设 $A_i = \{$第一次取出的 3 个球中有 i 个新球$\}$，$i = 0$，1，2，3。$B = \{$第二次取出的 3 球均为新球$\}$

由全概率公式，有

$$P(B) = \sum_{i=0}^{3} P(B|A_i) P(A_i)$$

$$= \frac{C_6^3}{C_{15}^3} \cdot \frac{C_9^3}{C_{15}^3} + \frac{C_9^1 C_6^2}{C_{15}^3} \cdot \frac{C_8^3}{C_{15}^3} + \frac{C_9^2 C_6^1}{C_{15}^3} \cdot \frac{C_7^3}{C_{15}^3} + \frac{C_9^3}{C_{15}^3} \cdot \frac{C_6^3}{C_{15}^3} \approx 0.089$$

另一个重要公式叫做贝叶斯公式。

定理 1-3 ［贝叶斯（Bayes）公式］ 设样本空间为 Ω，B 为 Ω 中的事件，A_1，A_2，$\cdots$，A_n 为 Ω 的一个划分，且 $P(B) > 0$，$P(A_i) > 0$，$i = 1$，2，$\cdots$，n，则有

$$P(A_i | B) = \frac{P(B|A_i)P(A_i)}{\sum_{j=1}^{n} P(B|A_j)P(A_j)}, \quad i = 1, 2, \cdots, n. \qquad (1-7)$$

称上式为贝叶斯（Bayes）公式，也称为逆概率公式。

例 1-12 设某工厂有甲、乙、丙 3 个车间生产同一种产品，产量依次占全厂的 45%，35%，20%，且各车间的次品率分别为 4%，2%，5%，现在从一批产品中检查出 1 个次品，问该次品是由哪个车间生产的可能性最大？

解：设 A_1，A_2，A_3 表示产品来自甲、乙、丙三个车间，B 表示产品为"次品"的事件，易知 A_1，A_2，A_3 是样本空间 Ω 的一个划分，且有

$P(A_1) = 0.45$，

$P(A_2) = 0.35$，

$P(A_3) = 0.2$，

$P(B|A_1) = 0.04$，

$P(B|A_2) = 0.02$，

$P(B|A_3) = 0.05$。

由全概率公式得

$P(B) = P(A_1) P(B|A_1) + P(A_2) P(B|A_2) + P(A_3) P(B|A_3)$

$\qquad = 0.45 \times 0.04 + 0.35 \times 0.02 + 0.2 \times 0.05 = 0.035$

由贝叶斯公式得

$P(A_1|B) = (0.45 \times 0.04)/0.035 = 0.514$，

$P(A_2|B) = (0.35 \times 0.02)/0.035 = 0.200$，

$P(A_3|B) = (0.20 \times 0.05)/0.035 = 0.286$。

由此可见，该次品由甲车间生产的可能性最大。

例 1-13 由以往的临床记录，在肝癌诊断中，有一种甲胎蛋白法，用这种方法能够检查出 95% 的真实患者，但也有可能将 10% 的人误诊。根据以往的记录，每 10000 人中有 4 人患有肝癌，试求：

（1）某人经此检验法诊断患有肝癌的概率；

（2）已知某人经此检验法检验患有肝癌，而他确实是肝癌患者的概率。

解：令 $B =$ "被检验者患有肝癌"，$A =$ "用该检验法诊断被检验者患有肝癌"

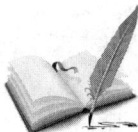

那么，$P(A\mid B)=0.95$，$P(A\mid \bar{B})=0.10$，$P(B)=0.0004$

(1) $P(A)=P(B)P(A\mid B)+P(\bar{B})P(A\mid\bar{B})$

$=0.0004\times0.95+0.9996\times0.1=0.10034$

(2) $P(B\mid A)=\dfrac{P(B)P(A\mid B)}{P(B)P(A\mid B)+P(\bar{B})P(A\mid\bar{B})}$

$=\dfrac{0.0004\times0.95}{0.0004\times0.95+0.9996\times0.1}=0.0038$

概率乘法公式、全概率公式、贝叶斯公式称为条件概率的三个重要公式。它们在解决某些复杂事件的概率问题中起到十分重要的作用。

例 1-14 某保险公司把被保险人分为三类："谨慎的"，"一般的"，"冒失的"。统计资料表明，上述三种人在一年内发生事故的概率依次为 0.05，0.15 和 0.30；如果"谨慎的"被保险人占 20%，"一般的"占 50%，"冒失的"占 30%，现知某被保险人在一年内出了事故，则他是"谨慎的"的概率是多少？

解：设 $A=\{$该客户是"谨慎的"$\}$，$B=\{$该客户是"一般的"$\}$，

$C=\{$该客户是"冒失的"$\}$，$D=\{$该客户在一年内出了事故$\}$

则由贝叶斯公式得

$P(A\mid D)=\dfrac{P(AD)}{P(D)}=\dfrac{P(A)P(D\mid A)}{P(A)P(D\mid A)+P(B)P(D\mid B)+P(C)P(D\mid C)}$

$=\dfrac{0.2\times0.05}{0.2\times0.05+0.5\times0.15+0.3\times0.3}=0.057$

第五节 事件的独立性

一、事件的独立性

袋子里有3个红球和2个白球，每次只取一个，有放回地取两次，设 $A=\{$第二次取得白球$\}$，$B=\{$第一次取得白球$\}$，显然，有 $P(A\mid B)=P(A)=\dfrac{2}{5}$。

这就是说：事件 B 发生，并不影响事件 A 发生的概率。这时，称事件 A 与 B 相互独立，简称独立。

定义 1-7 若事件 A_1，A_2 满足

$$P(A_1A_2)=P(A_1)P(A_2)$$

则称事件 A_1，A_2 是相互独立的。

定理 1-4 若事件 A 与 B 相互独立，则下列各对事件也相互独立：

$$A \text{ 与 } \bar{B}, \bar{A} \text{ 与 } B, \bar{A} \text{ 与 } \bar{B}$$

即 A 与 $\bar{B}$ 相互独立。由此可立即推出，$\bar{A}$ 与 $\bar{B}$ 相互独立，再由 $\bar{\bar{B}}=B$，又推出 $\bar{A}$ 与 B 相互独立。

定理 1-5 若事件 A，B 相互独立，且 $0<P(A)<1$，则

$$P(B\mid A)=P(B\mid\bar{A})=P(B) \tag{1-8}$$

定理的正确性由乘法公式、相互独立性定义容易推出。

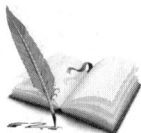

定义 1-8　设 A_1，A_2，A_3 是三个事件，如果满足等式

$$P(A_1 A_2) = P(A_1) P(A_2),$$

$$P(A_1 A_3) = P(A_1) P(A_3),$$

$$P(A_2 A_3) = P(A_2) P(A_3),$$

$$P(A_1 A_2 A_3) = P(A_1) P(A_2) P(A_3)。$$

则称 A_1，A_2，A_3 为相互独立的事件。

这里要注意，若事件 A_1，A_2，A_3 仅满足定义中前三个等式，则称 A_1，A_2，A_3 是两两独立的。由此可知，A_1，A_2，A_3 相互独立，则 A_1，A_2，A_3 是两两独立的。但反过来，则不一定成立。

例 1-15　设一个盒中装有四张卡片，四张卡片上依次标有下列各组字母：

XXY，*XYX*，*YXX*，*YYY*

从盒中任取一张卡片，用 A_i 表示"取到的卡片第 i 位上的字母为 X"（$i = 1$，2，3）的事件。求证：A_1，A_2，A_3 两两独立，但 A_1，A_2，A_3 并不相互独立。

证：易求出

$$P(A_1) = \frac{1}{2}, \ P(A_2) = \frac{1}{2}, \ P(A_3) = \frac{1}{2}$$

$$P(A_1 A_2) = \frac{1}{4}, \ P(A_1 A_3) = \frac{1}{4}, \ P(A_2 A_3) = \frac{1}{4}$$

故 A_1，A_2，A_3 是两两独立的。

但 $P(A_1 A_2 A_3) = 0$，而 $P(A_1) P(A_2) P(A_3) = \frac{1}{8}$，故

$$P(A_1 A_2 A_3) \neq P(A_1) P(A_2) P(A_3)$$

因此，A_1，A_2，A_3 不是相互独立的。

例 1-16　甲、乙、丙三机床独立工作，在同一段时间内它们不需要工人照顾的概率分别为 0.7，0.8 和 0.9，求在这段时间内，最多只有一台机床需要工人照顾的概率。

解：令 A_1，A_2，A_3 分别表示甲、乙、丙三机床不需要工人照顾，

那么 $P(A_1) = 0.7$，$P(A_2) = 0.8$，$P(A_3) = 0.9$

令 B 表示最多有一台机床需要工人照顾，

那么 $P(B) = P(A_1 A_2 A_3 + \bar{A}_1 A_2 A_3 + A_1 \bar{A}_2 A_3 + A_1 A_2 \bar{A}_3)$

$$= P(A_1 A_2 A_3) + P(\bar{A}_1 A_2 A_3) + P(A_1 \bar{A}_2 A_3) + P(A_1 A_2 \bar{A}_3)$$

$$= 0.7 \times 0.8 \times 0.9 + 0.3 \times 0.8 \times 0.9 + 0.7 \times 0.2 \times 0.9 + 0.7 \times 0.8 \times 0.1$$

$$= 0.902$$

二、贝努里试验

随机现象的统计规律性只有在大量重复试验（在相同条件下）中表现出来。将一个试验重复独立地进行 n 次，这是一种非常重要的概率模型。

若试验 E 只有两个可能结果：A 及 $\bar{A}$，则称 E 为贝努里（Bernoulli）试验。设 $P(A) = p$（$0 < p < 1$），此时 $P(\bar{A}) = 1 - p$。将 E 独立地重复地进行 n 次，则称这一系列重复的独立试验为 n 重贝努里试验。

对于贝努里概型，我们关心的是 n 重试验中，A 出现 k 次的概率（$0 \leq k \leq n$）是多少？

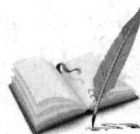

我们用 $P_n(k)$ 表示 n 重贝努里试验中，A 出现 k 次的概率。

由 $\qquad\qquad P(A)=p,\ P(\bar{A})=1-p,$

可得

$$P_n(k)=C_n^k p^k(1-p)^{n-k},\ k=0,1,2,\cdots,n. \qquad (1-9)$$

这就是 n 重贝努里试验中 A 出现 k 次的概率计算公式。

例 1-17 设某个车间里共有 5 台车床，每台车床使用电力是间歇性的，平均起来每小时约有 6 分钟使用电力。假设车工们工作是相互独立的，求在同一时刻

（1）恰有两台车床被使用的概率。

（2）至少有三台车床被使用的概率。

（3）至多有三台车床被使用的概率。

（4）至少有一台车床被使用的概率。

解：A 表示"使用电力"即是车床被使用，有 $P(A)=p=\dfrac{6}{60}=0.1$，$P(\bar{A})=1-p=0.9$。

（1）$P_1=P_5(2)=C_5^2(0.1)^2(0.9)^3=0.0729$

（2）$P_2=P_5(3)+P_5(4)+P_5(5)=C_5^3(0.1)^3(0.9)^2+C_5^4(0.1)^4(0.9)+(0.1)^5=0.00856$

（3）$P_3=1-P_5(4)-P_5(5)=1-C_5^4(0.1)^4(0.9)-(0.1)^5=0.99954$

（4）$P_4=1-P_5(0)=1-(0.9)^5=0.40951$

例 1-18 进行一系列独立试验，每次试验成功的概率均为 p，试求以下事件的概率：

（1）直到第 r 次才成功；

（2）第 r 次成功之前恰失败 k 次；

（3）在 n 次中取得 r（$1\leqslant r\leqslant n$）次成功；

（4）直到第 n 次才取得 r（$1\leqslant r\leqslant n$）次成功。

解：

（1）$P=p(1-p)^{r-1}$

（2）$P=C_{r+k-1}^{r-1}p^r(1-p)^k$

（3）$P=C_n^r p^r(1-p)^{n-r}$

（4）$P=C_{n-1}^{r-1}p^r(1-p)^{n-r}$

例 1-19 一架升降机开始时有 6 位乘客，并等可能地停于十层楼的每一层。试求下列事件的概率：

（1）$A=$"某指定的一层有两位乘客离开"；

（2）$B=$"没有两位及两位以上的乘客在同一层离开"；

（3）$C=$"恰有两位乘客在同一层离开"；

（4）$D=$"至少有两位乘客在同一层离开"。

解：由于每位乘客均可在 10 层楼中的任一层离开，故所有可能结果为 10^6 种。

（1）$P(A)=\dfrac{C_6^2 9^4}{10^6}$，也可由 6 重贝努里模型：

$$P(A)=C_6^2\left(\frac{1}{10}\right)^2\left(\frac{9}{10}\right)^4$$

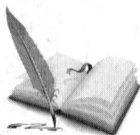

（2）6 个人在十层中任意六层离开，故

$$P（B）=\frac{P_{10}^6}{10^6}$$

（3）由于没有规定在哪一层离开，故可在十层中的任一层离开，有 C_{10}^1 种可能结果，再从六人中选二人在该层离开，有 C_6^2 种离开方式。其余 4 人中不能再有两人同时离开的情况，因此可包含以下三种离开方式：①4 人中有 3 个人在同一层离开，另一人在其余 8 层中任一层离开，共有 $C_9^1C_4^3C_8^1$ 种可能结果；②4 人同时离开，有 C_9^1 种可能结果；③4 个人都不在同一层离开，有 P_9^4 种可能结果，故

$$P（C）=C_{10}^1C_6^2（C_9^1C_4^3C_8^1+C_9^1+P_9^4）/10^6$$

（4）$D=\bar{B}$，故

$$P（D）=1-P（B）=1-\frac{P_{10}^6}{10^6}$$

习题一

扫码"练一练"

1. 写出下列随机试验的样本空间
（1）记录一个小班一次数学考试的平均分数（假设百分制记分）。
（2）生产产品直到得到 10 件正品，记录生产产品的总件数。
（3）对某工厂出厂的产品进行检查，合格的盖上"正品"，不合格的盖上"次品"，如连续查出二个次品就停止检查，或检查 4 个产品就停止检查，记录检查的结果。

2. 设 A，B 是两事件且 $P（A）=0.6$，$P（B）=0.7$. 问
（1）在什么条件下 $P（AB）$ 取到最大值，最大值是多少？
（2）在什么条件下 $P（AB）$ 取到最小值，最小值是多少？

3. 设 A，B，C 是三事件，且 $P（A）=P（B）=P（C）=\frac{1}{4}$，$P（AB）=P（BC）$ $=0$，$P（AC）=\frac{1}{8}$。求 A，B，C 至少有一个发生的概率。

4. 某油漆公司发出 17 桶油漆，其中白漆 10 桶、黑漆 4 桶，红漆 3 桶。在搬运中所有标签脱落，交货人随意将这些标签重新贴，问一个定货 4 桶白漆，3 桶黑漆和 2 桶红漆顾客，按所定的颜色如数得到定货的概率是多少？

5. 对一个五人学习小组考虑生日问题：
（1）求五个人的生日都在星期日的概率；
（2）求五个人的生日都不在星期日的概率；
（3）求五个人的生日不都在星期日的概率。

6. 从 5 双不同鞋子中任取 4 只，4 只鞋子中至少有 2 只配成一双的概率是多少？

7. 50 个铆钉随机地取来用在 10 个部件，其中有三个铆钉强度太弱，每个部件用 3 只铆钉，若将三只强度太弱的铆钉都装在一个部件上，则这个部件强度就太弱，问发生一个部件强度太弱的概率是多少？

8. 已知 $P（\bar{A}）=0.3$，$P（B）=0.4$，$P（A\bar{B}）=0.5$，求 $P（B\mid A\cup\bar{B}）$。

9. 据以往资料表明，某一 3 口之家，患某种传染病的概率有以下规律：$P（A）=P$

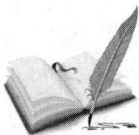

孩子得病} =0.6，$P(B \mid A)$ =P{母亲得病 | 孩子得病} =0.5，$P(C \mid AB)$ =P{父亲得病 | 母亲及孩子得病} =0.4。求母亲及孩子得病但父亲未得病的概率。

10. 第一只盒子装有 5 只红球，4 只白球；第二只盒子装有 4 只红球，5 只白球。先从第一盒子中任取 2 只球放入第二盒中去，然后从第二盒子中任取一只球，求取到白球的概率。

11. 某人下午 5：00 下班，他所积累的资料表明：

到家时间	5：35～5：39	5：40～5：44	5：45～5：49	5：50～5：54	迟于 5：54
乘地铁到家的概率	0.10	0.25	0.45	0.15	0.05
乘汽车到家的概率	0.30	0.35	0.20	0.10	0.05

某日他抛一枚硬币决定乘地铁还是乘汽车，结果他是 5：47 到家的，试求他是乘地铁回家的概率。

12. A，B，C 三人在同一办公室工作，房间有三部电话，据统计知，打给 A，B，C 的电话的概率分别为 $\frac{2}{5}$，$\frac{2}{5}$，$\frac{1}{5}$。他们三人常因工作外出，A，B，C 三人外出的概率分别为 $\frac{1}{2}$，$\frac{1}{4}$，$\frac{1}{4}$，设三人的行动相互独立。

求①无人接电话的概率；②被呼叫人在办公室的概率；若某一时间断打进了 3 个电话，求③这 3 个电话打给同一人的概率；④这 3 个电话打给不同人的概率；⑤这 3 个电话都打给 B，而 B 却都不在的概率。

13. 按以往概率论考试结果分析，努力学习的学生有 90% 的可能考试及格，不努力学习的学生有 90% 的可能考试不及格。据调查，学生中有 80% 的人是努力学习的，试问：

（1）考试及格的学生有多大可能是不努力学习的人？

（2）考试不及格的学生有多大可能是努力学习的人？

14. 袋中装有 m 只正品硬币，n 只次品硬币（次品硬币的两面均印有国徽）。在袋中任取一只，将它投掷 r 次，已知每次都得到国徽。试问这只硬币是正品的概率是多少？

15. 设有来自三个地区的各 10 名、15 名和 25 名考生的报名表，其中女生的报名表分别为 3 份、7 份和 5 份。随机地取一个地区的报名表，从中先后抽出两份。

（1）求先抽到的一份是女生表的概率 p；

（2）已知后抽到的一份是男生表，求先抽到的一份是女生表的概率 q。

（项荣武）

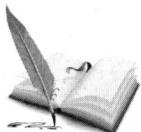

第二章 随机变量

第一节 随机变量及其分布

一、随机变量

上一章中我们讨论的随机事件中有些是直接用数量来表示的，有些不易于直接用数量来表示，本节将样本空间的元素与实数对应起来。即将随机试验的每个可能的结果 e 都用一个实数 X 来表示，它的值因 e 的随机性而具有随机性，我们称这种取值具有随机性的变量为随机变量。

定义 2-1 设随机试验的样本空间为 Ω，如果对 Ω 中每一个元素 e，有一个实数 $X(e)$ 与之对应，这样就得到一个定义在 Ω 上的实值单值函数 $X = X(e)$，称之为随机变量（random variable）。

引例 2-1 投掷一颗骰子，出现的点数就构成了一个样本空间 $\Omega = \{1, 2, 3, 4, 5, 6\}$，有一个实数集 $X(i)$ 与之对应，即 $X(i) = i$，则 X 为一个随机变量。

随机变量的取值随试验结果而定，在试验之前不能预知它取什么值，只有在试验之后才知道它的确切值；而试验的各个结果出现有一定的概率，故随机变量取各值有一定的概率。这些性质显示了随机变量与普通函数之间有着本质的差异。本书中，我们一般以大写字母如 X，Y，Z，W，…表示随机变量，而以小写字母如 x，y，z，w，…表示实数。

为了研究随机变量的概率规律，并由于随机变量 X 的可能取值不一定能逐个列出，因此我们在一般情况下需研究随机变量落在某区间 $(x_1, x_2]$ 中的概率，即求 $P\{x_1 < X \leqslant x_2\}$，但由于 $P\{x_1 < X \leqslant x_2\} = P\{X \leqslant x_2\} - P\{X \leqslant x_1\}$，由此可见要研究 $P\{x_1 < X \leqslant x_2\}$ 就归结为研究形如 $P\{X \leqslant x\}$ 的概率问题了。不难看出，$P\{X \leqslant x\}$ 的值常随不同的 x 而变化，它是 x 的函数，我们称这函数为分布函数。

二、分布函数

定义 2-2 设 X 是随机变量，x 为任意实数，函数

$$F(x) = P\{X \leqslant x\}$$

称为 X 的分布函数（distribution function）。

对于任意实数 x_1，x_2（$x_1 < x_2$），有

$$P\{x_1 < X \leqslant x_2\} = P\{X \leqslant x_2\} - P\{X \leqslant x_1\} \tag{2-1}$$
$$= F(x_2) - F(x_1)$$

因此，若已知 X 的分布函数，我们就能知道 X 落在任一区间 $(x_1, x_2]$ 上的概率。在这个意义上说，分布函数完整地描述了随机变量的统计规律性。

如果将 X 看成是数轴上的随机点的坐标，那么，分布函数 $F(x)$ 在 x 处的函数值就表示 X 落在区间 $(-\infty, x]$ 上的概率。

分布函数具有如下基本性质：

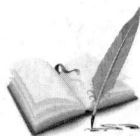

（1）$F(x)$ 为单调不减的函数。

事实上，由式（2-1），对于任意实数 x_1，x_2（$x_1 < x_2$），有

$$F(x_2) - F(x_1) = P\{x_1 < X \leqslant x_2\} \geqslant 0$$

（2）$0 \leqslant F(x) \leqslant 1$，且 $\lim\limits_{x \to +\infty} F(x) = 1$，常记为 $F(+\infty) = 1$

$$\lim\limits_{x \to -\infty} F(x) = 0，常记为 F(-\infty) = 0$$

我们从几何上说明这两个式子。当区间端点 x 沿数轴无限向左移动（$x \to -\infty$）时，则 "X 落在 x 左边" 这一事件趋于不可能事件，故其概率 $P\{X \leqslant x\} = F(x)$ 趋于 0；又若 x 无限向右移动（$x \to +\infty$）时，事件 "X 落在 x 左边" 趋于必然事件，从而其概率 $P\{X \leqslant x\} = F(x)$ 趋于 1。

（3）$F(x+0) = F(x)$，即 $F(x)$ 为右连续。

证略。

引例 2-2　根据引例 2-1，计算随机变量 X 的分布函数。

$$F(x) = P\{X \leqslant x\} = \begin{cases} 0 & x < 1 \\ 1/6 & 1 \leqslant x < 2 \\ 2/6 & 2 \leqslant x < 3 \\ 3/6 & 3 \leqslant x < 4 \\ 4/6 & 4 \leqslant x < 5 \\ 5/6 & 5 \leqslant x < 6 \\ 1 & x \geqslant 6 \end{cases}$$

在引进了随机变量和分布函数后我们就能利用高等数学的许多结果和方法来研究各种随机现象了，它们是概率论的两个重要而基本的概念。下面我们从离散和连续两种类别来更深入地研究随机变量及其分布函数，另有一种奇异型随机变量超出本书范围，就不作介绍了。

第二节　离散型随机变量及其分布

一、离散型随机变量及其分布律

如果随机变量所有可能的取值为有限个或可列无穷多个，则称这种随机变量为离散型随机变量。

容易知道，要掌握一个离散型随机变量 X 的统计规律，必须且只须知道 X 的所有可能取的值以及取每一个可能值的概率。

设离散型随机变量 X 所有可能的取值为 x_k（$k = 1$，2，…），X 取各个可能值的概率，即事件 $\{X = x_k\}$ 的概率

$$P\{X = x_k\} = p_k, \qquad k = 1, 2, \cdots \tag{2-2}$$

我们称式（2-2）为离散型随机变量 X 的概率分布或分布律。分布律也常用表格来表示见表 2-1。

表 2-1

X	x_1	x_2	x_3	…	x_k	…
P_k	p_1	p_2	p_3	…	p_k	…

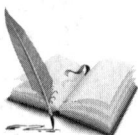

由概率的性质容易推得，任一离散型随机变量的分布律 $\{P_k\}$，都具有下述两个基本性质：

(1) $p_k \geqslant 0$，$k = 1$，2，$\cdots$　　　　　　　　　　　　　　　　　　　　　(2 - 3)

(2) $\displaystyle\sum_{k=1}^{\infty} p_k = 1$　　　　　　　　　　　　　　　　　　　　　　　　(2 - 4)

反过来，任意一个具有以上两个性质的数列 $\{P_k\}$，一定可以作为某一个离散型随机变量的分布律。

为了直观地表达分布律，我们还可以作类似图 2 - 1 的分布律图。

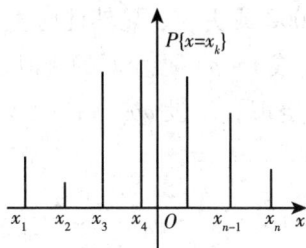

图 2 - 1

二、常见的离散型随机变量的概率分布

(1) 两点分布　若随机变量 X 只可能取 x_1 与 x_2 两值，它的分布律是

$$P\{X = x_1\} = 1 - p \quad (0 < p < 1)$$
$$P\{X = x_2\} = p$$

则称 X 服从参数为 p 的两点分布。

特别，当 $x_1 = 0$，$x_2 = 1$ 时两点分布也叫 (0 - 1) 分布，记作 $X \sim$ (0 - 1) 分布。写成分布律表形式见表 2 - 2。

表 2 - 2

X	0	1
p_k	$1 - p$	p

(2) 二项分布　若随机变量 X 的分布律为

$$P\{X = k\} = C_n^k p^k (1-p)^{n-k}, \quad k = 0, 1, \cdots, n \tag{2-5}$$

则称 X 服从参数为 n，p 的二项分布（binomial distribution），记作 $X \sim b(n, p)$。

回忆 n 重贝努里试验中事件 A 出现 k 次的概率计算公式

$$P_n(k) = C_n^k p^k (1-p)^{n-k}, \quad k = 0, 1, \cdots, n$$

可知，若 $X \sim b(n, p)$，X 就可以用来表示 n 重贝努里试验中事件 A 出现的次数。因此，二项分布可以作为描述 n 重贝努里试验中事件 A 出现次数的数学模型。比如，射手射击 n 次中，"中的"次数的概率分布；随机抛掷硬币 n 次，落地时出现"正面"次数的概率分布；从一批足够多的产品中任意抽取 n 件，其中"废品"件数的概率分布等。

不难看出，(0 - 1) 分布就是二项分布在 $n = 1$ 时的特殊情形，故 (0 - 1) 分布的分布律也可写成

$$P\{X = k\} = p^k q^{1-k} \quad (k = 0, 1) \quad (q = 1 - p)$$

例 2 - 1　某一大批产品的合格品率为 99%，现随机地从这批产品中抽样 50 次，每次

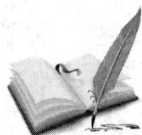

抽一个产品，问抽得的 50 个产品中恰好有 k 个（$k = 1$，2，$\cdots$，50）为合格品的概率是多少？

解：这是不放回抽样。由于这批产品的总数很大，而抽出的产品的数量相对于产品总数来说又很小，那么取出少许几件可以认为并不影响剩下部分的合格品率，因而可以当作放回抽样来处理，这样做会有一些误差，但误差不大。我们将抽检一个产品看其是否为合格品看成一次试验，显然，抽检 50 个产品就相当于做 50 次贝努里试验，以 X 记 50 个产品中合格品的个数，那么 $X \sim b$（50，0.99），即

$$P\{X = k\} = C_{50}^k (0.99)^k (0.01)^{50-k}, \quad k = 1, 2, \cdots, 50$$

若在上例中将参数 50 改为 1000 或更大，显然此时直接计算该概率就显得相当麻烦。为此我们给出一个当 n 很大而 p（或 $1-p$）很小时的近似计算公式。

定理 2 - 1 ［泊松（Poisson）定理］ 设 $np_n = \lambda$（$\lambda > 0$ 是一常数，n 是任意正整数），则对任意一固定的非负整数 k，有

$$\lim_{n \to \infty} C_n^k p_n^k (1 - p_n)^{n-k} = \frac{\lambda^k e^{-\lambda}}{k!}$$

证 由 $p_n = \lambda / n$，有

$$C_n^k p_n^k (1 - p_n)^{n-k} = \frac{n(n-1)\cdots(n-k+1)}{k!}\left(\frac{\lambda}{n}\right)^k \left(1 - \frac{\lambda}{n}\right)^{n-k}$$

$$= \frac{\lambda^k}{k!}\left[1 \cdot \left(1 - \frac{1}{n}\right)\left(1 - \frac{2}{n}\right)\cdots\left(1 - \frac{k-1}{n}\right)\right] \cdot \left(1 - \frac{\lambda}{n}\right)^n \left(1 - \frac{\lambda}{n}\right)^{-k}$$

对任意固定的 k，当 $n \to \infty$ 时，

$$\left[1 \cdot \left(1 - \frac{1}{n}\right)\left(1 - \frac{2}{n}\right)\cdots\left(1 - \frac{k-1}{n}\right)\right] \to 1,$$

$$\left(1 - \frac{\lambda}{n}\right)^n \to e^{-\lambda}, \quad \left(1 - \frac{\lambda}{n}\right)^{-k} \to 1$$

故

$$\lim_{n \to \infty} C_n^k p_n^k (1 - p_n)^{n-k} = \frac{\lambda^k e^{-\lambda}}{k!}$$

由于 $\lambda = np_n$ 是常数，所以当 n 很大时 p_n 必定很小，因此，上述定理表明当 n 很大 p 很小时，有以下近似公式

$$C_n^k p^k (1 - p)^{n-k} \approx \frac{\lambda^k e^{-\lambda}}{k!} \tag{2-6}$$

其中 $\lambda = np$

在实际计算中，当 $n \geqslant 20$，$p \leqslant 0.05$ 时近似效果颇佳，而当 $n \geqslant 100$，$np \leqslant 10$ 时效果更好，$\dfrac{\lambda^k e^{-\lambda}}{k!}$ 的值有表可查。

二项分布的泊松近似，常常被应用于研究稀有事件（即每次试验中事件 A 出现的概率 p 很小），当贝努里试验的次数 n 很大时，事件 A 发生的次数的分布。

例 2 - 2 有甲、乙两种味道和颜色极为相似的名酒各 4 杯。如果从中挑 4 杯，能将甲种酒全部挑出来，算是试验成功一次。

（1）某人随机地去猜，问他试验成功一次的概率是多少？

（2）某人声称他通过品尝能区分两种酒。他连续试验 10 次，成功 3 次。试问他是猜对的，还是他确有区分的能力（设各次试验是相互独立的）。

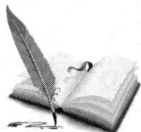

解：（1）P（一次成功）$=\dfrac{1}{C_8^4}=\dfrac{1}{70}$

（2）P（连续试验 10 次，成功 3 次）$=C_{10}^3\left(\dfrac{1}{70}\right)^3\left(\dfrac{69}{70}\right)^7=\dfrac{3}{10000}$。此概率太小，按实际推断原理，就认为他确有区分能力。

例 2-3　设 X 为随机变量，且 $P\{X=k\}=\dfrac{1}{2^k}$（$k=1$，2，…），则

（1）判断上面的式子是否为 X 的概率分布；
（2）若是，试求 P（X 为偶数）和 $P(X\geqslant5)$。

解：令 $P(X=k)=p_k=\dfrac{1}{2^k}$，$k=1$，2，…

（1）显然 $0\leqslant p_k\leqslant1$，且

$$\sum_{k=1}^{\infty}p_k=\sum_{k=1}^{\infty}\frac{1}{2^k}=\frac{\dfrac{1}{2}}{1-\dfrac{1}{2}}=1$$

所以 $P(X=k)=\dfrac{1}{2^k}$，$k=1$，2，…为一概率分布。

（2）P（X 为偶数）$=\sum\limits_{k=1}^{\infty}p_{2k}=\sum\limits_{k=1}^{\infty}\dfrac{1}{2^{2k}}=\dfrac{\dfrac{1}{4}}{1-\dfrac{1}{4}}=\dfrac{1}{3}$

$$P(X\geqslant5)=\sum_{k=5}^{\infty}p_k=\sum_{k=5}^{\infty}\frac{1}{2^k}=\frac{\dfrac{1}{2^5}}{1-\dfrac{1}{2}}=\frac{1}{16}$$

（3）泊松分布　若随机变量 X 的分布律为

$$P\{X=k\}=\frac{\lambda^k e^{-\lambda}}{k!},\ k=0,\ 1,\ 2,\ \cdots \tag{2-7}$$

其中 $\lambda>0$ 是常数，则称 X 服从参数为 λ 的泊松分布（Poisson distribution），记为 $X\sim P(\lambda)$。

由

$$\sum_{k=0}^{\infty}\frac{\lambda^k e^{-\lambda}}{k!}=e^{-\lambda}\cdot e^{\lambda}=1$$

可知　　　　　　　　　$\sum\limits_{k=0}^{\infty}P\{X=k\}=1$

由泊松定理可知，泊松分布可以作为描述大量试验中稀有事件出现的次数 $k=0$，1，…的概率分布情况的一个数学模型。

下面我们就一般的离散型随机变量讨论其分布函数．由分布函数的定义可知

$$F(x)=P\{X\leqslant x\}=\sum_{x_k\leqslant x}P\{X=x_k\}=\sum_{x_k\leqslant x}p_k$$

此处的 $\sum\limits_{x_k\leqslant x}$ 和式表示对所有满足 $x_k\leqslant x$ 的 k 求和，形象地讲就是对那些满足 $x_k\leqslant x$ 所对应的 p_k 的累加。

例 2-4　设书籍上每页的印刷错误的个数 X 服从 Poisson（泊松）分布。经统计发现在

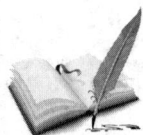

某本书上，有一个印刷错误与有两个印刷错误的页数相同，求任意检验 4 页，每页上都没有印刷错误的概率。

解：$\because P(X=1) = P(X=2)$，即 $\dfrac{\lambda^1}{1!}e^{-\lambda} = \dfrac{\lambda^2}{2!}e^{-\lambda}$，$\lambda = 2$

$\therefore P(X=0) = e^{-2}$

$\therefore P = (e^{-2})^4 = e^{-8}$

例 2 - 5　设离散型随机变量 X 的分布函数为

$$F(x) = \begin{cases} 0, & x < -1 \\ 0.4, & -1 \leq x < 1 \\ 0.8, & 1 \leq x < 3 \\ 1, & x \geq 3 \end{cases}$$

试求：(1) X 的概率分布；(2) $P(X<2 \mid X \neq 1)$。

解：

(1)

X	-1	1	3
P	0.4	0.4	0.2

(2) $P(X<2 \mid X \neq 1) = \dfrac{P(X=-1)}{P(X \neq 1)} = \dfrac{2}{3}$

例 2 - 6　已知随机变量 X 的概率分布为 $P(X=1) = 0.2$，$P(X=2) = 0.3$，$P(X=3) = 0.5$，试求 X 的分布函数；$P(0.5 \leq X \leq 2)$；画出 $F(x)$ 的曲线。

解：

$$F(x) = \begin{cases} 0, & x < 1 \\ 0.2, & 1 \leq x < 2 \\ 0.5, & 2 \leq x < 3 \\ 1, & x \geq 3 \end{cases};$$

$P(0.5 \leq X \leq 2) = 0.5$

$F(x)$ 曲线（图 2 - 2）：

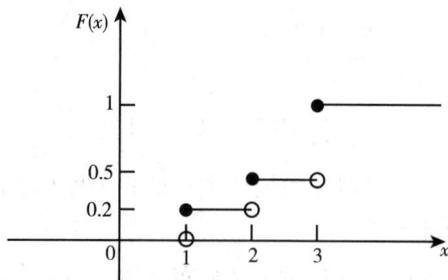

图 2 - 2

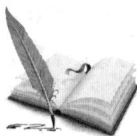

其分布函数 $F(x)$ 表示一条阶梯状右连续曲线，在 $X = x_k$ $(k=1, 2, \cdots)$ 处有跳跃，跳跃的高度恰为 $p_k = P\{X = x_k\}$，从左至右，由水平直线 $F(x) = 0$，分别按阶高 p_1，p_2，$\cdots$ 升至水平直线 $F(x) = 1$。

以上是已知概率分布求分布函数。反过来，若已知离散型随机变量 X 的分布函数 F (x)，则 X 的分布概率也可由分布函数所确定：

$$p_k = P\{X = x_k\} = F(x_k) - F(x_k - 0)$$

第三节　连续型随机变量及其分布

上一节我们研究了离散型随机变量，这类随机变量的特点是它的可能取值及其相对应的概率能被逐个地列出。这一节我们将要研究的连续型随机变量就不具有这样的性质了。连续型随机变量的特点是它的可能取值连续地充满某个区间甚至整个数轴。例如，等车时间 X，X 可以取两车间隔的任意一个时间值。此外，连续型随机变量取某特定值的概率总是零。例如，等车时指定某一时刻上车的可能性非常小，概率几乎就是零，即认为 $P\{X = 13:00\} = 0$。因此讨论连续型随机变量在某点的概率是毫无意义的。于是，对于连续型随机变量就不能用对离散型随机变量那样的方法进行研究了。

定义 2 – 3　若对随机变量 X 的分布函数 $F(x)$，存在非负函数 $f(x)$，使对于任意实数 x 有

$$F(x) = \int_{-\infty}^{x} f(t)\,\mathrm{d}t \tag{2-8}$$

则称 X 为连续型随机变量，其中 $f(x)$ 称为 X 的概率密度函数，简称概率密度或密度函数（density function）。

由式（2-8）知道连续型随机变量 X 的分布函数 $F(x)$ 是连续函数。由分布函数的性质 $F(-\infty) = 0$，$F(+\infty) = 1$ 及 $F(x)$ 单调不减，知 $F(x)$ 是一条位于直线 $y = 0$ 与 $y = 1$ 之间的单调不减的连续（但不一定光滑）曲线。

由定义 2 – 3 知道，$f(x)$ 具有以下性质：

（1）$f(x) \geqslant 0$

（2）$\int_{-\infty}^{+\infty} f(x)\,\mathrm{d}x = 1$

（3）$P\{x_1 < X \leqslant x_2\} = F(x_2) - F(x_1) = \int_{x_1}^{x_2} f(x)\,\mathrm{d}x \ (x_1 \leqslant x_2)$

（4）若 $f(x)$ 在 x 点处连续，则有 $F'(x) = f(x)$

由（2）知道，介于曲线 $y = f(x)$ 与 $y = 0$ 之间的面积为 1。由（3）知道，连续型随机变量 X 而言它取任一特定值 a 的概率为零，即 $P\{X = a\} = 0$，但需要特殊说明的是，事件 $\{X = a\}$ "几乎不可能发生"，但并不保证绝不会发生，它是 "零概率事件" 而不是不可能事件。

例 2 – 7　设随机变量 X 的概率密度函数为 $f(x) = \dfrac{a}{\pi(1 + x^2)}$，试确定 a 的值并求 $F(x)$ 和 $P(|X| < 1)$。

解： $\because \int_{-\infty}^{+\infty} \dfrac{a}{\pi(1 + x^2)}\mathrm{d}x = 1$

即 $\quad \dfrac{a}{\pi}\arctan x \Big|_{-\infty}^{+\infty} = 1 \quad \therefore a = 1$

$F(x) = \int_{-\infty}^{x} \dfrac{a}{\pi(1 + t^2)}\mathrm{d}t = \dfrac{1}{2} + \dfrac{1}{\pi}\arctan x, \quad -\infty < x < +\infty$

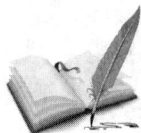

$$P(|X|<1)=F(1)-F(-1)$$
$$=\left(\frac{1}{2}+\frac{1}{\pi}\arctan 1\right)-\left[\frac{1}{2}+\frac{1}{\pi}\arctan(-1)\right]=0.5$$

下面介绍三种常见的连续型随机变量。

（1）均匀分布　若连续型随机变量 X 具有概率密度

$$f(x)=\begin{cases}\dfrac{1}{b-a}, & a<x<b\\[2mm] 0, & \text{其他}\end{cases} \tag{2-9}$$

则称 X 在区间 (a,b) 上服从均匀分布（uniform distribution），记为 $X\sim U(a,b)$。易知 $f(x)\geqslant 0$ 且 $\displaystyle\int_{-\infty}^{+\infty}f(x)\,\mathrm{d}x=\int_{a}^{b}\frac{1}{b-a}\,\mathrm{d}x=1$。

由式（2-8）易得 X 的分布函数为

$$F(x)=\begin{cases}0, & x<a\\[2mm]\dfrac{x-a}{b-a}, & a\leqslant x<b\\[2mm] 1, & x\geqslant b\end{cases} \tag{2-10}$$

密度函数 $f(x)$ 和分布函数 $F(x)$ 的图形分别如图 2-3 和图 2-4 所示。

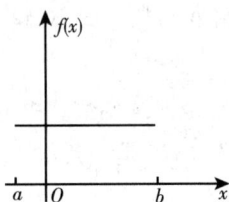

图 2-3

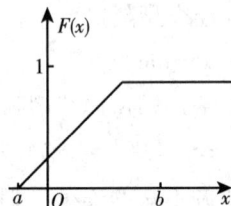

图 2-4

例 2-8　某公共汽车站从上午 8 时开始，每 20 分钟来一辆车，如某乘客到达此站的时间是 8:00 到 8:40 分之间的均匀分布的随机变量，试求他等车少于 5 分钟的概率。

解：设乘客于 8 时过 X 分钟到达车站，由于 X 在 $[0,40]$ 上服从均匀分布，即有

$$f(x)=\begin{cases}\dfrac{1}{40}, & 0\leqslant x\leqslant 40\\[2mm] 0, & \text{其他}\end{cases}$$

显然，只有乘客在 8:15 到 8:20 之间或 8:35 到 8:40 之间到达车站时，他（或她）等车的时间才少于 5 分钟，因此所求概率为

$$P\{15<X\leqslant 20\}+P\{35<X\leqslant 40\}=\int_{15}^{20}\frac{1}{40}\mathrm{d}x+\int_{35}^{40}\frac{1}{40}\mathrm{d}x=1/4$$

例 2-9　设 K 在 $(0,5)$ 上服从均匀分布，求方程 $4x^2+4xK+K+2=0$ 有实根的概率

解：$\because K$ 的分布密度为：$f(K)=\begin{cases}\dfrac{1}{5-0} & 0<K<5\\[2mm] 0 & \text{其他}\end{cases}$

要方程有根，就是要 K 满足 $(4K)^2-4\times 4\times(K+2)\geqslant 0$。

解不等式，得 $K\geqslant 2$ 时，方程有实根。

$$\therefore P(K\geqslant 2)=\int_{2}^{+\infty}f(x)\,\mathrm{d}x=\int_{2}^{5}\frac{1}{5}\mathrm{d}x+\int_{5}^{+\infty}0\,\mathrm{d}x=\frac{3}{5}$$

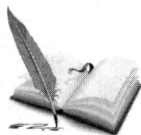

（2）指数分布 若随机变量 X 的密度函数为

$$f(x) = \begin{cases} \lambda e^{-\lambda x}, & x > 0 \\ 0, & x \leqslant 0 \end{cases} \qquad (2-11)$$

其中 $\lambda > 0$ 为常数，则称 X 服从参数为 λ 的指数分布（exponentially distribution），记作 $X \sim E(\lambda)$。

显然 $f(x) \geqslant 0$，且 $\int_{-\infty}^{+\infty} f(x)\,dx = \int_0^{+\infty} \lambda e^{-\lambda x} dx = 1$。

容易得到 X 的分布函数为

$$F(x) = \begin{cases} 1 - e^{-\lambda x}, & x > 0 \\ 0, & x \leqslant 0 \end{cases}$$

（3）正态分布 若连续型随机变量 X 的概率密度为

$$f(x) = \frac{1}{\sqrt{2\pi}\sigma} e^{-\frac{(x-\mu)^2}{2\sigma^2}}, \qquad -\infty < x < +\infty \qquad (2-12)$$

其中 μ，σ（$\sigma > 0$）为常数，则称 X 服从参数为 μ，σ 的正态分布（normal distribution），记为 $X \sim N(\mu, \sigma^2)$。显然 $f(x) \geqslant 0$，有 $\int_{-\infty}^{+\infty} f(x)\,dx = 1$。

正态分布是概率论和数理统计中最重要的分布之一。在实际问题中大量的随机变量服从或近似服从正态分布。只要某一个随机变量受到许多相互独立随机因素的影响，而每个个别因素的影响都不能起决定性作用，那么就可以断定随机变量服从或近似服从正态分布。

参数 μ，σ 的意义将在后面章节中说明。$f(x)$ 的图形如图 2-5 所示，它具有如下性质：

（1）曲线关于 $x = \mu$ 对称；

（2）曲线在 $x = \mu$ 处取到最大值，x 离 μ 越远，$f(x)$ 值越小。这表明对于同样长度的区间，当区间离 μ 越远，X 落在这个区间上的概率越小；

（3）曲线在 $\mu \pm \sigma$ 处有拐点；

（4）曲线以 x 轴为渐近线；

（5）若固定 μ，当 σ 越小时图形越尖陡（图 2-6），因而 X 落在 μ 附近的概率越大；若固定 σ，μ 值改变，则图形沿 x 轴平移，而不改变其形状。故称 σ 为精度参数，μ 为位置参数。

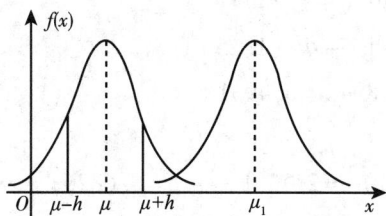

图 2-5

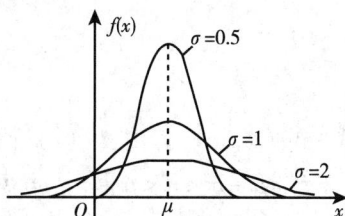

图 2-6

由式（2-8）得 X 的分布函数

$$F(x) = \frac{1}{\sqrt{2\pi}\sigma} \int_{-\infty}^{x} e^{-\frac{(t-\mu)^2}{2\sigma^2}} dt \qquad (2-13)$$

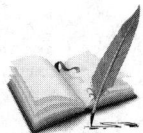

特别地，当 $\mu = 0$，$\sigma = 1$ 时，称 X 服从标准正态分布 $N(0,1)$，其概率密度和分布函数分别用 $\varphi(x)$，$\Phi(x)$ 表示，即有

$$\varphi(x) = \frac{1}{\sqrt{2\pi}} e^{-\frac{x^2}{2}} \tag{2-14}$$

$$\Phi(x) = \frac{1}{\sqrt{2\pi}} \int_{-\infty}^{x} e^{-\frac{t^2}{2}} dt \tag{2-15}$$

易知，$\Phi(-x) = 1 - \Phi(x)$。

人们已事先编制了 $F(x)$ 的函数值表（见附录）。

一般地，若 $X \sim N(\mu, \sigma^2)$，则有 $\dfrac{X-\mu}{\sigma} \sim N(0,1)$。

事实上，$Z = \dfrac{X-\mu}{\sigma}$ 的分布函数为

$$P\{Z \leqslant x\} = P\left\{\frac{X-\mu}{\sigma} \leqslant x\right\} = P\{X \leqslant \mu + \sigma x\}$$

$$= \int_{-\infty}^{\mu+\sigma x} \frac{1}{\sqrt{2\pi}\sigma} e^{-\frac{(t-\mu)^2}{2\sigma^2}} dt$$

令 $\dfrac{t-\mu}{\sigma} = s$，得

$$P\{Z \leqslant x\} = \frac{1}{\sqrt{2\pi}} \int_{-\infty}^{x} e^{-\frac{s^2}{2}} ds = \Phi(x)$$

由此知 $Z = \dfrac{X-\mu}{\sigma} \sim N(0,1)$。

因此，若 $X \sim N(\mu, \sigma^2)$，则可利用标准正态分布函数 $\Phi(x)$，通过查表求得 X 落在任一区间 $(x_1, x_2]$ 内的概率，即

$$P\{x_1 < X \leqslant x_2\} = P\left\{\frac{x_1-\mu}{\sigma} < \frac{X-\mu}{\sigma} \leqslant \frac{x_2-\mu}{\sigma}\right\}$$

$$= P\left\{\frac{X-\mu}{\sigma} \leqslant \frac{x_2-\mu}{\sigma}\right\} - P\left\{\frac{X-\mu}{\sigma} \leqslant \frac{x_1-\mu}{\sigma}\right\}$$

$$= \Phi\left(\frac{x_2-\mu}{\sigma}\right) - \Phi\left(\frac{x_1-\mu}{\sigma}\right)$$

例如，设 $X \sim N(1.5, 4)$，可得

$$P\{-1 \leqslant X \leqslant 2\} = P\left\{\frac{-1-1.5}{2} \leqslant \frac{X-1.5}{2} \leqslant \frac{2-1.5}{2}\right\}$$

$$= \Phi(0.25) - \Phi(-1.25)$$

$$= \Phi(0.25) - [1 - \Phi(1.25)]$$

$$= 0.5987 - 1 + 0.8944 = 0.4931$$

设 $X \sim N(\mu, \sigma^2)$，由 $\Phi(x)$ 函数表可得

$$P\{\mu - \sigma < X < \mu + \sigma\} = \Phi(1) - \Phi(-1) = 2\Phi(1) - 1 = 0.6826$$

$$P\{\mu - 2\sigma < X < \mu + 2\sigma\} = \Phi(2) - \Phi(-2) = 0.9544$$

$$P\{\mu - 3\sigma < X < \mu + 3\sigma\} = \Phi(3) - \Phi(-3) = 0.9974$$

我们看到，尽管正态变量的取值范围是 $(-\infty, \infty)$，但它的值落在 $(\mu - 3\sigma, \mu + 3\sigma)$ 内几乎是肯定的事，因此在实际问题中，基本上可以认为有 $|X - \mu| < 3\sigma$。这就是人们所说的"3σ 原则"。

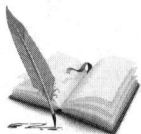

例 2-10 设 $X \sim N(-1, 16)$，试计算（1）$P(X < 2.44)$；（2）$P(X > -1.5)$；（3）$P(|X| < 4)$；（4）$P(|X-1| > 1)$。

解：

（1）$P(X < 2.44) = \Phi\left(\dfrac{2.44 - (-1)}{4}\right) = \Phi\left(\dfrac{3.44}{4}\right) \doteq 0.8051$

（2）$P(X > -1.5) = 1 - P(X \leqslant -1.5)$

$$= 1 - \Phi\left(\dfrac{-1.5 + 1}{4}\right) = 1 - \Phi\left(-\dfrac{1}{8}\right) \doteq 0.5498$$

（3）$P(|X| < 4) = \Phi\left(\dfrac{4+1}{4}\right) - \Phi\left(\dfrac{-4+1}{4}\right) = \Phi\left(\dfrac{5}{4}\right) - \Phi\left(\dfrac{-3}{4}\right)$

$$= \Phi\left(\dfrac{5}{4}\right) + \Phi\left(\dfrac{3}{4}\right) - 1 \doteq 0.6678$$

（4）$P(|X-1| > 1) = P[(X < 0) \cup (X > 2)] = P(X < 0) + P(X > 2)$

$$= \Phi\left(\dfrac{0+1}{4}\right) + 1 - \Phi\left(\dfrac{2+1}{4}\right) = \Phi\left(\dfrac{1}{4}\right) + 1 - \Phi\left(\dfrac{3}{4}\right) \doteq 0.8253$$

例 2-11 某科统考成绩 X 近似服从正态分布 $N(70, 10^2)$，第 100 名的成绩为 60 分，问第 20 名的成绩约为多少分？

解：$\because P(X \geqslant x \mid X \geqslant 60) = \dfrac{20}{100}$

而 $P(X \geqslant x \mid X \geqslant 60) = \dfrac{P[(X \geqslant x) \cap (X \geqslant 60)]}{P(X \geqslant 60)} = \dfrac{P(X \geqslant x)}{P(X \geqslant 60)}$

又 $\because P(X \geqslant 60) = 1 - \Phi\left(\dfrac{60 - 70}{10}\right) = \Phi(1) \doteq 0.8413$

$\therefore P(X \geqslant x) = 0.2 \times 0.8413 = 0.16826$

即 $P(X \geqslant x) = 1 - \Phi\left(\dfrac{x - 70}{10}\right) = 0.16826$

$\therefore \Phi\left(\dfrac{x - 70}{10}\right) = 0.83174$，由附表知 $\Phi(0.96) \approx 0.83174$，$\dfrac{x - 70}{10} \approx 0.96$，$x \approx 79.6$

第四节 随机变量函数的分布

一、随机变量函数

定义 2-4 如果存在一个函数 $g(X)$，使得随机变量 X，Y 满足：

$$Y = g(X)$$

则称随机变量 Y 是随机变量 X 的函数。

注意：在微积分中，我们讨论变量间的函数关系时，主要研究函数关系的确定性特征。例如：导数、积分等。而在概率论中，我们主要研究的是随机变量函数的随机性特征，即由自变量 X 的统计规律性出发研究因变量 Y 的统计性规律。

一般地，对任意区间 I，令 $C = \{x \mid g(x) \in I\}$，则

$$\{Y \in I\} = \{g(x) \in I\} = \{X \in C\}$$

$$P\{Y \in I\} = P\{g(x) \in I\} = P\{X \in C\}$$

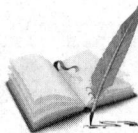

二、离散型随机变量函数的分布

设离散型随机变量 X 的概率分布为

$$P\{X = x_i\} = p_i, \quad i = 1, 2, \cdots$$

易见，X 的函数 $Y = g(X)$ 显然还是离散型随机变量。

如何由 X 的概率分布出发导出 Y 的概率分布？其一般方法是：先根据自变量 X 的可能取值确定因变量 Y 的所有可能取值，然后对 Y 的每一个可能取值 y_i，$i = 1, 2, \cdots$，确定相应的 $C_i = \{x_j \mid g(x_j) = y_i\}$，于是

$$\{Y = y_i\} = \{g(x_i) = y_i\} = \{X \in C_i\}$$

$$P\{Y = y_i\} = P\{X \in C_i\} = \sum_{x_j \in C_i} P\{X = x_j\}$$

从而求得 Y 的概率分布。

例 2 - 12 设随机变量 X 具有以下的分布律，试求 $Y = (X-1)^2$ 的分布律。

表 2 - 3

X	-1	0	1	2
p_i	0.2	0.3	0.1	0.4

解 Y 所有可能的取值 0，1，4，由

$$P\{Y = 0\} = P\{(X-1)^2 = 0\} = P\{X = 1\} = 0.1$$

$$P\{Y = 1\} = P\{X = 0\} + P\{X = 2\} = 0.7$$

$$P\{Y = 4\} = P\{X = -1\} = 0.2$$

于是得 $Y = (X-1)^2$ 的分布律如表 2 - 4 所示。

表 2 - 4

$(X-1)^2$	0	1	4
p_i	0.1	0.7	0.2

三、连续型随机变量函数的分布

一般地，连续型随机变量的函数不一定是连续型随机变量，但我们主要讨论连续型随机变量的函数还是连续型随机变量的情形，此时我们不仅希望求出随机变量函数的分布函数，而且还希望求出其概率密度函数。

设已知 X 的分布函数 $F_X(x)$ 或概率密度函数 $f_X(x)$，则随机变量函数 $Y = g(X)$ 的分布函数可按如下方法求得：

$$F_Y(y) = P\{Y \leq y\} = P\{g(X) \leq y\} = P\{X \in C_y\}$$

其中 $C_y = \{x \mid g(x) \leq y\}$。

而 $P\{X \in C_y\}$ 常常可由 X 的分布函数 $F_X(x)$ 来表达或用其概率密度函数 $f_X(x)$ 的积分来表达：

$$P\{X \in C_y\} = \int_{C_y} f_X(x) \, \mathrm{d}x$$

进而可通过 Y 的分布函数 $F_Y(x)$，求出 Y 的密度函数。

定理 2 - 2 设随机变量 X 具有概率密度 $f_X(x)$，$x \in (-\infty, +\infty)$，又设 $y = g(x)$ 处处可导且恒有 $g'(x) > 0$ [或恒有 $g'(x) < 0$]，则 $Y = g(X)$ 是一个连续型随机变量，

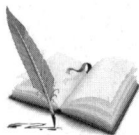

其概率密度为

$$f_Y(y) = \begin{cases} f_X\left[h(y) \mid h'(y)\right], & \alpha < y < \beta \\ 0, & \text{其他} \end{cases}$$

其中 $x = h(y)$ 是 $y = g(x)$ 的反函数，且

$$\alpha = \min\left[g(-\infty), g(+\infty)\right], \quad \beta = \max\left[g(-\infty), g(+\infty)\right]$$

例 2-13　设 X 的概率密度为

$$f(x) = \begin{cases} \dfrac{2x}{\pi^2}, & 0 < x < \pi \\ 0, & x \text{ 为其他} \end{cases}$$

求 $Y = \sin X$ 的概率密度。

解：$\because F_Y(y) = P(Y \leqslant y)$

$\qquad\qquad\quad = P(\sin X \leqslant y)$

当 $y < 0$ 时：$F_Y(y) = 0$

当 $0 \leqslant y \leqslant 1$ 时：$F_Y(y) = P(\sin X \leqslant y) = P(0 \leqslant X \leqslant \arcsin y \text{ 或 } \pi - \arcsin y \leqslant X \leqslant \pi)$

$$= \int_0^{\arcsin y} \frac{2x}{\pi^2}\mathrm{d}x + \int_{\pi - \arcsin y}^{\pi} \frac{2x}{\pi^2}\mathrm{d}x$$

当 $1 < y$ 时：$F_Y(y) = 1$

$\therefore$ Y 的概率密度 $\psi(y)$ 为：

$y \leqslant 0$ 时，$\psi(y) = \left[F_Y(y)\right]' = (0)' = 0$

$0 < y < 1$ 时，$\psi(y) = \left[F_Y(y)\right]' = \left(\int_0^{\arcsin y} \frac{2x}{\pi^2}\mathrm{d}x + \int_{\pi - \arcsin y}^{\pi} \frac{2x}{\pi^2}\mathrm{d}x\right)'$

$$= \frac{2}{\pi\sqrt{1-y^2}}$$

$1 \leqslant y$ 时，$\psi(y) = \left[F_Y(y)\right]' = (1)' = 0$

例 2-14　设随机变量 $X \sim N(0, 1)$，$Y = e^X$，求 Y 的概率密度函数。

解：设 $F_Y(y)$，$f_Y(y)$ 分别为随机变量 Y 的分布函数和概率密度函数。

则当 $y \leqslant 0$ 时，有 $F_Y(y) = P\{Y \leqslant y\} = P\{e^X \leqslant y\} = P\{\Phi\} = 0$。

当 $y > 0$ 时，因为 $g(x) = e^x$ 是 x 的严格单调增函数，所以有 $\{e^X \leqslant y\} = \{X \leqslant \ln y\}$，

因而 $F_Y(y) = P\{Y \leqslant y\} = P\{e^X \leqslant y\} = P\{X \leqslant \ln y\} = \dfrac{1}{\sqrt{2\pi}}\displaystyle\int_{-\infty}^{\ln y} e^{-\frac{x^2}{2}}\mathrm{d}x$。

再由 $f_Y(y) = F_Y'(y)$，得 $f_Y(y) = \begin{cases} \dfrac{1}{\sqrt{2\pi}}e^{-\frac{(\ln y)^2}{2}}, & y > 0 \\ 0, & y \leqslant 0 \end{cases}$

通常称上式中的 Y 服从对数正态分布，它也是一种常用寿命分布。

例 2-15（对数正态分布）　随机变量 X 称为服从参数为 μ，σ^2 的对数正态分布，如果 $Y = \ln X$ 服从正态分布 $N(\mu, \sigma^2)$，试求对数正态分布的密度函数。

解：由于 $Y = \ln X \sim N(\mu, \sigma^2)$，等价地有

$$X = e^Y, \quad Y \sim N(\mu, \sigma^2)$$

于是，当 $x > 0$ 时，

$$F_X(x) = P\{X \leqslant x\} = P\{e^Y \leqslant x\} = P\{Y \leqslant \ln x\} = F_Y(\ln x)$$

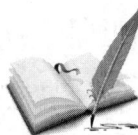

当 $x \leqslant 0$ 时，显然 $F_X(x) = 0$，继而可得 X 的密度函数为

$$f_X(x) = F'_X(x) = \begin{cases} \dfrac{1}{x} f_Y(\ln x), & x > 0 \\ 0, & x \leqslant 0 \end{cases}$$

$$= \begin{cases} \dfrac{1}{\sqrt{2\pi}\sigma x} e^{-\frac{(\ln x - \mu)^2}{2\sigma^2}}, & x > 0 \\ 0, & x \leqslant 0 \end{cases}$$

注：在实际中，通常用对数正态分布来描述价格的分布，特别是在金融市场的理论研究中，如著名的期权定价公式（Black – Scholes 公式），以及许多实证研究都用对数正态分布来描述金融资产的价格。设某种资产当前价格为 P_0，考虑单期投资问题，到期时该资产的价格为一个随机变量，记作 P_1，设投资于该资产的连续复合收益为 r，则有 $P_1 = P_0 e^r$，从而

$$r = \ln \frac{P_1}{P_0} = \ln P_1 - \ln P_0$$

注意到 P_0 为当前价格，是已知常数，因而假设价格 P_1 服从对数正态分布实际上等于假设连续复合收益率 r 服从正态分布。

第五节　多维随机变量及其分布

扫码"学一学"

在实际问题中，除了经常用到一个随机变量的情形外，还常用到多个随机变量的情形。因此，在实际研究中，有时只用一个随机变量是不够的，要考虑多个随机变量及其相互联系。本节以两个随机变量的情形为代表，讲述多个随机变量的一些基本内容。

一、二维随机变量及其分布

1. 二维随机变量的定义及其分布函数

定义 2 – 5　设 E 是一个随机试验，它的样本空间是 $\Omega = \{e\}$。设 $X(e)$ 与 $Y(e)$ 是定义在同一样本空间 Ω 上的两个随机变量，则称 $(X(e), Y(e))$ 为 Ω 上的二维随机向量（2 – dimensional random vector）或二维随机变量（2 – dimensional random variable），简记为 (X, Y)。

类似地定义 n 维随机向量或 n 维随机变量（$n > 2$）。

与一维随机变量的情形类似，对于二维随机变量，也通过分布函数来描述其概率分布规律。考虑到两个随机变量的相互关系，我们需要将 (X, Y) 作为一个整体来进行研究。

定义 2 – 6　设 (X, Y) 是二维随机变量，对任意实数 x 和 y，称二元函数

$$F(x, y) = P\{X \leqslant x, Y \leqslant y\} \tag{2-16}$$

为二维随机变量 (X, Y) 的分布函数，或称为随机变量 X 和 Y 的联合分布函数。

类似定义 n 维随机变量 $(X_1, X_2, \cdots, X_n)$ 的分布函数。

设 $(X_1, X_2, \cdots, X_n)$ 是 n 维随机变量，对任意实数 $x_1, x_2, \cdots, x_n$，称 n 元函数 $F(x_1, x_2, \cdots, x_n) = P\{X_1 \leqslant x_1, X_2 \leqslant x_2, \cdots, X_n \leqslant x_n\}$ 为 n 维随机变量 $(X_1, X_2, \cdots, X_n)$ 的联合分布函数。

我们容易给出分布函数的几何解释。如果把二维随机变量 (X, Y) 看成是平面上随机点的坐标，那么，分布函数 $F(x, y)$ 在 (x, y) 处的函数值就是随机点 (X, Y) 落在直线 $X = x$ 的左侧和直线 $Y = y$ 的下方的无穷矩形域内的概率（图 2 – 7）。

根据以上几何解释借助于图 2 – 8，可以算出随机点 (X, Y) 落在矩形域 $\{x_1 < X \leqslant x_2,$

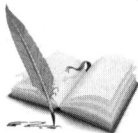

$y_1 < Y \leq y_2$ 内的概率为:

$$P\{x_1 < X \leq x_2, y_1 < Y \leq y_2\} = F(x_2, y_2) - F(x_2, y_1) - F(x_1, y_2) + F(x_1, y_1)$$

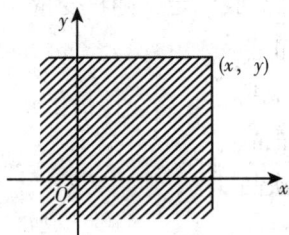

图 2 - 7

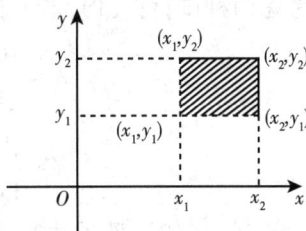

图 2 - 8

容易证明,分布函数 $F(x, y)$ 具有以下基本性质:

(1) $F(x, y)$ 是变量 x 和 y 的不减函数,即对于任意固定的 y,当 $x_2 > x_1$ 时,$F(x_2, y) \geq F(x_1, y)$;对于任意固定的 x,当 $y_2 > y_1$ 时,$F(x, y_2) \geq F(x, y_1)$。

(2) $0 \leq F(x, y) \leq 1$,且对于任意固定的 y,$F(-\infty, y) = 0$,对于任意固定的 x,$F(x, -\infty) = 0$,$F(-\infty, -\infty) = 0$,$F(+\infty, +\infty) = 1$。

(3) $F(x, y)$ 关于 x 和 y 是右连续的,即

$$F(x, y) = F(x+0, y),\ F(x, y) = F(x, y+0)$$

(4) 对于任意 (x_1, y_1),(x_2, y_2),$x_1 < x_2$,$y_1 < y_2$,下述不等式成立:

$$F(x_2, y_2) - F(x_2, y_1) - F(x_1, y_2) + F(x_1, y_1) \geq 0$$

与一维随机变量一样,经常讨论的二维随机变量有两种类型:离散型与连续型。

2. 二维离散型随机变量

定义 2 - 7 若二维随机变量 (X, Y) 的所有可能取值是有限对或可列无穷多对,则称 (X, Y) 为二维离散型随机变量。

设二维离散型随机变量 (X, Y) 的一切可能取值为 (x_i, y_j),$i, j = 1, 2, \cdots$,且 (X, Y) 取各对可能值的概率为

$$P\{X = x_i, Y = y_i\} = p_{ij},\ i, j = 1, 2, \cdots$$

离散型随机变量 (X, Y) 的联合分布律可用表 2 - 5 表示。

表 2 - 5

Y \\ X	x_1	x_2	$\cdots$	x_i	$\cdots$
y_1	p_{11}	p_{21}	$\cdots$	p_{i1}	$\cdots$
y_2	p_{12}	p_{22}	$\cdots$	p_{i2}	$\cdots$
$\cdots$	$\cdots$	$\cdots$	$\cdots$	$\cdots$	$\cdots$
y_j	p_{1j}	p_{2j}	$\cdots$	p_{ij}	
$\cdots$	$\cdots$	$\cdots$	$\cdots$	$\cdots$	

由概率的定义可知 p_{ij} 具有如下性质:

(1) 非负性: $p_{ij} \geq 0$ ($i, j = 1, 2, \cdots$);

(2) 规范性: $\sum_{i,j} p_{ij} = 1$。

离散型随机变量 X 和 Y 的联合分布函数为

$$F(x, y) = P\{X \leq x, Y \leq y\} = \sum_{x_i \leq x} \sum_{y_j \leq y} p_{ij} \qquad (2-17)$$

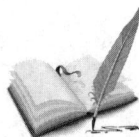

其中和式是对一切满足 $x_i \leqslant x$，$y_j \leqslant y$ 的 i，j 来求和的。

例 2-16　在一箱子里装有 12 只开关，其中 2 只是次品，在其中随机地取两次，每次取一只。考虑两种试验：（1）放回抽样，（2）不放回抽样。我们定义随机变量 X，Y 如下：

$$X = \begin{cases} 0, & \text{若第一次取出的是正品} \\ 1, & \text{若第一次取出的是次品} \end{cases}$$

$$Y = \begin{cases} 0, & \text{若第二次取出的是正品} \\ 1, & \text{若第二次取出的是次品} \end{cases}$$

试分别就（1）（2）两种情况，写出 X 和 Y 的联合分布律。

解：（1）放回抽样情况

由于每次取物是独立的。由独立性定义知。

$$P(X=i, \quad Y=j) = P(X=i) P(Y=j)$$

$$P(X=0, Y=0) = \frac{10}{12} \cdot \frac{10}{12} = \frac{25}{36}$$

$$P(X=0, Y=1) = \frac{10}{12} \cdot \frac{2}{12} = \frac{5}{36}$$

$$P(X=1, Y=0) = \frac{2}{12} \cdot \frac{10}{12} = \frac{5}{36}$$

$$P(X=1, Y=1) = \frac{2}{12} \cdot \frac{2}{12} = \frac{1}{36}$$

或写成

表 2-6

Y\X	0	1
0	$\frac{25}{36}$	$\frac{5}{36}$
1	$\frac{5}{36}$	$\frac{1}{36}$

（2）不放回抽样的情况

$$P\{X=0, Y=0\} = \frac{10}{12} \cdot \frac{9}{11} = \frac{45}{66}$$

$$P\{X=0, Y=1\} = \frac{10}{12} \cdot \frac{2}{11} = \frac{10}{66}$$

$$P\{X=1, Y=0\} = \frac{2}{12} \cdot \frac{10}{11} = \frac{10}{66}$$

$$P\{X=1, Y=1\} = \frac{2}{12} \cdot \frac{1}{11} = \frac{1}{66}$$

或写成

表 2-7

Y\X	0	1
0	$\frac{45}{66}$	$\frac{10}{66}$
1	$\frac{10}{66}$	$\frac{1}{66}$

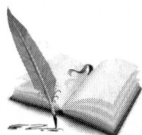

3. 二维连续型随机变量

定义 2-8 设随机变量 (X, Y) 的分布函数为 $F(x, y)$，如果存在一个非负可积函数 $f(x, y)$，使得对任意实数 x, y，有

$$F(x, y) = P\{X \leqslant x, Y \leqslant y\} = \int_{-\infty}^{x} \int_{-\infty}^{y} f(u, v)\, \mathrm{d}v \mathrm{d}u \tag{2-18}$$

则称 (X, Y) 为二维连续型随机变量，称 $f(x, y)$ 为 (X, Y) 的联合分布密度或概率密度。

按定义，概率密度 $f(x, y)$ 具有如下性质：

(1) $f(x, y) \geqslant 0 \quad (-\infty < x, y < +\infty)$；

(2) $\int_{-\infty}^{+\infty} \int_{-\infty}^{+\infty} f(u, v)\, \mathrm{d}u\mathrm{d}v = 1$；

(3) 若 $f(x, y)$ 在点 (x, y) 处连续，则有

$$\frac{\partial^2 F(x, y)}{\partial x \partial y} = f(x, y);$$

(4) 设 G 为 xOy 平面上的任一区域，随机点 (X, Y) 落在 G 内的概率为

$$P\{(X, Y) \in G\} = \iint_G f(x, y)\, \mathrm{d}x\mathrm{d}y \tag{2-19}$$

例 2-17 设随机变量 (X, Y) 概率密度为

$$f(x, y) = \begin{cases} k(6-x-y), & 0<x<2,\ 2<y<4 \\ 0, & \text{其他} \end{cases}$$

(1) 确定常数 k。 (2) 求 $P\{X<1, Y<3\}$
(3) 求 $P\{X<1.5\}$ (4) 求 $P\{X+Y\leqslant 4\}$

解：利用 $P\{(X, Y) \in G\} = \iint_G f(x, y)\, \mathrm{d}x\mathrm{d}y = \iint_{G \cap D_0} f(x, y)\, \mathrm{d}x\mathrm{d}y$ 再化为累次积分，

其中 $D_o = \left\{(x, y) \left| \begin{matrix} 0<x<2, \\ 2<y<4 \end{matrix}\right.\right\}$

(1) $\because 1 = \int_{-\infty}^{+\infty} \int_{-\infty}^{+\infty} f(x, y)\, \mathrm{d}x\mathrm{d}y = \int_0^2 \int_2^4 k(6-x-y)\, \mathrm{d}y\mathrm{d}x, \therefore k = \dfrac{1}{8}$

(2) $P\{X<1, Y<3\} = \int_0^1 \mathrm{d}x \int_2^3 \dfrac{1}{8}(6-x-y)\, \mathrm{d}y = \dfrac{3}{8}$

(3) $P(X\leqslant 1.5) = P(X\leqslant 1.5, Y<\infty) = \int_0^{1.5} \mathrm{d}x \int_2^4 \dfrac{1}{8}(6-x-y)\, \mathrm{d}y = \dfrac{27}{32}$

(4) $P(X+Y\leqslant 4) = \int_0^2 \mathrm{d}x \int_2^{4-x} \dfrac{1}{8}(6-x-y)\, \mathrm{d}y = \dfrac{2}{3}$

二、边缘分布

二维随机变量 (X, Y) 作为一个整体，它具有分布函数 $F(x, y)$。而 X 和 Y 也都是随机变量，它们各自也具有分布函数。将它们分别记为 $F_X(x)$ 和 $F_Y(y)$，依次称为二维随机变量 (X, Y) 关于 X 和 Y 的边缘分布函数（marginal distribution function）。边缘分布函数可以由 (X, Y) 的分布函数 $F(x, y)$ 来确定，事实上

$$F_X(x) = P\{X\leqslant x\} = P\{X\leqslant x, Y<+\infty\} = F(x, +\infty) \tag{2-20}$$
$$F_Y(y) = P\{Y\leqslant y\} = P\{X<+\infty, Y\leqslant y\} = F(+\infty, y) \tag{2-21}$$

下面分别讨论二维离散型随机变量与连续型随机变量的边缘分布。

1. 二维离散型随机变量的边缘分布 设 (X, Y) 是二维离散型随机变量，其分

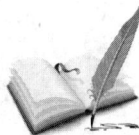

律为：

$$P \{X = x_i, Y = y_j\} = p_{ij}, i, j = 1, 2, \cdots$$

于是，有边缘分布函数

$$F_X (x) = F (x, +\infty) = \sum_{x_i \leqslant x} \sum_j p_{ij}$$

由此可知，X 的分布律为：

$$P \{X = x_i\} = \sum_j p_{ij}, i = 1, 2, \cdots \qquad (2-22)$$

称其为 (X, Y) 关于 X 的边缘分布律。同理，称 (X, Y) 关于 Y 的边缘分布律为：

$$P \{Y = y_j\} = \sum_i p_{ij}, j = 1, 2, \cdots \qquad (2-23)$$

例 2-18　求例 2-16 中的随机变量 (X, Y) 的边缘分布律。

解：（1）放回抽样（例 2-16）

表 2-8

Y \ X	0	1
0	$\frac{25}{36}$	$\frac{5}{36}$
1	$\frac{5}{36}$	$\frac{1}{36}$

边缘分布律分别为

表 2-9

X	0	1
$P_i.$	$\frac{5}{6}$	$\frac{1}{6}$

表 2-10

Y	0	1
$P_{\cdot j}$	$\frac{5}{6}$	$\frac{1}{6}$

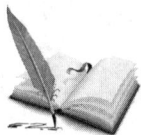

（2）不放回抽样（例 2-16）

表 2-11

Y \ X	0	1
0	$\frac{45}{66}$	$\frac{10}{66}$
1	$\frac{10}{66}$	$\frac{1}{66}$

边缘分布分别为

表 2-12

X	0	1
$P_i.$	$\frac{5}{6}$	$\frac{1}{6}$

表 2 - 13

Y	0	1
$P_{\cdot j}$	$\dfrac{5}{6}$	$\dfrac{1}{6}$

2. 二维连续型随机变量的边缘分布 设 (X, Y) 是二维连续型随机变量，其概率密度为 $f(x, y)$，由

$$F_X(x) = F(x, +\infty) = \int_{-\infty}^{x}\left[\int_{-\infty}^{+\infty} f(x,y)\,\mathrm{d}y\right]\mathrm{d}x$$

知，X 是一个连续型随机变量，且其概率密度为

$$f_X(x) = \frac{\mathrm{d}F_X(x)}{\mathrm{d}x} = \int_{-\infty}^{+\infty} f(x, y)\,\mathrm{d}y \qquad (2-24)$$

同样，Y 也是一个连续型随机变量，其概率密度为

$$f_Y(y) = \frac{\mathrm{d}F_Y(y)}{\mathrm{d}y} = \int_{-\infty}^{+\infty} f(x, y)\,\mathrm{d}x \qquad (2-25)$$

分别称 $f_X(x)$，$f_Y(y)$ 为 (X, Y) 关于 X 和关于 Y 的边缘分布密度或边缘概率密度。

例 2 - 19 设 X，Y 是两个相互独立的随机变量，X 在 $(0, 1)$ 上服从均匀分布。Y 的概率密度为 $f_{Y(y)} = \begin{cases} \dfrac{1}{2}\mathrm{e}^{-\frac{y}{2}}, & y > 0 \\ 0, & y \leqslant 0 \end{cases}$

（1）求 X 和 Y 的联合密度。（2）设含有 a 的二次方程为 $a^2 + 2Xa + Y = 0$，试求有实根的概率。

解：（1）X 的概率密度为 $f_X(x) = \begin{cases} 1, & x \in (0, 1) \\ 0, & \text{其他} \end{cases}$

Y 的概率密度为

$$f_Y(y) = \begin{cases} \dfrac{1}{2}\mathrm{e}^{-\frac{y}{2}}, & y > 0 \\ 0, & y \leqslant 0. \end{cases} \quad \text{且知 } X, Y \text{ 相互独立}，$$

于是 (X, Y) 的联合密度为

$$f(x, y) = f_X(x)f_Y(y) = \begin{cases} \dfrac{1}{2}\mathrm{e}^{-\frac{y}{2}} & 0 < x < 1, \ y > 0 \\ 0 & \text{其他} \end{cases}$$

（2）由于 a 有实根，从而判别式 $\Delta = 4X^2 - 4Y \geqslant 0$

即：$Y \leqslant X^2$ 记 $D = \{(x, y) \mid 0 < x < 1, \ 0 < y < x^2\}$

$$P\{Y \leqslant X^2\} = \iint\limits_{D} f(x, y)\,\mathrm{d}x\mathrm{d}y = \int_0^1 \mathrm{d}x \int_0^{x^2} \frac{1}{2}\mathrm{e}^{-\frac{y}{2}}\mathrm{d}y = -\int_0^1 \mathrm{d}x \int_0^{x^2} \mathrm{d}\mathrm{e}^{-\frac{y}{2}}$$

$$= 1 - \int_0^1 \mathrm{e}^{-\frac{x^2}{2}}\mathrm{d}x = 1 - \sqrt{2\pi} \cdot \frac{1}{\sqrt{2\pi}} \int_0^1 \mathrm{e}^{-\frac{x^2}{2}}\mathrm{d}x$$

$$= 1 - \sqrt{2\pi}\,(\varPhi(1) - \varPhi(0)) = 1 - \sqrt{2\pi}\,(0.8413 - 0.5)$$

$$= 1 - 2.5066283 \times 0.3413 = 1 - 0.8555 = 0.1445$$

三、条件分布

由条件概率的定义，我们可以定义多维随机变量的条件分布。下面分别讨论二维离散

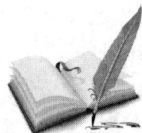

型和二维连续型随机变量的条件分布。

1. 二维离散型随机变量的条件分布律

定义 2-9 设 (X, Y) 是二维离散型随机变量,对于固定的 j,若 $P\{Y=y_j\} > 0$,则称

$$P\{X=x_i \mid Y=y_j\} = P\{X=x_i, Y=y_j\} / P\{Y=y_j\}, \quad i=1, 2, \cdots$$

为在 $Y=y_j$ 条件下随机变量 X 的条件分布律(conditional distribution)。

同样,对于固定的 i,若 $P\{X=x_i\} > 0$,则称

$$P\{Y=y_j \mid X=x_i\} = P\{X=x_i, Y=y_j\} / P\{X=x_i\}, \quad j=1, 2, \cdots$$

为在 $X=x_i$ 条件下随机变量 Y 的条件分布律。

例 2-20 设随机变量 (X, Y) 的分布律为

表 2-14

Y \ X	0	1	2	3	4	5
0	0	0.01	0.03	0.05	0.07	0.09
1	0.01	0.02	0.04	0.05	0.06	0.08
2	0.01	0.03	0.05	0.05	0.05	0.06
3	0.01	0.02	0.04	0.06	0.06	0.05

求 $P\{X=2 \mid Y=2\}$,$P\{Y=3 \mid X=0\}$

解:由条件概率公式

$$P\{X=2 \mid Y=2\} = \frac{P\{X=2, Y=2\}}{P\{Y=2\}}$$

$$= \frac{0.05}{0.01+0.03+0.05+0.05+0.05+0.06}$$

$$= \frac{0.05}{0.25} = 0.2$$

同理 $P\{Y=3 \mid X=0\} = \dfrac{1}{3}$

2. 二维连续型随机变量的条件分布 对于连续型随机变量 (X, Y),因为 $P\{X=x, Y=y\} = 0$,所以不能直接由定义 2-9 来定义条件分布,但是对于任意的 $\varepsilon > 0$,如果 $P\{y-\varepsilon < Y \leq y+\varepsilon\} > 0$,则可以考虑

$$P\{X \leq x \mid y-\varepsilon < Y \leq y+\varepsilon\} = \frac{P\{X \leq x, y-\varepsilon < y \leq y+\varepsilon\}}{P\{y-\varepsilon < Y \leq y+\varepsilon\}}$$

如果上述条件概率当 $\varepsilon \to 0^+$ 时的极限存在,自然可以将此极限值定义为在 $Y=y$ 条件下 X 的条件分布。

定义 2-10 设对于任何固定的正数 ε,$P\{y-\varepsilon < Y \leq y+\varepsilon\} > 0$,若

$$\lim_{\varepsilon \to 0^+} P\{X \leq x \mid y-\varepsilon < Y \leq y+\varepsilon\} = \lim_{\varepsilon \to 0^+} \frac{P\{X \leq x, y-\varepsilon < Y \leq y+\varepsilon\}}{P\{y-\varepsilon < Y \leq y+\varepsilon\}}$$

极限存在,则称此极限为在 $Y=y$ 的条件下 X 的条件分布函数,记作 $P\{X \leq x \mid Y=y\}$ 或 $F_{X \mid Y}(x \mid y)$。

例 2-21 设随机变量 $X \sim U(0, 1)$,当观察到 $X=x$ $(0<x<1)$ 时,$Y \sim U(x, 1)$,求 Y 的概率密度 $f_Y(y)$。

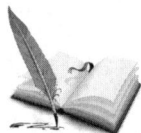

解：按题意，X 具有概率密度

$$f_X(x) = \begin{cases} 1, & 0 < x < 1 \\ 0, & 其他 \end{cases}$$

类似地，对于任意给定的值 x（$0 < x < 1$），在 $X = x$ 的条件下，Y 的条件概率密度

$$f_{Y|X}(y|x) = \begin{cases} \dfrac{1}{1-x}, & x < y < 1 \\ 0, & 其他 \end{cases}$$

因此，X 和 Y 的联合概率密度为

$$f(x, y) = f_{Y|X}(y|x) f_X(x) = \begin{cases} \dfrac{1}{1-x}, & 0 < x < y < 1 \\ 0, & 其他 \end{cases}$$

于是，得关于 Y 的边缘概率密度为

$$f_Y(y) = \int_{-\infty}^{+\infty} f(x, y)\, \mathrm{d}x = \begin{cases} \displaystyle\int_0^y \frac{1}{1-x}\mathrm{d}x = -\ln(1-y), & 0 < y < 1 \\ 0, & 其他 \end{cases}$$

四、随机变量的独立性

我们在前面已经知道，随机事件的独立性在概率的计算中起着很大的作用。下面我们介绍随机变量的独立性，它在概率论和数理统计的研究中占有十分重要的地位。

定义 2-11　设 X 和 Y 为两个随机变量，若对于任意的 x 和 y 有

$$P\{X \leqslant x, Y \leqslant y\} = P\{X \leqslant x\}\, P\{Y \leqslant y\}$$

则称 X 和 Y 是相互独立（mutually independent）的。

若二维随机变量 (X, Y) 的分布函数为 $F(x, y)$，其边缘分布函数分别为 $F_X(x)$ 和 $F_Y(y)$，则上述独立性条件等价于对所有 x 和 y 有

$$F(x, y) = F_X(x) F_Y(y) \tag{2-26}$$

对于二维离散型随机变量，上述独立性条件等价于对于 (X, Y) 的任何可能取的值 (x_i, y_j) 有

$$P\{X = x_i, Y = y_j\} = P\{X = x_i\}\, P\{Y = y_j\} \tag{2-27}$$

对于二维连续型随机变量，独立性条件的等价形式是对一切 x 和 y 有

$$f(x, y) = f_X(x) f_Y(y) \tag{2-28}$$

这里，$f(x, y)$ 为 (X, Y) 的概率密度函数，而 $f_X(x)$ 和 $f_Y(y)$ 分别是边缘概率密度函数。

例 2-22　袋中有五个号码 1，2，3，4，5，从中任取三个，记这三个号码中最小的号码为 X，最大的号码为 Y。求

（1）求 X 与 Y 的联合概率分布；

（2）X 与 Y 是否相互独立？

解：（1）X 与 Y 的联合分布律见表 2-15。

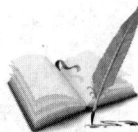

表 2 – 15

X \ Y	3	4	5	$P\{Y=y_i\}$
1	$\dfrac{1}{C_5^3}=\dfrac{1}{10}$	$\dfrac{2}{C_5^3}=\dfrac{2}{10}$	$\dfrac{3}{C_5^3}=\dfrac{3}{10}$	$\dfrac{6}{10}$
2	0	$\dfrac{1}{C_5^3}=\dfrac{1}{10}$	$\dfrac{2}{C_5^3}=\dfrac{2}{10}$	$\dfrac{3}{10}$
3	0	0	$\dfrac{1}{C_5^3}=\dfrac{1}{10}$	$\dfrac{1}{10}$
$P\{X=x_i\}$	$\dfrac{1}{10}$	$\dfrac{3}{10}$	$\dfrac{6}{10}$	

（2）因 $P\{X=1\}\cdot P\{Y=3\}=\dfrac{6}{10}\times\dfrac{1}{10}=\dfrac{6}{100}\neq\dfrac{1}{10}=P\{X=1,Y=3\}$，

故 X 与 Y 不相互独立。

五、两个随机变量的函数的分布

下面讨论两个随机变量函数的分布问题，就是已知二维随机变量 (X,Y) 的分布律或密度函数，求 $Z=\varPhi(X,Y)$ 的分布律或密度函数问题。

1. 二维离散型随机变量函数的分布律 设 (X,Y) 为二维离散型随机变量，则函数 $Z=\varPhi(X,Y)$ 仍然是离散随机变量。从下面例题可知，离散型随机变量函数的分布律是不难获得的。

例 2 – 23 设 (X,Y) 的分布律为

表 2 – 16

Y \ X	1	2
–1	$\dfrac{5}{30}$	$\dfrac{3}{30}$
1	$\dfrac{10}{30}$	$\dfrac{3}{30}$
2	$\dfrac{6}{30}$	$\dfrac{3}{30}$

求 $Z=X+Y$ 和 $Z=XY$ 的分布律。

解：先列出下表

表 2 – 17

P	$\dfrac{5}{30}$	$\dfrac{10}{30}$	$\dfrac{6}{30}$	$\dfrac{3}{30}$	$\dfrac{3}{30}$	$\dfrac{3}{30}$
(X,Y)	(1, –1)	(1, 1)	(1, 2)	(2, –1)	(2, 1)	(2, 2)
$X+Y$	0	2	3	1	3	4
XY	–1	1	2	–2	2	4

从表中看出 $Z=X+Y$ 可能取值为 0，1，2，3，4，且

$$P\{Z=0\}=P\{X+Y=0\}=P\{X=1,Y=-1\}=5/30$$

$$P\{Z=1\}=P\{X+Y=1\}=P\{X=2,Y=-1\}=3/30$$

$$P\{Z=2\}=P\{X+Y=2\}=P\{X=1,Y=1\}=10/30$$

$$P\{Z=3\}=P\{X+Y=3\}=P\{X=2,Y=1\}+P\{X=2,Y=1\}$$

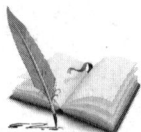

$$= 6/30 + 3/30 = 9/30$$

$$P\{Z=4\} = P\{X+Y=4\} = P\{X=2, Y=2\} = 3/30$$

于是 $Z = X + Y$ 的分布律为

表 2 – 18

$X+Y$	0	1	2	3	4
P	5/30	3/30	10/30	9/30	3/30

同理可得，$Z = XY$ 的分布律为

表 2 – 19

XY	-2	-1	1	2	4
P	3/30	5/30	10/30	9/30	3/30

2. 二维连续型随机变量函数的分布 设 (X, Y) 为二维连续型随机变量，若其函数 $Z = \varphi(X, Y)$ 仍然是连续型随机变量，则存在密度函数 $f_Z(z)$。求密度函数 $f_Z(z)$ 的一般方法如下：

首先求出 $Z = \varphi(X, Y)$ 的分布函数

$$F_Z(z) = P\{Z \leqslant z\} = P\{\varphi(X, Y) \leqslant z\} = P\{(X, Y) \in G\}$$

$$= \iint\limits_{G} f(u, v) \, \mathrm{d}u\mathrm{d}v$$

其中 $f(x, y)$ 是密度函数，$G = \{(x, y) \mid \varphi(x, y) \leqslant z\}$。

例 2 – 24 设 X 和 Y 是两个相互独立的随机变量，它们都服从 $N(0, 1)$ 分布，求 $Z = X + Y$ 的概率分布密度。

解 由题设知 X, Y 的分布密度分别为

$$f_X(x) = \frac{1}{\sqrt{2\pi}} \mathrm{e}^{-\frac{x^2}{2}}, \quad -\infty < x < +\infty$$

$$f_Y(y) = \frac{1}{\sqrt{2\pi}} \mathrm{e}^{-\frac{y^2}{2}}, \quad -\infty < y < +\infty$$

由卷积公式知

$$f_Z(z) = \int_{-\infty}^{+\infty} f_X(x) f_Y(z-x) \, \mathrm{d}x = \frac{1}{2\pi} \int_{-\infty}^{+\infty} \mathrm{e}^{-\frac{x^2}{2}} \mathrm{e}^{-\frac{(z-x)^2}{2}} \mathrm{d}x = \frac{1}{2\pi} \mathrm{e}^{-\frac{z^2}{4}} \int_{-\infty}^{+\infty} \mathrm{e}^{-\left(x-\frac{z}{2}\right)^2} \mathrm{d}x$$

设 $t = x - \dfrac{z}{2}$，得

$$f_Z(z) = \frac{1}{2\pi} \mathrm{e}^{-\frac{z^2}{4}} \int_{-\infty}^{+\infty} \mathrm{e}^{-t^2} \mathrm{d}t = \frac{1}{2\pi} \mathrm{e}^{-\frac{z^2}{4}} \sqrt{\pi} = \frac{1}{2\sqrt{\pi}} \mathrm{e}^{-\frac{z^2}{4}}$$

即 Z 服从 $N(0, 2)$ 分布。

第六节 随机变量的数字特征

前面讨论了随机变量的分布函数，我们知道分布函数全面地描述了随机变量的统计特性。但是在实际问题中，一方面由于求分布函数并非易事；另一方面，往往不需要去全面考察随机变量的变化情况而只需知道随机变量的某些特征就够了。本节将介绍随机变量的常用数字特征：数学期望、方差、相关系数和矩。

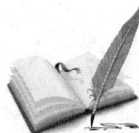

一、随机变量的数学期望

1. 数学期望的定义

定义 2-12　设离散型随机变量 X 的分布律为

$$P\{X=x_k\}=p_k \qquad k=1,2,\cdots$$

若级数

$$\sum_{k=1}^{\infty} x_k p_k$$

绝对收敛，则称级数 $\sum_{k=1}^{\infty} x_k p_k$ 为随机变量 X 的数学期望（mathematical expectation），记为 $E(X)$。即

$$E(X)=\sum_{k=1}^{\infty} x_k p_k \qquad (2-29)$$

设连续型随机变量 X 的概率密度为 $f(x)$，若积分

$$\int_{-\infty}^{+\infty} xf(x)\,dx$$

绝对收敛，则称积分 $\int_{-\infty}^{+\infty} xf(x)\,dx$ 的值为随机变量 X 的数学期望，记为 $E(X)$。即

$$E(X)=\int_{-\infty}^{+\infty} xf(x)\,dx \qquad (2-30)$$

数学期望简称期望，又称为均值。

例 2-25　有 3 只球，4 只盒子，盒子的编号为 1，2，3，4，将球逐个独立地，随机地放入 4 只盒子中去。设 X 为在其中至少有一只球的盒子的最小号码（例如 X=3 表示第 1 号，第 2 号盒子是空的，第 3 号盒子至少有一只球），求 $E(X)$。

解：∵ 事件 {X=1} = {一只球装入一号盒，两只球装入非一号盒} + {两只球装入一号盒，一只球装入非一号盒} + {三只球均装入一号盒}（右边三个事件两两互斥）

∴ $P(X=1)=3\times\frac{1}{4}\times\left(\frac{3}{4}\right)^2+3\times\left(\frac{1}{4}\right)^2\times\frac{3}{4}+\left(\frac{1}{4}\right)^3=\frac{37}{64}$

∵ 事件 "X=2" = "一只球装入二号盒，两只球装入三号或四号盒" + "两只球装二号盒，一只球装入三或四号盒" + "三只球装入二号盒"

∴ $P(X=2)=3\times\frac{1}{4}\times\left(\frac{2}{4}\right)^2+3\times\left(\frac{1}{4}\right)^2\times\frac{2}{4}+\left(\frac{1}{4}\right)^3=\frac{19}{64}$

同理：$P(X=3)=3\times\frac{1}{4}\times\left(\frac{1}{4}\right)^2+3\times\left(\frac{1}{4}\right)^2\times\frac{1}{4}+\left(\frac{1}{4}\right)^3=\frac{7}{64}$

$$P(X=4)=\left(\frac{1}{4}\right)^3=\frac{1}{64}$$

故 $E(X)=1\times\frac{37}{64}+2\times\frac{19}{64}+3\times\frac{7}{64}+4\times\frac{1}{64}=\frac{25}{16}$

例 2-26　设在某一规定的时间间段里，其电气设备用于最大负荷的时间 X（以分计）是一个连续型随机变量。其概率密度为

$$f(x)=\begin{cases} \dfrac{1}{(1500)^2}x, & 0\le x\le1500 \\ \dfrac{-1}{(1500)^2}(x-3000), & 1500<x\le3000 \\ 0 & \text{其他} \end{cases}$$

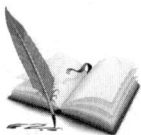

求 $E(X)$

解：$E(X) = \int_{-\infty}^{+\infty} xf(x)\,dx$

$= \int_0^{1500} x \cdot \dfrac{x}{(1500)^2}dx + \int_{1500}^{3000} x \cdot \dfrac{(3000-x)}{(1500)^2}dx$

$= \dfrac{1}{(1500)^2} \dfrac{x^3}{3}\bigg|_0^{1500} + \dfrac{1}{(1500)^2}\Big[1500x^2 - \dfrac{x^3}{3}\Big]\bigg|_{1500}^{3000}$

$= 1500$（分）

2. 数学期望的性质　下面讨论数学期望的几条重要性质。

定理 2-3　设随机变量 X, Y 的数学期望 $E(X)$, $E(Y)$ 存在。

（1）$E(c) = c$，其中 c 是常数；

（2）$E(cX) = cE(X)$；

（3）$E(X+Y) = E(X) + E(Y)$；

（4）若 X, Y 是相互独立的，则有

$$E(XY) = E(X)\,E(Y)$$

3. 随机变量函数的数学期望　在实际问题与理论研究中，我们经常需要求随机变量函数的数学期望。这时，我们可以通过下面的定理来实现。

定理 2-4　设 Y 是随机变量 X 的函数 $Y = g(X)$（g 是连续函数）。

（1）X 是离散型随机变量，它的分布律为 $P(X = x_k) = p_k$, $k = 1, 2, \cdots$, 若 $\sum_{k=1}^{\infty} g(x_k)p_k$ 绝对收敛，则有

$$E(Y) = E[g(X)] = \sum_{k=1}^{\infty} g(x_k)\,p_k \qquad (2-31)$$

（2）X 是连续型随机变量，它的概率密度为 $f(x)$, 若 $\int_{-\infty}^{+\infty} g(x)f(x)\,dx$ 绝对收敛，则有

$$E(Y) = E[g(X)] = \int_{-\infty}^{+\infty} g(x)\,f(x)\,dx \qquad (2-32)$$

例 2-27　设 (X, Y) 的分布律为

表 2-20

Y ＼ X	1	2	3
-1	0.2	0.1	0
0	0.1	0	0.3
1	0.1	0.1	0.1

（1）求 $E(X)$, $E(Y)$。

（2）设 $Z = \dfrac{Y}{X}$，求 $E(Z)$。

（3）设 $Z = (X-Y)^2$，求 $E(Z)$。

解：（1）由 X, Y 的分布律易得边缘分布为

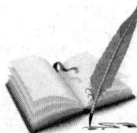

表 2 – 21

Y \ X	1	2	3	
–1	0.2	0.1	0	0.3
0	0.1	0	0.3	0.4
1	0.1	0.1	0.1	0.3
	0.4	0.2	0.4	1

$$E(X) = 1 \times 0.4 + 2 \times 0.2 + 3 \times 0.4$$
$$= 0.4 + 0.4 + 1.2 = 2$$
$$E(Y) = (-1) \times 0.3 + 0 \times 0.4 + 1 \times 0.3$$
$$= 0$$

（2）$Z = \dfrac{Y}{X}$ 的分布律为

表 2 – 22

$Z = Y/X$	–1	–1/2	–1/3	0	1/3	1/2	1
p_k	0.2	0.1	0	0.4	0.1	0.1	0.1

$$E(Z) = (-1) \times 0.2 + (-0.5) \times 0.1 + (-1/3) \times 0 + 0 \times 0.4 + 1/3 \times 0.1 + 0.5$$
$$\times 0.1 + 1 \times 0.1$$
$$= (-1/4) + 1/30 + 1/20 + 1/10 = (-15/60) + 11/60 = -1/15$$

（3）$Z = (X - Y)^2$ 的分布律为

表 2 – 23

$Z (X - Y)^2$	0 $(1-1)^2$	1 $(1-0)^2$ 或 $(2-1)^2$	4 $(2-0)^2$ 或 $(1-(-1))^2$ 或 $(3-1)^2$	9 $(3-0)^2$ 或 $(2-(-1))^2$	16 $(3-(-1))^2$
p_k	0.1	0.2	0.3	0.4	0

$$E(Z) = 0 \times 0.1 + 1 \times 0.2 + 4 \times 0.3 + 9 \times 0.4 + 16 \times 0 = 0.2 + 1.2 + 3.6 = 5$$

例 2 – 28　设随机变量 X 的概率密度为

$$f(x) = \begin{cases} e^{-x}, & x > 0 \\ 0, & x \leq 0 \end{cases}$$

求（1）$Y = 2X$，（2）$Y = e^{-2x}$ 的数学期望。

解：（1）$E(Y) = \displaystyle\int_{-\infty}^{+\infty} 2xf(x)\,dx = \int_{0}^{+\infty} 2xe^{-x}dx$

$$= [-2xe^{-x} - 2e^{-x}]_{0}^{+\infty} = 2$$

（2）$E(Y) = \displaystyle\int_{-\infty}^{+\infty} e^{-2x}f(x)\,dx = \int_{0}^{+\infty} e^{-2x}e^{-x}dx$

$$= -\frac{1}{3}e^{-3x}\Big|_{0}^{+\infty} = \frac{1}{3}$$

例 2 – 29　设随机变量 X_1，X_2 的概率密度分别为

$$f_1(x) = \begin{cases} 2e^{-2x}, & x > 0 \\ 0 & x \leq 0 \end{cases} \qquad f_2(x) = \begin{cases} 4e^{-4x}, & x > 0 \\ 0, & x \leq 0 \end{cases}$$

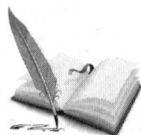

求（1）$E(X_1+X_2)$，$E(2X_1-3X_2^2)$；（2）又设X_1，X_2相互独立，求$E(X_1X_2)$。

解：（1）$E(X_1+X_2)=E(X_1)+E(X_2)=\int_0^{+\infty}x\cdot 2e^{-2x}dx+\int_0^{+\infty}x\cdot 4e^{-4x}dx$

$$=\left[-xe^{-2x}-\frac{1}{2}e^{-2x}\right]_0^{+\infty}+\left[-xe^{-4x}-\frac{1}{4}e^{-4x}\right]_0^{+\infty}$$

$$=\frac{1}{2}+\frac{1}{4}=\frac{3}{4}$$

（2）$E(2X_1-3X_2^2)=2E(X_1)-3E(X_2^2)=2\times\frac{1}{2}-3\int_0^{+\infty}x^2\cdot 4e^{-4x}dx$

$$=1-3\left[-x^2e^{-4x}-\frac{x}{2}e^{-4x}-\frac{1}{8}e^{-4x}\right]_0^{+\infty}=1-\frac{3}{8}=\frac{5}{8}$$

（3）$E(X_1X_2)=E(X_1)\cdot E(X_2)=\frac{1}{2}\times\frac{1}{4}=\frac{1}{8}$

例 2-30 一工厂生产的某种设备的寿命 X（以年计）服从指数分布，概率密度为 f

$(x)=\begin{cases}\dfrac{1}{4}e^{-\frac{1}{4}x}, & x>0\\[2mm] 0, & x\leqslant 0\end{cases}$ 工厂规定出售的设备若在一年内损坏，可予以调换。若工厂出售一台

设备可赢利 100 元，调换一台设备厂方需花费 300 元。试求厂方出售一台设备净赢利的数学期望。

解：一台设备在一年内损坏的概率为 $P(X<1)=\dfrac{1}{4}\int_0^1 e^{-\frac{1}{4}x}dx=-e^{-\frac{x}{4}}\Big|_0^1=1-e^{-\frac{1}{4}}$

故 $P(X\geqslant 1)=1-P(X<1)=1-(1-e^{-\frac{1}{4}})=e^{-\frac{1}{4}}$。设 Y 表示出售一台设备的净赢利则

$$Y=f(X)=\begin{cases}(-300+100)=-200, & (X<1)\\ 100, & (X\geqslant 1)\end{cases}$$

故 $E(Y)=(-200)\cdot P(X<1)+100\cdot P(X\geqslant 1)=-200+200e^{-\frac{1}{4}}+100e^{-\frac{1}{4}}$

$$=300e^{-\frac{1}{4}}-200\approx 33.64$$

4. 常用分布的数学期望

（1）两点分布 设 X 的分布律为

表 2-24

X	0	1
P	$1-p$	p

则 X 的数学期望为

$$E(X)=0\times(1-p)+1\times p=p$$

（2）二项分布 设 X 服从二项分布，其分布律为

$$P\{X=k\}=C_n^k p^k(1-p)^{n-k}, \quad (k=0,1,2,\cdots,n),(0<p<1)$$

则 X 的数学期望为

$$E(X)=np$$

（3）泊松分布 设 X 服从泊松分布，其分布律为

$$P\{X=k\}=\frac{\lambda^k}{k!}e^{-\lambda}, \quad (k=0,1,2,\cdots),(\lambda>0)$$

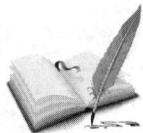

则 X 的数学期望为

$$E(X) = \lambda$$

（4）均匀分布　设 X 服从 $[a, b]$ 上的均匀分布，其概率密度函数为

$$f(x) = \begin{cases} \dfrac{1}{b-a}, & a \leqslant x \leqslant b \\ \\ 0, & \text{其他} \end{cases}$$

则 X 的数学期望为

$$E(X) = \int_{-\infty}^{+\infty} xf(x)\,\mathrm{d}x = \int_{a}^{b} \frac{x}{b-a}\mathrm{d}x = \frac{a+b}{2}$$

（5）指数分布　设 X 服从指数分布，其分布密度为

$$f(x) = \begin{cases} \lambda\mathrm{e}^{-\lambda x}, & x \geqslant 0 \\ \\ 0, & x < 0 \end{cases}$$

则 X 的数学期望为

$$E(X) = \int_{-\infty}^{+\infty} xf(x)\,\mathrm{d}x = \int_{-\infty}^{+\infty} x\lambda\mathrm{e}^{-\lambda x}\mathrm{d}x = \frac{1}{\lambda}$$

（6）正态分布　设 $X \sim N(\mu, \sigma^2)$，其分布密度为 $f(x) = \dfrac{1}{\sqrt{2\pi}\sigma}\mathrm{e}^{-\frac{(x-\mu)^2}{2\sigma^2}}$，则 X 的数学期望为

$$E(X) = \mu$$

二、随机变量的方差

1. 方差的定义

定义 2-13　设 X 是一个随机变量，若 $E[X-E(X)]^2$ 存在，则称 $E[X-E(X)]^2$ 为 X 的方差（variance），记为 $D(X)$，即

$$D(X) = E[X-E(X)]^2 \tag{2-33}$$

称 $\sqrt{D(X)}$ 为随机变量 X 的标准差（standard deviation）或均方差（mean square deviation），记为 $\sigma(X)$。

根据定义可知，随机变量 X 的方差反映了随机变量的取值与其数学期望的偏离程度。若 X 取值比较集中，则 $D(X)$ 较小，反之，若 X 取值比较分散，则 $D(X)$ 较大。

由于方差是随机变量 X 的函数 $g(X) = [X-E(X)]^2$ 的数学期望，若离散型随机变量 X 的分布律为 $P\{X = x_k\} = p_k, k = 1, 2, \cdots$，则

$$D(X) = \sum_{k=1}^{\infty} [x_k - E(X)]^2 p_k \tag{2-34}$$

若连续型随机变量 X 的概率密度为 $f(x)$，则

$$D(X) = \int_{-\infty}^{+\infty} [x-E(X)]^2 f(x)\,\mathrm{d}x \tag{2-35}$$

由此可见，方差 $D(X)$ 是一个常数，它由随机变量的分布唯一确定。

根据数学期望的性质可得：

$$D(X) = E[X-E(X)]^2 = E[X^2 - 2X \cdot E(X) + [E(X)]^2]$$
$$= E(X^2) - 2E(X) \cdot E(X) + [E(X)]^2 = E(X^2) - [E(X)]^2$$

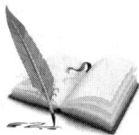

于是得到常用计算方差的简便公式

$$D(X) = E(X^2) - [E(X)]^2 \qquad (2-36)$$

例 2 – 31　假设有 10 只同种电器元件，其中有两只废品，从这批元件中任取一只，如是废品则扔掉重取一只，如仍是废品则扔掉再取一只，求：在取到正品之前，已取出的废品数 X 的期望和方差。

解：设 X 为取到正品之前已取出的废品数，则 X 的分布为

表 2 – 25

X	0	1	2
P	$\dfrac{8}{10}$	$\dfrac{2}{10} \cdot \dfrac{8}{9}$	$\dfrac{2}{10} \cdot \dfrac{1}{9} \cdot \dfrac{8}{8}$

故

$$E(X) = \frac{8}{45} + \frac{2}{45} = \frac{2}{9} \qquad E(X^2) = \frac{8}{45} + \frac{4}{45} = \frac{12}{45}$$

$$D(X) = E(X^2) - [E(X)]^2 = \frac{12}{45} - \frac{4}{81} = \frac{88}{405}$$

例 2 – 32　设随机变量 X 的概率密度为

$$f(x) = \begin{cases} 1+x, & -1 \leq x < 0 \\ 1-x, & 0 \leq x < 1 \\ 0, & \text{其他} \end{cases}$$

求 $D(X)$。

解：$E(X) = \displaystyle\int_{-1}^{0} x(1+x)\,dx + \int_{0}^{1} x(1-x)\,dx = 0$

$$E(X^2) = \int_{-1}^{0} x^2(1+x)\,dx + \int_{0}^{1} x^2(1-x)\,dx = 1/6$$

于是　　　　　　　　$D(X) = E(X^2) - [E(X)]^2 = 1/6$

2. 方差的性质　方差有下面几条重要的性质。

设随机变量 X 与 Y 的方差存在，则

(1) 设 c 为常数，则 $D(c) = 0$；

(2) 设 c 为常数，则 $D(cX) = c^2 D(X)$；

(3) $D(X \pm Y) = D(X) + D(Y) \pm 2E[(X - E(X))(Y - E(Y))]$；

(4) 若 X, Y 相互独立，则 $D(X \pm Y) = D(X) + D(Y)$；

(5) 对任意的常数 $c \neq E(X)$，有 $D(X) < E[(X - c)^2]$。

例 2 – 33　已知随机变量 X 的概率密度。

$$f(x) = \begin{cases} 1 - |1 - x|, & 0 < x < 2 \\ 0, & \text{其他} \end{cases}$$

求 X 的方差。

$$E(X) = \int_{0}^{2} x[1 - |1 - x|]\,dx = \int_{0}^{1} x[1 - (1-x)]\,dx + \int_{1}^{2} x[1 + (1-x)]\,dx = 1$$

$$E(X^2) = \int_{0}^{2} x^2[1 - |1 - x|]\,dx = \int_{0}^{1} x^2[1 - (1-x)]\,dx$$
$$+ \int_{1}^{2} x^2[1 + (1-x)]\,dx = \frac{7}{6}$$

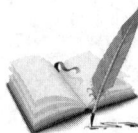

$$D(X) = E(X^2) - [E(X)]^2 = \frac{7}{6} - 1 = \frac{1}{6}$$

例 2 - 34 设随机变量 X, Y 相互独立, 且 $E(X) = E(Y) = 3$, $D(X) = 12$, $D(Y) = 16$, 求 $E(3X - 2Y)$, $D(2X - 3Y)$。

解: (1) $E(3X - 2Y) = 3E(X) - 2E(Y) = 3 \times 3 - 2 \times 3 = 3$。

(2) $D(2X - 3Y) = 2^2 D(X) + (-3)^2 D(Y) = 4 \times 12 + 9 \times 16 = 192$。

3. 常用分布的方差

(1) (0 - 1) 分布　设 X 服从参数为 p 的 0 - 1 分布, 其分布律为

表 2 - 26

X	0	1
P	$1 - p$	p

则有, $D(X) = p(1 - p)$。

(2) 二项分布　设 X 服从参数为 n, p 的二项分布, 所以, $D(X) = np(1 - p)$。

(3) 泊松分布　设 X 服从参数为 λ 的泊松分布, 由上一节知 $E(X) = \lambda$, 又

$$E(X^2) = E[X(X - 1) + X] = E[X(X - 1)] + E(X)$$

$$= \sum_{k=0}^{\infty} k(k - 1) \frac{\lambda^k}{k!} e^{-\lambda} + \lambda = \lambda^2 e^{-\lambda} \sum_{k=2}^{\infty} \frac{\lambda^{k-2}}{(k - 2)!} + \lambda$$

$$= \lambda^2 e^{-\lambda} \cdot e^{\lambda} + \lambda = \lambda^2 + \lambda$$

从而有　　　　$D(X) = E(X^2) - [E(X)]^2 = \lambda^2 + \lambda - \lambda^2 = \lambda$

(4) 均匀分布　设 X 服从 $[a, b]$ 上的均匀分布, 由上一节知 $E(X) = \frac{a + b}{2}$, 又

$$E(X^2) = \int_a^b \frac{x^2}{b - a} dx = \frac{a^2 + ab + b^2}{3}$$

所以

$$D(X) = E(X^2) - [E(X)]^2 = \frac{1}{3}(a^2 + ab + b^2) - \frac{1}{4}(a + b)^2 = \frac{(b - a)^2}{12}$$

(5) 指数分布　设 X 服从参数为 λ 的指数分布, 由上一节知:

$$E(X) = 1/\lambda, \quad 又 E(X^2) = \int_a^b x^2 \lambda e^{-\lambda x} dx = \frac{2}{\lambda^2}$$

所以

$$D(X) = E(X^2) - [E(X)]^2 = \frac{2}{\lambda^2} - \left(\frac{1}{\lambda}\right)^2 = \frac{1}{\lambda^2}$$

(6) 正态分布　设 $X \sim N(\mu, \sigma^2)$, 由上一节知 $E(X) = \mu$, 从而

$$D(X) = \int_{-\infty}^{+\infty} [x - E(X)]^2 f(x) dx = \int_{-\infty}^{+\infty} (x - \mu)^2 \frac{1}{\sqrt{2\pi}\sigma} e^{-\frac{(x - \mu)^2}{2\sigma^2}} dx$$

令 $\frac{x - \mu}{\sigma} = t$ 则

$$D(X) = \frac{\sigma^2}{\sqrt{2\pi}} \int_{-\infty}^{+\infty} t^2 e^{-\frac{t^2}{2}} dt = \frac{\sigma^2}{\sqrt{2\pi}} \left(-t e^{-\frac{t^2}{2}} \Big|_{-\infty}^{+\infty} + \int_{-\infty}^{+\infty} e^{-\frac{t^2}{2}} dt \right)$$

$$= \frac{\sigma^2}{\sqrt{2\pi}} (0 + \sqrt{2\pi}) = \sigma^2$$

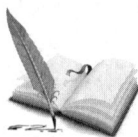

三、协方差与相关系数

对于二维随机变量 (X, Y)，数学期望 $E(X)$，$E(Y)$ 只反映了 X 和 Y 各自的平均值，而 $D(X)$，$D(Y)$ 反映的是 X 和 Y 各自偏离平均值的程度，它们都没有反映 X 与 Y 之间的关系。在实际问题中，每对随机变量往往相互影响、相互联系。例如，人的年龄与身高；某种产品的产量与价格等。随机变量的这种相互联系称为相关关系，它们也是一类重要的数字特征，下面讨论有关这方面的数字特征。

定义 2-14　设 (X, Y) 为二维随机变量，称

$$E\{[X-E(X)][Y-E(Y)]\}$$

为随机变量 X，Y 的协方差（covariance），记为 Cov (X, Y)，即

$$\text{Cov}(X, Y) = E\{[X-E(X)][Y-E(Y)]\} \tag{2-37}$$

而 $\dfrac{\text{Cov}(X, Y)}{\sqrt{D(X)}\sqrt{D(Y)}}$ 称为随机变量 X，Y 的相关系数（correlation coefficient）或标准协方差（standard covariance），记为 ρ_{XY}，即

$$\rho_{XY} = \frac{\text{Cov}(X, Y)}{\sqrt{D(X)}\sqrt{D(Y)}} \tag{2-38}$$

特别地，

$$\text{Cov}(X, X) = E\{[X-E(X)][X-E(X)]\} = D(X)$$
$$\text{Cov}(Y, Y) = E\{[Y-E(Y)][Y-E(Y)]\} = D(Y)$$

故方差 $D(X)$，$D(Y)$ 是协方差的特例。

由上述定义及方差的性质可得

$$D(X \pm Y) = D(X) + D(Y) \pm 2\text{Cov}(X, Y)$$

由协方差的定义及数学期望的性质可得下列实用计算公式

$$\text{Cov}(X, Y) = E(XY) - E(X)E(Y) \tag{2-39}$$

若 (X, Y) 为二维离散型随机变量，其联合分布律为 $P\{X=x_i, Y=y_j\} = p_{ij}$，$i, j = 1, 2, \cdots$，则有

$$\text{Cov}(X, Y) = \sum_i \sum_j [x_i - E(X)][y_i - E(Y)]p_{ij} \tag{2-40}$$

若 (X, Y) 为二维连续型随机变量，其概率密度为 $f(x, y)$，则有

$$\text{Cov}(X, Y) = \int_{-\infty}^{+\infty} \int_{-\infty}^{+\infty} [x - E(X)][y - E(Y)]f(x, y)\,\mathrm{d}x\mathrm{d}y \tag{2-41}$$

例 2-35　设 (X, Y) 的分布律为

表 2-27

Y \ X	0	1
0	$1-p$	0
1	0	p

$0 < p < 1$，求 Cov (X, Y) 和 ρ_{XY}。

解：易知 X 的分布律为

$$P\{X=1\} = p, \quad P\{X=0\} = 1-p$$

故　　　　　　　　　$E(X) = p, \qquad D(X) = p(1-p)$

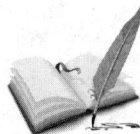

同理 $E(Y)=p$，$D(Y)=p(1-p)$，因此

$$\text{Cov}(X,Y)=E(XY)-E(X)\cdot E(Y)=p-p^2=p(1-p)$$

而 $\rho_{XY}=\dfrac{\text{Cov}(X,Y)}{\sqrt{D(X)}\cdot\sqrt{D(Y)}}=\dfrac{p(1-p)}{\sqrt{p(1-p)}\cdot\sqrt{p(1-p)}}=1$

协方差具有下列性质：

（1）若 X 与 Y 相互独立，则 $\text{Cov}(X,Y)=0$；

（2）$\text{Cov}(X,Y)=\text{Cov}(Y,X)$；

（3）$\text{Cov}(aX,bY)=ab\text{Cov}(X,Y)$；

（4）$\text{Cov}(X_1+X_2,Y)=\text{Cov}(X_1,Y)+\text{Cov}(X_2,Y)$。

定理 2-5 设 $D(X)>0$，$D(Y)>0$，ρ_{XY} 为 (X,Y) 的相关系数，则

（1）如果 X,Y 相互独立，则 $\rho_{XY}=0$；

（2）$|\rho_{XY}|\le 1$；

（3）$|\rho_{XY}|=1$ 的充要条件是存在常数 a,b 使 $P\{Y=aX+b\}=1$（$a\ne 0$）。

当 $\rho_{XY}=0$ 时，称 X 与 Y 不相关，由性质（1）可知，当 X 与 Y 相互独立时，$\rho_{XY}=0$，即 X 与 Y 不相关。反之不一定成立，即 X 与 Y 不相关，X 与 Y 却不一定相互独立。

例 2-36 设随机变量 X 和 Y 的联合分布为：

表 2-28

Y \ X	-1	0	1
-1	$\frac{1}{8}$	$\frac{1}{8}$	$\frac{1}{8}$
0	$\frac{1}{8}$	0	$\frac{1}{8}$
1	$\frac{1}{8}$	$\frac{1}{8}$	$\frac{1}{8}$

验证：X 和 Y 不相关，但 X 和 Y 不是相互独立的。

证：$\because P\{X=1,Y=1\}=\dfrac{1}{8}$，$P\{X=1\}=\dfrac{3}{8}$，$P\{Y=1\}=\dfrac{3}{8}$

$P\{X=1,Y=1\}\ne P\{X=1\}P\{Y=1\}$

$\therefore X,Y$ 不是相互独立的。

又 $E(X)=-1\times\dfrac{3}{8}+0\times\dfrac{2}{8}+1\times\dfrac{3}{8}=0$

$E(Y)=-1\times\dfrac{3}{8}+0\times\dfrac{2}{8}+1\times\dfrac{3}{8}=0$

$\text{Cov}(X,Y)=E\{[X-E(X)][Y-E(Y)]\}=E(XY)-EX\cdot EY$

$=(-1)\times(-1)\dfrac{1}{8}+(-1)\times1\times\dfrac{1}{8}+1\times(-1)\times\dfrac{1}{8}+1\times1\times\dfrac{1}{8}=0$

$\therefore X,Y$ 是不相关的。

注意：X 与 Y 相互独立，则协方差为 0，反之，不一定成立。

例 2-37 设随机变量 (X,Y) 具有概率密度。

$$f(x,y)=\frac{1}{8}(x+y),\ 0\le x\le 2,\ 0\le y\le 2$$

求 $E(X)$，$E(Y)$，$\text{Cov}(X,Y)$，ρ_{XY}，$D(X+Y)$

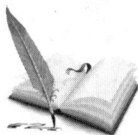

解：$E\ (X)\ =\int_0^2 dx\int_0^2 x\cdot\dfrac{1}{8}\ (x+y)\ dy=\dfrac{7}{6}$

$E\ (Y)\ =\int_0^2 dx\int_0^2 y\cdot\dfrac{1}{8}\ (x+y)\ dy=\dfrac{7}{6}$

$\text{Cov}\ (XY)\ =E\left\{\left(X_1-\dfrac{7}{6}\right)\left(X_2-\dfrac{7}{6}\right)\right\}$

$\qquad\qquad\quad =\int_0^2 dx\int_0^2 (x-\dfrac{7}{6})\ (y-\dfrac{7}{6})\ \cdot\dfrac{1}{8}\ (x+y)\ dy=-\dfrac{1}{36}$

$D\ (X)\ =E\ (X^2)\ -[\,E\ (X)\,]^2=\int_0^2 dx\int_0^2 x^2\cdot\dfrac{1}{8}\ (x+y)\ dy-\left(\dfrac{7}{6}\right)^2=\dfrac{11}{36}$

$D\ (Y)\ =E\ (Y^2)\ -[\,E\ (Y)\,]^2=\int_0^2 dx\int_0^2 y^2\cdot\dfrac{1}{8}\ (x+y)\ dy-\left(\dfrac{7}{6}\right)^2=\dfrac{11}{36}$

$$\rho_{XY}=\dfrac{\text{Cov}\ (X,\ Y)}{\sqrt{DX}\,\sqrt{DY}}=\dfrac{-\dfrac{1}{36}}{\dfrac{11}{36}}=-\dfrac{1}{11}$$

$D\ (X+Y)\ =D\ (X)\ +D\ (Y)\ +2\text{Cov}\ (X,\ Y)$

$\qquad\qquad\quad =\dfrac{11}{36}+\dfrac{11}{36}+2\times\ (-\dfrac{1}{36})\ =\dfrac{5}{9}$

例 2 – 38 设随机变量 X 的概率密度为

$$f_X\ (x)\ =\begin{cases}\dfrac{1}{2}, & -1<x<0\\[2mm]\dfrac{1}{4}, & 0\leqslant x<2\\[2mm]0, & 其他\end{cases}$$

令 $Y=X^2$，$F\ (x,\ y)$ 为二维随机变量 $(X,\ Y)$ 的分布函数，求：

(1) Y 的概率密度 $f_Y\ (y)$；

(2) $\text{Cov}\ (X,\ Y)$；

(3) $F\ (-\dfrac{1}{2},\ 4)$。

解：(1) Y 的分布函数为

$$F_Y\ (y)\ =P\ \{Y\leqslant y\}\ =P\ \{X^2\leqslant y\}$$

当 $y\leqslant 0$ 时，$\qquad\qquad F_Y\ (y)\ =0,\ f_Y\ (y)\ =0$

当 $0<y<1$ 时，

$F_Y\ (y)\ =P\ \{-\sqrt{y}\leqslant X\leqslant\sqrt{y}\}\ =P\ \{-\sqrt{y}\leqslant X<0\}\ +P\ \{0\leqslant X\leqslant\sqrt{y}\}\ =\dfrac{3}{4}\sqrt{y}$，

$$f_Y\ (y)\ =\dfrac{3}{8\sqrt{y}}$$

当 $1\leqslant y<4$ 时，$\qquad F_Y\ (y)\ =P\ \{-1\leqslant X<0\}\ +P\ \{0\leqslant X\leqslant\sqrt{y}\}\ =\dfrac{1}{2}+\dfrac{1}{4}\sqrt{y}$

$$f_Y\ (y)\ =\dfrac{1}{8\sqrt{y}}$$

当 $y\geqslant 4$ 时，$F_Y\ (y)\ =1,\ f_Y\ (y)\ =0$

故 Y 的概率密度为

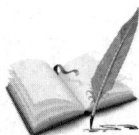

$$f_Y(y) = 0 \begin{cases} \dfrac{3}{8\sqrt{y}}, & 0 < y < 1 \\[2mm] \dfrac{1}{8\sqrt{y}}, & 1 \leqslant y < 4 \\[2mm] 0, & \text{其他} \end{cases}$$

(2) $E(X) = \displaystyle\int_{-\infty}^{+\infty} x f_X(x)\,\mathrm{d}x = \int_{-1}^{0} \frac{1}{2} x\,\mathrm{d}x + \int_{0}^{2} \frac{1}{4} x\,\mathrm{d}x = \frac{1}{4}$

$E(Y) = E(X^2) = \displaystyle\int_{-\infty}^{+\infty} x^2 f_X(x)\,\mathrm{d}x = \int_{-1}^{0} \frac{1}{2} x^2\,\mathrm{d}x + \int_{0}^{2} \frac{1}{4} x^2\,\mathrm{d}x = \frac{5}{6}$

$E(XY) = E(X^3) = \displaystyle\int_{-\infty}^{+\infty} x^3 f_X(x)\,\mathrm{d}x = \int_{-1}^{0} \frac{1}{2} x^3\,\mathrm{d}x + \int_{0}^{2} \frac{1}{4} x^3\,\mathrm{d}x = \frac{7}{8}$

故 $\mathrm{Cov}(X, Y) = E(XY) - E(X) \cdot E(Y) = \dfrac{2}{3}$

(3) $F\left(-\dfrac{1}{2}, 4\right) = P\left\{X \leqslant -\dfrac{1}{2}, Y \leqslant 4\right\} = P\left\{X \leqslant -\dfrac{1}{2}, X^2 \leqslant 4\right\}$

$\qquad\qquad = P\left\{X \leqslant -\dfrac{1}{2}, -2 \leqslant X \leqslant 2\right\} = P\left\{-2 \leqslant X \leqslant -\dfrac{1}{2}\right\}$

$\qquad\qquad = P\left\{-1 \leqslant X \leqslant -\dfrac{1}{2}\right\} = \dfrac{1}{4}$

四、矩、协方差矩阵

随机变量的数字特征除了数学期望和方差外，为了更好的描述随机变量分布的特征，有时还要用到随机变量的各阶矩（原点矩与中心矩），它们在数理统计中有重要的应用。

定义 2-15 设 X 和 Y 是随机变量，若 $E(X^k)$，$k=1, 2, \cdots$ 存在，称它为 X 的 k 阶原点矩，简称 k 阶矩。

若 $E[X - E(X)]^k$，$k = 1, 2, \cdots$ 存在，称它为 X 的 k 阶中心矩。

若 $E(X^k Y^l)$，$k, l = 1, 2, \cdots$ 存在，称它为 X 和 Y 的 $k+l$ 阶混合矩。

若 $E\left\{[X - E(X)]^k [Y - E(Y)]^l\right\}$ 存在，称它为 X 和 Y 的 $k+l$ 阶混合中心矩。

显然，X 的数学期望 $E(X)$ 是 X 的一阶原点矩，方差 $D(X)$ 是 X 的二阶中心矩，协方差 $\mathrm{Cov}(X, Y)$ 是 X 和 Y 的 $1+1$ 阶混合中心矩。

当 X 为离散型随机变量，其分布律为 $P\{X = x_i\} = p_i$，则

$$E(X^k) = \sum_{i=1}^{\infty} x_i^{\,k} p_i,$$

$$E[X - E(X)]^k = \sum_{i=1}^{\infty} [x_i - E(X)]^k p_i$$

当 X 为连续型随机变量，其概率密度为 $f(x)$，则

$$E(X^k) = \int_{-\infty}^{+\infty} x^k f(x)\,\mathrm{d}x$$

$$E[X - E(X)]^k = \int_{-\infty}^{+\infty} [x - E(X)]^k f(x)\,\mathrm{d}x$$

n 维正态随机变量具有以下几条重要性质：

(1) n 维随机变量 $(X_1, X_2, \cdots, X_n)$ 服从 n 维正态分布的充要条件是 $X_1, X_2, \cdots, X_n$ 的任意的线性组合

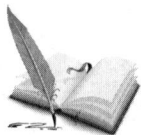

$$l_1 X_1 + l_2 X_2 + \cdots + l_n X_n$$

服从一维正态分布（其中 l_1，l_2，$\cdots$，l_n 不全为零）。

（2）若 $(X_1, X_2, \cdots, X_n)$ 服从 n 维正态分布，设 Y_1，Y_2，$\cdots$，Y_k 是 X_1，X_2，$\cdots$，X_n 的线性函数，则 $(Y_1, Y_2, \cdots, Y_k)$ 服从 k 维正态分布。

（3）设 $(X_1, X_2, \cdots, X_n)$ 服从 n 维正态分布，则 X_1，X_2，$\cdots$，X_n 相互独立的充要条件是 X_1，X_2，$\cdots$，X_n 两两不相关。

第七节　大数定律与中心极限定理

一、大数定律

在第一章中我们已经指出，人们经过长期实践认识到，虽然个别随机事件在某次试验中可能发生也可能不发生，但是在大量重复试验中却呈现明显的规律性，即随着试验次数的增大，一个随机事件发生的频率在某一固定值附近摆动。这就是所谓的频率具有稳定性。同时，人们通过实践发现大量测量值的算术平均值也具有稳定性。而这些稳定性如何从理论上给以证明就是本节介绍的大数定律所要回答的问题。

在引入大数定律之前，我们先证一个重要的不等式——契比雪夫（Chebyshev）不等式。

设随机变量 X 存在有限方差 $D(X)$，则有对任意 $\varepsilon > 0$，

$$P\{|X - E(X)| \geq \varepsilon\} \leq \frac{D(X)}{\varepsilon^2} \tag{2-42}$$

证：如果 X 是连续型随机变量，设 X 的概率密度为 $f(x)$，则有

$$P\{|X - E(X)| \geq \varepsilon\} = \int_{|x-E(X)| \geq \varepsilon} f(x)\,\mathrm{d}x \leq \int_{|x-E(X)| \geq \varepsilon} \frac{|x - E(X)|^2}{\varepsilon^2} f(x)\,\mathrm{d}x$$

$$\leq \frac{1}{\varepsilon^2} \int_{-\infty}^{+\infty} [x - E(X)]^2 f(x)\,\mathrm{d}x = \frac{D(X)}{\varepsilon^2}$$

请读者自己证明 X 是离散型随机变量的情况。

契比雪夫不等式也可表示成

$$P\{|X - E(X)| < \varepsilon\} \geq 1 - \frac{D(X)}{\varepsilon^2} \tag{2-43}$$

这个不等式给出了在随机变量 X 的分布未知的情况下事件 $\{|X - E(X)| < \varepsilon\}$ 的概率的下限估计，例如，在契比雪夫不等式中，令 $\varepsilon = 3\sqrt{D(X)}$，$4\sqrt{D(X)}$ 分别可得到

$$P\{|X - E(X)| < 3\sqrt{D(X)}\} \geq 0.8889$$

$$P\{|X - E(X)| < 4\sqrt{D(X)}\} \geq 0.9375$$

例 2-39　设电站供电网有 10000 盏电灯，夜晚每一盏灯开灯的概率都是 0.7，而假定开、关时间彼此独立，估计夜晚同时开着的灯数在 6800 与 7200 之间的概率。

解　设 X 表示在夜晚同时开着的灯的数目，它服从参数为 $n = 10000$，$P = 0.7$ 的二项分布．若要准确计算，应该用贝努里公式：

$$P\{6800 < X < 7200\} = \sum_{k=6801}^{7199} C_{10000}^{k} \times 0.7^k \times 0.3^{10000-k}$$

如果用契比雪夫不等式估计：

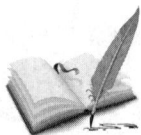

$$E(X) = np = 10000 \times 0.7 = 7000$$
$$D(X) = npq = 10000 \times 0.7 \times 0.3 = 2100$$
$$P\{6800 < X < 7200\} = P\{|X - 7000| < 200\} \geq 1 - \frac{2100}{200^2} \approx 0.95$$

可见，虽然有 10000 盏灯，但是只要有供应 7200 盏灯的电力就能够以相当大的概率保证够用。事实上，契比雪夫不等式的估计只说明概率大于 0.95，后面将具体求出这个概率约为 0.99999。契比雪夫不等式在理论上具有重大意义，但估计的精确度不高。

契比雪夫不等式作为一个理论工具，在大数定律证明中，可使证明非常简洁。

定义 2-16 设 Y_1，Y_2，$\cdots$，Y_n，$\cdots$是一个随机变量序列，a 是一个常数，若对于任意正数 ε 有

$$\lim_{n \to \infty} P\{|Y_n - a| < \varepsilon\} = 1$$

则称序列 Y_1，Y_2，$\cdots$，Y_n，$\cdots$依概率收敛于 a，记为 $Y_n P_a$。

定理 2-6 ［契比雪夫（Chebyshev）大数定律］ 设 X_1，X_2，$\cdots$是相互独立的随机变量序列，各有数学期望 $E(X_1)$，$E(X_2)$，$\cdots$及方差 $D(X_1)$，$D(X_2)$，$\cdots$，并且对于所有 $i = 1$，2，$\cdots$都有 $D(X_i) < l$，其中 l 是与 i 无关的常数，则对任给 $\varepsilon > 0$，有

$$\lim_{n \to \infty} P\left\{ \left| \frac{1}{n} \sum_{i=1}^{n} X_i - \frac{1}{n} \sum_{i=1}^{n} E(X_i) \right| < \varepsilon \right\} = 1 \qquad (2-44)$$

定理 2-7（契比雪夫大数定律的特殊情况） 设随机变量 X_1，X_2，$\cdots$，X_n，$\cdots$相互独立，且具有相同的数学期望和方差：$E(X_k) = \mu$，$D(X_k) = \sigma^2$（$k = 1$，2，$\cdots$）。作前 n 个随机变量的算术平均 $Y_n = \frac{1}{n} \sum_{k=1}^{n} X_k$ 则对于任意正数 ε 有

$$\lim_{n \to \infty} P\{|Y_n - \mu| < \varepsilon\} = 1 \qquad (2-45)$$

定理 2-8 ［贝努里（Bernoulli）大数定律］ 设 n_A 是 n 次独立重复试验中事件 A 发生的次数。p 是事件 A 在每次试验中发生的概率，则对于任意正数 $\varepsilon > 0$，有

$$\lim_{n \to \infty} P\left\{ \left| \frac{n_A}{n} - p \right| < \varepsilon \right\} = 1 \qquad (2-46)$$

或

$$\lim_{n \to \infty} P\left\{ \left| \frac{n_A}{n} - p \right| \geq \varepsilon \right\} = 0$$

定理 2-9 ［辛钦（Khinchin）大数定律］ 设随机变量 X_1，X_2，$\cdots$，X_n，$\cdots$相互独立，服从同一分布，且具有数学期望 $E(X_k) = \mu$（$k = 1$，2，$\cdots$），则对于任意正数 ε，有

$$\lim_{n \to \infty} P\left\{ \left| \frac{1}{n} \sum_{k=1}^{n} X_i - \mu \right| < \varepsilon \right\} = 1 \qquad (2-47)$$

显然，贝努里大数定律是辛钦大数定律的特殊情况，辛钦大数定律在实际中应用很广泛。

这一定律使算术平均值的法则有了理论根据。如要测定某一物理量 a，在不变的条件下重复测量 n 次，得观测值 X_1，X_2，$\cdots$，X_n，求得实测值的算术平均值 $\frac{1}{n} \sum_{i=1}^{n} X_i$，根据此定理，当 n 足够大时，取 $\frac{1}{n} \sum_{i=1}^{n} X_i$ 作为 a 的近似值，可以认为所发生的误差是很小的，所以实用上往往用某物体的某一指标值的一系列实测值的算术平均值来作为该指标值的近似值。

例 2-40 一颗骰子连续掷 4 次，点数总和记为 X。估计 $P\{10 < X < 18\}$。

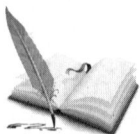

解：设 X_i 表每次掷的点数，则 $X = \sum_{i=1}^{4} X_i$

$$E\left(X_i\right) = 1 \times \frac{1}{6} + 2 \times \frac{1}{6} + 3 \times \frac{1}{6} + 4 \times \frac{1}{6} + 5 \times \frac{1}{6} + 6 \times \frac{1}{6} = \frac{7}{2}$$

$$E\left(X_i^2\right) = 1^2 \times \frac{1}{6} + 2^2 \times \frac{1}{6} + 3^2 \times \frac{1}{6} + 4^2 \times \frac{1}{6} + 5^2 \times \frac{1}{6} + 6^2 \times \frac{1}{6} = \frac{91}{6}$$

从而　$D\left(X_i\right) = E\left(X_i^2\right) - \left[E\left(X_i\right)\right]^2 = \frac{91}{6} - \left(\frac{7}{2}\right)^2 = \frac{35}{12}$

又 X_1，X_2，X_3，X_4 独立同分布。

从而 $E\left(X\right) = E\left(\sum_{i=1}^{4} X_i\right) = \sum_{i=1}^{4} E\left(X_i\right) = 4 \times \frac{7}{2} = 14$

$D\left(X\right) = D\left(\sum_{i=1}^{4} X_i\right) = \sum_{i=1}^{4} D\left(X_i\right) = 4 \times \frac{35}{12} = \frac{35}{3}$

所以 $P\{10 < X < 18\} = P\{|X - 14| < 4\} \geqslant 1 - \frac{35/3}{4^2} \approx 0.271$。

例 2−41　已知正常男性成人血液中，每一毫升白细胞数平均是 7300，均方差是 700，利用契比雪夫不等式估计每毫升含白细胞数在 5200～9400 之间的概率 P。

解：由题意知 $\mu = 7300$，$\sigma = 700$，则由契比雪夫不等式

$$P = \{5200 \leqslant X \leqslant 9400\} = P\{|X - 7300| \leqslant 2100\} \geqslant 1 - \frac{700^2}{2100^2} = 1 - \frac{1}{9} = \frac{8}{9} \approx 0.8889$$

二、中心极限定理

概率论与数理统计是研究随机现象、统计规律性的学科。随机现象的规律性只有在相同条件下进行大量重复的实验才会呈现出来，其中每个随机因素的单独作用微不足道，但总起来，却对总和有显著影响，而且各因素的作用相对均匀，那么它就服从（或近似地服从）正态分布，而研究大量的随机现象常常采用极限的形式，由此导致了对极限定理的研究。极限定理的内容很广泛，中心极限定理（central limit theorem）就是其中非常重要的一部分内容。下面介绍几个常用的中心极限定理。

定理 2−10（独立同分布的中心极限定理）　设随机变量 X_1，X_2，$\cdots$，X_n，$\cdots$ 相互独立，服从同一分布，且具有数学期望和方差 $E\left(X_k\right) = \mu$，$D\left(X_k\right) = \sigma^2 \neq 0$（$k = 1$，$2$，$\cdots$）。则随机变量

$$Y_n = \frac{\sum_{k=1}^{n} X_k - E\left(\sum_{k=1}^{n} X_k\right)}{\sqrt{D\left(\sum_{k=1}^{n} X_k\right)}} = \frac{\sum_{k=1}^{n} X_k - n\mu}{\sqrt{n}\,\sigma}$$

的分布函数 $F_n\left(x\right)$ 对于任意 x 满足

$$\lim_{n \to \infty} F_n\left(x\right) = \lim_{n \to \infty} P\left\{\frac{\sum_{k=1}^{n} X_k - n\mu}{\sqrt{n}\,\sigma} \leqslant x\right\} = \int_{-\infty}^{x} \frac{1}{\sqrt{2\pi}} e^{-\frac{t^2}{2}} dt \qquad (2-48)$$

例 2−42　某药厂断言，该厂生产的某种药品对于医治一种疑难的血液病的治愈率为 0.8，医院检验员任意抽查 100 个服用此药品的病人，如果其中多于 75 人治愈，就接受这一断言，否则就拒绝这一断言。（1）若实际上此药品对这种疾病的治愈率是 0.8，问接受

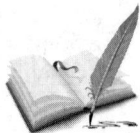

这一断言的概率是多少？（2）若实际上此药品对这种疾病的治愈率是 0.7，问接受这一断言的概率是多少？

解：设 X 为 100 人中治愈的人数，则 $X \sim B(n, p)$ 其中 $n = 100$

（1）$P(X > 75) = 1 - P(X \leqslant 75) = 1 - P\left\{\dfrac{X - np}{\sqrt{npq}} \leqslant \dfrac{75 - np}{\sqrt{npq}}\right\} = 1 - \Phi\left(\dfrac{75 - np}{\sqrt{npq}}\right)$

$$= 1 - \Phi\left(\dfrac{-5}{4}\right) = \Phi\left(+\dfrac{5}{4}\right) = 0.8944$$

（2）$P = 0.7$ 由中心极限定理知

$$P(X > 75) = 1 - P(X \leqslant 75) = 1 - P\left\{\dfrac{X - np}{\sqrt{npq}} \leqslant \dfrac{75 - np}{\sqrt{npq}}\right\} = 1 - \Phi\left(\dfrac{75 - np}{\sqrt{npq}}\right)$$

$$= 1 - \Phi\left(\dfrac{5}{\sqrt{21}}\right) = 1 - \Phi(1.09) = 1 - 0.8621 = 0.1379$$

定理 2-11 ［李雅普诺夫（Liapunov）定理］ 设随机变量 X_1，X_2，… 相互独立，它们具有数学期望和方差：

$$E(X_k) = \mu_k, \qquad D(X_k) = \sigma_k^2 \neq 0 \quad (k = 1, 2, \cdots)$$

在数理统计中我们将看到，中心极限定理是大样本统计推断的理论基础。

下面介绍另一个中心极限定理。

定理 2-12 设随机变量 X 服从参数为 n，p（$0 < p < 1$）的二项分布，则

（1）拉普拉斯（Laplace）定理 局部极限定理：当 $n \to \infty$ 时

$$P\{X = k\} \approx \dfrac{1}{\sqrt{2\pi npq}}\mathrm{e}^{-\frac{(k-np)^2}{2npq}} = \dfrac{1}{\sqrt{npq}}\varphi\left(\dfrac{k - np}{\sqrt{npq}}\right) \tag{2-49}$$

其中 $p + q = 1$，$k = 0, 1, 2, \cdots, n$，$\varphi(x) = \dfrac{1}{\sqrt{2\pi}}\mathrm{e}^{-\frac{x^2}{2}}$

（2）德莫佛-拉普拉斯（De Moivre-Laplace）定理 积分极限定理：对于任意的 x，恒有

$$\lim_{n \to \infty} P\left\{\dfrac{X - np}{\sqrt{np(1-p)}} \leqslant x\right\} = \int_{-\infty}^{x} \dfrac{1}{\sqrt{2\pi}}\mathrm{e}^{-\frac{t^2}{2}}\mathrm{d}t \tag{2-50}$$

这个定理表明，二项分布以正态分布为极限。当 n 充分大时，我们可以利用上两式来计算二项分布的概率。

例 2-43 每颗炮弹命中飞机的概率为 0.01，求 500 发炮弹中命中 5 发的概率.

解：500 发炮弹中命中飞机的炮弹数目 X 服从二项分布，$n = 500$，$p = 0.01$，$np = 5$，$\sqrt{npq} \approx 2.2$. 下面用三种方法计算并加以比较：

（1）用二项分布公式计算：

$$P\{X = 5\} = C_{500}^{5} \times 0.01^5 \times 0.99^{495} = 0.17635$$

（2）用泊松公式计算，直接查表可得：

$$np = \lambda = 5, \quad k = 5, \quad P_5(5) \approx 0.175467$$

（3）用拉普拉斯局部极限定理计算：

$$P\{X = 5\} = \dfrac{1}{\sqrt{npq}}\varphi\left(\dfrac{5 - np}{\sqrt{npq}}\right) \approx 0.1793$$

可见后者不如前者精确。

例 2-44 某保险公司多年统计资料表明，在索赔户中，被盗索赔户占 20%，以 X 表

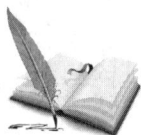

示在随机抽查的 100 个索赔户中，因被盗向保险公司索赔的户数。

（1）写出 X 的概率分布；

（2）利用中心极限定理，求被盗索赔户不少于 14 户且不多于 30 户的概率近似值。

解：（1）X 可看作 100 次重复独立试验中，被盗户数出现的次数，而在每次试验中被盗户出现的概率是 0.2，因此，$X \sim B$（100，0.2），故 X 的概率分布是

$$P \{X = k\} = C_{100}^{k} 0.2^{k} 0.8^{100-k}, \quad k = 1, 2, \cdots, 100$$

（2）被盗索赔户不少于 14 户且不多于 30 户的概率即为事件 $\{14 \leqslant X \leqslant 30\}$ 的概率。由中心极限定理，得

$$P \{14 \leqslant X \leqslant 30\} \approx \Phi\left(\frac{30 - 100 \times 0.2}{\sqrt{100 \times 0.2 \times 0.8}}\right) - \Phi\left(\frac{14 - 100 \times 0.2}{\sqrt{100 \times 0.2 \times 0.8}}\right)$$

$$= \Phi（2.5）- \Phi（-1.5）= 0.994 - （1 - 0.9332）= 0.927$$

例 2-45　对于一个学生而言，来参加家长会的家长人数是一个随机变量，设一个学生无家长、1 名家长、2 名家长来参加会议的概率分别为 0.05，0.8，0.15。若学校共有 400 名学生，设各学生参加会议的家长数相互独立，且服从同一分布。

（1）求参加会议的家长数 X 超过 450 的概率？

（2）求有 1 名家长来参加会议的学生数不多于 340 的概率。

解：（1）以 X_i（$i = 1, 2, \cdots, 400$）记第 i 个学生来参加会议的家长数。则 X_i 的分布律为

表 2-29

X_i	0	1	2
P	0.05	0.8	0.15

易知 $E（X_i）= 1.1$，$D（X_i）= 0.19$，$i = 1, 2, \cdots, 400$。

而 $X = \sum_{i=1}^{400} X_i$，由中心极限定理得

$$\frac{\sum_{i=1}^{400} X_i - 400 \times 1.1}{\sqrt{400 \times 0.19}} = \frac{X - 400 \times 1.1}{\sqrt{4 \times 19}} \overset{\text{近似地}}{\sim} N（0, 1）$$

于是 $P \{X > 450\} = 1 - P \{X \leqslant 450\} \approx 1 - \Phi\left(\frac{450 - 400 \times 1.1}{\sqrt{4 \times 19}}\right)$

$$= 1 - \Phi（1.147）= 0.1357$$

（2）以 Y 记有一名家长来参加会议的学生数，则 $Y \sim B$（400，0.8）。由拉普拉斯中心极限定理得

$$P \{Y \leqslant 340\} \approx \Phi\left(\frac{340 - 400 \times 0.8}{\sqrt{400 \times 0.8 \times 0.2}}\right) = \Phi（2.5）= 0.9938$$

习题二

1. 设在 15 只同类型零件中有 2 只是次品，在其中取三次，每次任取一只，作不放回抽样，以 X 表示取出次品的只数，（1）求 X 的分布律，（2）画出分布律的图形。

2. 进行重复独立实验，设每次成功的概率为 p，失败的概率为 $q = 1 - p$，（$0 < p < 1$）

（1）将实验进行到出现一次成功为止，以 X 表示所需的试验次数，求 X 的分布律（此

扫码"练一练"

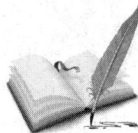

时称 X 服从以 p 为参数的几何分布）。

（2）将实验进行到出现 r 次成功为止，以 Y 表示所需的试验次数，求 Y 的分布律（此时称 Y 服从以 r，p 为参数的巴斯卡分布）。

（3）一篮球运动员的投篮命中率为 45%，以 X 表示他首次投中时累计已投篮的次数，写出 X 的分布律，并计算 X 取偶数的概率。

3. 一大楼装有 5 个同类型的供水设备，调查表明在任一时刻 t 每个设备使用的概率为 0.1，问在同一时刻

（1）恰有 2 个设备被使用的概率是多少？

（2）至少有 3 个设备被使用的概率是多少？

（3）至多有 3 个设备被使用的概率是多少？

（4）至少有一个设备被使用的概率是多少？

4. 一房间有 3 扇同样大小的窗子，其中只有一扇是打开的。有一只鸟自开着的窗子飞入了房间，它只能从开着的窗子飞出去。鸟在房子里飞来飞去，试图飞出房间。假定鸟是没有记忆的，鸟飞向各扇窗子是随机的。

（1）以 X 表示鸟为了飞出房间试飞的次数，求 X 的分布律。

（2）户主声称，他养的一只鸟，是有记忆的，它飞向任一窗子的尝试不多于一次。以 Y 表示这只聪明的鸟为了飞出房间试飞的次数，如户主所说是确实的，试求 Y 的分布律。

（3）求试飞次数 X 小于 Y 的概率；求试飞次数 Y 小于 X 的概率。

5. 有一大批产品，其验收方案如下，先做第一次检验：从中任取 10 件，经验收无次品接受这批产品，次品数大于 2 拒收；否则作第二次检验，其做法是从中再任取 5 件，仅当 5 件中无次品时接受这批产品，若产品的次品率为 10%，求

（1）这批产品经第一次检验就能接受的概率。

（2）需作第二次检验的概率。

（3）这批产品按第 2 次检验的标准被接受的概率。

（4）这批产品在第 1 次检验未能做决定且第二次检验时被通过的概率。

（5）这批产品被接受的概率。

6. 以 X 表示某商店从早晨开始营业起直到第一顾客到达的等待时间（以分计），X 的分布函数是

$$F_X(x) = \begin{cases} 1 - e^{-0.4x}, & x > 0 \\ 0 & x \leq 0 \end{cases}$$

求下述概率：

（1）$P\{$至多 3 分钟$\}$；（2）$P\{$至少 4 分钟$\}$；（3）$P\{$3 分钟至 4 分钟之间$\}$；

（4）$P\{$至多 3 分钟或至少 4 分钟$\}$；（5）$P\{$恰好 2.5 分钟$\}$

7. 设随机变量 X 的分布函数为 $F_X(x) = \begin{cases} 0, & x < 1 \\ \ln x, & 1 \leq x < e \\ 1, & x \geq e \end{cases}$

求（1）$P(X < 2)$，$P\{0 < X \leq 3\}$，$P\left(2 < X < \dfrac{5}{2}\right)$；（2）求概率密度 $f_X(x)$。

8. 设随机变量 X 的概率密度 $f(x)$ 为

（1）$f(x) = \begin{cases} \dfrac{2}{\pi}\sqrt{1-x^2} & -1 \leq x \leq 1 \\ 0 & 其他 \end{cases}$

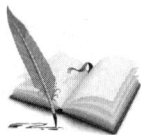

(2) $f(x) = \begin{cases} x & 0 \leqslant x < 1 \\ 2 - x & 1 \leqslant x \leqslant 2 \\ 0 & \text{其他} \end{cases}$

求 X 的分布函数 $F(x)$，并作出（2）中的 $f(x)$ 与 $F(x)$ 的图形。

9. 设顾客在某银行的窗口等待服务的时间 X（以分计）服从指数分布，其概率密度为：

$$f_X(x) = \begin{cases} \dfrac{1}{5} \mathrm{e}^{-\frac{x}{5}}, & x > 0 \\ 0, & \text{其他} \end{cases}$$

某顾客在窗口等待服务，若超过 10 分钟他就离开。他一个月要到银行 5 次。以 Y 表示一个月内他未等到服务而离开窗口的次数，写出 Y 的分布律。并求 $P(Y \geqslant 1)$。

10. 设 $X \sim N(3, 2^2)$

(1) 求 $P(2 < X \leqslant 5)$，$P(-4 < X \leqslant 10)$，$P(|X| > 2)$，$P(X > 3)$。

(2) 决定 C 使得 $P(X > C) = P(X \leqslant C)$。

11. 由某机器生产的螺栓长度（cm）服从参数为 $\mu = 10.05$，$\sigma = 0.06$ 的正态分布。规定长度在范围 10.05 ± 0.12 内为合格品，求一螺栓为不合格的概率是多少？

12. 设 $X \sim N(0, 1)$ 求 $Y = 2X^2 + 1$ 的概率密度。

13. 盒子里装有 3 只黑球，2 只红球，2 只白球，在其中任取 4 只球，以 X 表示取到黑球的只数，以 Y 表示取到白球的只数，求 X，Y 的联合分布律。

X / Y	0	1	2	3
0	0	0	$\dfrac{3}{35}$	$\dfrac{2}{35}$
1	0	$\dfrac{6}{35}$	$\dfrac{12}{35}$	$\dfrac{2}{35}$
2	$\dfrac{1}{35}$	$\dfrac{6}{35}$	$\dfrac{3}{35}$	0

14. 设二维随机变量 (X, Y) 的概率密度为 $f(x, y) = \begin{cases} cx^2 y, & x^2 \leqslant y \leqslant 1 \\ 0, & \text{其他} \end{cases}$

(1) 试确定常数 c。(2) 求边缘概率密度。

15. 设随机变量 (X, Y) 的概率密度为

$$f(x, y) = \begin{cases} b\mathrm{e}^{-(x+y)}, & 0 < x < 1, 0 < y < +\infty \\ 0, & \text{其他} \end{cases}$$

(1) 试确定常数 b；(2) 求边缘概率密度 $f_X(x)$，$f_Y(y)$。

16. 某产品的次品率为 0.1，检验员每天检验 4 次。每次随机地抽取 10 件产品进行检验，如果发现其中的次品数多于 1，就去调整设备，以 X 表示一天中调整设备的次数，试求 $E(X)$（设诸产品是否是次品是相互独立的）。

17. 设随机变量 X 的分布律为

X	-2	0	2
P_k	0.4	0.3	0.3

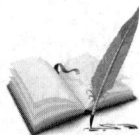

求 $E(X)$，$E(3X^2+5)$。

18. 某车间生产的圆盘直径在区间 (a, b) 服从均匀分布。试求圆盘面积的数学期望。

19. 共有 n 把看上去样子相同的钥匙，其中只有一把能打开门上的锁，用它们去试开门上的锁。设抽取钥匙是相互独立的，等可能性的。若每把钥匙经试开一次后除去，试用下面两种方法求试开次数 X 的数学期望。(1) 写出 X 的分布律，(2) 不写出 X 的分布律。

20. 已知三个随机变量 X，Y，Z 中，$E(X) = E(Y) = 1$，$E(Z) = -1$，$D(X) = D(Y) = D(Z) = 1$，$\rho_{XY} = 0$，$\rho_{XZ} = \dfrac{1}{2}$，$\rho_{YZ} = -\dfrac{1}{2}$。设 $W = X + Y + Z$ 求 $E(W)$，$D(W)$。

21. 计算机在进行加法时，对每个加数取整（取为最接近它的整数），设所有的取整误差是相互独立的，且它们都在 $(-0.5, 0.5)$ 上服从均匀分布，

(1) 若将 1500 个数相加，问误差总和的绝对值超过 15 的概率是多少？

(2) 几个数相加在一起使得误差总和的绝对值小于 10 的概率不小于 0.90？

22. 随机地取两组学生，每组 80 人，分别在两个实验室里测量某种化合物的 pH，各人测量的结果是随机变量，它们相互独立，且服从同一分布，其数学期望为 5，方差为 0.3，以 $\bar{X}$，$\bar{Y}$ 分别表示第一组和第二组所得结果的算术平均：

(1) 求 $P\{4.9 < \bar{X} < 5.1\}$ (2) $P\{-0.1 < \bar{X} - \bar{Y} < 0.1\}$

23. 某种电子器件的寿命（小时）具有数学期望 μ（未知），方差 $\sigma^2 = 400$ 为了估计 μ，随机地取几只这种器件，在时刻 $t = 0$ 投入测试（设测试是相互独立的）直到失败，测得其寿命 X_1，$\cdots$，X_n，以 $\bar{X} = \dfrac{1}{n}\sum_{i=1}^{n} X_i$ 作为 μ 的估计，为使 $P\{|\bar{X} - \mu|\} \geq 0.95$，问 n 至少为多少？

（项荣武，肖坤）

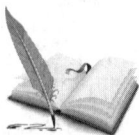

第三章 数据的统计描述

扫码"学一学"

第一节 数据类型

统计数据是对客观现象特征的反映，而由于客观现象的复杂性，在反映这些现象特征时可从不同的角度进行采集，从而得到不同类型的数据。下面分别从不同的角度对这些数据特征给予介绍。

一、变量与数据

每天晚上收看天气预报，会发现今天的气温与明天的气温不同，今天是晴天，明天可能是多云转阴；观察股票市场，上证股指天天在变化；每个在职工作的人员从事的职业不同，月收入也不相同；观察成年人，每个人所受的教育程度也不同。这里的"天气温度""天气形势""上证股指""职业""月收入"以及"教育程度"等就是变量（variable），它们的特点是从一次观察到下一次观察会出现不同结果。把观察到的结果记录下来就是数据（data）。

二、数据类型

数据类型有定性变量（数据）与定量变量（数据）。

"大气温度""天气情况""上证股指""职业""月收入"以及"教育程度"这些变量反映现象的特点不同。"天气情况""职业"和"教育程度"是从现象的属性来表现现象的特征，如"天气晴"和"阴转多云"就是反映两种天气状况；"生产工人"和"公务员"就是两种不同的职业；文化程度"小学"与"大学"就反映了两种不同的教育程度。这样的变量称为定性变量（qualitative variable），定性变量的观察结果称为定性数据（qualitative data）。这类数据的最大特点是它只能反映现象的属性特点，而不能说明具体量的大小和差异，如"天气晴"和"阴转多云"谁大谁小？"生产工人"和"公务员"谁好谁坏？这里没有量的特征，只有分类特征；这种只能反映现象分类特征的变量又称为分类变量（categorical variable），分类变量的观察结果就是分类数据（categorical data）。如果类别具有一定的顺序，如"教育程度"，中学的教育程度比小学高，大学又比中学高，这样的变量称为顺序变量（rank variable），相应的观察结果就是顺序数据（rank data）。

与定性变量不同的是，"天气温度""上证股指""月收入"这些变量可以用数值表示其观察结果，而且这些数值具有明确的数值含义，不仅能分类而且能测量出来具体大小和差异。这些变量就是定量变量（quantitative variable），也称为数值变量（metric variable），定量变量的观察结果成为定量数据（quantitative data）。

作为统计研究的重要资料，顺序数据最主要的特征在于不论它的数据是用数值表示的还是用文字表示的，都存在一定的客观顺序，一定是可以按大小、高低、优劣进行排序的，也就是数据之间是可以比较大小、高低、优劣的。但是，需要注意的是，顺序数据的数据经常会以数值的形式出现，如，产品质量可以分为1、2、3级品，这里的1、2、3虽然是

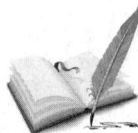

以数值的形式出现的，但仍然是用来反映产品之间在质量上的性质差异的。我们并不能说，1级品质量比2级品质量小1，或2级品质量是1级品质量的两倍。显然，顺序数据的数据之间虽然可能比较大小，却无法计算相互之间大小、高低或优劣的距离。这时顺序数据的数据仍然是用来表示事物在性质上的差异，而不能用来反映事物在数量上的差异。因此，从本质上说，顺序数据仍然是定性数据中的一种。

作为统计研究的主要资料，数值型数据的特征在于它们都是以数值的形式出现的，有些数值型数据只可以计算数据之间的绝对差（绝对距离），而有些数值型数据不仅可以计算数据之间的绝对差，还可以计算数据之间的相对差（相对距离）。显然，数值型数据的计量功能要远大于前面介绍的两种定性数据，其计量精度也远远高于定性数据。因此，在统计研究中，数值型数据有着最广泛的用途。由数值型数据的特点决定了对数值型数据可以运用多种不同的数学方法进行计算，从而给统计学各种分析方法的应用奠定了基本的数据基础，在统计学研究中对数值型数据的研究是定量分析的主要内容。

从上述三类数据的基本特点可以看出，这三类数据对事物的描述是由定性到定量、由低级到高级、从粗略到精细。相应的适用于不同数据的数据处理方法也是由少到多，由易到难。很多适用于数值型数据的统计方法并不适用于定性数据，但适用于定性数据的方法则大多可以应用于数值型数据。在统计研究中需要明确各种数据所适用的统计方法，正确的选择和应用，这是正确进行统计研究的基本要求。

第二节　集中趋势的测度

通过调查获得、经过整理后的数据已经可以反映出被研究对象的一些状态与特征，但认知程度还比较肤浅，反映的精确度不够，为此，我们要使用各类代表性的数量特征值来准确地描述这些数据。

集中趋势（central tendency）反映的是一组数据向某一中心值靠拢的倾向，在中心附近的数据数目较多，而远离中心的较少。对集中趋势进行测度就是寻找数据一般水平的中心值或代表值。根据取得这个中心值的方法不同，我们把测度集中趋势的指标分为两类：数值平均数和位置平均数。

一、数值平均数

数值平均数是同质总体内各个个体某一数量标志在一定时间、地点、条件下所达到的一般水平，是反映现象总体综合数量特征的重要指标，又称为平均指标。

研究总体中各个个体的某个数量标志是各不相同的。如某个生产小组10名工人由于是按计件取酬的，所以他们的工资各不相同，分别是1000元、1480元、1540元、1600元、1650元、1650元、1740元、1800元、1900元、2500元。要说明这10名工人的工资的一般水平，显然不能用某一个工人的工资作代表，而应该计算他们的平均工资，用它作为代表值。

$$\text{平均工资} = \frac{1000 + 1480 + 1540 + \cdots\cdots + 1900 + 2500}{10} = 1686 \text{（元）}$$

这个1686元是在这组10名工人的工资基础上计算出来的，彼此之间工资上的差异在计算过程中被抽象化了，结果得到的就是这10名工人工资的一般水平，即找到了一个代

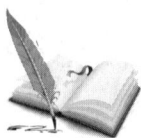

表值。

数值平均数有三种形式：算术平均数、调和平均数和几何平均数。

（一）算术平均数

算术平均数（arithmetic mean）是总体中各个体的某个数量标志的总和与个体总数的比值，一般用符号 $\bar{x}$ 表示。算术平均数是集中趋势中最主要的测度值。它的基本公式是：

$$算术平均数 = 某数量标志的总和 ÷ 对应的个体总数 \qquad (3-1)$$

由于所掌握的资料形式不同，算术平均数可以推导出两组公式：

1. 简单算术平均数　根据未经分组整理的原始数据计算算术平均数。设一组数据为 x_1，x_2，x_3，……，x_n，则：

$$\bar{x} = \frac{x_1 + x_2 + \cdots\cdots + x_n}{n} = \frac{\sum\limits_{i=1}^{n} x_i}{n} \qquad (3-2)$$

例 3-1　有五名学生的身高分别为 1.65、1.69、1.70、1.71 和 1.75 米，求他们的平均身高。

解：　$\bar{x} = \dfrac{\sum\limits_{i=1}^{n} x_i}{n} = \dfrac{\sum\limits_{i=1}^{5} x_i}{5} = \dfrac{1.65 + 1.69 + 1.70 + 1.71 + 1.75}{5} = 1.70$（米）

简单算术平均数之所以简单，就是因为各个变量值出现的次数相同，例 3-1 中每个变量值出现的次数都是 1。因此，只要把各项变量值简单相加再用项数去除就求出平均数了。

2. 加权算术平均数　根据分组整理的数据计算平均数。设原始数据被分成 n 组，各组的变量值分别为 x_1，x_2，x_3，……，x_n，各组变量值出现的次数分别为 f_1，f_2，f_3，……，f_n，则：

$$\bar{x} = \frac{x_1 f_1 + x_2 f_2 + \cdots\cdots + x_n f_n}{f_1 + f_2 + \cdots\cdots + f_n} = \frac{\sum\limits_{i=1}^{n} x_i f_i}{\sum\limits_{i=1}^{n} f_i} \qquad (3-3)$$

计算加权算术平均数运用的变量数列资料有两种：单项变量数列和组距变量数列。单项变量数列直接对各组变量值进行加权平均计算；组距变量数列需要先求出各组变量值的组中值，然后，对组中值进行加权平均计算。

例 3-2　根据某车间 200 名工人加工零件的资料，计算平均每个工人的零件生产量，资料见表 3-1。

表 3-1　某车间职工加工零件平均数计算表

按零件数分组（个）	职工人数（人）f	人数比重	组中值 x	xf
40~50	20	0.10	45	900
50~60	40	0.20	55	2200
60~70	80	0.40	65	5200
70~80	50	0.25	75	3750
80~90	10	0.05	85	850
合计	200	1.00	—	12900

解：根据式（3-3），得：

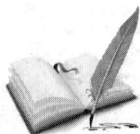

$$\bar{x} = \frac{\sum_{i=1}^{n} x_i f_i}{\sum_{i=1}^{n} f_i} = \frac{12900}{200} = 64.5 \text{（个）}$$

从以上计算过程可以看出，次数 f 的作用：当变量值比较大的次数多时，平均数就接近于变量值大的一方；当变量值比较小的次数多时，平均数就接近于变量值小的一方。可见，次数对变量值在平均数中的影响起着某种权衡轻重的作用，因此被称为权数。

但是，如果各组的次数（权数）均相同时，即：$f_1 = f_2 = f_3 = \cdots\cdots = f_n$ 时，则权数的权衡轻重作用也就消失了。这时，加权算术平均数会变成简单算术平均数。即：

$$\bar{x} = \frac{\sum_{i=1}^{n} x_i f_i}{\sum_{i=1}^{n} f_i} = \frac{f \sum_{i=1}^{n} x_i}{f \cdot n} = \frac{\sum_{i=1}^{n} x_i}{n} \tag{3-4}$$

可见，简单算术平均数实质上是加权算术平均数在权数相等条件下的一个特例。

简单算术平均数其数值的大小只与变量值的大小有关。加权算术平均数其数值的大小不仅受各组变量值大小的影响，而且还受各组变量值出现的次数即权数大小的影响。

权数既可以用绝对数表示，也可以用相对数（比重）来表示。因此，加权算术平均数也可用以下形式：

$$\bar{x} = \sum_{i=1}^{n} x_i \cdot \frac{f_i}{\sum_{i=1}^{n} f_i} \tag{3-5}$$

例3-3 以表3-1资料为例，当已知各组工人人数占全部工人人数的比重时，计算平均每个工人的零件生产量。

解：根据式（3-5），得：

$$\bar{x} = \sum_{i=1}^{n} x_i \cdot \frac{f_i}{\sum_{i=1}^{n} f_i} = 45 \times 0.1 + 55 \times 0.2 + 65 \times 0.4 + 75 \times 0.25 + 85 \times 0.05$$

$$= 64.5 \text{（个）}$$

针对原始资料的不同形式，我们可以选择适合的公式形式，往往异曲同工。用比重（频率）公式计算出来的平均奖金额与原来用绝对数次数做权数计算的结果是完全相同的。这是因为权数的两种形式，其计算公式在内容上是一致的。

（二）调和平均数

在统计分析中，有时会由于种种原因没有频数的资料，只有每组的变量值和相应的标志总量。这种情况下就不能直接运用算术平均方法来计算了，可以用每组的标志总量除以该组的变量值推算出各组的单位数，再计算出平均数，这就是调和平均数。

调和平均数（harmonic mean）是各变量值倒数的算术平均数的倒数。由于它是根据变量值倒数计算的，所以又称作倒数平均数，通常用 $\bar{x}_H$ 表示。根据掌握的资料不同，调和平均数可分为简单调和平均数和加权调和平均数两种。

1. 简单调和平均数 根据未经分组资料计算平均数。我们先来看一个最简单的例子。

例3-4 假如某种蔬菜在早、中、晚市的每市斤的单价分别为0.5元、0.4元、0.2元，若早、中、晚市各买一市斤，其平均价格用简单算术平均数计算，结果是0.37元。但若早、中、晚市各买一元钱，其平均价格是多少？

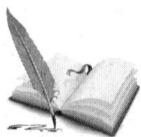

解：计算方法应先把总重量计算出来，然后再将总金额除以总重量。即：

$$\text{平均价格} = \frac{\text{总金额}}{\text{总重量}} = \frac{1+1+1}{\dfrac{1}{0.5} + \dfrac{1}{0.4} + \dfrac{1}{0.2}} = \frac{3}{9.5} = 0.32 \, \text{元}$$

用公式表达即为：

$$\bar{x}_H = \frac{n}{\dfrac{1}{x_1} + \dfrac{1}{x_2} + \cdots\cdots + \dfrac{1}{x_n}} = \frac{n}{\displaystyle\sum_{i=1}^{n} \frac{1}{x_i}} \tag{3-6}$$

事实上简单调和平均数是权数均相等条件下的加权调和平均数的特例。当权数不等时，就需要进行加权了。

2. 加权调和平均数 设 m 为加权调和平均数的权数，加权调和平均数公式即为：

$$\bar{x}_H = \frac{m_1 + m_2 + \cdots\cdots + m_n}{\dfrac{m_1}{x_1} + \dfrac{m_2}{x_2} + \cdots\cdots + \dfrac{m_n}{x_n}} = \frac{\displaystyle\sum_{i=1}^{n} m_i}{\displaystyle\sum_{i=1}^{n} \frac{m_i}{x_i}} \tag{3-7}$$

例 3 – 5 用前面对蔬菜计算平均价格为例，如果现在早、中、晚市所花钱数不再是一元钱，而是如表 3 – 2 的情形，求购进的该种蔬菜的平均价格。

表 3 – 2 调和平均数计算表

时间	单价（元/斤）x	所花钱数（元）m	购买量（斤）m/x
早市	0.5	4	8
中市	0.4	3	7.5
晚市	0.2	2	10
合计	—	9	25.5

解： $\text{平均价格} \, \bar{x}_H = \dfrac{\displaystyle\sum_{i=1}^{n} m_i}{\displaystyle\sum_{i=1}^{n} \dfrac{m_i}{x_i}} = \dfrac{9}{25.5} = 0.35 \, \text{元}$

3. 调和平均数 调和平均数是算术平均数的变形，推导如下：

$$\bar{x}_H = \frac{\displaystyle\sum_{i=1}^{n} m_i}{\displaystyle\sum_{i=1}^{n} \frac{m_i}{x_i}} = \frac{\displaystyle\sum_{i=1}^{n} x_i f_i}{\displaystyle\sum_{i=1}^{n} \frac{x_i f_i}{x_i}} = \frac{\displaystyle\sum_{i=1}^{n} x_i f_i}{\displaystyle\sum_{i=1}^{n} f_i} = \bar{x} \tag{3-8}$$

调和平均数与算术平均数在本质上是一致的，不同的原始资料形式在计算平均数时，可以选择不同的公式。

（三）几何平均数

几何平均数（geometric mean）是 n 个变量值连乘积的 n 次方根。几何平均数是计算平均比率和平均速度最适用的一种方法。通常用 $\bar{x}_G$ 表示。根据掌握的数据资料不同，几何平均数可分为简单几何平均数和加权几何平均数两种。

1. 简单几何平均数 根据未经分组资料计算平均数。几何平均数的计算公式如下：

$$\bar{x}_G = \sqrt[n]{x_1 \cdot x_2 \cdots\cdots \cdot x_n} = \sqrt[n]{\prod_{i=1}^{n} x_i} \tag{3-9}$$

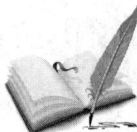

例 3 - 6　某产品生产需要经过六道工序，每道工序的合格率分别为 98%、91%、93%、98%、98%、91%，求这六道工序的平均合格率。

解：因为成品的合格率等于各道工序产品合格率的连乘积，所以要用几何平均数来计算这六道工序的平均合格率。即：

$$\bar{x}_G = \sqrt[6]{98\% \times 91\% \times 93\% \times 98\% \times 98\% \times 91\%} = 94.78\%$$

2. 加权几何平均数　当掌握的数据资料为分组资料，且各个变量值出现的次数不相同时，要用加权方法计算几何平均数。加权几何平均数的公式为：

$$\bar{x}_G = \sqrt[f_1 + f_2 + \cdots + f_n]{x_1^{f_1} \cdot x_2^{f_2} \cdot \cdots \cdot x_n^{f_n}} = \sqrt[\Sigma f]{\prod_{i=1}^{n} x_i^{f_i}} \qquad (3 - 10)$$

例 3 - 7　某市从 1990 年以来的 14 年，各年的工业增加值的增长率资料见表 3 - 3，计算这 14 年的平均增长率。

表 3 - 3　几何平均数计算表

时间	年数	工业增加值的增长率
1990 ~ 1993 年	4	10.2
1994 ~ 1998 年	5	8.7
1999 ~ 2003 年	5	9.6
合计	14	—

解：首先根据式（3 - 10）计算平均发展速度：

$$\bar{x}_G = \sqrt[f_1 + f_2 + \cdots + f_n]{x_1^{f_1} \cdot x_2^{f_2} \cdot \cdots \cdot x_n^{f_n}} = \sqrt[4+5+5]{110.2\%^4 \times 108.7\%^5 \times 109.6\%^5} = $$

109.45%再还原成平均增长率。

平均增长率 = 平均发展速度 -100% = 109.45% -100% = 9.45%

二、位置平均数

（一）中位数

中位数（median）是一组数据按大小顺序排列后，处于中间位置的那个变量值，通常用 M_e 表示。中位数就是将某变量的全部数据均等地分为两半的那个变量值。其中，一半数值小于中位数，另一半数值大于中位数。中位数也是一个位置代表值，因此它不受极端变量值的影响。

1. 由未分组数据确定中位数　对未分组数据资料，需先将各变量值按大小顺序排列，并按公式 $\dfrac{n+1}{2}$ 确定中位数的位置。

当一个序列中的项数为奇数时，则处于序列中间位置的变量值就是中位数。例如：根据 7、6、8、2、3 这五个数据求中位数，先按大小顺序排成 2、3、6、7、8。在这个序列中，选取中间一个数值 6，小于 6 的数值有两个，大于 6 的数值也有两个，所以 6 就是这五个数值中的中位数。

当一个序列的项数是偶数时，则应取中间两个数的中点值作为中位数，即取中间两个变量值的平均数为中位数。例如一个按大小顺序排列的序列 2、5、7、8、11、12，其中位数的位置在 7 与 8 之间，中位数就是 7 与 8 的平均数，即：$M_e = \dfrac{7+8}{2} = 7.5$。

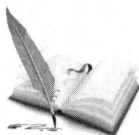

2. 由单项数列确定中位数　根据单项数列资料确定中位数与根据未分组资料确定中位数方法基本一致。它是先计算各组的累计次数（或频数），再按公式 $\dfrac{\sum\limits_{i=1}^{n} f_i + 1}{2}$ 确定中位数的位置，并对照累计次数确定中位数。

例 3 - 8　某班同学按年龄分组资料如表 3 - 4 所示，求中位数。

表 3 - 4　单项数列求中位数计算表

年龄（岁）	学生人数	较小制累计次数	较大制累计次数
17	5	5	50
18	8	13	45
19	26	39	37
20	9	48	11
21	2	50	2
合计	50	—	—

解：年龄中位数的位置为 $\dfrac{50+1}{2} = 25.5$，说明位于第 25 与第 26 位同学之间，根据累计次数可确定中位数为第三组的变量值 19 岁。

3. 由组距数列确定中位数　根据组距数列资料确定中位数，应先按 $\dfrac{\sum\limits_{i=1}^{n} f_i}{2}$ 的公式求出中位数所在组的位置，然后运用内插法按比例推算出中位数的近似值。公式如下：

下限公式
$$M_e = L + \frac{\dfrac{\sum\limits_{i=1}^{n} f_i}{2} - s_{m-1}}{f_m} \cdot i \qquad (3-11)$$

上限公式
$$M_e = U - \frac{\dfrac{\sum\limits_{i=1}^{n} f_i}{2} - s_{m+1}}{f_m} \cdot i \qquad (3-12)$$

式中，L 为中位数所在组的下限；U 为中位数所在组的上限；s_{m-1} 为较小制累计至中位数所在组前一组止的次数；s_{m+1} 为较大制累计至中位数所在组后一组止的次数；f_m 为中位数所在组的次数；i 为中位数所在组的组距。

上限公式和下限公式都是以中位数所在组内的次数均匀分布为前提的，在这种情况下才可以按比例推算中位数的近似值。

例 3 - 9　现利用表 3 - 5 的资料，计算中位数。

表 3 - 5　中位数计算示例表

按零件数分组（个）	职工人数（人）	较小制累计次数	较大制累计次数
40 ~ 50	20	20	200
50 ~ 60	40	60	180

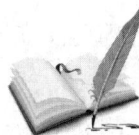

按零件数分组（个）	职工人数（人）	较小制累计次数	较大制累计次数
60～70	80	140	140
70～80	50	190	60
80～90	10	200	10
合　计	200	—	—

解：将表 3 - 5 的资料代入计算中位数的上限公式和下限公式，所得结果一致，又是个异曲同工。

按下限公式（3 - 11）计算：

$$M_e = 60 + \frac{\frac{200}{2} - 60}{80} \times 10 = 65 \ （个）$$

按上限公式（3 - 12）计算：

$$M_e = 70 - \frac{\frac{200}{2} - 60}{80} \times 10 = 65 \ （个）$$

从上面分析可知，中位数实际上就是位于累计次数达到 $\frac{\sum_{i=1}^{n} f_i}{2}$ 的这一组组距中的某个数值。该数值就是这一组下限加上按一定几何比例分割组距所得的一段组距，或这一组上限减去按一定几何比例分割组距所得的一段组距。有兴趣的同学可以根据图 3 - 1，对公式进行推导。

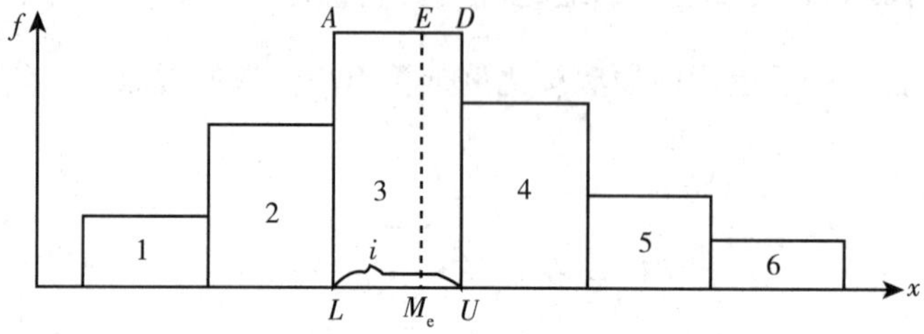

图 3 - 1　中位数计算公式推导示意图

（提示：所谓中位数，就是有一半数据小于它，一半数据大于它，而直方图就是用面积表示次数的，所以以 EM_e 分界的两边面积应该相同）

（二）分位数

中位数是将统计分布从中间分成相等的两部分，与中位数性质相似的还有四分位数、十分位数和百分位数。

三个数值可以将变量数列划分为项数相等的四部分，这三个数值就定义为四分位数（quartile），分别称为第一四分位数、第二四分位数和第三四分位数，记作 Q_1、Q_2 和 Q_3。对于不分组数据而言，三个四分位数的位置分别是：Q_1 在 $\frac{n+1}{4}$；Q_2 在 $\frac{2(n+1)}{4} = \frac{n+1}{2}$；$Q_3$ 在 $\frac{3(n+1)}{4}$，可见 Q_2 就是中位数。

同理，十分位数（dectile）和百分位数（percentile）分别是将变量数列十等分和一百等分的数值。

（三）众数

众数（mode）是一组数据中出现次数最多的那个变量值，通常用 M_o 表示。众数具有普遍性，在统计实践中，常利用众数来近似反映社会经济现象的一般水平。例如，说明某次考试学生成绩最集中的水平；说明城镇居民最普遍的生活水平等等。

众数的确定要根据掌握的资料而定。未分组资料或单项数列资料众数的确定比较容易，不需要计算，可直接观察确定。即在一组数列或单项数列中，次数出现最多的那个变量值就是众数。如表 3 - 4 中，19 岁出现的人数最多，为 26 人，所以 19 岁就是众数。

根据组距数列确定众数比较复杂。首先要确定众数所在的组，若为等距数列，次数最多的那个组就是众数所在组；若为异距数列，需将其换算为次数密度（或标准组距次数），换算后次数密度最多的一组即为众数所在组。然后按公式近似求出众数。公式如下：

下限公式：$M_o = L + \dfrac{f_m - f_{m-1}}{(f_m - f_{m-1}) + (f_m - f_{m+1})} \cdot i$ $\hspace{2em}$ （3 - 13）

上限公式：$M_o = U - \dfrac{f_m - f_{m+1}}{(f_m - f_{m-1}) + (f_m - f_{m+1})} \cdot i$ $\hspace{2em}$ （3 - 14）

式中，L 为众数所在组的下限；U 为众数所在组的上限；i 为众数所在组的组距；f_m 为众数所在组的次数；f_{m-1} 为众数所在组前一组的次数；f_{m+1} 为众数所在组后一组的次数。

例 3 - 10　现利用表 3 - 5 的资料，计算众数。

解：将表 3 - 5 的资料代入计算众数的下限公式（3 - 13）和上限公式（3 - 14），所得结果一致。

按下限公式（3 - 13）计算：

$$M_o = 60 + \frac{80 - 40}{(80 - 40) + (80 - 50)} \times 10 = 65.71 \text{（个）}$$

按上限公式（3 - 14）计算：

$$M_o = 70 - \frac{80 - 50}{(80 - 40) + (80 - 50)} \times 10 = 65.71 \text{（个）}$$

从上面计算中可知，众数的数值要受到众数所在组相邻两组次数多少的影响。当众数组前一组次数大于众数所在组后一组次数时，众数接近众数组的下限；反之，当众数组前一组次数小于众数所在组后一组次数时，众数接近众数组的上限；而当众数所在组前后两组次数相等或当该数列次数呈对称分布时，众数所在组的组中值就是众数。有兴趣的同学可以根据下面的图 3 - 2，对公式进行推导。

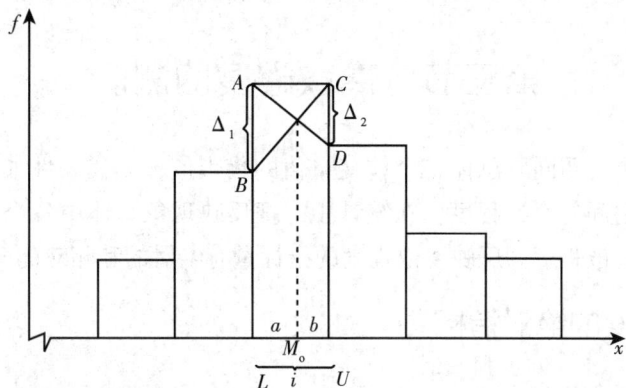

图 3 - 2　众数计算公式推导示意图

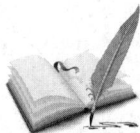

（提示：用相似三角形原理证明，其中：$\Delta_1 = f_m - f_{m-1}$，$\Delta_2 = f_m - f_{m+1}$，$a = M_o - L$，$b = U - M_o$）

（四）众数、中位数和算术平均数比较

1. 众数、中位数和算术平均数的关系　大部分数据都属于单峰分布，其众数、中位数和算术平均数之间具有以下关系：如果数据的分布是对称的，则 $M_o = M_e = \bar{x}$，如图 3-3（a）所示；如果数据是左偏分布，说明数据中偏小的数较多，这就必然拉动算术平均数向小的一方靠，而众数和中位数由于是位置代表值，不受极值的影响，因此三者之间的关系表现为 $M_o > M_e > \bar{x}$，又叫负偏，如图 3-3（b）所示；如果数据是右偏分布，说明数据中偏大的数较多，必然拉动算术平均数向大的一方靠，则 $M_o < M_e < \bar{x}$，又叫正偏，如图 3-3（c）所示。

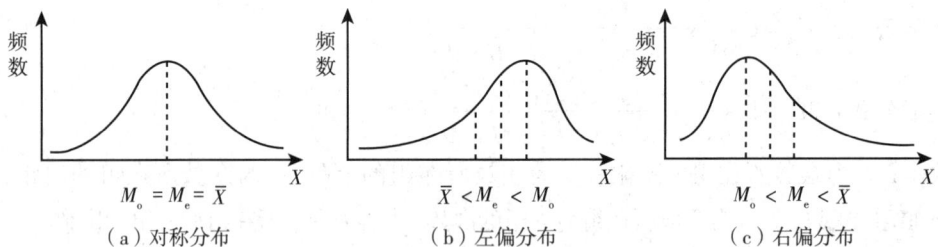

图 3-3　众数、中位数和算术平均数的关系示意图

2. 众数、中位数和算术平均数的特点与应用场合

（1）众数是一组数据分布的峰值，是位置代表值。其优点是易于理解，不受极端值的影响。当数据的分布具有明显的集中趋势时，尤其是对于偏态分布，众数的代表性比算术平均数要好。其特点是具有不唯一性，对于一组数据可能有一个众数，也可能有两个或多个众数，也可能没有众数。

（2）中位数是一组数据中间位置上的代表值，也都是位置代表值，其特点是不受极端值的影响。对于具有偏态分布的数据，中位数代表性要比算术平均数好。

（3）算术平均数由全部数据的计算所得，它具有优良的数学性质，是实际中应用最广泛的集中趋势测度值。其主要缺点是易受数据极端值的影响，对于偏态分布的数据，算术平均数的代表性较差。作为算术平均数变形的调和平均数和几何平均数是适用于特殊数据的代表值，调和平均数主要用于不能直接计算算术平均数的数据，几何平均数则主要用于计算比例数据的平均数，这两个测度值与算术平均数一样，易受极端值的影响。

第三节　离散程度的测度

集中趋势是一个说明同质总体各个体变量值的代表值，其代表性如何，取决各个体变量值与平均变量值之间的变异程度。在统计中，把反映现象总体中各个体的变量值之间差异程度的指标称为离散程度。反映离散程度的指标量有绝对的和相对的两类。

一、离散程度的绝对指标

（一）极差与四分位差

1. 极差（range）　也叫全距，是一组数据的最大值与最小值之差，即：

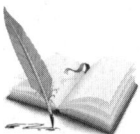

$$R = \max\ (x_i)\ - \min\ (x_i) \qquad (i = 1,\ 2,\ \cdots,\ n) \qquad (3-15)$$

式中，R 为极差；$\max\ (x_i)$ 和 $\min\ (x_i)$ 分别为一组数据的最大值和最小值。

对于组距分组数据，极差也可近似表示为：

$$R \approx 最高组的上限值—最低组的下限值 \qquad (3-16)$$

根据表 3-4，极差为：$R = 21 - 17 = 4$（岁）；根据表 3-5 极差为：$R \approx 90 - 40 = 50$（个）。

极差是描述数据离散程度的最简单测度值，它计算简单，易于理解。但它只是说明两个极端变量值的差异范围，因而它不能反映各单位变量值变异程度，易受极端数值的影响。

在企业的质量控制中，极差又称为"公差"，它是对产品质量制订的一个容许变化的界限。

2. 四分位差（interquartile range）　是指第三四分位数与第一四分位数之差，也称为内距或四分间距，用 Q_r 表示。四分位差的计算公式为：$Q_r = Q_3 - Q_1$。

四分位差反映了中间 50% 数据的离散程度。其数值越小，说明中间的数据越集中；数值越大，说明中间的数据越分散。四分位差不受极差影响，因此，在某种程度上弥补了极差的一个缺陷。

（二）平均差

平均差（mean deviation）也称平均离差，是各变量值与其平均数离差绝对值的平均数，通常用 M_D 表示。由于各变量值与其平均数离差之和等于零，所以，在计算平均差时，是取绝对值形式的。平均差的计算根据掌握数据资料不同而采用两种不同形式。

1. 简单式　对未经分组的数据资料，采用简单式，公式如下：

$$M_D = \frac{\sum\limits_{i=1}^{n} |x - \bar{x}|}{n} \qquad (3-17)$$

例 3-11　计算 5、11、7、8、9 的平均差。

解：先计算其算术平均数，为 8，则代入公式（3-17）得：

$$M_D = \frac{|5-8| + |11-8| + |7-8| + |8-8| + |9-8|}{5} = 1.6$$

2. 加权式　根据分组整理的数据计算平均差，应采用加权式，公式如下：

$$M_D = \frac{\sum\limits_{i=1}^{n} |x - \bar{x}| f_i}{\sum\limits_{i=1}^{i} f_i} \qquad (3-18)$$

例 3-12　现利用表 3-6 的资料，计算平均差。

表 3-6　平均差计算示例表

按零件数分组（个）	职工人数（人）f	组中值 x	$x - \bar{x}$	$|x - \bar{x}| f$
40~50	20	45	-19.5	390
50~60	40	55	-9.5	380
60~70	80	65	0.5	40
70~80	50	75	10.5	525
80~90	10	85	20.5	205
合　计	200	—	—	1540

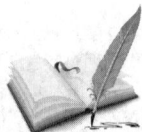

解：将表 3-6 的资料代入公式（3-18）中计算得：

$$M_D = \frac{\sum_{i=1}^{n} |x - \bar{x}| f_i}{\sum_{i=1}^{n} f_i} = \frac{1540}{200} = 7.7 \text{（个）}$$

在可比的情况下，一般平均差的数值越大，则其平均数的代表性越小，说明该组变量值分布越分散；反之，平均差的数值越小，则其平均数的代表性越大，说明该组变量值分布越集中。

平均差由于采用绝对值的离差形式加以数学假定，在应用上有较大的局限性。

（三）标准差与方差

标准差（standard deviation）又称均方差，它是各单位变量值与其平均数离差平方的平均数的方根，通常用 σ 表示。它是测度数据离散程度的最主要方法。标准差是具有量纲的，它与变量值的计量单位相同。

标准差的本质是求各变量值与其平均数的距离和，即先求出各变量值与其平均数离差的平方，再求其平均数，最后对其开方。之所以称其为标准差，是因为在正态分布条件下，它和平均数有明确的数量关系，是真正度量离中趋势的标准。

根据掌握的数据资料不同，有简单式和加权式两种。

1. 简单式　对未经分组的数据资料，采用简单式，公式如下：

$$\sigma = \sqrt{\frac{\sum_{i=1}^{n} (x_i - \bar{x})^2}{n}} \tag{3-19}$$

例 3-13　计算 5、11、7、8、9 的标准差。

解：先计算其算术平均数，为 8，则代入公式（3-19）得：

$$\sigma = \sqrt{\frac{(5-8)^2 + (11-8)^2 + (7-8)^2 + (8-8)^2 + (9-8)^2}{5}} = 2$$

2. 加权式　根据分组整理的数据计算标准差，应采用加权式，公式如下：

$$\sigma = \sqrt{\frac{\sum_{i=1}^{n} (x_i - \bar{x})^2 f_i}{\sum_{i=1}^{n} f_i}} \tag{3-20}$$

例 3-14　现利用表 3-7 的资料，计算标准差。

表 3-7　标准差计算示例表

按零件数分组（个）	职工人数（人）f	组中值 x	$x - \bar{x}$	$(x - \bar{x})^2$	$(x - \bar{x})^2 f$
40~50	20	45	-19.5	380.25	7605
50~60	40	55	-9.5	90.25	3610
60~70	80	65	0.5	0.25	20
70~80	50	75	10.5	110.25	5512.5
80~90	10	85	20.5	420.25	4202.5
合　计	200	—	—	—	20950

解：将表 3-7 的资料代入公式（3-20）中计算得：

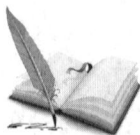

$$\sigma = \sqrt{\frac{20950}{200}} = 10.23 \ (个)$$

标准差是根据全部数据计算的，它反映了每个数据与其平均数相比平均相差的数值，因此，它能准确地反映出数据的离散程度。与平均差相比，标准差在数学处理上是通过平方消去离差的正负号，更便于数学上的处理。因此，标准差是实际中应用最广泛的离散程度测度值。

标准差有总体标准差与样本标准差之分，上面我们说的是总体的标准差，如果要计算样本标准差，只需要在分母上减一。一般我们把样本标准差记为 s，所以对简单式而言，$s = \sqrt{\dfrac{\sum\limits_{i=1}^{n} (x_i - \bar{x})^2}{n-1}}$；对加权式而言，$\sigma = \sqrt{\dfrac{\sum\limits_{i=1}^{n} (x_i - \bar{x})^2 f_i}{\sum\limits_{i=1}^{n} f_i - 1}}$。

方差（variance）是各变量值与其算术平均数离差平方和的平均数，即是标准差的平方，用 σ^2 表示总体的方差；用 s^2 表示样本的方差。在统计分析中，这些指标我们经常要用到。

二、离散程度的相对指标

前面介绍的极差、平均差和标准差都是反映数据分散程度的绝对值，其数据的大小一方面取决于原变量值本身水平高低的影响，也就是与变量的平均数大小有关，变量值绝对水平高的，离散程度的测度值自然也就大，绝对水平低的，离散程度的测度值自然也就小；另一方面，它们与原变量值的计量单位相同，采用不同计量单位计量的变量值，其离散程度的测度值也就不同。

因此，对于平均数不等或计量单位不同的不同组别的变量值，是不能直接用离散程度的绝对指标比较其离散程度的。为了消除变量平均数不等和计量单位不同对离散程度测度值的影响，需要计算离散程度的相对指标，称为变异系数，记为 V_σ 其一般公式是：变异系数 = 离散程度的绝对指标 ÷ 对应的平均指标。

变异系数（coefficient of variation）通常是采用标准差来计算的，因此，也称为标准差系数，它是一组数据的标准差与其对应的平均数之比，是测度数据离散程度的相对指标，其计算公式如下：

$$V_\sigma = \frac{\sigma}{\bar{x}} \times 100\% \qquad\qquad (3-21)$$

例 3 – 15　某地两个不同类型的企业全年平均月产量资料如表 3 – 8，计算标准差系数。

表 3 – 8　变异系数比较分析表

企　业	计量单位	月平均产量 $\bar{x}$	标准差 σ	离散系数（%）$V_\sigma = \dfrac{\sigma}{\bar{x}} \times 100\%$
炼钢厂	吨	500	10	2.0
纺纱厂	锭	200	5	2.5

解：炼钢厂的标准差比纺纱厂大，但我们却不能直接断定炼钢厂的平均月产量的代表性就比纺纱厂的小。因为，首先这两个厂的平均月产量相差悬殊，其次两个厂属于性质不同（计量单位不同）的两个企业。因此只能根据离散系数的大小来判断。表 3 – 8 中最后一

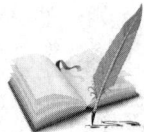

栏的两个企业的离散系数表明，炼钢厂的平均月产量的代表性就比纺纱厂的大，生产比较稳定。其结果与用标准差判断的结果正好相反。

三、数据的标准化

在计算了算术平均数和标准差之后，我们可以对一组数据中各个数值进行标准化处理，以测定每个数据在该组数据中的相对位置，并可以用它来判断一组数据是否有异常值。标准化数值是变量值与其平均数的离差除以标准差后的值，也称为 z 分数或标准分数。

设标准化数值为 z，则有：

$$z = \frac{x_i - \bar{x}}{\sigma} \text{ 或 } z = \frac{x_i - \bar{x}}{s} \tag{3-22}$$

例 3-16 如果有几个学生的考试分数是：99，85，73，60，45，16。计算其标准化数值。

解：假定已知算术平均数和标准差是：$\bar{x} = 70.00$ $s = 15.00$，

然后根据公式（3-22）计算相应的标准化数值：1.93，1.00，0.20，-0.67，-1.61，-3.60。

标准分数给出了一组数据中各数值的相对位置。例如，99 对应的标准分数为 1.93，我们就知道该数值高于算术平均数 1.93 倍标准差。通常一组数据中高于或低于算术平均数三倍标准差的数值是很少的，即在算术平均数加减三个标准差的范围内几乎包含了全部数据，而在三个标准差之外的数据，统计上称为离群点。例如，16 对应的标准分数为 -3.60，它就是一个离群值。

标准化后数据就没有量纲了，但不会改变其在原序列中的位置。在对多个具有不同量纲的变量进行处理时，常常需要对变量数值进行标准化处理。

四、是非标志标准差

是非标志是按照某一个品种标志，将总体划分为具有某一特征和不具有某一特征的两组。由于是非标志只有两种不同表现，故可用 1 表示具有某一特征的标志，用 0 表示不具有某一特征的标志。总体的个体总数用 N 表示，具有某一特征标志的个体数用 N_1 表示，不具有某一特征标志的个体数用 N_0 表示，则：$N = N_1 + N_0$，这两部分个体数占总体中的个体总数的比重可表示如下：

$$\pi = \frac{N_1}{N}; \qquad 1 - \pi = \frac{N_0}{N}$$

π 是一个比率，它表示具有某种特征的个体的数量占总体中个体总数的比重，我们称之为总体成数。

是非标志的平均数为：

$$\bar{x} = \frac{\sum_{i=1}^{n} x_i f_i}{\sum_{i=1}^{n} f_i} = \pi \times 1 + (1 - \pi) \times 0 = \frac{\pi}{1} = \pi \tag{3-23}$$

是非标志的标准差为：

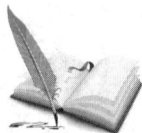

$$\sigma = \sqrt{\frac{\sum_{i=1}^{n}(x_i - \bar{x})^2 f_i}{\sum_{i=1}^{n} f_i}} = \sqrt{(1-\pi)^2 \pi + (0-\pi)^2 (1-\pi)}$$

$$= \sqrt{(1-\pi)^2 \pi + \pi^2 (1-\pi)} = \sqrt{(1-\pi)\ \pi\ (1-\pi+\pi)}$$

$$= \sqrt{\pi\ (1-\pi)} \tag{3-24}$$

从上述计算可以看出，是非标志的标准差就是具有某一特征标志的单位数在总体中的比重和不具有某一特征标志的单位数在总体中的比重二者的乘积的平方根。

对于样本，样本容量用 n 表示，具有某一特征标志的个体数用 n_1 表示，不具有某一特征标志的个体数用 n_0 表示，则：$n = n_1 + n_0$。若假定 p 为样本成数，则：

$$\bar{x} = p \tag{3-25}$$

$$\sigma = \sqrt{p\ (1-p)} \tag{3-26}$$

五、原点矩与中心矩

矩，又称为动差，来源于物理学中的"力矩"。物理学中力矩用以测定了的转动趋势，说明某一力点的作用力大小，它受作用力的大小和力臂的长度的影响。统计学中的"矩"是具有广泛意义的随机变量的数字特征。

1. **原点矩**　以标志值 0 点为原点或支点，以各组标志值 x_i 为力臂的距离，以 $f_i / \sum_{i=1}^{n} f_i$ 为作用力的大小，则构成统计的一阶原点矩 u_1，即：

$$u_1 = \frac{\sum_{i=1}^{n} f_i x_i}{\sum_{i=1}^{n} f_i} \tag{3-27}$$

如果将作用力臂分别采用各变量值的不同次方，如 x^2，x^3，……x^n，则构成 k 阶原点矩，其一般式为：

$$u_k = \frac{\sum_{i=1}^{n} f_i x_i^k}{\sum_{i=1}^{n} f_i} \tag{3-28}$$

2. **中心矩**　若我们把原点移到算术平均数处，以 $(x_i - \bar{x})$ 的各次方作为力臂的距离，以 $f_i / \sum_{i=1}^{n} f_i$ 为各作用力的大小，则构成统计的 k 阶中心矩 v_k，即：

$$v_k = \frac{\sum_{i=1}^{n} (x_i - \bar{x})^k f_i}{\sum_{i=1}^{n} f_i} \tag{3-29}$$

在实际统计分析中，次数分布的一些统计特征值，如算术平均数和方差，可分别用一阶原点矩和二阶中心矩表示。在计算分布的特征状态—偏斜度和峰度时，需要计算三阶、四阶原点矩和中心矩。

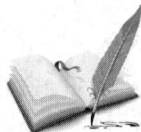

第四节 分布偏态与峰度的测度

集中趋势和离散程度是数据分布的两个重要特征，但要全面了解数据分布的特点，还需要掌握数据分布的形状是否对称、偏斜的程度以及扁平程度等。反映这些分布特征的测度值是偏态和峰度。

一、分布偏态的测度

偏态（skewness）是对分布偏斜方向和程度的测度。有些变量值出现的次数往往是非对称型的，如收入分配、市场占有份额、资源配置等。变量分组后，总体中各个体在不同的分组变量值下分布并不均匀对称，而呈现出偏斜的分布状况，统计上将其称为偏态分布。

利用众数、中位数和平均数之间的关系就可以判断分布是对称、左偏还是右偏，但要测度偏斜的程度则需要计算偏态系数。统计分析中测定偏态系数的方法很多，一般采用矩的概念计算，其计算公式为三阶中心矩 v_3 与标准差的三次方之比。具体公式如下：

$$\alpha = \frac{v_3}{\sigma^3} = \frac{\sum\limits_{i=1}^{n}(x_i - \bar{x})^3 f_i}{\sum\limits_{i=1}^{n} f_i \cdot \sigma^3} \qquad (3-30)$$

式中，α 为偏态系数。

从公式（3-30）可以看到，它是离差三次方的平均数再除以标准差的三次方。当分布对称时，离差三次方后正负离差可以相互抵消，因而 α 的分子等于 0，则 $\alpha = 0$；当分布不对称时，正负离差不能抵消，就形成了正与负的偏态系数 α。当 α 为正值时，表示正偏离差值较大，可以判断为正偏或右偏；反之，α 为负值时，表示负偏离差值较大，可以判断为负偏或左偏。

偏态系数 α 的数值一般在 0 与 ±3 之间，α 越接近 0，分布的偏斜度越小；α 越接近 ±3，分布的偏斜度越大。

例 3-17 某管理局所属 30 个企业 2005 年 3 月份利润额统计资料如表 3-9 所示，要求计算该变量数列的偏斜状况。

解：利用表 3-9 中有关数据计算标准差如下：

表 3-9 偏斜系数计算示例表

利润额（万元）	企业数 f	组中值 x	$(x-\bar{x})^2 f$	$(x-\bar{x})^3 f$	$(x-\bar{x})^4 f$
10~30	2	20	2312	-78608	2672672
30~50	10	40	1960	-27440	384160
50~70	13	60	468	2808	16848
70~90	5	80	3380	87880	2284880
合计	30	—	8120	-15360	5358560

$$\sigma = \sqrt{\frac{\sum\limits_{i=1}^{n}(x_i - \bar{x})^2 f_i}{\sum\limits_{i=1}^{n} f_i}} = \sqrt{\frac{8120}{30}} = 16.45 \text{ 万元}$$

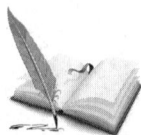

$$v_3 = \frac{\sum\limits_{i=1}^{n}(x_i - \bar{x})^3 f_i}{\sum\limits_{i=1}^{n} f_i} = \frac{-15360}{30} = -512$$

$$\alpha = \frac{v_3}{\sigma^3} = \frac{-512}{16.45^3} = -0.12$$

计算结果表明该管理局所属企业利润额的分布状况呈轻微负偏分布。

二、分布峰度的测度

峰度（kurtosis）是分布集中趋势高峰的形状。在变量数列的分布特征中，常常以正态分布为标准，观察变量数列分布曲线顶峰的尖平程度，统计上称之为峰度测度。如果分布的形状比正态分布更高更瘦，则称为尖峰分布，见图 3-4（a）；如果分布的形状比正态分布更矮更胖，则称为平峰分布，见图 3-4（b）。

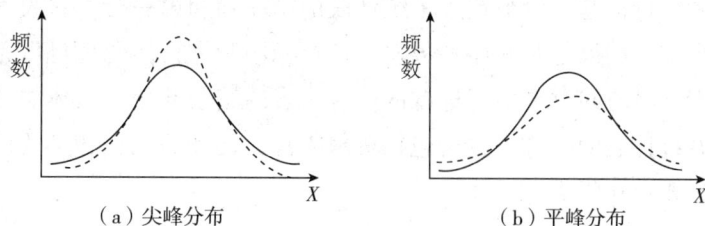

图 3-4　尖峰、平峰分布示意图

测度峰度的方法，一般运用四阶中心矩 v_4 与标准差的四次方对比，以此来判断各分布曲线峰度的尖平程度。公式如下：

$$\beta = \frac{v_4}{\sigma^4} - 3 = \frac{\sum\limits_{i=1}^{n}(x_i - \bar{x})^4 f_i}{\sum\limits_{i=1}^{n} f_i \cdot \sigma^4} - 3 \tag{3-31}$$

式中，β 为峰度系数。

峰度系数是统计中描述次数分布状态的又一个重要特征值，用以测定邻近数值周围变量值分布的集中或分散程度。它以四阶中心矩为测量标准，除以 σ^4 是为了消除单位量纲的影响，而得到以无名数表示的相对数形式，以便在不同的分布曲线之间进行比较。由于正态分布的峰度系数为 0，当 $\beta > 0$ 时为尖峰分布，当 $\beta < 0$ 时为平峰分布。

例 3-18　对例 3-17 数据，计算该变量数列的峰度。

解：根据表 3-9 中有关数据计算峰度系数如下：

$$\beta = \frac{v_4}{\sigma^4} - 3 = \frac{\sum\limits_{i=1}^{n}(x_i - \bar{x})^4 f_i}{\sum\limits_{i=1}^{n} f_i \cdot \sigma^4} - 3 = \frac{5358560}{30 \times 16.45^4} - 3 = 2.44 - 3 = -0.56$$

计算结果表明，上述企业间利润额的分布呈平峰分布，各变量值分布较为均匀。

经过整理的数据资料，需要展现出来，可以用统计表，也可以用统计图。用表不仅可以节省大量的文字叙述，而且更为集中醒目、条理分明，也便于数据的对比分析与积累；用图的特点是：形象、鲜明、直观，能够清晰地显示现象之间的相互关系。

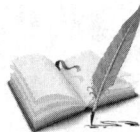

第五节　统计表

一、统计表的结构

统计表是把由统计调查所得来的、经过整理的数据，按一定顺序排列而形成的表格。统计表可分为广义统计表和狭义统计表两种。广义的统计表，包括统计工作各阶段中所用的一切表格；狭义的统计表专指分析表和容纳各种统计资料的表格，即通常所说的统计表。狭义的统计表是统计分析的重要工具，它能清楚地、有条理地显示统计资料，并能直观地反映统计分析特征。

统计表的结构，从形式来看，其构成要素包括：总标题、横行标题、纵栏标题、数字资料四个部分。总标题置于表的正上方，是统计表的名称，它简明扼要地说明全表的基本内容。横行标题和纵行标题一般被置放于统计表的第一列和第一行，它表示所研究问题的类别名称和指标名称。如果是时间序列数据，横行标题和纵行标题也可以是时间，如果当数据较多时，一般会将时间放在横行标题的位置。表的其余部分是具体的统计数据。表外附加内容一般放在统计表的下方，主要包括资料来源、指标的注释和必要的说明等。统计表的一般结构如表 3 – 10 所示。

表 3 – 10　2004 ~ 2006 年国有农场基本情况

项目	单位	2004	2005	2006
农场数	个	1928	1923	1896
职工人数	人	339.6	335.9	329.3
耕地面积	千公顷	4820.1	5038.1	5187.0
农业机械总动力	亿瓦	136.4	146.3	153.9

资料来源：《中国统计年鉴（2007）》（电子版），本表为农垦系统数据。

二、统计表的分类

1. 简单表　是指未经任何分组的统计表，也称为一览表。简单表一般按时间顺序排列，或者按个体的名称排列。它是对原始资料进行初步整理所采用的形式，见表 3 – 10。

2. 简单分组表　是指只用一个标志分组形成的统计表，也称为分组表。运用简单分组表可以说明不同类型现象的特征，以揭示现象内部的结构，以便分析现象之间的相互关系，见表 3 – 11。

表 3 – 11　2007 年某地区工业企业按固定资产分组的企业与职工数统计表

按固定资产分组（万元）	企业个数	职工人数
400 以下	5	2250
400 ~ 600	10	6029
600 ~ 800	12	9280
800 以上	3	3140
合计	30	20699

3. 复合分组表　是指按两个或两个以上标志进行分组的统计表，简称复合表。复合分

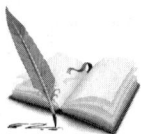

组表可以通过多个标志，对总体进行更为深入地分析与研究，如表 3 – 12。

表 3 – 12　2007 年某财经大学师资状况

职务	年龄	性别	人数
高级职称 （教授、副教授）	45 岁以上	男	50
		女	30
	45 岁以下	男	80
		女	40
非高级职称 （讲师、助教）	45 岁以上	男	40
		女	10
	45 岁以下	男	110
		女	50

三、统计表设计规则

统计表的设计应尽可能做到简洁，清晰，准确，醒目，便于使用者进行比较、分析以及阅读。设计时应遵循如下规则。

（1）统计表的各类标题应十分简明，并确切地反映与概括资料的主要内容以及所属的地区和时间。纵横各栏的排列特别要注意表述资料的逻辑性。

（2）横行和纵栏，一般先列各个项目，后列总体。若无必要列出全部项目时，就应先列总体，后列其中一部分重要项目。内容不宜罗列太多和过于庞杂。

（3）表中应有计量单位栏。当表中只有一种计量单位时，可在表的右上端注明。若有几个计量单位时，横行的计量单位可专设"计量单位"一栏，纵栏的计量单位可与纵栏标题写在一起，用小括号标明。

（4）表中数字填写要整齐，上下位数要对齐，同栏数字的单位，小数位要一致。如遇相同数字必须照填，不能用"同上"或"同左"代替。无数字的空格要用"——"表示。如遇缺乏资料的空格时，要用"……"表示，以免被误认漏报。

（5）当统计表栏数较多时，通常要加编号，并说明其相互关系，横行各栏与计量单位各栏可用甲、乙、丙等文字标明；纵列各栏可用（1）、（2）、（3）等数码标明。

（6）统计表的表式为开口式，即表的左右两端不封闭（不画纵线），表的上下端线通常用粗线或双线，表内如有两个或两个以上不同的内容，也要用粗线或双线隔开。

（7）借用他人数据资料时，统计表应加注解，说明资料出处，一般在统计表的下端注明"资料来源"。

第六节　统计图

一、统计图的结构

统计图是统计资料的一种表达方式，它可以简洁直观地表示统计表中枯燥的数据，可以帮助我们从众多的数据中发现规律，可以更迅速、更有效地传递信息，给人以明确而深刻的印象。

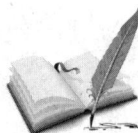

如图 3 - 5，是一张统计图，它是反映中国三次产业增加值的发展状态的趋势图。观察图形我们可以看出统计图基本包括以下几部分：

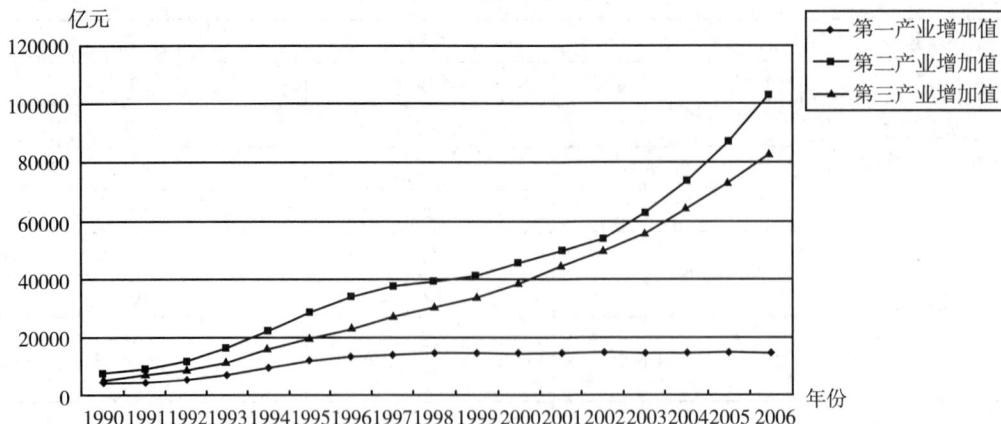

图 3 - 5　1990～2006 年中国三次产业的增加值

（1）标题，统计图一般包括图表标题、数值轴（X、Y）标题。

（2）坐标轴和网格线，坐标轴和网格线构造了绘图区的骨架，借助坐标轴和网格线，我们可以更容易读懂统计图。

（3）图表区和绘图区，统计表的所有内容都在图表区内，包括绘图区。统计图绘制在绘图区内。

（4）图例，图例用来标明图表中的数据系列。图 3 - 5 有三个序列，我们用不同颜色的线条来区别不同的数据系列，在图例中对其进行说明。

二、统计图的种类

统计图的种类很多，常用的有用于辅助统计分析的直方图、趋势图、散点图；有擅长直观表现数据的柱形图、饼图、圆环图等。Excel 提供了 14 种标准图表类型，见图 3 - 6，每种标准图表类型还可以包含几种不同的子类型，我们可以根据自己的要求决定采用哪种图形来表现数据。

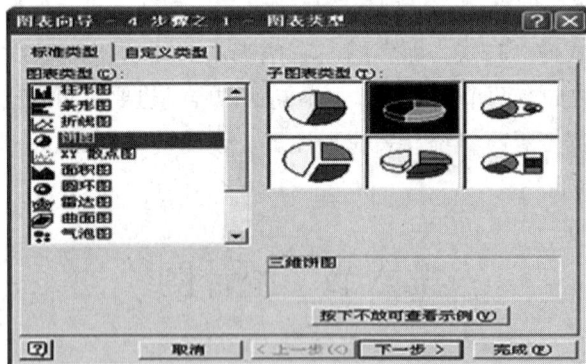

图 3 - 6　Excel 中标准图表类型

三、直方图

例 3 - 19　根据数据绘制直方图。

解：（1）直方图（histogram）是在平面坐标上，以横轴根据各组组距的宽度标明各组组距，以纵轴根据次数的高度标明各组次数绘制成的统计图。纵轴的左侧标明次数，右侧标明频率，如果没有频率，直方图只在左侧标明次数。如图3－7所示。

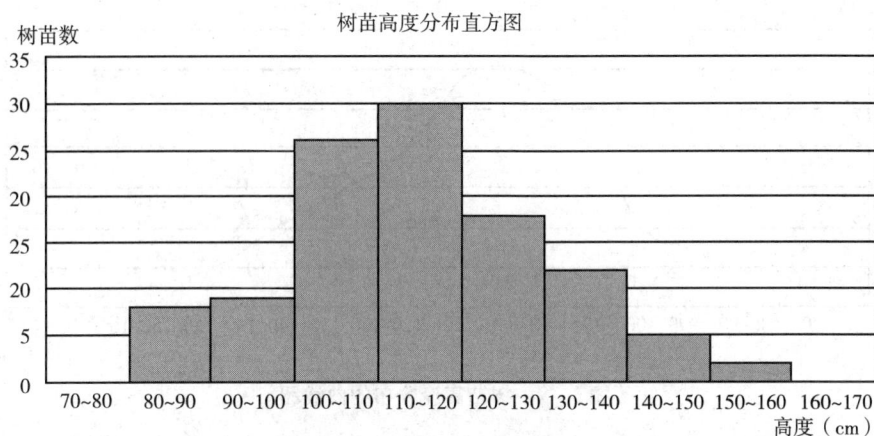

图3－7　树苗高度分布的直方图

图3－7是依据等组距式变量数列绘制的直方图。对于不等组距式变量数列，由于组距不同，频数的差异不能直接表明变量分布的特征。绘制直方图时，应先计算出各组的频数密度，之后再以组距为宽度，以频数密度为高度绘制，频数密度＝频数÷组距。所以从表面上看，是以直方条的高度表示次数，但实际上直方图是以面积来表示次数的。

（2）折线图（polygon）是在直方图的基础上，用折线连接各个直方形顶边中点，并在直方形两侧各延伸一组，使折线与横轴相连。也可根据各组组中值与次数求出各组的坐标点，并用折线连接各点而成。折线所覆盖的面积等于直方形的面积，表示总次数。图3－8是根据直方图3－7基础上绘制的折线图。

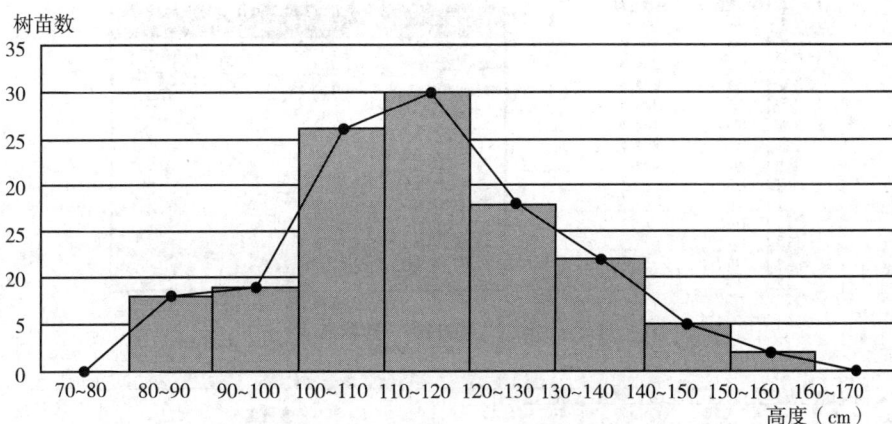

图3－8　树苗高度分布的折线图

（3）当变量数列的组数非常多时，折线便趋于一条平滑的曲线，它是一种概括描述变量数列分布特征的理论曲线。曲线图是连续型随机变量频数分布常用的形式。曲线图绘制的方法出在折线图的基础上，将连接各组次数坐标点的折线加工修匀为比较平滑的曲线，如图3－9所示。

从直方图到折线图再到曲线图这样的作图路线，是我们获得现象分布状态的一般方法。有些现象的分布状态是相对固定的，比如人口的死亡率的曲线一般都是U字形的，又称为浴盆曲线；经济学中的供给曲线是正J字形曲线，表现随着价格的增加，供给量以更快的

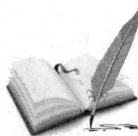

速度增加；需求曲线是倒 J 字形曲线，表现为随着价格横轴的增加，需求量以较快的速度减少。正态分布曲线是一个左右完全对称的倒 U 字形，即钟形曲线，但大部分现象所呈现的状态还是像上例中的倒 U 字形，但往往会或左或右地有些偏斜。

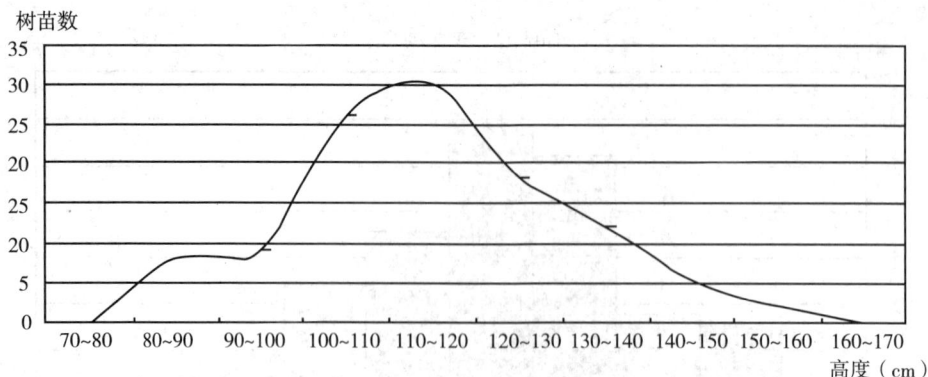

图 3 - 9 树苗高度分布的曲线图

在 Excel 的数据分析工具中有 "直方图" 功能，它可以帮助我们快速的计算次数、累积频率。

步骤	① 本例的资料如图 3 - 10 存放在 A 列；列出各组的上限，本例的资料存放在 C1：C9 ② 调用菜单 "工具" — "数据分析" — "直方图"，如图 3 - 10 ③ 填写输入区域、接受区域与输出区域，如图 3 - 10 ④ 选中 "柏拉图"、"累积百分率" 和 "图表输出" 后按确定 ⑤ 输出结果如图 3 - 11，表格有两部分：前三列是按给定分组上限顺序给出次数与累积频率；后三列是次数从大到小排列的次数与累积频率。输出的图形叫柏拉图，又称为排序直方图，是按次数从大到小做的直方图和累积曲线 ⑥ 输出图形的初始状态很难看，可以双击感觉不满意的地方，进行修饰

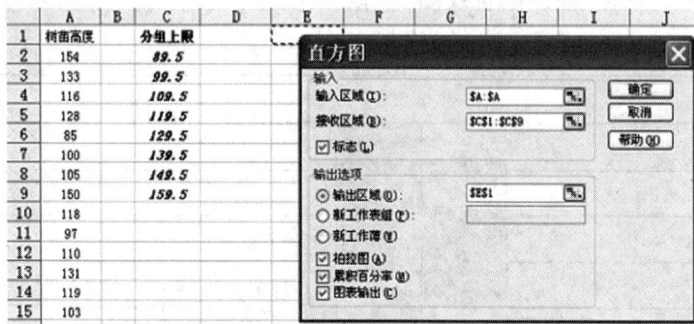

图 3 - 10 "直方图" 分析工具

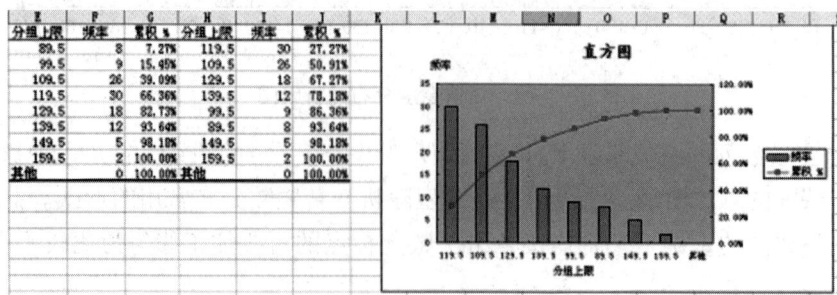

图 3 - 11 "直方图" 分析工具输出结果

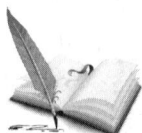

四、条形图

条形图（bar chart）是用宽度相同的条子的高低或长短表示数据变动特征的图形。条形图可以横置也可以竖置，有单式、复式和分段式等多种形式。

条形图和直方图很相似，但两者是有区别的：条形图的"条"是可以分开的，而直方图的"条"是紧靠在一起的；条形图用高度（或长度）表示次数，多用于反映分类数据，直方图用面积表示次数，多用于反映数值型数据。

例 3 - 20　汇总 2007 年度考核的情况如表 3 - 13，绘制条形图

表 3 - 13　2007 年度职工考核情况表

考核等级	人数
优	54
良	53
中	98
合格	5
不合格	4
合计	214

解：图 3 - 12 与图 3 - 13 是 Excel 工作表与制图结果的部分截图。

步骤	① 打开文件或者键入数据，准备好建立图表的数据 ② 调用菜单"插入"—"图表"或单击"常用"工具栏中"图表向导 📘"按钮 ③ 如图 3 - 6 所示的"图表向导"，选择"柱形图"的第一个子类型，按"下一步" ④ 数据区域选点 A1：B6，按"下一步" ⑤ 填写标题、选择图例和数据标志等，按"下一步" ⑥ 选"作为其中的对象插入"，按"完成"后在工作表中生成一个粗糙的竖着的条形图 ⑦双击感觉不满意的地方，进行修饰 　我们还可以在"图表向导"中选择"条形图"来绘制横着的条形图，方法类似。

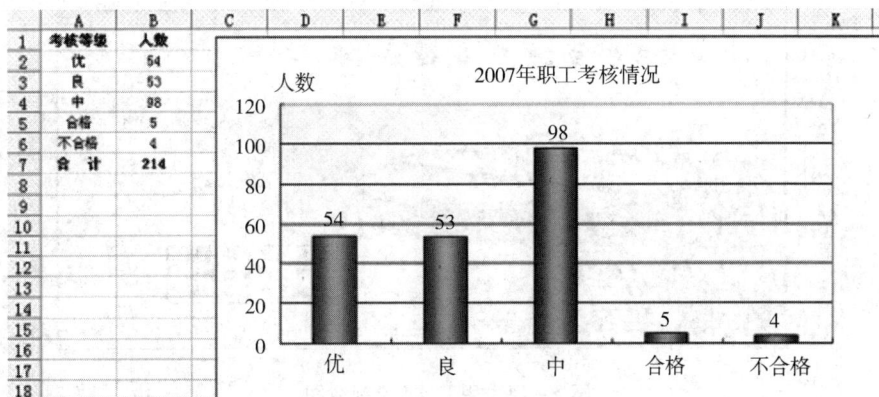

图 3 - 12　用 Excel 绘制条形图（竖置）

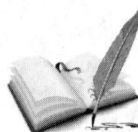

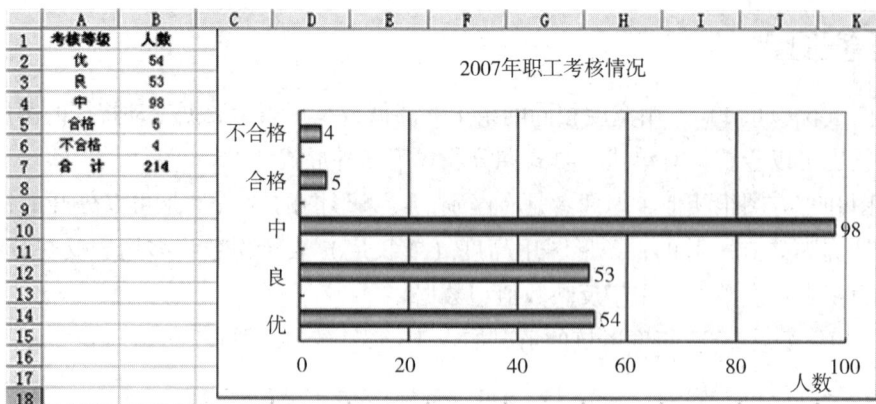

图 3 - 13　用 Excel 绘制的条形图（横置）

五、饼图

饼图（pie chart）是用圆形或圆内扇形的面积来表示数据值大小的图形。在饼图的绘制中，每个圆面积代表100％，如何分别绘制各部分所占的百分比并换算成圆的角度。

例3 - 21　绘制2003年三次产业增加值的饼图，以反映产业的结构比例。

解：图 3 - 14 是 Excel 工作表与制图结果的部分截图。

步骤	① 打开文件或者键入数据，准备好建立图表的数据 ② 调用菜单"插入"—"图表"或单击"常用"工具栏中"图表向导🏛"按钮 ③ 如图 3 - 6 所示的"图表向导"，选择饼图第二个子类型，按"下一步" ④ 数据区域选点 B1：D2，按"下一步" ⑤ 填写标题、选择图例位置、选择数据标志的表现方式，按"下一步" ⑥ 选"作为其中的对象插入"，按"完成"后即在工作表中生成一个粗糙的立体饼图 ⑦ 双击感觉不满意的地方，进行修饰

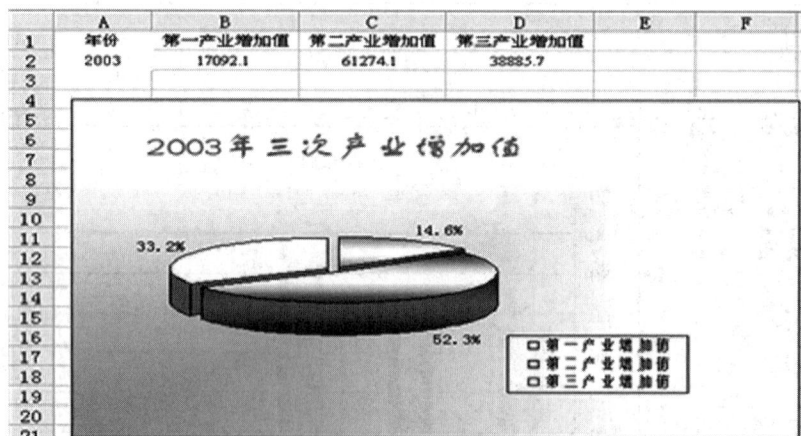

图 3 - 14　用 Excel 绘制饼图

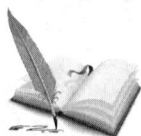

扫码"练一练"

习题三

1. 某卫生防疫站测得大气中的二氧化硫的浓度，用两种计量单位表示：

mg/m³	:	1	2	3	4	5
μg/m³	:	1000	2000	3000	4000	5000

分别计算几何均数及标准差，会发现两种不同单位的标准差相等，试解释其原因。

2. 尸检中测得北方成年女子80人的肾上腺重量（g）如下，试（1）编制频数表，（2）求中位数、均数和标准差。

19.0	12.0	14.0	14.0	8.2	13.0	6.5	12.0	15.0	17.2
12.0	12.7	25.0	8.5	20.0	17.0	8.4	8.0	13.0	15.0
20.0	13.0	13.0	14.0	15.0	7.9	10.5	9.5	10.0	12.0
6.5	11.0	12.5	7.5	14.5	17.5	12.0	10.0	11.0	11.5
16.0	13.0	10.5	11.0	14.0	7.5	14.0	11.4	9.0	11.1
10.0	10.5	8.0	12.0	11.5	19.0	10.0	9.0	19.0	10.0
22.0	9.0	12.0	8.0	14.0	10.0	11.5	11.0	15.0	16.0
8.0	15.0	9.9	8.5	12.5	9.6	18.5	11.0	12.0	12.0

3. 测得某地300名正常人尿汞值，其频数表如下。试计算均数、中位数、何者代表性较好。

300 例正常人尿汞值（μg/L）频数表

尿汞值	例数	尿汞值	例数	尿汞值	例数
0 –	49	24 –	16	48 –	3
4 –	27	28 –	9	52 –	–
8 –	58	32 –	9	56 –	2
12 –	50	36 –	4	60 –	–
16 –	45	40 –	5	64 –	–
20 –	22	44 –	–	68 –	1

4. 有 5 个变量值 7，9，10，14，15，试计算 $\overline{X}$ 及 $\sum(X-\overline{X})$。

5. 下表为 10 例垂体催乳素微腺瘤经蝶手术前后的血催乳素浓度，试分别求术前、术后的均数，标准差及变异系数。应以何指标比较手术前后数据的变异情况？能说明手术前数据的变异大吗？为什么？

手术前后患者血催乳素浓度（mg/ml）

例号	血催乳素浓度		例号	血催乳素浓度	
	术前	术后		术前	术后
1	276	41	6	266	43
2	880	110	7	500	25
3	1600	280	8	1700	300
4	324	61	9	500	215
5	398	105	10	220	92

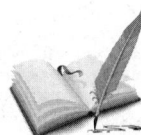

6. 某地微丝蚴血症者 42 例治疗后 7 年用间接荧光抗体试验测得抗体滴度如下。求平均滴度。

抗体滴度的倒数	10	20	40	80	160
例　数	5	12	13	7	5

（王　贺）

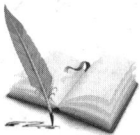

第四章 样本及抽样分布

扫码"学一学"

前面我们研究了概率论的基本内容,从中得知:概率论是研究随机现象的统计规律性的一门数学分支。它是从一个数学模型出发(比如随机变量的分布)去研究它的性质和统计规律性。我们下面将要研究的为统计学部分。统计学也是研究大量随机现象的统计规律性,并且是应用更广泛的一门数学分支。它是以概率论为理论基础,利用观测随机现象所得到的数据,来选择、构造数学模型(即研究随机现象),进而对所研究对象的客观规律性做出合理性的估计、判断和预测,为决策者和决策行动提供理论依据和建议。

案例 4-1 虫情预报问题。由于气候条件的影响,农作物害虫的生长繁殖情况各年是不同的。如果能早期作出是否成灾的预报,是很有意义的。通常可以从观测到的虫卵的数量来预测当年的虫情。

描述虫卵数量的指标是单位面积中的虫卵数 X,X 只能取非负整数,因而是一离散分布。根据概率论的知识,可以认为 X 服从泊松分布,即

$$P\{X=k\} = \frac{\lambda^k}{k!}e^{-\lambda}, \ k=0, \ 1, \ 2\cdots$$

其中 λ 就是 X 的分布的期望值。但实际中 λ 往往是未知的。λ 的大小反映了虫卵多寡,它是了解虫情的一个重要指标。因此,我们会有关于 λ 的一些问题,比如:

(1) λ 的大小如何?

(2) λ 的值大概在一个多大的范围内?

(3) 依据以往的经验,如果 λ 的值大于 A(已知的常数),就会成灾。那么根据今年对虫卵情况的调查,能否认为 $\lambda > A$?

(4) 虫灾发生的严重程度与 λ 的关系是否是线性的?

这几个问题都属于统计学研究的范畴,也是我们课程中要讨论的内容。

案例 4-2 新药有效率问题。某医药公司研制了一种治疗阿尔茨海默病的新药,需做临床试验,考察该药的有效率。显然不能对所有阿尔茨海默病患者用该药进行一一治疗,而只能抽取一部分阿尔茨海默病人作为样本进行临床治疗,进而根据这部分患者治疗后有效的比例来推断该药对所有阿尔茨海默病人治疗的有效率。

像这样两个案例,总体含的个体很多时,或总体的范围难以确定时,或为了获得数据需进行破坏性试验,只能从中抽取一部分个体进行调查,以此来推断总体的状况或规律,即进行统计推断。统计推断是统计学的基本内容。

统计学的内容很丰富,这里我们主要介绍统计学的基本概念及方法,重点研究参数估计、假设检验和回归分析。本章介绍统计学的基本概念,抽样及抽样分布。

第一节 数理统计基本概念

一、总体与个体

在数理统计学中,我们把所研究对象的全体称为总体(population);而把组成总体的

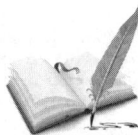

每个基本单元称为个体（individual）。总体可根据所含个体的个数是有限个或无限个而分为有限总体（finite population）或无限总体（infinite population）。有时也将个体数相当多的有限总体作为无限总体来处理。

例如：研究在某一工艺条件下生产的一批针剂，这批针剂的全体就组成了总体，而其中每支针剂就是这个总体的一个个体；在研究某地区在校大学生的身高和体重的分布情况时，总体是该地区全体在校大学生，个体就是该地区每个在校大学生。

但在统计里，由于我们关心的不是每个个体的所有具体特性，而仅仅是它的某一项或几项数量指标 X（可以是变量也可以是向量）和该数量指标 X 在总体的分布情况。在上述例子中 X 是表示针剂的有效期、药物含量或在校大学生的身高和体重等。这时总体是指这些数量指标取值的全体，而这些数量指标可看成随机变量 X。这样对总体的研究便归结为对随机变量 X 的研究。在统计研究中就可用随机变量 X 来代表总体，总体就是 X 可能取值的全体，个体就是 X 的每个可能取值。若随机变量 X 所服从的分布是 $F(x)$，就称总体是具有分布 $F(x)$ 的总体。而总体 X 的数字特征即总体的特征指标称为总体参数（parameter）。

例 4-1　考察一块试验田中小麦穗的重量：

$$X = \text{所有小麦穗重量的全体（无限总体）；个体——每个麦穗重 } x$$

对应的分布：

$$F(x) = P\{X \leqslant x\} = \frac{\text{重量} \leqslant x \text{ 的麦穗数}}{\text{总麦穗数}} = \frac{1}{\sqrt{2\pi}\sigma} \int_{-\infty}^{x} e^{-\frac{(t-\mu)^2}{2\sigma^2}} dt \sim N(\mu, \sigma^2)\ 0 < x < +\infty$$

例 4-2　考察一位射手的射击情况：

$X =$ 此射手反复地无限次射下去所有射击结果全体；

每次射击结果都是一个个体（对应于靶上的一点）

个体数量化 $x = \begin{cases} 1 & \text{射中} \\ 0 & \text{未中} \end{cases}$

1 在总体中的比例 p 为命中率；

0 在总体中的比例 $1-p$ 为非命中率；

总体 X 由无数个 0，1 构成，其分布为两点分布 $B(1, p)$

$$P\{X=1\} = p,\ P\{X=0\} = 1-p$$

不难看到，统计学中总体这个基本概念的核心是：总体就是一个随机变量（或随机向量）及其概率分布。正因为有了这个观点，概率论才成为统计学的重要理论基础。

当总体分布为指数分布时，称为指数分布总体；当总体分布为正态分布时，称为正态分布总体或简称正态总体。两个总体即使其所含个体的性质完全不同，只要有同样的概率分布，则在统计学中就视为是同类总体。

二、样本和简单随机样本

在概率论研究中，总是已知总体（即随机变量 X）所服从的分布及其参数，研究随机试验出现各种可能结果可能性的大小。而在实际问题中，随机试验的总体情况包括参数往往是未知的。为了对总体的分布律进行各种研究，一般地，我们都是从总体中抽取一部分个体进行观察，然后根据观察所得数据来推断总体的性质。

按照一定的规则从总体中抽出个体的抽取过程称为抽样（sampling）。所抽取的一组个体称为总体的一个样本（sample），样本中个体的个数称为样本容量或样本大小（sample

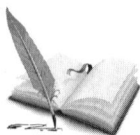

size)，简称样本量。一般地，当 $n > 30$ 时，称为大样本（large sample），否则称为小样本（small sample）。

由于样本是从总体中随机选取的，所以容量为 n 的样本可以由这 n 个个体组成，也可以由另外 n 个个体组成。因此，容量为 n 的样本可以看作 n 维随机向量 $(X_1, X_2, \cdots, X_n)$。但是一旦取定一组样本，得到的是 n 个具体的数 $x_1, x_2, \cdots, x_n$，称为样本的一次观察值，简称样本值。

由于抽样的目的是为了对总体进行统计推断，为了使样本能更好的反映总体的信息，必须考虑抽样方法。最常用的一种抽样方法叫做简单随机抽样（simple random sampling）它要求抽取的样本 $(X_1, X_2, \cdots, X_n)$ 满足

（1）代表性：每个个体被抽到的机会一样，保证了 $X_1, X_2, \cdots, X_n$ 的分布相同，都与总体有相同的分布。

（2）独立性：$X_1, X_2, \cdots, X_n$ 是相互独立的随机变量。

由简单随机抽样得到的样本 $(X_1, X_2, \cdots, X_n)$ 称为简单随机样本（simple random sample）。如果总体 X 的分布函数为 $F(x)$，则其简单随机样本的联合分布函数为 $F(x_1)$ $F(x_2) \cdots F(x_n)$。

设想样本 $X_1, X_2, \cdots, X_n$ 是一个一个地抽取。第一次抽取时，是从整个总体中抽一个，因而 X_1 的分布与总体的分布相同。如果这一个不放回去，到第二次抽时，总体中已经少了一个个体，其分布有了变化，因此 X_2 的分布会与 X_1 的略有不同。但当总体中包含的个体很多或包含无限多的个体，则抽出一个或 n 个（n 远小于总体所含个体数）对总体的分布影响很小或毫无影响，这时 $X_1, X_2, \cdots, X_n$ 独立且和总体有相同的分布。即对有限总体而言，有放回的随机样本为简单随机样本，不放回的抽样不能保证 $X_1, X_2, \cdots, X_n$ 的独立性；而对无限总体或总体所含个体数目非常多时，不放回随机抽样也可认为是简单随机样本。今后当说到 $X_1, X_2, \cdots, X_n$ 是取自某一总体的样本时，若不特别说明，则指简单随机样本。

事实上，如何选择样本是统计研究者所面临的一个非常关键的问题。研究者希望确认由研究样本得出的结论，能够适用于该样本所属的较大的总体，对总体的分布或总体的某些数字特征做出比较可靠的推断。然而，没有好的样本，这些是不可能实现的。这就类似于厨师烹调完一锅汤，常需尝一小勺，厨师关心的并不是这一小勺汤的味道，而是想判断整锅汤的味道如何。如果锅里的汤被充分搅拌均匀了，则只需品尝这一勺就可知道整锅汤的味道。品尝的这一勺无论是来自锅中的哪个位置，都可由一勺而知全锅。

简单随机抽样也称为单纯随机抽样（simple random sampling）就是一种选择好的样本的方法，是最简单、最基本的抽样方法。

从总体 N 个对象中，利用抽签或其他随机方法（如随机数字）抽取 n 个，构成一个样本。它的重要原则是总体中每个对象被抽到的概率相等（均为 n/N）。

在实际工作中，简单随机抽样往往由于总体数量大，编号、抽样麻烦以及抽到个体分散而导致资料收集困难等原因而用的不多；但它是其他各种抽样方法的基础。

三、总体、样本、样本值的关系

我们抽样后看到的样本都是具体的确定的值。例如从某班学生中抽取 10 人测量身高，得到 10 个数，它们是样本取到的值即样本值而不是样本。我们只能观察到随机变量取的值

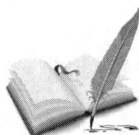

而见不到随机变量。这在概念上必须区别清楚。统计是从手中已有的资料（样本值）去推断总体的情况（比如总体的分布函数的性质），样本是将总体和样本值联系起来的桥梁。总体分布决定了样本取值的概率规律，也就是样本取到样本值的规律，因而可以由样本值去推断总体。

统计推断毕竟是由部分来推断整体，也就是在对有关信息缺乏全面掌握的情况下去进行推断，因而做出的结论就可能有错误或存在误差。它只能以一定的概率来保证其结论的精确度和可靠性。即在样本值所提供的信息的限度内，帮助人们做出尽可能正确的判断。

第二节　随机抽样方法

针对所研究的实际问题的不同，实际通过抽样来获得一个随机样本的方法有很多种。下面介绍常用的几种。

（一）系统抽样

系统抽样（systematic sampling）也称为等距抽样、机械抽样、SYS 抽样，它是首先将总体中各单位按一定顺序排列，根据样本容量要求确定抽选间隔，然后随机确定起点，每隔一定的间隔抽取一个单位的一种抽样方式。是纯随机抽样的变种。在系统抽样中，先将总体从 $1 \sim N$ 相继编号，并计算抽样距离 $K = N/n$。式中，N 为总体单位总数，n 为样本容量。然后在 $1 \sim K$ 中抽一随机数 k_1，作为样本的第一个单位，接着取 $k_1 + K$，$k_1 + 2K$……，直至抽够 n 个单位为止。

1. 系统抽样的分类　根据总体单位排列方法，等距抽样的单位排列可分为三类：按有关标志排队、按无关标志排队以及介于按有关标志排队和按无关标志排队之间的按自然状态排列。按照具体实施等距抽样的作法，等距抽样可分为：直线等距抽样、对称等距抽样和循环等距抽样三种。

2. 系统抽样的优缺点　系统抽样方式相对于简单随机抽样方式最主要的优势就是经济性。系统抽样方式比简单随机抽样更为简单，花的时间更少，并且花费也少。使用系统抽样方式最大的缺陷在于总体单位的排列上。一些总体单位数可能包含隐蔽的形态或者是"不合格样本"，调查者可能疏忽，把它们抽选为样本。由此可见，只有抽样者对总体结构有一定了解时，充分利用已有信息对总体单位进行排队后再抽样，则可提高抽样效率。

系统抽样的特点是：抽出的单位在总体中是均匀分布的，且抽取样本可少于纯随机抽样。

系统抽样既可以用与调查项目相关的标志排队，也可以用与调查项目无关的标志排队。

系统抽样要防止周期性偏差，因为它会降低样本的代表性。例如，军队人员名单通常按班排列，10 人一班，班长排第 1 名，若抽样距离也取 10 时，则样本或全由士兵组成或全由班长组成。

系统抽样方式随意用一个起点，例如，如果你把一本电话本作为抽样框，必须随意取出一个号码决定从该页开始翻阅。假设从第 5 页开始，在该页上再另选一个数决定从该行开始。假定从第 3 行开始，这就决定了开始的位置。

（二）分层抽样

分层抽样法也叫类型抽样法。就是将总体单位按其属性特征分成若干类型或层，然后

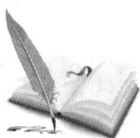

在类型或层中随机抽取样本单位。

1. 分层抽样的具体程序 把总体各单位分成两个或两个以上相互独立的完全的组（如男性和女性），从两个或两个以上的组中进行简单随机抽样，样本相互独立。总体各单位按主要标志加以分组，分组的标志与关心的总体特征相关。例如，正在进行有关啤酒品牌知名度方面的调查，初步判别，在啤酒方面男性的知识与和女性的不同，那么性别应是划分层次的适当标准。如果不以这种方式进行分层抽样，分层抽样就得不到什么效果，花再多时间、精力和物资也是白费。

分层抽样与简单随机抽样相比，往往选择分层抽样，因为它有显著的潜在统计效果。也就是说，如果从相同的总体中抽取两个样本，一个是分层样本，另一个是简单随机抽样样本，那么相对来说，分层样本的误差更小些。另一方面，如果目标是获得一个确定的抽样误差水平，那么更小的分层样本将达到这一目标。

2. 分层抽样的特点 是将科学分组法与抽样法结合在一起，分组减小了各抽样层变异性的影响，抽样保证了所抽取的样本具有足够的代表性。分层抽样根据在同质层内抽样方式不同，又可分为一般分层抽样和分层比例抽样，一般分层抽样是根据样品变异性大小来确定各层的样本容量，变异性大的层多抽样，变异性小的层少抽样，在事先并不知道样品变异性大小的情况下，通常多采用分层比例抽样。

（三）整群抽样

整群抽样（cluster sampling）又称聚类抽样，是将总体中各单位归并成若干个互不交叉、互不重复的集合，称之为群；然后以群为抽样单位抽取样本的一种抽样方式。

应用整群抽样时，要求各群有较好的代表性，即群内各单位的差异要大，群间差异要小。

1. 具体程序 先将总体分为 i 个群，然后从 i 个群中随机抽取若干个群，对这些群内所有个体或单元均进行调查。抽样过程可分为以下几个步骤：

（1）确定分群的标注。

（2）总体（N）分成若干个互不重叠的部分，每个部分为一群。

（3）据各样本量，确定应该抽取的群数。

（4）采用简单随机抽样或系统抽样方法，从 i 个群中抽取确定的群数。

例如，调查中学生患近视眼的情况，抽某一个班做统计；进行产品检验，每隔 8h 抽 1h 生产的全部产品进行检验等。

2. 整群抽样的特点

（1）整群抽样的优点是实施方便、节省经费。

（2）整群抽样的缺点是往往由于不同群之间的差异较大，由此而引起的抽样误差往往大于简单随机抽样。

（3）有样本分布面不广、样本对总体的代表性相对较差等缺点。

3. 与分层抽样的区别

（1）整群抽样与分层抽样在形式上有相似之处，但实际上差别很大。

（2）分层抽样要求各层之间的差异很大，层内个体或单元差异小，而整群抽样要求群与群之间的差异比较小，群内个体或单元差异大。

（3）分层抽样的样本是从每个层内抽取若干单元或个体构成，而整群抽样则是要么整群抽取，要么整群不被抽取。

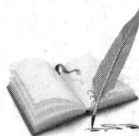

（4）整群抽样方法的运用，需要与分层抽样方法区别。当某个总体是由若干个有着自然界限和区分的子群（或类别、层次）所组成，同时，不同子群相互之间差异很大、而每个子群内部的差异不大时，则适合于分层抽样的方法；反之，当不同子群之间差别不大、而每个子群内部的异质性比较大时，则特别适合于采用整群抽样的方法。

（四）序贯抽样

序贯抽样方案是指在抽样时，不事先规定总的抽样个数（观测或实验次数），而是先抽少量样本，根据其结果，再决定停止抽样或继续抽样、抽多少，这样下去，直至决定停止抽样为止。反之，事先确定抽样个数的那种抽样方案，称为固定抽样方案。

例如，一个产品抽样检验方案规定按批抽样品 20 件，若其中不合格品件数不超过 3，则接收该批，否则拒收。在此，抽样个数 20 是预定的，是固定抽样。若方案规定为：第一批抽出 3 个，若全为不合格品，拒收该批，若其中不合格品件数为 $x_1 < 3$，则第二批再抽 $3 - x_1$ 个，若全为不合格品，则拒收该批，若其中不合格品数为 $x_2 < 3 - x_1$，则第三批再抽 $3 - x_1 - x_2$ 个，这样下去，直到抽满 20 件或抽得 3 个不合格品为止。这是一个序贯抽样方案，其效果与前述固定抽样方案相同，但抽样个数平均讲要节省些。此例中，抽样个数是随机的，但有一个不能超过的上限 20。有的序贯抽样方案，其可能抽样个数无上限，例如，序贯概率比检验的抽样个数就没有上限。

上面介绍的几种抽样方法都属于概率抽样（probability sampling）。概率抽样是指在总体中，每个个体都有被抽中的可能，任何一个个体被抽中的概率是已知的或可计算的。在概率抽样中，要求有明确的抽样框架，简单地说，就是具备一份完整的可以用来抽样的名单。

非概率抽样（non-probability sampling）是指每个个体被抽样抽中的概率是未知的和无法计算的。因而，一些非概率抽样方法，不能按常规的理论来计算抽样误差和推断总体，但在实际应用中，只要注意结论的适用性，局限性，在特定条件下还是有应用价值的。

配额抽样（quota sampling）就是一种实用的非概率抽样方法。它要求样本中个体的构成在指定的几个特征方面的比例（分配额度）完全与总体一样。例如由于全国人口中基本可认为男女各半，所以在和性别相关的研究中要求调查对象也是男女各半。由于某地有 20% 的少数民族居民，则在对该地居民的调查中要求调查对象少数民族所占比例为 20%。配额抽样可以使样本在宏观上有代表性。

第三节　分布函数与概率密度函数的近似解

在概率论中，我们介绍了几种常用的分布函数与密度函数以及它们的一些性质，当时我们总假定它们都是先给定的。而在实际中，所遇到的用于描述随机现象的随机变量，事先并不知道其分布函数与概率密度函数，甚至连其分布类型也一无所知。那么，怎么样才能确定它的分布函数 $F(x)$ 与密度函数 $f(x)$ 呢？

一般地，利用样本及样本值，建立一定的概率模型，用由此获得的概率统计信息来对总体 X 的 $F(x)$ 和 $f(x)$ 进行估计和推断。

一、经验分布函数

设 $(X_1, X_2, \cdots, X_n)$ 是来自总体 X 的样本，$(x_1, x_2, \cdots, x_n)$ 是样本的一个观察值，设这 n 个数值由小到大的顺序排列后为：$x_1^* \leqslant x_2^* \leqslant x_3^* \leqslant \cdots\cdots \leqslant x_n^*$，对 $\forall x \in \mathbb{R}$　定义：

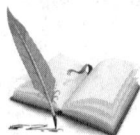

$$F_n(x) = \begin{cases} 0 & x < x_1^* \\ \dfrac{k}{n} & x_k^* \leqslant x < x_{k+1}^* \quad k = 1, 2, \cdots, n-1 \\ 1 & x \geqslant x_n^* \end{cases}$$

称 $F_n(x)$ 是总体 X 的经验分布函数。

显然，$F_n(x)$ 是单调非降右连续的跳跃函数（阶梯函数），在点 $x = x_k^*$ 处有间断，在每个间断点的跃度为 $\dfrac{1}{n}$，（$k = 1, 2, 3, \cdots, n$）且 $0 \leqslant F_n(x) \leqslant 1$，$\lim\limits_{x \to -\infty} F_n(x) = 0$，$\lim\limits_{x \to +\infty} F_n(x) = 1$，它满足分布函数的三个性质，所以必是一个分布函数。

一般地，随着 n 的增大，$F_n(x)$ 越来越接近 X 的分布函数 $F(x)$，关于这一点，格列汶科（Gilvenko）在 1953 年给了理论上的论证，即：

定理 4-1（Gilvenko-Th）　若总体 X 的分布函数为 $F(x)$，经验分布函数为 $F_n(x)$，则对 $\forall x \in R$，有：$P\{\lim\limits_{n \to \infty} \sup\limits_{-\infty < x < +\infty} |F_n(x) - F(x)| = 0\} = 1$

定理表明，$F_n(x)$ 以概率 1 一致收敛于 $F(x)$，即：可以用 $F_n(x)$ 来近似 $F(x)$，这也是利用样本来估计和判断总体的基本理论和依据。

（注：sup 表示集合的上确界。）

例 4-3　某厂从一批荧光灯中抽出 10 个，测其寿命的数据（单位千时）如下：

95.5，18.1，13.1，26.5，31.7，33.8，8.7，15.0，48.8，49.3

求荧光灯寿命的经验分布函数。

解：将数据由小到大排列得：

8.7，13.1，15.0，18.1，26.5，31.7，33.8，48.8，49.3，95.5 则经验分布函数为：

$$F_n(x) = \begin{cases} 0 & x < 8.7 \\ 0.1 & 8.7 \leqslant x < 13.1 \\ 0.2 & 13.1 \leqslant x < 15.0 \\ 0.3 & 15.0 \leqslant x < 18.1 \\ 0.4 & 18.1 \leqslant x < 26.5 \\ 0.5 & 26.5 \leqslant x < 31.7 \\ 0.6 & 31.7 \leqslant x < 33.8 \\ 0.7 & 33.8 \leqslant x < 48.8 \\ 0.8 & 48.8 \leqslant x < 49.3 \\ 0.9 & 49.3 \leqslant x < 95.5 \\ 1 & x \geqslant 95.5 \end{cases}$$

二、利用直方图求密度函数的近似解

设 $(X_1, X_2, \cdots, X_n)$ 为来自总体 X 的一个样本，其样本观察值为 $(x_1, x_2, \cdots, x_n)$，将该组数值 $x_1, x_2, \cdots, x_n$ 分成 l 组，可作分点：$a_0, a_1, a_2, \cdots, a_l$（各组距可以不相等），则各组为：$(a_0, a_1]$，$(a_1, a_2]$，$\cdots\cdots$，$(a_{l-1}, a_l]$，若样本观察值落在各组中的频数分别为 $m_1, m_2, m_3, \cdots, m_l$，则频率分别为：$\dfrac{m_1}{n}, \dfrac{m_2}{n} \cdots\cdots \dfrac{m_l}{n}$；以各组为底边，以相

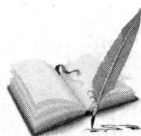

应组的频率除以组距为高，建立 l 个小矩形，即得总体 X 的直方图。

由上述分析可知：直方图中每一矩形的面积等于相应组的频率。

设总体 X 的密度函数为 $f(x)$，则：总体 X（真实值）落在第 k 组 $(a_{k-1}, a_k]$ 的概率为：$\int_{a_{k-1}}^{a_k} f(x)\,dx$。

由 Bernoulli 大数定理可知：当 n 很大时，样本观察值（单个）落在该区间的频率趋近于此概率；即：$(a_{k-1}, a_k]$ 上矩形的面积接近于 $f(x)$ 在此区间上曲边梯形的面积，当 n 无限增大时，分组组距越来越小，直方图就越接近总体 X 的密度函数 $f(x)$ 的图像（这与定积分的意义具有同样的道理）。

第四节　统计量和抽样分布

一、统计量的概念

由抽样得到的样本值，是一堆杂乱无章的数字，往往看不出所以然。要由样本值去推断总体的情况，还需要对样本值进行加工。如何加工呢？由第一章知道：随机变量的数字特征，能够反映随机事件的某些重要的概率特征，如随机变量的期望可刻划其取值的平均位置，方差刻划其取值的分散程度等。从本章第一节可知，样本也是一组随机变量（随机向量），为了详细刻划样本观察值中所包含总体 X 的信息及样本值的分布情况，我们就要构造一些样本的函数，用它把样本所含的（某一方面）的信息集中起来，获得样本的数字特征。这种不含任何未知参数的样本的函数称为统计量（statistic）。它是完全由样本决定的量。样本值是随机抽取的，因而统计量也是随机变量。样本值取定时，就获得对应的确定的统计量的值。

例 4-4　设 X_1, X_2, $\cdots$, X_n 是从正态总体 $X \sim N(\mu, \sigma^2)$ 中抽取的样本，其中 μ 未知，σ^2 已知。则 $\bar{x} = (X_1 + X_2 + \cdots X_n)/n$ 和 $\dfrac{X_1}{\sigma}$ 都是统计量，因为它们完全由样本决定；而 $\bar{X} - \mu$ 就不是统计量，因为其中包含未知参数 μ，也就是说，它并不能完全由样本值决定。

由样本构造统计量，是对样本所含信息按某种要求进行加工，把分散在样本中的样本信息集中到统计量的取值上。有用的统计量都是有的放矢，针对需求而构造的。下面我们给出常用的几个统计量。

1. 样本均值与样本方差　设 $(X_1, X_2, \cdots, X_n)$ 是来自总体 X 的一个样本，$(x_1, x_2, \cdots, x_n)$ 是相应的样本观察值。

定义 4-1　称 $\bar{X} = \dfrac{1}{n} \sum\limits_{i=1}^{n} X_i$ 为样本均值（sample mean）。

称 $S^2 = \dfrac{1}{n-1} \sum\limits_{i=1}^{n} (X_i - \bar{X})^2$ 为样本方差（sample variance），

$X = \sqrt{S^2} = \sqrt{\dfrac{1}{n-1} \sum\limits_{i=1}^{n} (X_i - \bar{X})^2}$ 为样本标准差（sample standard deviation）。

其中样本方差也可用下面的公式来计算

$$S^2 = \frac{1}{n-1} \sum_{i=1}^{n} (X_i^2 - 2\bar{X}X_i + \bar{X}^2)$$

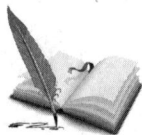

$$= \frac{1}{n-1} \left(\sum_{i=1}^{n} X_i^2 - 2n\overline{X}^2 + n\overline{X}^2 \right)$$

$$= \frac{1}{n-1} \left(\sum_{i=1}^{n} X_i^2 - n\overline{X}^2 \right)$$

样本均值与样本方差分别刻划了样本的位置特征及样本的离散性特征。

2. 样本矩 若总体 X 的分布函数为 $F(x)$，密度为 $f(x)$，

若 $\int_{-\infty}^{+\infty} |x^k| f(x) \, dx < +\infty$，则称 $m_k = E(X^k) = \int_{-\infty}^{+\infty} x^k f(x) \, dx$ 为总体 X 的 k 阶原点矩；

若 $\int_{-\infty}^{+\infty} |x - E(X)|^k f(x) \, dx < +\infty$，则称 $\mu_k = E[(X-E(X))^k] = \int_{-\infty}^{+\infty} [x - E(X)]^k f(x) \, dx$ 为总体 X 的 k 阶中心矩。

把各阶中心矩和原点矩统称为总体矩（数值）——表示总体 X 的数字特征。

特别地：$m_1 = E(X)$；$\mu_2 = D(x)$ 是总体 X 的期望和方差。

仿此，下面给出样本矩的定义：

定义 4-2 设 $(X_1, X_2, X_3, \cdots\cdots, X_n)$ 是来自总体 X 的一个样本，$(x_1, x_2\cdots, x_n)$ 为其样本值，则样本的 k 阶原点矩（随机变量）定义为：$A_k = \frac{1}{n} \sum_{i=1}^{n} X_i^k$，$k = 1, 2, 3\cdots\cdots$；

样本值的 k 阶中心矩（随机变量）定义为：$B_k = \frac{1}{n} \sum_{i=1}^{n} (X_i - \bar{x})^k$，$k = 1, 2, 3\cdots\cdots$；

样本统计量的值分别为：$\bar{x} = \frac{1}{n} \sum_{i=1}^{n} x_i$

$$s^2 = \frac{1}{n-1} \sum_{i=1}^{n} (x_i - \bar{x})^2; \quad s = \sqrt{s^2} = \sqrt{\frac{1}{n-1} \sum_{i=1}^{n} (x_i - \bar{x})^2}$$

$$a_k = \frac{1}{n} \sum_{i=1}^{n} x_i^k; \qquad b_k = \frac{1}{n} \sum_{i=1}^{n} (x_i - \bar{x})^k; \quad k = 1, 2, 3\cdots\cdots$$

这些样本值也分别称为样本均值、样本方差、样本标准差、样本 k 阶矩、样本 k 阶中心矩。

特别地，$A_1 = \overline{X}$，但 B_2 与 S^2 却不同，由 S^2 与 B_2 的计算式可知：$B_2 = \frac{n-1}{n} S^2$，当 $n \rightarrow \infty$ 时，$B_2 \rightarrow S^2$。

例 4-5 从某班级的期末考试成绩中，随机抽取 10 名同学的成绩分别为：100，85，70，65，90，95，63，50，77，86。

（1）试写出总体，样本，样本值，样本容量；（2）求样本均值，方差及二阶原点矩

解：（1）总体：该班级的期末考试成绩 X；

样本：$(X_1, X_2, X_3, \cdots, X_{10})$

样本值：$(100, 85, 70, 65, 90, 95, 63, 50, 77, 86)$

样本容量：$n = 10$

（2）$\overline{X} = \frac{1}{10} \sum_{i=1}^{10} X_i = \frac{1}{10} (100 + 85 + \cdots\cdots + 86) = 78.1$

$$S^2 = \frac{1}{n-1} \sum_{i=1}^{n} (X_i - \overline{X})^2 = \frac{1}{9} [21.9^2 + 6.9^2 + \cdots\cdots + 7.9^2] = 252.5$$

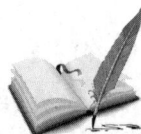

$$A_2 = \frac{1}{n}\sum_{i=1}^{n} X_i^2 = \frac{1}{10}\sum_{i=1}^{10} X_i^2 = \frac{1}{10}(100^2 + 85^2 + 70^2 + \cdots\cdots + 86^2) = 6326.9$$

二、抽样分布

统计量是样本 $(X_1, X_2, \cdots, X_n)$ 的函数，所以统计量也是随机变量（随机变量的函数为随机变量）。我们把统计量的分布称为抽样分布。

而统计量是我们对总体的分布函数或数字特征进行统计推断的最重要的基本概念，所以寻求统计量的分布成为数理统计的基本问题之一。然而要求出一个统计量的精确分布是十分困难的。在实际问题中，大多总体都服从正态分布。而对于正态分布，我们可以求出一些重要统计量的精确分布，这里我们主要介绍被称为"统计三大分布"的 χ^2 分布，t 分布，F 分布。

（一）χ^2 分布

1. 样本均值 $\overline{X}$ 的分布　由正态分布的性质，可得如下结论：

定理 4-2　设 $X_1, X_2, \cdots, X_n$ 相互独立，$X_i \sim N(\mu_i, \sigma_i^2)$，$i = 1, 2, \cdots, n$，$\eta$ 是关于 X_i 的任一确定的线性函数 $\left(\eta = \sum_{i=1}^{n} a_i X_i\right)$，则 η 也服从正态分布，即：$\eta \sim N\left(\sum_{i=1}^{n} a_i \mu_i, \sum_{i=1}^{n} a_i^2 \sigma_i^2\right)$。

从而有：

若 $(X_1, X_2, \cdots, X_n)$ 是来自总体 $X \sim N(\mu, \sigma^2)$ 的一个样本，$\overline{X}$ 为样本均值，则 $\overline{X} \sim N\left(\mu, \frac{\sigma^2}{n}\right)$，由上述结论可知：$\overline{X}$ 的期望与 X 的期望相同，而 $\overline{X}$ 的方差却比 X 的方差小得多，即 $\overline{X}$ 的取值随着样本容量的增加将更向 μ 集中。

2. χ^2 分布

定义 4-3　设 $(X_1, X_2, \cdots, X_n)$ 是来自总体 $X \sim N(0, 1)$ 的一个样本，则称统计量：$\chi^2 = \sum_{i=1}^{n} X_i^2$ 所服从的分布是自由度为 n（n 指上式中所含独立变量的个数）的 χ^2 分布。记作：$\chi^2 \sim \chi^2(n)$

$\chi^2(n)$ 的概率密度函数为：
$$\chi^2(x, n) = \begin{cases} \dfrac{1}{2^{\frac{n}{2}}\Gamma\left(\frac{n}{2}\right)} x^{\frac{n}{2}-1} e^{-\frac{x}{2}} & x > 0 \\ 0 & x \leq 0 \end{cases}$$

其中：$\Gamma\left(\dfrac{n}{2}\right) = \displaystyle\int_0^{\infty} x^{\frac{n}{2}-1} e^{-x} dx$，$\Gamma\left(\dfrac{1}{2}\right) = \sqrt{\pi}$

显然，$\chi^2(x, n) \geq 0$，且 $\displaystyle\int_{-\infty}^{+\infty} \chi^2(x, n) dx = 1$，即符合密度函数性质。

事实上，$\chi^2 = \displaystyle\sum_{i=1}^{n} X_i^2 \sim \Gamma\left(\frac{n}{2}, \frac{1}{2}\right)$

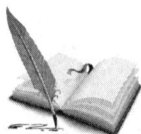

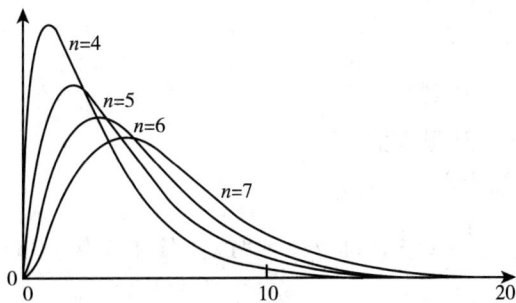

图 4 - 1

3. χ^2 分布的性质

（1）χ^2 分布的可加性。设 $\chi_1^2 \sim \chi^2 \ (n_1)$，$\chi_2^2 \sim \chi^2 \ (n_2)$，且 χ_1^2 与 χ_2^2 相互独立，则：

$$\chi_1^2 + \chi_2^2 \sim \chi^2 \ (n_1 + n_2)$$

（2）若 $\chi^2 \sim \chi^2 \ (n)$，则 $E \ (\chi^2) = n$，$D \ (\chi^2) = 2n$，

事实上，因为 $X_i \sim N \ (0, 1)$，则：$E \ (X_i^2) = D \ (X_i) = 1$，$D \ (X_i^2) = E \ (X_i^4) -$ $[E \ (X_i^2)]^2 = \dfrac{1}{\sqrt{2\pi}} \int_{-\infty}^{+\infty} x^4 e^{-\frac{x^2}{2}} dx - 1 = 3 - 1 = 2$，$i = 1, 2, \cdots, n$，所以 $E \ (\chi^2) = E$ $(\sum\limits_{i=1}^{n} X_i^2) = \sum\limits_{i=1}^{n} E \ (X_i^2) = n$；$D \ (\chi^2) = D \ (\sum\limits_{i=1}^{n} X_i^2) = \sum\limits_{i=1}^{n} D \ (X_i^2) = 2n$

定理 4 - 3 设 $(X_1, X_2, \cdots, X_n)$ 为来自总体 $X \sim N \ (\mu, \sigma^2)$ 的一个样本，μ，σ^2 为已知常数，则：

（1）统计量 $\chi^2 = \dfrac{1}{\sigma^2} \sum\limits_{i=1}^{n} (X_i - \mu)^2 \sim \chi^2 \ (n)$（当 $\mu = 0$ 时也成立）；

（2）样本均值 $\bar{x}$ 与样本方差 S^2 相互独立，且统计量

$$\frac{(n-1) \ S^2}{\sigma^2} = \frac{1}{\sigma^2} \sum_{i=1}^{n} (X_i - \bar{x})^2 \sim \chi^2 \ (n-1)$$

事实上若 $Y_i = \dfrac{X_i - \mu}{\sigma}$，则 $Y_i \sim N \ (0, 1)$，所以 $\chi^2 = \sum\limits_{i=1}^{n} Y_i^2 \sim \chi^2 \ (n)$。

（二）t 分布

定义 4 - 4 设 $X \sim N \ (0, 1)$，$Y \sim \chi^2 \ (n)$，且 X 与 Y 相互独立，则称随机变量：$T = \dfrac{X}{\sqrt{\dfrac{Y}{n}}}$ 所服从的分布是自由度为 n 的 t 分布，记为 $T \sim t \ (n)$，t 分布又称为学生（Student）分布。t 分布的概率密度函数为：$t \ (x, n) = \dfrac{\Gamma \ \left(\dfrac{n+1}{2}\right)}{\sqrt{n\pi} \cdot \Gamma \ \left(\dfrac{n}{2}\right)} \left(1 + \dfrac{x^2}{n}\right)^{-\frac{n+1}{2}}$，$-\infty < x < +\infty$。

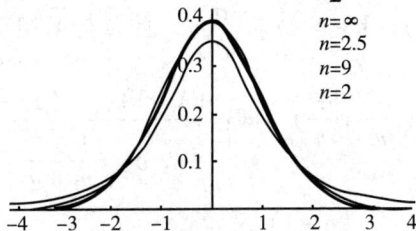

图 4 - 2

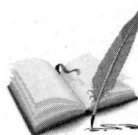

t 分布的特点（性质）

（1）$t(x, n)$ 关于 $x=0$ 对称；

（2）$t(x, n)$ 在 $x=0$ 达最大值；

（3）$t(x, n)$ 的 x 轴为水平渐近线；

（4）$\lim\limits_{x \to \infty} t(x, n) = \dfrac{1}{\sqrt{2\pi}} \mathrm{e}^{-\frac{x^2}{2}}$；即 $n \to \infty$ 时，t 分布 $\to N(0, 1)$，一般地，当 $n > 30$ 时，t 分布与 $N(0, 1)$ 非常接近；

（5）当 n 较小时，t 分布与 $N(0, 1)$ 有较大的差异，且对 $\forall t_0 \in R$ 有

$P\{|T| \geqslant t_0\} \geqslant P\{|X| \geqslant t_0\}$，其中 $X \sim N(0, 1)$；

即 t 分布的尾部比 $N(0, 1)$ 的尾部具有更大的概率。

（6）若 $T \sim t(n)$，则 $n > 1$ 时，$E(T) = 0$；$n > 2$ 时，$D(T) = \dfrac{n}{n-2}$；

定理 4 - 4　设 $(X_1, X_2, \cdots, X_n)$ 是来自总体 $X \sim N(\mu, \sigma^2)$ 的一个样本，则统计量：

$$T = \frac{(\overline{X} - \mu)}{S/\sqrt{n}} \sim t(n-1)$$

事实上，由 $\overline{X} \sim N\left(\mu, \dfrac{\sigma^2}{n}\right) \Rightarrow \dfrac{\overline{X} - \mu}{\dfrac{\sigma}{\sqrt{n}}} \sim N(0, 1)$，又 $\dfrac{(n-1)S^2}{\sigma^2} \sim \chi^2(n-1)$，且 $\overline{X}$ 与

S^2 相互独立，则 $\dfrac{\overline{X} - \mu}{\sigma}\sqrt{n}$ 与 $\dfrac{(n-1)}{\sigma^2}S^2$ 相互独立，由 t 分布的定义，所以

$$T = \frac{\dfrac{\overline{X} - \mu}{\sigma}\sqrt{n}}{\sqrt{\dfrac{(n-1)S^2}{\sigma^2}}} = \frac{(\overline{X} - \mu)}{S}\sqrt{n} \sim t(n-1)$$

定理 4 - 5　设 $(X_1, X_2, \cdots, X_m)$ 是来自总体 $X \sim N(\mu_1, \sigma^2)$ 的一个样本，$(Y_1, Y_2, \cdots, Y_n)$ 是来自总体 $Y \sim N(\mu_2, \sigma^2)$ 的一个样本，且它们是相互独立的，则统计量

$$T = \frac{(\overline{X} - \overline{Y}) - (\mu_1 - \mu_2)}{\sqrt{(m-1)S_m^2 + (n-1)S_n^2}} \sqrt{\frac{mn(m+n-2)}{m+n}} \sim t(m+n-2),$$

其中，$\overline{X} = \dfrac{1}{m} \sum\limits_{i=1}^{m} X_i$，$S_m^2 = \dfrac{1}{m-1} \sum\limits_{i=1}^{m} (X_i - \overline{X})^2$

$$\overline{Y} = \frac{1}{n} \sum_{i=1}^{n} Y_i, \quad S_n^2 = \frac{1}{n-1} \sum_{i=1}^{n} (Y_i - \overline{Y})^2$$

事实上，$\overline{X} \sim N\left(\mu_1, \dfrac{\sigma^2}{m}\right)$，$\overline{Y} \sim N\left(\mu_2, \dfrac{\sigma^2}{n}\right)$，且 $\overline{X}$ 与 $\overline{Y}$ 相互独立，所以：

$$\overline{X} - \overline{Y} \sim N\left(\mu_1 - \mu_2, \frac{\sigma^2}{m} + \frac{\sigma^2}{n}\right), \quad 即：\frac{(\overline{X} - \overline{Y}) - (\mu_1 - \mu_2)}{\sigma\sqrt{\dfrac{1}{m} + \dfrac{1}{n}}} \sim N(0, 1);$$

又 $\dfrac{(m-1)S_m^2}{\sigma^2} \sim \chi^2(m-1)$，$\dfrac{(n-1)S_n^2}{\sigma^2} \sim \chi^2(n-1)$，且它们相互独立，由 χ^2 分布的

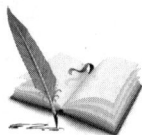

可加性，则 $\dfrac{(m-1)\,S_m^2}{\sigma^2}+\dfrac{(n-1)\,S_n^2}{\sigma^2}\sim\chi^2\;(m+n-2)$。由 t 分布的定义：

$$\frac{\dfrac{(\overline{X}-\overline{Y})-(\mu_1-\mu_2)}{\sigma\sqrt{\dfrac{1}{m}+\dfrac{1}{n}}}}{\sqrt{\dfrac{(m-1)\,S_m^2+(n-1)\,S_n^2}{\sigma^2}}{m+n-2}}=\frac{(\overline{X}-\overline{Y})-(\mu_1-\mu_2)}{\sqrt{(m-1)\,S_m^2+(n-1)\,S_n^2}}\sqrt{\frac{mn\,(m+n-2)}{m+n}}\sim t\;(m+n-2)$$

（三）F 分布

定义 4-5　设 $X\sim\chi^2\;(m)$，$Y\sim\chi^2\;(n)$，且 X 与 Y 相互独立，则称随机变量 $F=\dfrac{\dfrac{X}{m}}{\dfrac{Y}{n}}$ 所服

从的分布是自由度为 (m,n) 的 F 分布，记作：$F\sim F\;(m,n)$，

其中：m 为第一自由度，n 为第二自由度。

由定义，显然有：$\dfrac{1}{F}\sim F\;(n,m)$。

$F\;(m,n)$ 的概率密度函数为：

$$f\,(x;\,m,\,n)=\begin{cases}\dfrac{\Gamma\,\left(\dfrac{m+n}{2}\right)}{\Gamma\,\left(\dfrac{m}{2}\right)\Gamma\,\left(\dfrac{n}{2}\right)}\left(\dfrac{m}{n}\right)\left(\dfrac{m}{n}x\right)^{\frac{m}{2}-1}\left(1+\dfrac{m}{n}x\right)^{-\frac{m+n}{2}} & x>0\\[4mm]0 & x\leqslant 0\end{cases}$$

说明：先求出 (X,Y) 的联合密度函数 $f\,(x,y)$，再令 $U=X+Y$，$V=\dfrac{X}{Y}\cdot\dfrac{n}{m}$，求出 (U,V) 的联合 $f\,(u,v)$，注意到 U，V 独立，所以 V 的边缘密度函数，也即 F 的密度函数。

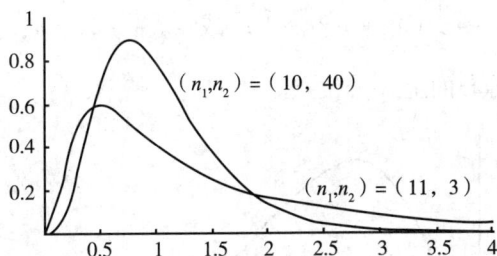

图 4-3

F 分布的性质（特点）如下。

（1）密度曲线不对称（偏态）；

（2）若 $\dfrac{X}{\sigma^2}\sim\chi^2\;(m)$，$\dfrac{Y}{\sigma^2}\sim\chi^2\;(n)$，且 X 与 Y 独立，则：$F=\dfrac{\dfrac{X}{m}}{\dfrac{Y}{n}}\sim F\;(m,n)$；

（3）若 $F\sim F\;(m,n)$，则 $\dfrac{1}{F}\sim F\;(n,m)$；

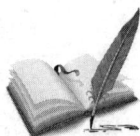

（4）当 $n>2$ 时，$E_F=\dfrac{n}{n-2}$；

当 $n>4$ 时，$E_{F^2}=\dfrac{n^2\ (m+2)}{(n-2)\ (n-4)}$，$D_F=\dfrac{n^2\ (2m+2n-4)}{m\ (n-2)^2\ (n-4)}$；

注：利用 $\Gamma_\alpha=\ (\alpha-1)\ \Gamma_{(\alpha-1)}$

定理 4-6 设 $(X_1,\ X_2,\ \cdots,\ X_m)$ 是来自总体 $X\sim N\ (\mu_1,\ \sigma_1^2)$ 的一个样本，$(Y_1,\ Y_2,\ \cdots,\ Y_n)$ 是来自总体 $Y\sim N\ (\mu_2,\ \sigma_2^2)$ 的一个样本，且它们是相互独立，则 $F=\dfrac{\sigma_2^2 S_1^2}{\sigma_1^2 S_2^2}\sim F\ (m-1,\ n-1)$，

事实上，$\dfrac{(m-1)\ S_1^2}{\sigma^2}\sim\chi^2\ (m-1)$，$\dfrac{(n-1)\ S_2^2}{\sigma^2}\sim\chi^2\ (n-1)$，由 F 分布的定义，则：

$$F=\dfrac{\dfrac{(m-1)\ S_1^2}{\sigma_1^2}/\ (m-1)}{\dfrac{(n-1)\ S_2^2}{\sigma_2^2}/\ (n-1)}=\dfrac{\sigma_2^2 S_1^2}{\sigma_1^2 S_2^2}\sim F\ (m-1,\ n-1),$$

其中，$S_1^2=\dfrac{1}{m-1}\displaystyle\sum_{i=1}^{n}\ (X_i-\overline{X})^2$；$S_2^2=\dfrac{1}{n-1}\displaystyle\sum_{i=1}^{n}\ (Y_i-\overline{Y})^2$

三、分位数与分位点

定义 4-6 设 $F\ (x)$ 为某变量的分布函数，$0<\alpha<1$，若有 x_α 使 $P\ \{X\leqslant x_\alpha\}\ =F\ (x_\alpha)=1-\alpha$，则称 x_α 为此概率分布的 $1-\alpha$ 分位数，或称为上 α 分位点。也简称为 α 分位点。

（1）$N\ (0,\ 1)$ 的 α 分位点 u_α 满足：$\displaystyle\int_{-\infty}^{u_\alpha}\dfrac{1}{\sqrt{2\pi}}e^{-\frac{x^2}{2}}dx=1-\alpha$。

（2）$\chi^2\ (n)$ 分布的 α 分位点 $\chi_\alpha^2\ (n)$ 满足：$\displaystyle\int_{-\infty}^{\chi_\alpha^2(n)}\chi^2\ (x,\ n)\ dx=1-\alpha$。

求 $\chi_\alpha^2\ (n)$ 的值，可通过查附表 3 完成。

当 $n\geqslant45$ 时，$\chi_\alpha^2\ (n)\ \approx\dfrac{1}{2}(u_\alpha+\sqrt{2n-1})^2$ 或 $\approx n+\sqrt{2n}\cdot u_\alpha$。

其中 u_α 是标准正态分布的上 α 分位点。

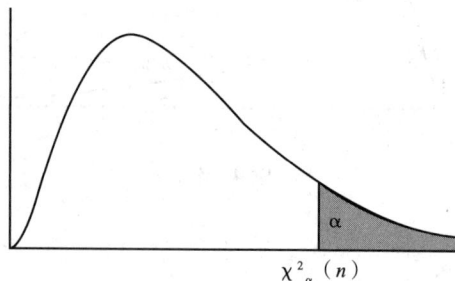

图 4-4

（3）$t\ (n)$ 分布的 α 分位数 $t_\alpha\ (n)$ 满足：$\displaystyle\int_{-\infty}^{t_\alpha(n)}t\ (x,\ n)\ dx=1-\alpha$，由附表 4 可查出其值。由于 $n>30$ 时，$t\ (n)$ 分布接近于 $N\ (0,\ 1)$，所以当 $n>30$ 时，可查 $N\ (0,\ 1)$ 分布分位数表，即此时 $t_\alpha\ (n)\ \approx u_\alpha$ 且满足：$-t_\alpha=t_{1-\alpha}$。

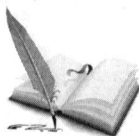

（4）$F(m, n)$ 分布的 α 分位数 $F_{\alpha}(m, n)$ 满足：$\int_{\infty}^{F_{\alpha}(m, n)} f(x; m, n) \mathrm{d}x = 1 - \alpha$，

由 $F(m, n)$ 分布性质，有：$F_{\alpha}(m, n) = \dfrac{1}{F_{1-\alpha}(n, m)}$。

例 4-6　设 $F \sim F(m, n)$，求 λ_1，λ_2，使得 $P\{X \leqslant \lambda_1\} = 0.01$，$P\{X > \lambda_2\} = 0.01$

解：$\lambda_1 = F_{0.99}(m, n)$，　$\lambda_2 = F_{0.01}(m, n)$

习题四

扫码"练一练"

一、填空题

1. 样本统计量是_____ 。

2. 抽样推断就是用样本信息推断_____ 。

3. 若自均值为 100，方差为 40 的无限总体中抽取容量为 90 的样本，试回答下列问题：

要求：

（1）样本均值为_____

（2）样本标准差为_____

（3）样本均值的抽样分布是_____

（4）样本均值超过 101 的概率是_____

4. 设 X_1，X_2，$\cdots$，X_n 为来自正态总体 $X \sim N(\mu, \sigma^2)$ 的样本，则

（1）样本均值 $\overline{X} =$ _____ ；（2）样本方差 $s^2 =$ _____ ；

（3）样本均值 $\overline{X} \sim$ _____ ；（4）$\dfrac{\overline{X} - \mu}{\sigma / \sqrt{n}} \sim$ _____ ；

（5）$\dfrac{(n-1)s^2}{\sigma^2} \sim$ _____ ；（6）$\dfrac{\overline{X} - \mu}{s / \sqrt{n}} \sim$ _____ ；

（7）$E\left(\dfrac{\overline{X} - \mu}{\sigma / \sqrt{n}}\right) =$ _____ ；（8）$D\left(\dfrac{\overline{X} - \mu}{\sigma / \sqrt{n}}\right) =$ _____ 。

二、单项选择题

1. 中心极限定理可保证在大量观察下（　　）。

　　A. 样本平均数趋近于总体平均数的趋势

　　B. 样本方差趋近于总体方差的趋势

　　C. 样本平均数分布趋近于正态分布的趋势

　　D. 样本比倒趋近于总体比例的趋势

2. 简单随机抽样的结果（　　）。

　　A. 完全由抽样方式所决定

　　B. 完全由随机因素决定

　　C. 完全由主观因素决定

　　D. 完全由客观因素决定

3. 总体的均值为 100，标准差为 20，从总体中抽取一个容量为 50 的样本，则样本均值的标准差为（　　）。

　　A. 2.83　　　　　　　B. 20　　　　　　　C. 30　　　　　　　D. 5

4. 中心极限定理表明，来自于任意分布的样本均值的分布为（　　）。

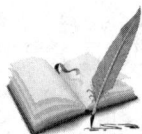

A. 正态分布   B. 标准正态分布

C. 只有大样本情况下为正态分布   D. 只有小样本情况下为正态分布

5. 某班同学某课程考试中的平均得分为 70，标准差为 3 分，从该班学生中随机抽取 36 名，并计算他们的平均成绩，则平均分超过 71 分的概率为（ ）。

    A. 0.1293   B. 0.4755   C. 0.0228   D. 0.3507

6. 总体均值为 10，标准差为 5。从该总体中抽取容量为 25 的随机样本，则样本均值的抽样分布为（ ）。

    A. $N(10, 1)$ B. $N(10, 5)$ C. $N(5, 1)$ D. $N(5, 5)$

7. 样本统计量的概率分布被称为（ ）。

    A. 抽样分布   B. 样本分布

    C. 总体分布   D. 正态分布

8. 假设总体为均匀分布，从该总体中抽取容量为 50 的样本，则样本均值的抽样分布（ ）。

    A. 服从均匀分布   B. 近似正态分布

    C. 可能服从正态分布   D. 无法确定

9. 下四分位数是处于数据（ ）位置的值。

    A. 50%   B. 40%

    C. 80%   D. 25%

10. 设 $X_1, X_2, \cdots, X_n$ 为来自正态总体 $X \sim N(\mu, \sigma^2)$ 的样本，其中 μ 已知，但 σ^2 未知，则下列各式中（ ）不是统计量。

    A. $\sum\limits_{i=1}^{n} (X_i - \mu)^2$ B. $\sum\limits_{i=1}^{n} \dfrac{(X_i - \mu)^2}{\sigma}$

    C. $\sum\limits_{i=1}^{n} (X_i - \overline{X})^2$ D. $\sum\limits_{i=1}^{n} X_i^2$

三、简答题

1. 总体的概念应该怎样理解？

2. 什么是简单随机样本？如何抽样能获得简单随机样本？

3. 在调查人群中去电影院看电影的比例时，调查者只询问了正要进入某电影院的 10 个人，这是一个简单随机样本吗？为什么？

4. 举例说明总体、样本和样本值的关系。

5. 什么是统计量？为什么要引入统计量？为什么要求统计量中不含未知参数？

四、计算题

1. 在研究某种植物的生长率时，出于收集数据的目的，一个植物学家计划用 25 株植物构成一个简单随机样本。分析这些植物生长率数据后，该植物学家认为均值的标准误差太大，现在要将其减少一半，该植物学家应该用多大容量的样本？

2. 某灯泡厂生产的灯泡的平均寿命为 2000h，标准差为 250h。经过革新采用新工艺，使平均寿命提高到 2250h，标准差不变。为了确认这一改革成果，上级部门派人前来检查，办法如下：任意挑选若干只灯泡，如果这些灯泡的平均寿命超过 2200h，就正式承认改革有效，批准采用新工艺。问样本容量至少应该取多大才能保证批准采用新工艺的概率不小于 99%？

（何兰）

第五章　参数估计

上一章，我们讲了统计学的基本概念，从这一章开始，我们研究数理统计的重要内容之一即统计推断。

所谓统计推断，就是根据从总体中抽取得到的一个随机样本对总体进行分析和推断。即由样本来推断总体，或者由部分推断总体——这就是数理统计学的核心内容。它的基本问题包括两大类问题，一类是估计理论；另一类是假说。而估计理论又分为参数估计与非参数估计，参数估计又分为点估计和区间估计两种。这里我们主要研究参数估计这一部分内容。

第一节　参数估计的概念

统计推断的目的，是由样本推断出总体的具体分布特征，一般来说，要想得到总体的精确分布，是十分困难的，只有在样本容量 n 充分大时，经验分布函数 $F_n(x) \to F(x)$（以概率1）。但在实际问题中，并不容许 n 很大。而由第二章的中心极限定理，可以断定在某些条件下的分布为正态分布，也就是说，首先根据样本值，对总体分布的类型作出判断和假设，从而得到总体的分布类型，其中含有一个或 n 个未知参数；其次，对另外一些并不关心其分布类型的统计推断问题，只关心总体的某些数字特征，如期望、方差等，通常把这些数学数字特征也称为参数。这时，抽样的目的就是为了估计出这些未知的参数。

例 5-1　设某总体 $X \sim p(\lambda)$，试由样本 $(X_1, X_2, \cdots, X_n)$ 来估计参数 λ。

例 5-2　设某总体 $X \sim N(\mu, \sigma^2)$，试由样本 $(X_1, X_2, \cdots, X_n)$ 来估计参数 μ, σ^2。

定义 5-1　所谓参数估计，是指从样本 $(X_1, X_2, \cdots, X_n)$ 中提取有关总体 X 的信息，即构造样本的函数——统计量 $g(X_1, X_2, \cdots, X_n)$，然后用样本值代入，求出统计量的值 $g(x_1, x_2, \cdots, x_n)$，用该值来作为参数的估计。

此时，又把统计量 $g(x_1, x_2, \cdots, x_n)$ 称为参数的估计量，包括点估计和区间估计。

（1）所谓点估计，是指对总体分布中的参数 θ，根据样本 $(X_1, X_2, \cdots, X_n)$ 及样本值 $(x_1, x_2, \cdots, x_n)$，构造一统计量 $g(X_1, X_2, \cdots, X_n)$，若将 $g(x_1, x_2, \cdots, x_n)$ 作为 θ 的估计值，则称 $g(x_1, x_2, \cdots, x_n)$ 为 θ 的点估计值，简称点估计。记为 $\hat{\theta} = g(x_1, x_2, \cdots, x_n)$。

（2）区间估计：指对总体中的一维参数 θ，构造两个统计量：

$\hat{\theta}_1 = g_1(X_1, X_2, \cdots, X_n)$

$\hat{\theta}_2 = g_2(X_1, X_2, \cdots, X_n)$

使得待估参数以较大的概率落在 $[\hat{\theta}_1, \hat{\theta}_2]$ 内，此时，称 $[\hat{\theta}_1, \hat{\theta}_2]$ 为 θ 的区间估计。

第二节　点估计量的求法

点估计量的求解方法很多，这里主要介绍矩估计法和极大似然估计法。除了这两种方法之外，还有 Bayes 方法和最小二乘法等。

一、参数的矩估计法

矩估计法是一种古老的估计方法（K. Pearson 提出）。大家知道，矩是描写随机变量的

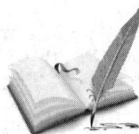

最简单的数字特征。样本来自于总体，从前面可以看到样本矩在一定程度上也反映了总体矩的特征，因而自然想到用样本矩作为总体矩的估计。

定义 5-2　假设总体 X 的分布函数为 $F(x; \theta_1, \theta_2, \cdots, \theta_k)$，其中 $\theta = (\theta_1, \theta_2, \cdots, \theta_k)$ 为待估参数，$(X_1, X_2, \cdots, X_n)$ 是来自 X 的一个样本，假设总体的各阶矩总是存在的，一般说来，它们都是 $\theta = (\theta_1, \theta_2, \cdots, \theta_k)$ 的函数，据中心极限定理，样本矩：$A_k = \frac{1}{n}\sum_{i=1}^{n} X_i^k$ 依概率收敛于总体矩 $m_k = EX^k = \int_{-\infty}^{+\infty} x^k \mathrm{d}F(x; \theta_1, \theta_2, \cdots, \theta_k)$；相应的，样本矩的连续函数也依概率收敛于总体矩的连续函数，因此，可以用样本矩作为相应的总体矩的估计量，而以样本矩的连续函数作为相应的总体矩的连续函数的估计量，把这种估计方法称为矩估计法。

具体作法是：令 $m_l = A_l$，$l = 1, 2, \cdots, k$，这是一个包含 k 个未知数 $\theta = (\theta_1, \theta_2, \cdots, \theta_k)$ 的联立方程组。一般来说，我们可以从中解出 $\theta = (\theta_1, \theta_2, \cdots, \theta_k)$ 的一组解 $\hat{\theta} = (\hat{\theta}_1, \hat{\theta}_2, \cdots, \hat{\theta}_k)$，然后用这个方程组的解 $\hat{\theta}_1, \hat{\theta}_2, \cdots, \hat{\theta}_k$ 分别作为 $\theta_1, \theta_2, \cdots, \theta_k$ 的估计量，这种估计量称为矩估计量，矩估计量的观察值称为矩估计值。

例 5-3　设总体 X 的均值 μ 及方差 σ^2 都存在但均未知，且有 $\sigma^2 > 0$，又设 $(X_1, X_2, \cdots, X_n)$ 是来自总体 X 的一个样本，试求 μ，σ^2 的矩估计量。

解：因为 $\begin{cases} m_1 = E(X) = \mu \\ m_2 = E(X^2) = D(X) + [E(X)]^2 = \sigma^2 + \mu^2 \end{cases}$ 令 $\begin{cases} \mu = A_1 \\ \sigma^2 + \mu^2 = A_2 \end{cases}$

$\Rightarrow \begin{cases} \mu = A_1 \\ \sigma^2 = A_2 - A_1^2 \end{cases}$ 所以得 $\begin{cases} \hat{\mu} = \overline{X} \\ \hat{\sigma}^2 = \frac{1}{n}\sum_{i=1}^{n}(X_i^2) - \overline{X}^2 = \frac{1}{n}\sum_{i=1}^{n}(X_i - \overline{X})^2 \end{cases}$

上述结果表明：总体均值与方差的矩估计量的表达式不会因总体的分布不同而异；同时，我们又注意到，总体均值是用样本均值来估计的，而总体方差（即总体的二阶中心矩）却不是用样本方差来估计的，而是用样本二阶中心矩来估计。那么，能否用 S^2 来估计 σ^2 呢？能的话，S^2 与 B_2 哪个更好？后面将再作详细讨论。

这样看来，虽然矩估计法计算简单，不管总体服从什么分布，都能求出总体矩的估计量，但它仍然存在着一定的缺陷：对于一个参数，可能会有多种估计量。比如下面的例子：

例 5-4　设 $X \sim p(k, \lambda)$，λ 未知，$(X_1, X_2, \cdots, X_n)$ 是 X 的一个样本，求 $\hat{\lambda}$。

$E(X) = \lambda$，$D(X) = \lambda$

所以 $E(X) = \lambda \Rightarrow \hat{\lambda} = \overline{X}$　　$D(X) = \lambda \Rightarrow \hat{\lambda} = \frac{1}{n}\sum_{i=1}^{n}(X_i - \overline{X})^2$

由以上可看出，显然 $\overline{X}$ 与 $\frac{1}{n}\sum_{i=1}^{n}(X_i - \overline{X})^2$ 是两个不同的统计量，但都是 λ 的点估计量。这样，就会给应用带来不便，为此，提出了以下的改进的方法。

二、极大似然估计法

极大似然估计法由 R. A. Fisher 提出。

1. 似然函数

定义 5-3　设总体 X 的分布密度函数为 $f(x_i; \theta)$ 或分布律为 $p(x_i; \theta)$，其中 $\theta = (\theta_1, \theta_2, \cdots, \theta_k)$ 为待估参数，$(X_1, X_2, \cdots, X_n)$ 是来自总体 X 的一个样本，则称 $(X_1,$

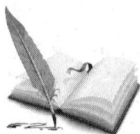

X_2，$\cdots$，X_n）的联合分布密度函数（或联合分布律）为样本的似然函数，记为 $L(\theta)$。

$$即\ L(\theta) = \prod_{i=1}^{n} f(x_i, \theta)$$

2. 极大似然估计法　这种方法的基本思想是利用"概率最大的事件最可能出现"这一直观想法，就是对 $L(\theta)$ 固定样本观察值 x_i（$i = 1, 2, 3\cdots\cdots n$），在 θ 的可能取值范围 Θ 内选择参数 $\tilde{\theta} = (\tilde{\theta}_1, \tilde{\theta}_2, \cdots, \tilde{\theta}_k)$，使 $L(\theta)$ 达到最大值，然后用 $\tilde{\theta}$ 作为参数 θ 的估计值。

即：选择使得样本出现概率最大的那个 $\tilde{\theta}$ 作为 θ 的估计值。为此我们引入：

定义 5 – 4　若统计量 $\tilde{\theta}_1(X_1, X_2, \cdots, X_n)$，$\tilde{\theta}_2(X_1, X_2, \cdots, X_n)$，$\cdots$，$\tilde{\theta}_k(X_1, X_2, \cdots, X_n)$ 满足条件：$L(\tilde{\theta}_1, \tilde{\theta}_2, \cdots, \tilde{\theta}_n) = \sup\limits_{\theta \in \Theta} L(\theta_1, \theta_2, \cdots, \theta_n)$

则称 $\tilde{\theta} = (\tilde{\theta}_1, \tilde{\theta}_2, \cdots, \tilde{\theta}_k)$ 为 θ 的极大似然估计，相应的统计量观察值 $\tilde{\theta}_i(x_1, x_2, \cdots, x_n)$　$i = 1, 2, \cdots k$ 称为 θ 的极大似然估计量。

注：这里 $\tilde{\theta} \in \Theta$ 与样本值 $(x_1, x_2, \cdots, x_n)$ 无关。

这样，将原来求参数的极大似然估计问题转化为求似然函数 $L(\theta)$ 的最大值问题，据似然函数的特点，常把它变为如下形式：

$$\ln L(\theta) = \sum_{i=1}^{n} \ln f(x_i; \theta)$$

上式称为对数似然函数。由高等数学知：$L(\theta)$ 与 $\ln L(\theta)$ 的最大值点相同，若 $L(\theta)$ 对 $\theta = (\theta_1, \theta_2, \cdots, \theta_k)$ 可导，则令 $\dfrac{\partial \ln L(\theta)}{\partial \theta_i} = 0$，$i = 1, 2, \cdots, k$，求解得：

$\tilde{\theta} = \tilde{\theta}(X_1, X_2, \cdots, X_n)$，一般来讲，它就是 θ 的极大似然估计。

例 5 – 5　设 $X \sim B(1, p)$，$(X_1, X_2, \cdots, X_n)$ 是 X 的一个样本，求参数 p 的极大似然估计量。

解：设 $(x_1, x_2, \cdots\cdots x_n)$ 是样本 $(X_1, X_2, \cdots, X_n)$ 的一个样本值，总体 X 的分布律为：$P\{X = x\} = p^x(1-p)^{1-x}$，$x = 0, 1$

则似然函数为 $L(p) = \prod_{i=1}^{n} p^{x_i}(1-p)^{1-x_i} = p^{\sum\limits_{i=1}^{n} x_i}(1-p)^{n-\sum\limits_{i=1}^{n} x_i}$

而 $\ln L(p) = \left(\sum\limits_{i=1}^{n} x_i\right)\ln p + \left(n - \sum\limits_{i=1}^{n} x_i\right)\ln(1-p)$

令 $[\ln L(p)]' = \dfrac{\sum\limits_{i=1}^{n} x_i}{p} + \dfrac{(n - \sum\limits_{i=1}^{n} x_i)}{(p-1)} = 0$

得 p 的极大似然估计为：$\tilde{p} = \dfrac{1}{n}\sum\limits_{i=1}^{n} X_i = \overline{X}$，

从而 p 的极大似然估计量为：$\tilde{p} = \dfrac{1}{n}\sum\limits_{i=1}^{n} x_i = \overline{X}$

例 5 – 6　设 $X \sim N(\mu, \sigma^2)$，μ，σ 未知，$(X_1, X_2, \cdots, X_n)$ 为 X 的一个样本。$(x_1, x_2, \cdots, x_n)$ 是 X 的一个样本值，求 μ，σ 的极大似然估计量。

解：$\because X \sim f(x; \mu, \sigma) = \dfrac{1}{\sqrt{2\pi}\sigma}e^{-\frac{(x-\mu)^2}{2\sigma^2}}$　$x \in R$

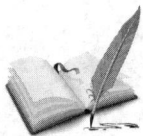

所以似然函数为：$L(\mu, \sigma^2) = \prod_{i=1}^{n} \frac{1}{\sqrt{2\pi}\sigma} e^{-\frac{(x_i-\mu)^2}{2\sigma^2}} = (2\pi\sigma^2)^{-\frac{n}{2}} e^{-\frac{1}{2\sigma^2}\sum_{i=1}^{n}(x_i-\mu)^2}$

取对数：$\ln L(\mu, \sigma^2) = -\frac{n}{2}(\ln 2\pi + \ln \sigma^2) - \frac{1}{2\sigma^2}\sum_{i=1}^{n}(x_i-\mu)^2$

分别对 μ，σ^2 求导数：

$$\begin{cases} \frac{\partial}{\partial \mu}(\ln L) = \frac{1}{\sigma^2}\sum_{i=1}^{n}(x_i-\mu) = 0 \\ \frac{\partial}{\partial \sigma^2}(\ln L) = -\frac{n}{2\sigma^2} + \frac{1}{2\sigma^4}\sum_{i=1}^{n}(x_i-\mu)^2 = 0 \end{cases}$$

由 $\mu = \frac{1}{n}\sum_{i=1}^{n}X_i = \overline{X}$，代入上式 $\Rightarrow \sigma^2 = \frac{1}{n}\sum_{i=1}^{n}(X_i-\mu)^2 = \frac{1}{n}\sum_{i=1}^{n}(X_i-\overline{X})^2$

$\therefore \mu$，σ^2 的极大似然估计量分别为：

$$\tilde{\mu} = \frac{1}{n}\sum_{i=1}^{n}x_i = \overline{X}; \quad \tilde{\sigma}^2 = \frac{1}{n}\sum_{i=1}^{n}(x_i-\overline{X})^2$$

例 5-7 设 $X \sim U[a, b]$，a，b 未知，求 a，b 的极大似然估计。

解：设 $(X_1, X_2, \cdots, X_n)$ 为来自总体 X 的一样本，由于

$$f(x) = \begin{cases} \frac{1}{b-a}, & a \leq x \leq b \\ 0, & \text{其他} \end{cases}$$

则似然函数为：$L(a, b) = \begin{cases} \frac{1}{(b-a)^n} & a \leq x_1, x_2, \cdots, x_n \leq b \\ 0 & \text{其他} \end{cases}$

$\because L(a, b)$ 有不可导点，则不能用似然方程的方法求极大似然估计，可用直接观察法：

记 $X_{(1)} = \min_{1 \leq i \leq n} X_i$，$X_{(n)} = \max_{1 \leq i \leq n} X_i$，有 $a \leq x_1, x_2, \cdots, x_n \leq b \Leftrightarrow a \leq x_{(1)}$，$x_{(n)} \leq b$

则对于满足条件：$a \leq x_{(1)}$，$x_{(n)} \leq b$ 的任意 a，b 有 $L(a, b) = \frac{1}{(b-a)^n}$

$\leq \frac{1}{(x_{(n)}-x_{(1)})^n}$

即 $L(a, b)$ 在 $a = x_{(1)}$，$b = x_{(n)}$ 时取得最大值 $L_{\max}(a, b) = \frac{1}{(x_{(n)}-x_{(1)})^n}$

故 a，b 的极大似然估计为 $\tilde{a} = X_{(1)}$ $\tilde{b} = X_{(n)}$

极大似然估计量有如下的性质：

设 θ 的函数 $u = u(\theta)$，$\theta \in \Theta$，具有单值反函数 $\theta = \theta(u)$。又设 $\tilde{\theta}$ 是 X 的密度函数 $f(x; \theta)$（形式已知）中参数 θ 的极大似然估计，则 $\tilde{\mu} = u(\tilde{\theta})$ 是 $u(\theta)$ 的极大似然估计。

例如，例 5-6 中得到 σ^2 的极大似然估计为 $\tilde{\sigma}^2 = \frac{1}{n}\sum_{i=1}^{n}(X_i-\overline{X})^2$ 而 $\mu = \mu(\sigma^2) = \sqrt{\sigma^2}$ 具有单值反函数 $\sigma^2 = \mu^2$ $(\mu > 0)$ 据上述性质有：

标准差 σ 的极大似然估计为 $\tilde{\sigma} = \sqrt{\tilde{\sigma}^2} = \sqrt{\frac{1}{n}\sum_{i=1}^{n}(X_i-\overline{X})^2}$

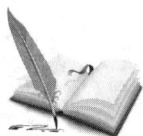

例 5 – 8（过敏反应比例的测定） 为了弄清人体对某种新药有多大比例的过敏反应，对 2000 人进行了调查。有 17 人呈过敏反应，其他人都正常，应如何估计过敏反应的人所占比例？

解：这个比例时客观存在的常数，用 θ 表示它，其取值在 $(0，1)$ 内。随机抽查一个人进行测试，此人有过敏反应的概率是 θ 无过敏反应的概率是 $1 - \theta$。令 X 表示测试一人"有过敏反应"发生的次数，X 具有 $0 - 1$ 分布。测试 2000 人，可看作是从 $0 - 1$ 分布中抽取容量为 2000 的样本 $X_1，X_2，\cdots，X_{2000}$，总体的分布是

$$f(x，\theta) = \theta^x (1 - \theta)^{1-x}，x = 0，1。$$

似然函数是

$$L(\theta) = \prod_{i=1}^{2000} \theta^{x_i}(1 - \theta)^{1-x_i} = \theta^{2000\bar{x}}(1 - \theta)^{2000(1-\bar{x})} \qquad \left(\bar{x} = \frac{1}{2000}\sum_{i=1}^{2000} x_i\right)$$

对 $L(\theta)$ 取对数，再对 θ 求导，并令导数为 0，得方程

$$\frac{\mathrm{d}\ln L(\theta)}{\mathrm{d}\theta} = \frac{2000}{\theta}\bar{x} - \frac{2000}{1 - \theta}(1 - \bar{x}) = 0$$

解方程，得 θ 的最大似然估计量 $\hat{\theta} = \bar{x} = \frac{1}{2000}\sum_{i=1}^{2000} x_i$。

注意到 x_i 只取 0 和 1，因此 $\sum_{i=1}^{2000} x_i$ 就是 2000 个人中"有过敏反应"的人数。由假设知 $\sum_{i=1}^{2000} x_i = 17$，因此 θ 的最大似然估计值为：

$$\hat{\theta} = \frac{17}{2000} = 0.0085 = 0.85\%。$$

这里的结论实际上就是用频率估计概率。

用频率估计概率，不用上面的方法也能想到，何必花如此大的周折，求似然函数，对数似然函数，再求导等，才得到这么明显的结论？事实上，实际中遇到的问题大多数都不像本例这么简单，单凭直觉是难以估计的。而最大似然估计法对每一个问题，不论分布形式如何，参数有多少个，都能用统一的方法，按一定的步骤求出估计。对本例这种简单情形，用最大似然估计法导出的估计与人们的直觉是一致的，这表明最大似然估计的确反映了比人们的直觉更深刻的统计规律，是由经验上升到理性认识。

第三节 估计量的评判标准

从上一节得到：对于同一参数，用不同的估计方法求出的估计量可能不相同，用相同的方法也可能得到不同的估计量。也就是说，同一参数可能具有多种估计量，而且，原则上讲，任何统计量都可以作为未知参数的估计量。那么采用哪一个估计量为好呢？这就涉及估计量的评价问题。而判断估计量好坏的标准是：有无系统偏差；波动性的大小；伴随样本容量的增大是否是越来越精确。这就是估计的无偏性，有效性和相合性。

一、无偏性

设 $\hat{\theta}$ 是未知参数 θ 的估计量，则 $\hat{\theta}$ 是一个随机变量，对于不同的样本值就会得到不同的估计值，我们总希望估计值在 θ 的真实值左右徘徊，而其数学期望恰等于 θ 的真实值，这就产生了无偏性这个标准。

定义 5 – 5 设 $\hat{\theta} = \hat{\theta}(X_1，X_2，\cdots，X_n)$ 是未知参数 θ 的估计量，若 $E(\hat{\theta})$ 存在，且

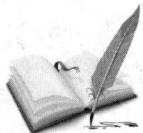

对 $\forall \theta \in \Theta$ 有 $E(\hat{\theta}) = \theta$，则称 $\hat{\theta}$ 是 θ 的无偏估计量，称 $\hat{\theta}$ 具有无偏性。

在科学技术中，$E(\hat{\theta}) - \theta$ 称为以 $\hat{\theta}$ 作为 θ 的估计的系统误差，无偏估计的实际意义就是无系统误差。

例 5 - 9 设总体 X 的 k 阶中心矩 $m_k = E(X^k)$ $(k \geqslant 1)$ 存在，$(X_1, X_2, \cdots, X_n)$ 是 X 的一个样本，证明：不论 X 服从什么分布，$A_k = \dfrac{1}{n} \sum\limits_{i=1}^{n} X_i^{\ k}$ 是 m_k 的无偏估计。

证明：$\because X_1, X_2, \cdots X_n$ 与 X 同分布，$\therefore E(X_i^k) = E(X^k) = m_k$，$i = 1, 2, \cdots, n$

$\therefore E(A_k) = \dfrac{1}{n} \sum\limits_{i=1}^{n} E(X_i^k) = m_k$。特别，不论 X 服从什么分布，只要 $E(X)$ 存在，$\overline{X}$ 总是 $E(X)$ 的无偏估计。

例 5 - 10 设总体 X 的 $E(X) = \mu$，$D(X) = \sigma^2$ 都存在，且 $\sigma^2 > 0$，若 μ, σ^2 均为未知，则 σ^2 的估计量 $\hat{\sigma}^2 = \dfrac{1}{n} \sum\limits_{i=1}^{n} (X_i - \overline{X})^2$ 是有偏的。

证明：$\because \hat{\sigma}^2 = \dfrac{1}{n} \sum\limits_{i=1}^{n} (X_i - \overline{X})^2 = \dfrac{1}{n} \sum\limits_{i=1}^{n} X_i^{\ 2} - \overline{X}^2 = A_2 - \overline{X}^2$

$\therefore E(\hat{\sigma}^2) = E(A_2) - E(\overline{X}^2)$，而 $E(A_2) = \sigma^2 + \mu^2$，$E(\overline{X}^2) = D(\overline{X}) - [E(\overline{X})]^2 = \dfrac{\sigma^2}{n} + \mu^2$，$E(\hat{\sigma}^2) = \sigma^2 - \dfrac{\sigma^2}{n} = \dfrac{n-1}{n} \sigma^2$。

若在 $\hat{\sigma}^2$ 的两边同乘以 $\dfrac{n}{n-1}$，则所得到的估计量就是无偏了。

即 $E\left(\dfrac{n}{n-1} \hat{\sigma}^2\right) = \dfrac{n}{n-1} E(\hat{\sigma}^2) = \sigma^2$，

而 $\dfrac{n}{n-1} \hat{\sigma}^2$ 恰恰就是样本方差 $S^2 = \dfrac{1}{n-1} \sum\limits_{i=1}^{n} (X_i - \overline{X})^2$

可见，S^2 可以作为 σ^2 的估计，而且是无偏估计。因此，常用 S^2 作为方差 σ^2 的估计量。从无偏的角度考虑，S^2 比 B_2 作为 $\hat{\sigma}^2$ 的估计好。

在实际应用中，对整个系统（整个实验）而言无系统偏差，就一次实验来讲，$\hat{\theta}$ 可能偏大也可能偏小，实质上并说明不了什么问题，只是平均来说它没有偏差。所以无偏性只有在大量的重复实验中才能体现出来；另一方面，我们注意到：无偏估计只涉及一阶矩（均值），虽然计算简便，但是往往会出现一个参数的无偏估计有多个，而无法确定哪个估计量好。例如：

例 5 - 11 设总体 $X \sim P(\theta)$，密度为 $p(x; \theta) = \begin{cases} \dfrac{1}{\theta} e^{-\frac{x}{\theta}} & x > 0 \\ 0 & \text{其他} \end{cases}$ 其中 $\theta > 0$ 为未知，

又 $(X_1, X_2, \cdots, X_n)$ 是 X 的一样本，则 $\overline{X}$ 和 $nZ = n[\min\{X_1, X_2, \cdots, X_n\}]$ 都是 θ 的无偏估计。

证明：$\because E(\overline{X}) = E(X) = \theta$，$\therefore \overline{X}$ 是 θ 的无偏估计

而 $Z = \min\{X_1, X_2, \cdots, X_n\}$ 则服从参数为 $\dfrac{\theta}{n}$ 的指数分布，其密度为

$$f_{\min}(x; \theta) = \begin{cases} \dfrac{n}{\theta} e^{-\frac{nx}{\theta}} & x > 0 \\ 0 & \text{其他} \end{cases} \qquad \therefore E(Z) = \dfrac{\theta}{n}, \Rightarrow E(nZ) = \theta$$

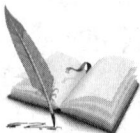

即 nZ 是 θ 的无偏估计。事实上，$(X_1, X_2, \cdots, X_n)$ 中的每一个均可作为 θ 的无偏估计。

那么，究竟哪个无偏估计更好、更合理，这就看哪个估计量的观察值更接近真实值的附近，即估计量的观察值更密集的分布在真实值的附近。我们知道，方差是反映随机变量取值的分散程度。所以无偏估计以方差最小者为最好、最合理。为此引入了估计量的有效性概念。

二、有效性

定义 5-6 设 $\hat{\theta}_1 = \hat{\theta}_1(X_1, X_2, \cdots, X_n)$ 与 $\hat{\theta}_2 = \hat{\theta}_2(X_1, X_2, \cdots, X_n)$ 都是 θ 的无偏估计量，若有 $D(\hat{\theta}_1) < D(\hat{\theta}_2)$，则称 $\hat{\theta}_1$ 比 $\hat{\theta}_2$ 有效。

例 5-12 在例 5-11 中，由于 $D(X) = \theta^2 \therefore D(\overline{X}) = \dfrac{\theta^2}{n}$ 又 $D(Z) = \dfrac{\theta^2}{n^2} \therefore D(nZ) = \theta^2$

当 $n > 1$ 时，显然有 $D(\overline{X}) < D(nZ)$，故 $\overline{X}$ 较 nZ 有效。进一步有：

定义 5-6 设 $\hat{\theta}_0$ 是 θ 的一个无偏估计量，若对 $\forall \theta$ 的无偏估计 $\hat{\theta}$ 都有：$D(\hat{\theta}_0) \leqslant D(\hat{\theta})$

则称 $\hat{\theta}_0$ 为 θ 的最小方差无偏估计。

三、相合性（一致性）

关于无偏性和有效性是在样本容量固定的条件下提出的，即，我们不仅希望一个估计量是无偏的，而且是有效的，自然希望伴随样本容量的增大，估计值能稳定于待估参数的真值，为此引入相合性概念。

定义 5-7 设 $\hat{\theta}$ 是 θ 的估计量，若对 $\forall \theta \in \Theta$，有 $\lim\limits_{n \to \infty} p\{|\hat{\theta} - \theta| < \varepsilon\} = 1$，则称 $\hat{\theta}$ 是 θ 的相合估计量（或称一致性估计量）。

例如在任何分布中，$\overline{X}$ 是 $E(x)$ 的相合估计；而 s^2 与 B_2 都是 $D(x)$ 的相合估计。

不过，一致性只有在 n 相当大时，才能显示其优越性，而在实际中，往往很难达到，因此，在实际工作中，关于估计量的选择要视具体问题而定。

第四节 区间估计

从点估计中，我们知道：若只是对某个未知的总体参数 θ 的值进行统计推断，那么点估计是一种很有用的形式，即只要得到样本观测值 $(x_1, x_2 \cdots, x_n)$，点估计值 $\hat{\theta}(x_1, x_2 \cdots, x_n)$ 能给我们对 θ 的值有一个明确的数量概念。但是 $\hat{\theta}(x_1, x_2 \cdots\cdots x_n)$ 仅仅是 θ 的一个近似值，它并没有反映出这个近似值的误差范围，这对实际工作都来说是不方便的，而区间估计正好弥补了点估计的这个缺陷。前面我们知道：区间估计是指由两个取值于 Θ 的统计量 $\hat{\theta}_1$，$\hat{\theta}_2$ 组成一个区间，对于一个具体问题得到的样本值之后，便给出了一个具体的区间 $[\hat{\theta}_1, \hat{\theta}_2]$，使参数 θ 尽可能地在该区间内。

事实上，由于 $\hat{\theta}_1$，$\hat{\theta}_2$ 是两个统计量，所以 $[\hat{\theta}_1, \hat{\theta}_2]$ 实际上是一个随机区间，它覆盖 θ（即 $\theta \in [\hat{\theta}_1, \hat{\theta}_2]$）就是一个随机事件，而这个随机事件的概率就反映了这个区间估计的可

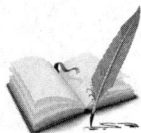

信程度；另一方面，区间长度 $\hat{\theta}_2 - \hat{\theta}_1$ 也是一个随机变量，$E(\hat{\theta}_2 - \hat{\theta}_1)$ 反映了区间估计的精确程度。我们自然希望反映可信程度的概率越大越好，反映精确程度的区间长度越小越好。但在实际问题，二者常常不能兼顾。为此，这里引入置信区间的概念，并给出在一定可信程度的前提下求置信区间的方法，使区间的平均长度最短。

定义 5-8　设总体 X 的分布函数 $F(x；\theta)$ 含有未知参数 θ，$(X_1, X_2\cdots, X_n)$ 是来自 X 的一个样本，对于给定的 $\alpha (0 < \alpha < 1)$，若由样本确定的两个统计量 $\underline{\theta}_1 (X_1, X_2\cdots, X_n)$ 和 $\overline{\theta}_2 (X_1, X_2\cdots, X_n)$ 满足：

$$P \{\underline{\theta}_1 \leq \theta \leq \overline{\theta}_2\} = 1 - \alpha$$

则称：$[\underline{\theta}_1, \overline{\theta}_2]$ 为 θ 的置信度为 $1-\alpha$ 的置信区间，$1-\alpha$ 称为置信度或置信水平，$\underline{\theta}_1$ 称为置信下限，$\overline{\theta}_2$ 称为置信上限。

定义中，上式的意义在于：若反复抽样多次，每个样本值确定一个区间 $[\underline{\theta}, \overline{\theta}]$，每个这样的区间要么包含 θ 的真值，要么不包含 θ 的真值，据 Bernoulli 大数定律，在这样多的区间中，包含 θ 真值的约占 $1-\alpha$，不包含 θ 真值的约仅占 α，比如，$\alpha = 0.005$，反复抽样 1000 次，则得到的 1000 个区间中不包含 θ 真值的区间仅为 5 个。

例 5-13　设总体 $X \sim N(\mu, \sigma^2)$，σ^2 为已知，μ 为未知，$(X_1, X_2\cdots, X_n)$ 是来自 X 的一个样本，求 μ 的置信度为 $1-\alpha$ 的置信区间。

解：由前知：$\overline{X}$ 是 μ 的无偏估计，且有 $U = \dfrac{\overline{X} - \mu}{\sigma / \sqrt{n}} \sim N(0, 1)$

据标准正态分布的 α 分位点的定义有：$P \{|U| \leq u_{\frac{\alpha}{2}}\} = 1 - \alpha$

即：$p \{\overline{X} - \dfrac{\sigma}{\sqrt{n}} u_{\frac{\alpha}{2}} \leq U \leq \overline{X} + \dfrac{\alpha}{\sqrt{n}} u_{\frac{\alpha}{2}}\} = 1 - \alpha$

所以 U 的置信度为 $1-\alpha$ 的置信区间为：

$[\overline{X} - \dfrac{\sigma}{\sqrt{n}} u_{\frac{\alpha}{2}}, \overline{X} + \dfrac{\sigma}{\sqrt{n}} u_{\frac{\alpha}{2}}]$，简写成：$[\overline{X} \pm \dfrac{\sigma}{\sqrt{n}} u_{\frac{\alpha}{2}}]$

比如，$\alpha = 0.05$ 时，$1 - \alpha = 0.95$，查表得：$u_{\frac{\alpha}{2}} = u_{0.025} = 1.96$

又若 $\sigma = 1$，$n = 16$，则得到一个置信度为 0.95 的置信区间为：

$[\overline{X} \pm \dfrac{1}{\sqrt{16}} \times 1.96]$，即 $[\overline{X} \pm 0.49]$

进一步地，若由一个样本值算得样本均值的观察值 $\bar{x} = 5.4$，则得到一个区间：$[5.4 \pm 0.49]$，即 $[4.91, 5.89]$

注：此时，该区间已不再是随机区间了，但我们可称它为置信度为 0.95 的置信区间，其含义就是该区间包含 μ 的概率为 95%。

若记 L 为置信区间的长度，则 $L = \dfrac{2\sigma}{\sqrt{n}} u_{\frac{\alpha}{2}} \Rightarrow n = [\dfrac{2\sigma}{L} u_{\frac{\alpha}{2}}]^2$，从中得知：$n$ 增大，L 变小（α 给定），由此可以确定样本容量 n，使置信区间具有预先给出的长度。

通过上述例子，可以得到寻求未知参数 θ 的置信区间的一般步骤为：

（1）寻求一个样本 $(X_1, X_2\cdots, X_n)$ 的函数，$U(X_1, X_2, \cdots, X_n；\theta)$；它包含待估参数 θ，而不包含其他未知参数，并且 U 的分布已知，且不依赖于任何未知参数。这一步通常是根据 θ 的点估计得到的。

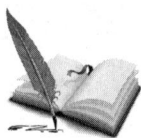

（2）对于给定的置信度 $1-\alpha$，定出两个常数 a，b，使 $P\{a \leq U \leq b\} = 1-\alpha$。

（3）从 $a \leq U \leq b$ 中得到等价不等式 $\underline{\theta} \leq \theta \leq \overline{\theta}$，其中：

$\underline{\theta} = \underline{\theta}(X_1, X_2 \cdots, X_n)$，$\overline{\theta} = \overline{\theta}(X_1, X_2 \cdots, X_n)$ 都是统计量，则 $[\underline{\theta}, \overline{\theta}]$ 就是 θ 的一个置信度为 $1-\alpha$ 的置信区间。

下面就正态总体的期望和方差，给出其置信区间。

一、单个正态总体期望与方差的区间估计

设总体 $X \sim N(\mu, \sigma^2)$，$(X_1, X_2 \cdots, X_n)$ 为来自 X 的一个样本，已给定置信度（水平）为 $1-\alpha$，求 μ 和 σ^2 的置信区间。

1. 求均值 μ 的值信区间

（1）当 σ^2 已知时，由例 5-13 可得：μ 的置信水平为 $1-\alpha$ 的置信区间为：

$$\left[\overline{X} \pm \frac{\sigma}{\sqrt{n}} u_{\frac{\alpha}{2}}\right] \tag{5-1}$$

事实上，不论 X 服从什么分布，只要 $E(\overline{X}) = \mu$，$D(\overline{X}) = \sigma^2$，当样本容量足够大时，根据中心极限定理，就可以得到 μ 的置信水平为 $1-\alpha$ 的置信区间为公式（5-1）。

更进一步地，无论 X 服从何分布，只要样本容量充分大，即使总体方差未知，可以用 S^2 来代替，此时，公式（5-1）仍然可以作为 $E(X)$ 的近似置信区间，一般地，当 $n \geq 50$ 时，就满足要求。

（2）当 σ^2 未知时，由上节可知：S^2 是 σ^2 的最小方差无偏估计，

据抽样分布，有：$T = \dfrac{\overline{X} - \mu}{\dfrac{S}{\sqrt{n}}} \sim t(n-1)$

由自由度为 $n-1$ 的 t 分布的分位数的定义有：

$$P\left\{|t| \leq t_{\frac{\alpha}{2}}(n-1)\right\} = 1-\alpha$$

即：$P\left\{\overline{X} - \dfrac{S}{\sqrt{n}} t_{\frac{\alpha}{2}}(n-1) \leq \mu \leq \overline{X} + \dfrac{S}{\sqrt{n}} t_{\frac{\alpha}{2}}(n-1)\right\} = 1-\alpha$

所以 μ 的置信度为 $1-\alpha$ 的置信区间为

$$\left[\overline{X} \pm \frac{S}{\sqrt{n}} t_{\frac{\alpha}{2}}(n-1)\right] \tag{5-2}$$

注：这里虽然得出了 μ 的置信区间，但由于 σ^2 未知，用 S^2 近似 σ^2，因而估计的效果要差些，即在相同置信水平下，所确定的置信区间长度要大些。

2. 求方差 σ^2 的置信区间

（1）当 μ 已知时，

由抽样分布知：$\chi^2 = \displaystyle\sum_{i=1}^{n} \frac{(X_i - \mu)^2}{\sigma^2} \sim \chi^2(n)$，

据 $\chi^2(n)$ 分布分位数的定义，有：$P\left\{\chi^2 < \chi^2_{1-\frac{\alpha}{2}}(n)\right\} = \dfrac{\alpha}{2}$；$P\left\{\chi^2 > \chi^2_{\frac{\alpha}{2}}(n)\right\} = \dfrac{\alpha}{2}$

所以 $P\left\{\chi^2_{1-\frac{\alpha}{2}}(n) \leq \chi^2 \leq \chi^2_{\frac{\alpha}{2}}(n)\right\} = 1-\alpha$

即：$P\left\{\dfrac{\displaystyle\sum_{i=1}^{n}(X_i - \mu)^2}{\chi^2_{\frac{\alpha}{2}}(n)} \leq \sigma^2 \leq \dfrac{\displaystyle\sum_{i=1}^{n}(X_i - \mu)^2}{\chi^2_{1-\frac{\alpha}{2}}(n)}\right\} = 1-\alpha$

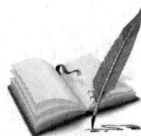

故：σ^2 的置信度为 $1-\alpha$ 的置信区间为：$\left[\dfrac{\sum\limits_{i=1}^{n}(X_i-\mu)^2}{\chi^2_{\frac{\alpha}{2}}(n)},\ \dfrac{\sum\limits_{i=1}^{n}(X_i-\mu)^2}{\chi^2_{1-\frac{\alpha}{2}}(n)}\right]$ (5-3)

（2）当 μ 未知时，

由上节可知：$\bar{X}$ 即是 μ 的最小方差无偏估计，又是有效估计，所以用 $\bar{X}$ 代替 μ，据抽样

分布有：$\dfrac{(n-1)S^2}{\sigma^2}=\dfrac{\sum\limits_{i=1}^{n}(X_i-\bar{X})^2}{\sigma^2}\sim\chi^2(n-1)$

采用与（1）同样的方法：可以得到 σ^2 的一个置信度为 $1-\alpha$ 的置信区间为：

$$\left[\dfrac{(n-1)S^2}{\chi^2_{\frac{\alpha}{2}}(n-1)},\ \dfrac{(n-1)S^2}{\chi^2_{1-\frac{\alpha}{2}}(n-1)}\right]\text{或}\left[\dfrac{\sum\limits_{i=1}^{n}(X_i-\bar{X})^2}{\chi^2_{\frac{\alpha}{2}}(n-1)},\ \dfrac{\sum\limits_{i=1}^{n}(X_i-\bar{X})^2}{\chi^2_{1-\frac{\alpha}{2}}(n-1)}\right]\quad(5-4)$$

进一步还可以得到 σ 的置信度为 $1-\alpha$ 的置信区间为：

$$\left[\dfrac{\sqrt{n-1}S}{\sqrt{\chi^2_{\frac{\alpha}{2}}(n-1)}},\ \dfrac{\sqrt{n-1}S}{\sqrt{\chi^2_{1-\frac{\alpha}{2}}(n-1)}}\right]$$

注意：当分布不对称时，如 χ^2 分布和 F 分布，习惯上仍然取其对称的分值点，来确定置信区间，但所得区间不是最短的。

二、两个正态总体的区间估计

设总体 $X\sim N(\mu_1,\alpha_1^2)$，$Y\sim N(\mu_2,\sigma_2^2)$，且 X 与 Y 相互独立，$(X_1,X_2\cdots,X_m)$ 来自 X 的一个样本，$(Y_1,Y_2,\cdots,Y_n)$ 为来自 Y 的一个样本，对给定置信水平为 $1-\alpha$，且设 $\bar{X}$，$\bar{Y}$，S_1^2，S_2^2 分别为总体 X 与 Y 的样本均值与样本方差。

1. 求 $\mu_1-\mu_2$ 的置信区间

（1）当 σ_1^2，σ_2^2 已知时：

由抽样分布可知：$U=\dfrac{(\bar{X}-\bar{Y})-(\mu_1-\mu_2)}{\sqrt{\dfrac{\sigma_1^2}{m}+\dfrac{\sigma_2^2}{n}}}\sim N(0,1)$

所以可以得到 $\mu_1-\mu_2$ 的置信水平为 $1-\alpha$ 的置信区间为：

$$\left[(\bar{X}-\bar{Y})\pm\mu_{\frac{\alpha}{2}}\cdot\sqrt{\dfrac{\sigma_1^2}{m}+\dfrac{\sigma_2^2}{n}}\right]\quad(5-5)$$

（2）当 σ_1^2，σ_2^2 未知时，但 m，n 均较大（大于 50），可用 S_1^2 和 S_2^2 分别代替公式（5-5）式中 σ_1^2，σ_2^2，则可得（$\mu_1-\mu_2$）的置信水平为 $1-\alpha$ 的近似置信区间为：

$$\left[(\bar{X}-\bar{Y})\pm\mu_{\frac{\alpha}{2}}\cdot\sqrt{\dfrac{S_1^2}{m}+\dfrac{S_2^2}{n}}\right]\quad(5-6)$$

（3）当 $\sigma_1^2=\sigma_2^2=\sigma^2$，且 σ^2 未知时，由抽样分布可知：若令

$S^{*2}=\dfrac{(m-1)S_1^2+(n-1)S_2^2}{m+n-2}$，则 $T=\dfrac{(\bar{X}-\bar{Y})-(\mu_1-\mu_2)}{\sqrt{\dfrac{1}{m}+\dfrac{1}{n}}\cdot S^*}\sim t(m+n-2)$

由 t 分布分位数的定义有：$P\{|T|\leq t_{\frac{\alpha}{2}}(m+n-2)\}=1-\alpha$，从而可得：$\mu_1-\mu_2$ 的可信度为 $1-\alpha$ 的置信区间为：

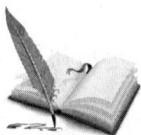

$$\left[(\overline{X} - \overline{Y}) \pm t_{\frac{\alpha}{2}} (m+n-2) \cdot S^* \cdot \sqrt{\frac{1}{m} + \frac{1}{n}} \right] \qquad (5-7)$$

例 5-14 为比较Ⅰ，Ⅱ两种型号步枪子弹的枪口速度，随机的取Ⅰ型子弹 10 发，得到枪口平均速度为 $\bar{x}_1 = 500$（m/s），标准差 $s_1 = 1.10$（m/s），取Ⅱ型子弹 20 发，得到枪口平均速度为 $\bar{x}_2 = 496$（m/s），标准差 $s_2 = 1.20$（m/s），假设两总体都可认为近似地服从正态分布，且由生产过程可认为它们的方差相等，求两总体均值差 $\mu_1 - \mu_2$ 的置信度为 0.95 的置信区间。

解： 由题设：两总体的方差相等，却未知，所以可用公式（5-7）式来求：

由于 $1 - \alpha = 0.95$，$\alpha/2 = 0.025$，$m = 10$，$n = 20$，$m + n - 2 = 28$，$t_{0.025}(28) = 2.0484$

$s^{*2} = \dfrac{9 \times 1.1^2 + 19 \times 1.2^2}{28}$，所以 $s^* = \sqrt{s^{*2}} = 1.1688$

故所求置信区间为：$\left[(\bar{x}_1 - \bar{x}_2) \pm s^* \cdot t_{0.025}(28) \cdot \sqrt{\frac{1}{10} + \frac{1}{20}} \right] = [4 \pm 0.93]$

即：$[3.07, 4.93]$

在该题中所得下限大于 0，在实际中，我们认为 μ_1 比 μ_2 大，相反，若下限小于 0，则认为 μ_1 与 μ_2 没有显著的差别。

2. 求 σ_1^2 / σ_2^2 的置信区间（μ_1，μ_2 均未知） 据抽样分布知：$F = \dfrac{S_1^2/S_2^2}{\sigma_1^2/\sigma_2^2} \sim F(m-1, n-1)$，由 F 分布的分位数定义及其特点：

$$P\left\{ F_{1-\frac{\alpha}{2}}(m-1, n-1) < F < F_{\frac{\alpha}{2}}(m-1, n-1) \right\} = 1 - \alpha$$

可得 σ_1^2 / σ_2^2 的置信水平为 $1 - \alpha$ 的区间估计为：

$$\left[\frac{S_1^2/S_2^2}{F_{\frac{\alpha}{2}}(m-1, n-1)}, \frac{S_1^2/S_2^2}{F_{1-\frac{\alpha}{2}}(m-1, n-1)} \right]$$

即：$\left[\dfrac{S_1^2/S_2^2}{F_{\frac{\alpha}{2}}(m-1, n-1)}, \dfrac{S_1^2}{S_2^2} F_{\frac{\alpha}{2}}(n-1, m-1) \right] \qquad (5-8)$

习题五

扫码"练一练"

1. 设 X_1，X_2，$\cdots X_n$ 是在区间 $[0, \theta]$ 上服从均匀分布的总体 X 的样本，试求未知参数 θ 的矩估计量。

2. 设总体 X 的密度函数 $f(x, y) = \begin{cases} (\theta - x) \dfrac{6x}{\theta^3}, & 0 < x < \theta \\ 0, & 其他 \end{cases}$，$x_1$，$x_2$，$\cdots$，$x_n$ 为取自总体 X 的样本。

（1）求 θ 的矩估计量 $\hat{\theta}$。

（2）求 $\hat{\theta}$ 的方差 $D(\hat{\theta})$。

3. 设总体 X 的概率分布律为：

X	0	1	2	3
P	θ	$2\theta(1-\theta)$	θ^2	$1-2\theta$

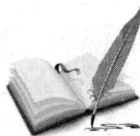

其中 θ $\left(0 < \theta < \dfrac{1}{2}\right)$ 是未知参数，利用总体 X 的如下样本：3，1，3，0，3，1，2，3。求 θ 的矩估计值和极大似然估计值。

4. 设 X_1，X_2 是来自正态总体 N $(\mu$，1$)$ 的一个样本，试证明以下三个估计量

$$\hat{\mu}_1 = \frac{1}{3}X_1 + \frac{2}{3}X_2, \quad \hat{\mu}_2 = \frac{1}{4}X_1 + \frac{3}{4}X_2, \quad \hat{\mu}_3 = \frac{1}{2}X_1 + \frac{1}{2}X_2$$

都是 μ 的无偏估计量，并确定哪一个最有效。

5. 试对下列样本数据求总体均值和方差的无偏估计。

（1）5，－3，2，0，8，6；（2）10，15，14，15，16。

6. 从一批钉子中随机抽取 16 枚，测得其长度（单位：cm）为

2.14，2.10，2.13，2.15，2.13，2.12，2.13，2.10

2.15，2.12，2.14，2.10，2.13，2.11，2.14，2.11

假设钉子的长度 $X \sim N$ $(\mu$，$0.01^2)$，求总体均值 μ 的置信度为 90% 的置信区间。

7. 某合成车间的产品在正常情况下，含水量服从 N $(\mu$，$\sigma^2)$，其中 $\sigma^2 = 0.25$，现连续测试 9 批，得样本均值为 2，试计算置信水平 $(1 - \alpha)$ 为 0.99 时总体均值 μ 的置信区间。

8. 已知 $n = 9$，$\bar{x} = 2$，$\sum\limits_{i=1}^{n} x_i^2 = 288$，且总体服从正态分布，试计算总体均值 μ 的 95% 置信区间。

9. 为测定某药物的成分含量，任取 16 个样品测得 $\bar{x} = 3$，$S^2 = 3.26$。假设被测总体服从正态分布，试求

（1）总体均值 μ 的 95% 置信区间；

（2）总体方差 σ^2 的 90% 置信区间。

10. 采用尾容积测压法测得大白鼠的血压（kPa）如下：

15.6、16.9、18.8、14.3、14.7、15.2、15.3、17.1、16.9、16.3

试求大白鼠血压总体均值的 95% 置信区间。

（申笑颜，陈鑫）

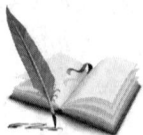

第六章 参数假设检验

假设检验又称为显著性检验，是统计学中一个很重要的部分。假设检验分为参数的假设检验与非参数的假设检验。参数的假设检验是已知总体的分布，对其未知的总体参数作假设检验。主要讨论对总体的均值、方差及总体率进行检验等。参数的显著性检验的方法很多，常用的有 u 检验、t 检验、F 检验和 χ^2 检验等。尽管这些检验方法的用途及使用条件不同，但其检验的基本原理是相同的。

本章主要介绍在已知总体服从正态分布的前提下，以单个正态总体均值的假设检验（总体标准差已知）为例来阐明参数假设检验的原理和步骤，然后推广到两个正态总体均值、方差的假设检验，最后介绍总体率的假设检验。

第一节 假设检验基本原理

一、小概率事件原理

在统计学上，假设是指关于总体的某些未知或不完全知道性质的待证明的结论。统计假设有两种，分别为原假设记为 H_0 也称零假设或虚假设；备择假设记为 H_1 也称对立假设。原假设通常为不变情况的假设；备择假设则通常提出一种改变的状态。比如，原假设 H_0 提出两个总体没有差异；备择假设 H_1 则是两个总体间存在差异。

假设检验的方法是，假定原假设成立，根据样本进行的假设检验有两种结果：接受 H_0 或拒绝 H_0。原假设和备择假设总是互斥，因此，拒绝 H_0 则接受 H_1。根据统计理论推出合理的结论，然后代入样本值。判断是否与推断的结论相符合，如果一次抽样，结论与理论推断相符，说明原假设是正确的。如果不符合，说明原假设是错误的。

下面通过一个典型例子，来说明假设检验的基本原理。

例6-1 一名大学生刚到某药厂工作，负责购买原料。已知原料重量服从正态分布，且标准差为1kg。购买时，销售商声称每袋装10kg。为此进行检验，该大学生测量了25袋内容物的重量，结果平均重10.36kg，问可否认为该原料每袋装重量为10kg？（$\alpha = 0.05$）

首先提出原假设为：$H_0: \mu = 10$，其备择假设 $H_1: \mu \neq 10$

如果原假设 H_0 成立，则我们认为该原料每袋装的重量等于10kg。如果备择假设 H_1 成立，则每袋内容物应该"显著"地不等于10kg；这里的"显著"是一个统计学概念，指的是原假设 H_0 成立是一个小概率事件。我们通常认为，小概率事件在一次观察试验中几乎不可能发生。统计上称为小概率事件原理。

依据这个原理来肯定或否定原假设为小概率事件的概率标准称为显著性水平或检验水平，记作 α。如果 H_0 发生的概率小于或等于5%，认为小概率事件发生了，小概率事件也是统计上达到了"显著"，这时的显著水平为5%；如果 H_0 发生的概率小于或等于1%，则认为达到了"极显著"。

为了确定 H_0 发生的概率，需要找到合适的检验统计量，使得在原假设成立时，该统计量的值有差异，从而可使我们能够根据这个统计量的值的大小确定 H_0 发生的概率。

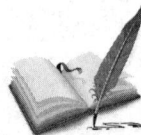

根据抽样分布定理可知，如果总体服从正态分布，则样本均值 $\bar{X}$ 也服从正态分布，可以构造统计量 u：

$$u = \frac{\bar{X} - \mu}{\sigma/\sqrt{n}} \sim N(0，1)$$

代入样本值，得 $u = \dfrac{\bar{X} - \mu}{\sigma/\sqrt{n}} = \dfrac{10.36 - 10.00}{1/\sqrt{25}} = \dfrac{0.36}{0.20} = 1.8$

如果 H_0 成立，则我们期望 $\bar{X}$ 接近 10kg，而如果 H_1 成立，则我们期望 $\bar{X}$ 显著低于或显著高于 10kg。由于 u 服从标准正态分布，查附表 2 可得临界值为 $u_{0.05/2} = 1.96$，注意该临界值规定的左尾区域和右尾区域概率都等于 2.5% 称为拒绝区域，即 $(-\infty，-1.96]$ 和 $[1.96，+\infty)$。代入样本值，算得 u 值，如果 u 值在拒绝域中，应拒绝 H_0，如果 u 值在接受域中，应接受 H_0。例 6 - 1 中 $u = 1.8 < 1.96$，落在接受区域内，因此，接受 H_0，即认为每袋内容物的重量与销售商所说一致（图 6 - 1）。

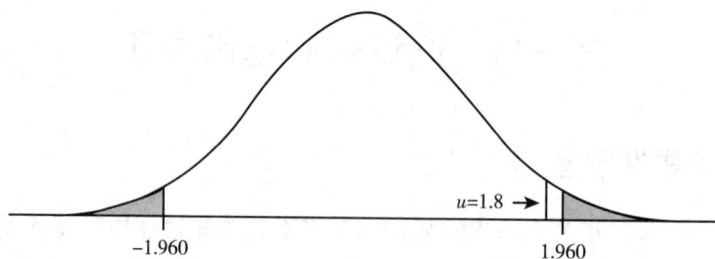

图 6 - 1　例 6 - 1 中临界值和统计量

从另外一个角度还可以这样判定：

根据统计量 $u = 1.8$。

得 $P(u < -1.8) + P(u \geq 1.8) = 0.0359 + 0.0359 = 0.0718$，假设检验水平 $\alpha = 0.05$，显然 $0.0718 > 0.05$，当假设 H_0 成立时，小概率事件没有发生，因此，接受 H_0，认为该原料每袋装的重量是 10 kg，即认为每袋内容物的重量与销售商所说一致。

二、假设检验的步骤

通过上例可得到，假设检验的基本步骤如下：

（1）根据题意提出原假设 H_0 和备择假设 H_1；

（2）在原假设 H_0 成立的前提下，确定检验统计量并代入样本值计算统计量的值；

（3）根据检验水平 α 确定临界值，或计算 P 值；

（4）比较临界值与统计数值的大小，根据"小概率事件在一次观察试验中几乎不可能发生原理"得出结论。

如例 6 - 1 的步骤如下：

（1）提出原假设 H_0：$\mu = 10$，备择假设 H_1：$\mu \neq 10$

（2）构造 u 统计量：$u = \dfrac{\bar{X} - \mu}{\sigma/\sqrt{n}} = \dfrac{10.36 - 10.00}{1/\sqrt{25}} = \dfrac{0.36}{0.20} = 1.8$

（3）已知 $\alpha = 0.05$，查附表 2 得临界值 $u_{0.05/2} = 1.96$

（4）因为 $|u| = 1.8 < 1.96$ 或 $p = 0.0718 > \alpha = 0.05$

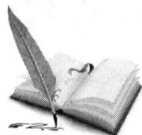

所以，接受原假设 $H_0: \mu = 10$，即认为销售商声称每袋装 10 kg 是对的。

三、假设检验的两类错误

一般地，进行统计推断的样本为总体的一个或数个随机样本，由于抽样时的抽样误差，利用样本对总体的统计推断有时会产生关于总体的错误结论。

因为 H_0 和 H_1 是互斥而且包含所有的可能，因此，它们只能有一个正确。如果 H_0 正确，则 H_1 是错误的；如果这时的假设检验结果为接受 H_0，则结论正确；相反，如果假设检验结果为拒绝 H_0，结论就是错误的，这类错误称为第一类错误，犯第一类错误的概率记为 α。前面例子中我们确定的显著水平为 0.05，即如果 H_0 正确，对 20 个样本进行假设检验，如果有 1 次结果为拒绝 H_0，我们就怀疑 H_0 的正确性，拒绝 H_0，这时我们犯第一类错误的概率为 5%。即：

$$\alpha = P\{\text{"犯第一类错误"}\} = 拒绝一个正确原假设的概率$$

如果 H_0 是错误的，则 H_1 是正确的。这时的假设检验结果如果为拒绝 H_0，则结论正确；如果为接受 H_0，则结论错误，这类错误称为第二类错误，犯第二类错误的概率记为 β，即：

$$\beta = P\{\text{"犯第二类错误"}\} = 接受一个错误原假设的概率。$$

表 6-1 列出了检验一个假设 H_0 是否成立的可能的结果。

表 6-1 检验 H_0 的可能结果

检验结果	未知的真正情况	
	H_0 正确	H_0 错误
接受 H_0	正确结论 $1-\alpha$	第二类错误 β
拒绝 H_0	第一类错误 α	正确结论 $1-\beta$

由表 6-1 可知，如果接受 H_0，则或者得出正确结论，或者犯概率为 β 的第二类错误。如果结论为拒绝 H_0，则可能得出正确结论，也可能犯概率为 α 的第一类错误。

总之，两类错误是互相关联的，当样本容量固定时，一类错误概率的减少导致另一类错误概率的增加。要同时降低两类错误的概率 α，β 或者要在 α 不变的条件下降低 β，需要增加样本容量。

四、双侧检验与单侧检验

例 6-1 是当总体方差已知时，样本均值和总体均值的差异显著性检验。而例 6-1 的原假设为样本均值等于总体均值，备择假设为样本均值不等于总体均值，拒绝区域为 $(-\infty, -u_{\frac{\alpha}{2}}]$ 和 $[u_{\alpha/2}, +\infty)$（假定为 $u_{\alpha/2}$ 正值），有两个临界值，无论统计量的值是大于 $u_{\alpha/2}$，还是小于 $-u_{\alpha/2}$，都要拒绝原假设，如图 6-1 所示。我们称这样的假设检验为双侧检验（或双尾检验）。

如果只用一侧临界值接受或拒绝原假设的假设检验称为单侧检验或单尾检验。单侧检验分为两种情况即左边检验与右边检验。

右边检验：若把例 6-1 的原假设改为样本均值小于或等于总体均值，备择假设分别是样本均值大于总体均值，即原假设 $H_0: \mu \leq 10$，备择假设 $H_1: \mu > 10$ 拒绝区域为 $[u_\alpha, +\infty)$ $= [1.645, +\infty]$，当统计量大于或等于临界值时，拒绝原假设，如图 6-2 所示。

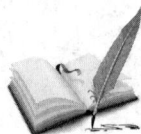

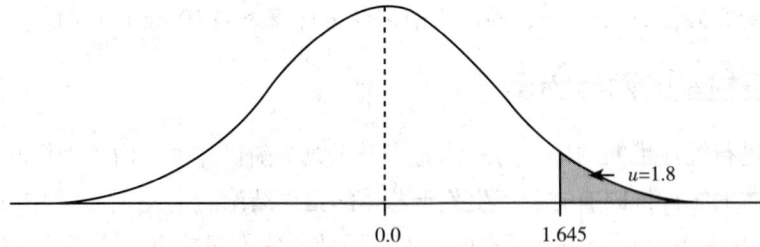

图 6-2 右边检验的临界值和统计量

左边检验：若把例 6-1 的原假设改为大于或等于总体均值，备择假设是小于总体均值，即原假设 H_0：$\mu \geqslant 10$，备择假设 H_1：$\mu < 10$ 拒绝区域为 $(-\infty,\ -u_\alpha] = (-\infty,\ -1.645]$，当统计量小于或等于临界值时，拒绝原假设，如图 6-3 所示。

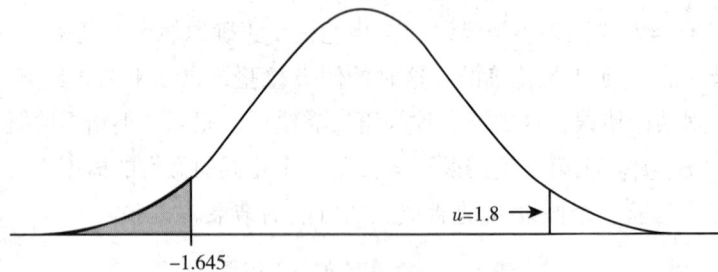

图 6-3 左边检验的临界值和统计量

五、假设检验应注意的问题

进行假设检验时，应注意的问题：

（1）应该注意统计显著和生物学重要性的区别。假设检验结果为差异显著，只是统计分析的结果，并不一定具有重要的生物学意义，也不表明差异非常大。同样地，如果假设检验结果为差异不显著，不能理解为样本间没有差异，假设检验不显著可能是因为误差太大而掩盖了真正的差异，进一步精确的试验结果的假设检验可能会得出差异显著的结果。

（2）应该注意假设检验结果的解读。根据表 6-1，无论我们是拒绝 H_0 还是拒绝 H_1，我们都有可能会犯错误。因此，我们的假设检验结果假如为 $P > 0.05$，不能说"证明" H_0 是正确的，因为证明的意思为 100% 正确，但我们可以说数据"支持"原假设；同理，如果 $P < 0.05$，我们可以说数据支持备择假设。

（3）关于显著水平的选择。在假设检验中随 α 值的下降，第二类错误上升，检验功效下降。一般地，取 $\alpha = 0.05$ 比较合适。有时，犯 I 类错误有严重后果，而且由于某些研究的特点决定了容易犯 I 类错误，如遗传学中的 QTL（数量性状座位）定位研究，需要利用较低的显著水平，这时可以根据研究中染色体的数量校正显著水平的大小；关于假设检验时 α 值的取值校正方法超出了本书的范围，读者可以参考有关的统计学专著。由于样本含量升高可以提高检验功效，因此，如果条件允许，试验设计时应该尽量使各组样本含量大一些。

（4）关于假设检验时是采用单侧检验还是双侧检验，要根据不同的问题的要求和专业知识来决定，一般在试验设计时就已经确定。如果事先不知道假设检验的结果，分析的目的是判断总体参数间有无差异，则进行双侧检验；如果根据专业知识或前人的经验，A 的

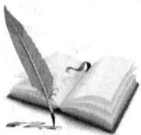

均值比 B 的均值高（或相反），假设检验的目的是 A 的均值是否高于 B 的均值（或差），则进行单侧检验。由上可知，如果对同一资料同时进行双侧检验和单侧检验，假设检验的结果是不同的，即单侧检验在显著水平 α 时显著，相当于双侧检验的 2α 水平显著。双侧检验显著的，单侧检验结果一定显著；而单侧检验显著的，双侧检验结果不一定显著。

（5）假设检验时要根据样本分布理论选择合适的检验统计量，每种检验统计量都有其适用条件，我们要注意应用的条件不同。

第二节 单个正态总体的假设检验

一、单个正态总体均值检验

在实际工作中我们往往已知总体服从正态分布。需要检验一个样本均值与已知的总体均值是否有显著差异，即检验该样本是否来自某一总体。已知的总体均值一般为一些公认的理论数值、经验数值或期望数值。如生产性能等指标，可以用样本均值与之比较，检验差异显著性。下面分情况加以介绍。

（1）已知总体服从正态分布 $X \sim N(\mu, \sigma^2)$，总体方差 σ^2 已知时，关于总体的均值的 u 检验。

根据抽样分布定理可知，如果总体服从正态分布 $X \sim N(\mu, \sigma^2)$，则样本均值 $\overline{X}$ 也服从正态分布 $\overline{X} \sim N\left(\mu, \dfrac{\sigma^2}{n}\right)$，可以构造统计量 u

$$u = \frac{\overline{X} - \mu}{\sigma / \sqrt{n}} \sim N(0, 1)$$

这种方法称为总体方差 σ^2 已知的单个正态总体均值 u 检验。

例 6-2 某药厂用一台自动包装机包装葡萄糖，规定标准为每袋 0.5kg。设包装机实际生产的每袋重量服从正态分布，且由以往经验知 $\sigma^2 = 0.015^2$，某天从生产线上随机抽取 8 袋，称得净重为（单位：kg）

$\qquad$ 0.497，0.521，0.524，0.498，0.511，0.510，0.515，0.512

如标准差 σ^2 不变，问包装机包装的平均重量是否仍为 0.5 kg？（$\alpha = 0.05$）

解：此题应为 σ^2 已知单个正态总体均值 u 检验，采用双侧检验。应检验

$$H_0: \mu = 0.5, \quad H_1: \mu \neq 0.5$$

由题中条件和计算得：

$$\sigma^2 = 0.015^2, \quad n = 8, \quad \bar{x} = 0.511,$$

则检验统计量 u 的值为

$$u = \frac{\bar{x} - \mu_0}{\sigma / \sqrt{n}} = \frac{0.511 - 0.50}{0.015 / \sqrt{8}} = 2.075$$

对于给定的显著性水平 $\alpha = 0.05$，查附表 2，得到临界值：

$$u_{\alpha/2} = u_{0.025} = 1.96$$

因为 $|u| = 2.075 > 1.96$，$P < 0.05$，所以拒绝 H_0，即在 0.05 的显著水平下，可认为包装机包装的平均重量不为 0.5kg。

（2）已知总体服从正态分布 $X \sim N(\mu, \sigma^2)$，总体方差 σ^2 未知时，关于总体的均值 t

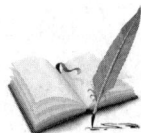

检验。

当总体方差 σ^2 未知时，我们自然会想到用样本方差 S^2 来代替 σ^2。由抽样分布定理有

$$t = \frac{\bar{x} - \mu_0}{S/\sqrt{n}} \sim t(n-1) \qquad df = n-1$$

上式中，n 为样本含量，$S_{\bar{x}} = S/\sqrt{n}$ 为样本平均数差的标准误。这种用 t 统计量进行的假设检验，称为 t 检验。

例 6-3 某镇痛新药在药厂投入量产，已知该药的生产技术标准为：每片药中平均有效药物含量为 11.4mg。为评价生产质量是否达标，现抽测 10 片药物，结果为 11.6、11.5、11.3、11.2、11.4、11.7、11.5、11.6、11.4、11.3，问该厂是否达到生产要求？已知该药中有效药物含量服从正态分布。（$\alpha = 0.05$）

解：根据题意，本例应进行双侧 t 检验。

提出原假设 $H_0 : \mu = 11.4$ 和备择假设 $H_1 : \mu \neq 11.4$

经计算得：$\bar{X} = 11.45$，$S = 0.1581$

统计量的计算

$$t = \frac{\bar{x} - \mu_0}{S/\sqrt{n}} = \frac{11.45 - 11.4}{0.1581/\sqrt{10}} = 1.000, \quad df = n-1 = 10-1 = 9$$

由 $df = 9$，查附表 4，得双侧临界值 $t_{0.05/2}(9) = 2.262$，因为 $|t| < 2.262$，所以 $p > 0.05$，故接受 H_0，表明样本均值与总体均值差异不显著，可以认为该厂生产达到要求。

例 6-4 设总体服从正态分布且通常 $\mu \geqslant 0.5$。为测定流水线工作是否正常，

刚开工抽出 10 个测定值算出 $\bar{x} = 0.452$，$s = 0.037$，试检验今天 μ 是否小于 0.5？（$\alpha = 0.05$）

解：此题应为 σ^2 未知，采用左边 t 检验。

提出原假设 $H_0 : \mu \geqslant 0.5$，备择假设 $H_1 : \mu < 0.5$

由题中条件得：

$$n = 10, \mu_0 = 0.5, \bar{x} = 0.452, S = 0.037$$

则

$$t = \frac{\bar{x} - \mu_0}{S/\sqrt{n}} = \frac{0.452 - 0.5}{0.037/\sqrt{10}} = -4.102$$

对于给定的 $\alpha = 0.05$ 和自由度 $n-1 = 9$，查附表 4，得到临界值：

$$t_\alpha(n-1) = t_{0.05}(9) = 1.833$$

因为 $t = -4.102 < -1.833$，$P < 0.05$，所以拒绝 H_0，接受 H_1，即在 0.05 的显著水平下，可认为总体 μ 小于 0.5。

当样本容量 $n > 30$ 时，需要检验一个样本均值与已知的总体均值是否有显著差异，虽为总体方差未知的 t 检验，但我们可以近似使用 u 检验。

例 6-5 已知正常成年男子血红蛋白均值为 140g/L，今随机调查某厂成年男子 60 人，测其血红蛋白均值为 125g/L，标准差 15g/L。问该厂成年男子血红蛋白均值与一般成年男子是否不同？（$\alpha = 0.05$）

解：因样本含量 $n > 30$（$n = 60$），故采用样本均值与总体均值比较的 u 检验。

提出原假设 $H_0 : \mu = 140$ 和备择假设 $H_1 : \mu \neq 140$，

计算检验统计量

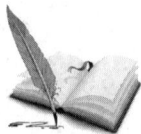

$$u = \frac{\overline{X} - \mu}{S/\sqrt{n}} = \frac{125 - 140}{15/\sqrt{60}} = -7.75$$

得临界值为 $u_{0.05/2} = 1.96$，

做出推断结论，$|u| > 1.96$，故 $p < 0.05$，按 $\alpha = 0.05$ 水准，拒绝 H_0，接受 H_1。可以认为该厂成年男子血红蛋白均值与一般成年男子不同。

二、单个正态总体方差的 χ^2 检验

已知正态总体，总体均值 μ 未知时，关于总体方差 σ^2 的检验。

设 $X_1, \cdots, X_n$ 为来自正态总体 $N(\mu, \sigma^2)$ 的一个样本，当 μ 未知时，我们知道样本均值 $\bar{x}$ 是总体均值 μ 的一个无偏估计。

假设 $H_0: \sigma^2 = \sigma_0^2$；$H_1: \sigma^2 \neq \sigma_0^2$。在 H_0 成立条件下，构造统计量 χ^2，由抽样分布定理

$$\chi^2 = \frac{1}{\sigma_0^2} \sum_{i=1}^{n} (x_i - \bar{x})^2 = \frac{(n-1)S^2}{\sigma_0^2} \sim \chi^2 (n-1)$$

由于 χ^2 的分布为非对称分布，故两个临界值不对称，当给定显著性水平 α，查自由度为 $n-1$ 的 χ^2 分布单侧临界值表得到临界值 $\chi_{\alpha/2}^2(n-1)$ 和 $\chi_{1-\alpha/2}^2(n-1)$，使得

$$P(\chi^2 > \chi_{\alpha/2}^2(n-1)) = \alpha/2 \qquad P(\chi^2 < \chi_{1-\alpha/2}^2) = \alpha/2$$

由已知样本观察值计算 χ^2，若 $[\chi^2 > \chi_{\alpha/2}^2(n-1)]$ 或 $[\chi^2 < \chi_{1-\alpha/2}^2(n-1)]$ 否定 H_0，可以认为总体方差 σ^2 与 σ_0^2 有显著差异。若 $\chi_{1-\alpha/2}^2(n-1) < \chi^2 < \chi_{\alpha/2}^2(n-1)$ 时，接受 H_0，可以认为总体方差 σ^2 与 σ_0^2 没有显著差异。

这种利用 χ^2 分布统计量进行的检验叫做 χ^2 检验。

例 6-6 某区学前班 6 岁儿童某项智力测定分数服从正态分布 $N(\mu, \sigma^2)$，由以往资料 σ^2 保持 0.5^2 左右，今从某区幼儿园抽取 10 名 6 岁儿童，经测定平均分数为 8 分，标准差为 0.45 分，问该幼儿园 6 岁儿童这项智力测定成绩方差有无变化？（$\alpha = 0.05$）

解：提出原假设 $H_0: \sigma^2 = 0.5^2$ 和备择假设 $H_1: \sigma^2 \neq 0.5^2$

$$\chi^2 = \frac{(10-1) \times 0.45^2}{0.5^2} = 7.29$$

查 χ^2 分布附表 3，自由度为 $10-1=9$ 得到 $\chi_{1-\alpha/2}^2(9) = 2.70$，$\chi_{\alpha/2}^2(9) = 19.0$

因为 $\chi_{1-\alpha/2}^2 \leqslant \chi^2 \leqslant \chi_{\alpha/2}^2$ 故接受 H_0。说明该幼儿园 6 岁儿童这项智力测定成绩方差没有显著变化。

若上例问题改为问该幼儿园 6 岁儿童这项智力测定成绩方差是否显著变大？

则应提出原假设 $H_0: \sigma^2 \leqslant \sigma_0^2$；和备择假设 $H_1: \sigma^2 > \sigma_0^2$

在 H_0 成立条件下，由于 $\frac{1}{\sigma_0^2} \sum_{i=1}^{n} (x_i - \bar{x})^2 \leqslant \frac{1}{\sigma^2} \sum_{i=1}^{n} (x_i - \bar{x})^2$ 故

$$P\left[\frac{1}{\sigma_0^2} \sum_{i=1}^{n} (x_i - \bar{x})^2 \geqslant \chi_{\alpha}^2(n-1)\right] \leqslant P\left[\frac{1}{\sigma^2} \sum_{i=1}^{n} (x_i - \bar{x})^2 \geqslant \chi_{\alpha}^2(n-1)\right] = \alpha，这表明事$$

件 $\left[\frac{1}{\sigma_0^2} \sum_{i=1}^{n} (x_i - \bar{x})^2 \geqslant \chi_{\alpha}^2(n-1)\right]$ 发生的概率比 α 还小。由样本数据计算 χ^2 值，若 $\chi^2 > \chi_{\alpha}^2$ $(n-1)$ 时，拒绝原假设 H_0。

同理，若上例中问题改为问该幼儿园 6 岁儿童这项智力测定成绩方差是否显著变小？

则应提出原假设 $H_0: \sigma^2 \geqslant \sigma_0^2$；和备择假设 $H_1: \sigma^2 < \sigma_0^2$，则当 $\chi^2 < \chi_{1-\alpha}^2(1-n)$ 时，拒绝原

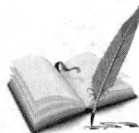

假设 H_0。

例 6 - 7 某工厂生产金属丝，产品指标为折断力。折断力的方差被用作工厂生产精度的表征，方差越小，表明精度越高，以往工厂一直把方差保持在 64（kg^2）与 64（kg^2）以下。现从一批产品抽取 10 根作折断力试验，测得的结果（单位为千克）如下：578，572，570，568，572，570，572，596，584，570。厂方怀疑金属丝折断力的方差是否变大了？（$\alpha = 0.05$）

解：提出原假设 $H_0: \sigma^2 \leqslant 64$，$H_1: \sigma^2 > 64$

计算得 $\bar{x} = 575.2$，$s^2 = 75.74$ $n = 10$

$$\chi^2 = \frac{n-1}{\sigma_0^2} S^2 = \frac{9 \times 75.74}{64} = 10.65$$

查附表 3，自由度为 $10 - 1 = 9$ 得 $\chi_\alpha^2 (n-1) = \chi_{0.05}^2 (9) = 16.919$

$$\chi^2 = 10.65 \leqslant 16.919 = \chi_{0.05}^2 (9),$$

因此接受原假设 H_0。从而认为生产流程正常，金属丝折断力的方差没有变大。

第三节 两个正态总体的假设检验

一、两个正态总体均值的假设检验

在实际工作中还经常会遇到推断两个样本均值差异是否显著的问题，以了解两样本所属总体的均值是否相同。对于两样本均值差异显著性检验，因试验设计不同，一般可以分为两种情况：一是两个独立样本均值的差异假设检验；二是配对样本均值的假设性检。

（一）两个独立样本均值差异的假设检验

假设两个样本所属总体均为正态分布，两个样本间相互独立，且方差相等。分别记为 $X_1 \sim N(\mu_1, \sigma^2)$ 和 $X_2 \sim N(\mu_2, \sigma^2)$，其中 X_1 的样本含量为 n_1，X_2 的样本含量为 n_2。一般地，检验假设为：

$H_0: \mu_1 = \mu_2$，$H_1: \mu_1 \neq \mu_2$

当 H_0 成立时，由抽样分布定理知，检验统计量：

$$t = \frac{\bar{x}_1 - \bar{x}_2}{S_w \sqrt{\left(\frac{1}{n_1} + \frac{1}{n_2}\right)}} \sim t(n_1 + n_2 - 2)$$

$$S_w^2 = \frac{\sum (x_1 - \bar{x}_1)^2 + \sum (x_2 - \bar{x}_2)^2}{(n_1 - 1) + (n_2 - 1)} = \frac{(n_1 - 1)S_1^2 + (n_2 - 1)S_2^2}{(n_1 - 1) + (n_2 - 1)}$$

S_w 为合并标准差，n_1、n_2 分别为样本 X_1 和样本 X_2 的样本容量，$\bar{X}_1$、$\bar{X}_2$ 分别为样本 X_1 和样本 X_2 的平均数，S_1^2、S_2^2 分别为样本 X_1 和样本 X_2 的样本方差。

例 6 - 8 某医院用某新药与常规药物治疗婴幼儿贫血，将 23 名贫血患儿随机的分两组，分别接受两种药物治疗，测得血红蛋白增加量（g/L）如下，问新药与常规药物的疗效有无差别？已知这两种药均服从正态分布且方差相等。（$\alpha = 0.05$）

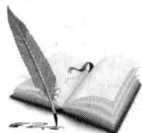

表 6-2　新药与常规药物疗效

新药组	1.73	1.62	1.43	1.80	1.44	1.28	1.36	1.90	1.41	1.31	1.17	1.25
常规药组:	1.73	1.51	1.17	1.36	1.49	1.21	1.11	1.34	1.23	1.43	1.73	

解：提出原假设：$H_0 : \mu_1 = \mu_2$ 和备择假设 $H_1 : \mu_1 \neq \mu_2$

由样本值计算，得

$$\bar{x}_1 = 1.4750, \quad S_1^2 = 0.0547, \quad \bar{x}_2 = 1.3918, \quad S_2^2 = 0.0445$$

$$S_w^2 = \frac{(n_1 - 1) S_1^2 + (n_2 - 2) S_2^2}{(n_1 - 1) + (n_2 - 1)} = \frac{11 \times 0.0547 + 10 \times 0.0445}{(12 - 1) + (11 - 1)} = 0.0499$$

$$t = \frac{\bar{x}_1 - \bar{x}_2}{\sqrt{S_w^2 \left(\frac{1}{n_1} + \frac{1}{n_2} \right)}} = \frac{1.4750 - 1.3918}{\sqrt{0.0499 \left(\frac{1}{12} + \frac{1}{11} \right)}} = \frac{0.0832}{0.0932} = 0.8923$$

$\alpha = 0.05$，自由度为 $df = n_1 + n_2 - 2 = 21$ 查附表 4 得双侧 $t_{0.05/2}(21) = 2.080$

$|t| = 0.8923 < 2.080$，$p > 0.05$ 接受原假设 H_0，表明这两种药物的疗效差异不显著。

例 6-9　比较甲，乙两种安眠药的疗效。将 20 名患者分成两组，每组 10 人。其中 10 人服用甲药后延长睡眠的时数分别为 1.9, 0.8, 1.1, 0.1, -0.1, 4.4, 5.5, 1.6, 4.6, 3.4; 另 10 人服用乙药后延长睡眠的时数分别为 0.7, -1.6, -0.2, -1.2, -0.1, 3.4, 3.7, 0.8, 0.0, 2.0。若服用两种安眠药后增加的睡眠时数服从正态分布且方差相同。试问两种安眠药的疗效有无显著性差异？（$\alpha = 0.10$）

解：提出原假设为 $H_0 : \mu_1 = \mu_2$ 和备择假设 $H_1 : \mu_1 \neq \mu_2$

由样本值计算，得

$$\bar{x} = 2.33, \quad s_1 = 2.002, \quad \bar{y} = 0.75, \quad s_2 = 1.789, \quad S_w = \sqrt{\frac{9 s_1^2 + 9 s_2^2}{18}} = 1.898$$

$$|t| = \frac{|\bar{x} - \bar{y}|}{S_w \sqrt{1/10 + 1/10}} = 1.86$$

$\alpha = 0.10$，自由度为 $df = n_1 + n_2 - 2 = 18$ 查附表 4 得临界值 $t_{0.10/2}(18) = 1.7341$

$|t| = 1.86 > 1.7341$ 因此拒绝原假设 H_0，认为两种安眠药的疗效有显著性差异。

如果上例中问题改为，检验是否甲安眠药比乙安眠药疗效显著？

应提出原假设为 $H_0 : \mu_1 \leq \mu_2$ 和备择假设 $H_1 : \mu_1 > \mu_2$

$$t = \frac{\bar{x} - \bar{y}}{S_w \sqrt{1/10 + 1/10}} = 1.86$$

$\alpha = 0.10$，自由度为 $df = n_1 + n_2 - 2 = 18$，查附表 4 得临界值 $t_{0.1}(18) = 1.3304$

这里：$t = 1.86 > 1.3304$，故拒绝原假设 H_0，即认为甲安眠药比乙安眠药疗效显著。

在两个独立样本均值的差异显著性检验中，若总的试验次数 $n_1 + n_2$ 不变，则两样本含量相等比两样本含量不等有较高检验效率，因为此时使两个样本均值差异的标准误最小，从而使 t 的绝对值最大。

（二）两配对样本均值的显著性检验

完全随机设计要求试验单位尽可能一致。如果试验单位变异较大，如试验动物的年龄、体重相差较大，若采用配对方法就有可能使处理效应受到系统误差的影响而降低试验的准确性与精确性。为了消除试验单位不一致对试验结果的影响，减少系统误差，降低试验误差，提高试验的准确性与精确性，可以利用局部控制的原则采用随机配对设计（或称配对

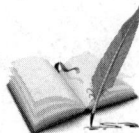

设计）。

随机配对设计是指先根据配对的要求将试验单位两两配对，然后将配成对子的两个试验单位随机地分配到两个组中。配对的要求是，配成对子的两个试验单位的初始条件尽量一致，不同对子间试验单位的初始条件允许有差异，每一个对子就是试验处理的一个重复。配对的方式有两种：自身配对与同源配对。

1. **自身配对**　指同一试验单位在两个不同时间分别随机地接受前后两次处理，用其前后两次的观测值进行自身对照比较；或同一试验单位的不同部位的观测值或不同方法的观测值进行自身对照比较。如观测某种病畜治疗前后临床检查结果的变化；观测用两种不同方法对畜产品中毒物或药物残留量的测定结果变化等。

2. **同源配对**　指将来源相同、性质相同的两个个体配成一对，如将畜别、品种、窝别、性别、年龄相同、体重相近的两头试验动物配成一对，然后对配对的两个个体随机地实施不同处理。

随机配对试验资料可称为配对资料，这两个样本称为配对样本。在随机配对设计中，由于各对试验单位间相互独立，对内两个试验单位存在相互依赖，所以样本又称为相依样本。配对设计试验资料的一般形式见表6-3。

表6-3　配对设计试验资料的一般形式

方法	观测值 x_{ij}	样本含量	样本均值	总体均值
1	$x_{11} x_{12} \cdots x_{1n}$	n	$\bar{x}_1 = \sum x_{1j}/n$	μ_1
2	$x_{21} x_{22} \cdots x_{2n}$	n	$\bar{x}_2 = \sum x_{2j}/n$	μ_2

设 $d_i = x_{1i} - x_{2i}$，$\bar{d} = \bar{x}_1 - \bar{x}_2$，$\mu_d = \mu_1 - \mu_2$ 其中 μ_d 为两样本配对数据差值 d 的总体均值，它等于两样本所属总体均值 μ_1 与 μ_2 之差，即 $\mu_d = \mu_1 - \mu_2$。两配对样本均值的差异假设检验的假设为：$H_0: \mu_d = 0$，$H_1: \mu_d \neq 0$ 所设原假设相当 $H_0: \mu_1 = \mu_2$ 备择假设相当于 $H_1: \mu_1 \neq \mu_2$。

原假设成立时，可以用配对 t 检验进行分析，计算 t 统计量的公式为：

$t = \dfrac{\bar{d}}{S_{\bar{d}}}$，$df = n - 1$ 其中，$S_{\bar{d}}$ 为差异标准误，计算公式为：

$$S_{\bar{d}} = \frac{S_d}{\sqrt{n}} = \sqrt{\frac{\sum (d - \bar{d})^2}{n(n-1)}} = \sqrt{\frac{\sum d^2 - (\sum d)^2/n}{n(n-1)}}$$

$\bar{d} = \sum d_j / n$；S_d 为 d 的标准差；n 为配对的对子数，即试验的重复数。

例6-10　用10只家兔试验某批注射液对体温的影响，测定每只家兔注射前后的体温，见表6-4。已知家兔体温服从正态分布，问注射前后体温有无显著差异？（$\alpha = 0.01$）

表6-4　10只家兔注射前后的体温

兔号	1	2	3	4	5	6	7	8	9	10
注射前	37.8	38.2	38.0	37.6	37.9	38.1	38.2	37.5	38.5	37.9
注射后	37.9	39.0	38.9	38.4	37.9	39.0	39.5	38.6	38.8	39.0
$d = x_1 - x_2$	-0.1	-0.8	-0.9	-0.8	0	-0.9	-1.3	-1.1	-0.3	-1.1

解：提出原假设为 $H_0: \mu_d = 0$ 和备择假设 $H_1: \mu_d \neq 0$

由样本值计算得 $\bar{d} = -0.73$，$S_{\bar{d}} = S_d/\sqrt{n} = 0.445/\sqrt{10} = 0.141$

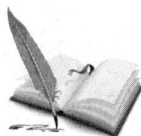

$$t = \frac{\bar{d}}{S_{\bar{d}}} = \frac{-0.73}{0.141} = -5.189, \quad df = n - 1 = 10 - 1 = 9$$

$\alpha = 0.01$，查附表 4 得：双侧 $t_{0.01/2}$（9）= 3.250，

$|t| = 5.189 > 3.250$，$p < 0.01$ 拒绝原假设 $H_0 : \mu_d = 0$，接受 $H_1 : \mu_d \neq 0$，

即认为家兔注射该批注射液前后体温差异极显著。

例 6 - 11　现从 8 窝仔猪中每窝选出性别相同、体重接近的仔猪两头进行饲料对比试验，将每窝两头仔猪随机分配到两个饲料组中，时间 30 天，试验结果见表 6 - 5。已知仔猪体重服从正态分布，问两种饲料喂饲仔猪增重有无显著差异（$\alpha = 0.01$）？

表 6 - 5　仔猪饲料对比试验

窝号	1	2	3	4	5	6	7	8
甲饲料（x_1）	10.0	11.2	11.0	12.1	10.5	9.8	11.5	10.8
乙饲料（x_2）	9.8	10.6	9.0	10.5	9.6	9.0	10.8	9.8
$d = x_1 - x_2$	0.2	0.6	2.0	1.6	0.9	0.8	0.7	1.0

解：提出假设为

$H_0 : \mu_d = 0$，即假定两种饲料饲喂仔猪平均增重无差异

$H_1 : \mu_d \neq 0$，即假定两种饲料饲喂仔猪平均增重有差异

计算得：$\bar{d} = 0.975$，$S_{\bar{d}} = S_d / \sqrt{n} = 0.5726 / \sqrt{8} = 0.2025$

$$t = \frac{\bar{d}}{S_{\bar{d}}} = \frac{0.975}{0.2025} = 4.815,$$

$\alpha = 0.01$，$df = n - 1 = 8 - 1 = 7$ 查附表 4 得：双侧 $t_{0.01/2}(7) = 3.499$，

$|t| = 4.815 > 3.499$，$p < 0.01$，拒绝 H_0，即认为甲种饲料与乙种饲料喂饲仔猪平均增重差异极显著。

在进行两样本平均数差异显著性检验时，亦有双侧与单侧检验之分。关于单侧检验，只要注意问题的性质、备择假设 H_1 的建立和临界 t 值的查取就行了，具体计算与双侧检验相同。

二、两个正态总体方差的假设检验

设 $X_1, \cdots, X_{n_1}, Y_1, \cdots, Y_{n_2}$ 分别来自正态总体 $N(\mu_1, \sigma_1^2)$ 和 $N(\mu_2, \sigma_2^2)$ 的两个独立样本，记

$$S_1^2 = \frac{1}{n_1 - 1} \sum_{i=1}^{n_1} (x_i - \bar{x})^2, \qquad S_2^2 = \frac{1}{n_2 - 1} \sum_{i=1}^{n_2} (y_i - \bar{y})^2$$

假设 $H_0 : \sigma_1^2 = \sigma_2^2$. 在假设 H_0 成立条件下，构造 F 统计量，

$$F = \frac{S_1^2}{S_2^2} \sim F(n_1 - 1, n_2 - 1)$$

其中 $n_1 - 1$ 为第一自由度或称分子自由度，$n_2 - 1$ 为第二自由度或称分母自由度。

由 F 分布为非对称分布，故两个临界值不对称，给定显著性水平 α 时，查 F 分布单侧临界值表得到 $F_{1-\alpha/2}$，$F_{\alpha/2}$。故当 $F > F_{\alpha/2}$ 或 $F < F_{1-\alpha/2}$ 时，拒绝原假设 H_0；当 $F_{1-\alpha/2} < F < F_{\alpha/2}$ 时，接受原假设 H_0。

这个 F 是一个方差比，故也称 F 检验为方差比检验。在检验中我们看到 F 的偏离 1 到

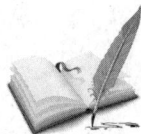

一定界限，则否定 H_0，如果我们把 S_1^2，S_2^2 中的较大者放到分子上，方差比的值不会低于 1，这时我们只需要考虑一个临界值 $F_{\alpha/2}$，因此，否定域为 $F > F_{\alpha/2}$，这样可以避免查表中出现麻烦。

利用 F 分布统计量进行的检验叫做 F 检验。F 检验用来检验当两正态总体均值 μ_1，μ_2 未知，方差 σ_1^2，σ_2^2 未知时比较两正态总体方差 σ_1^2 和 σ_2^2。

例 6-12 为考察甲、乙两批药品中某种成分的含量（%），现分别从这两批药品中各抽取 9 个样品进行测定，测得其样本均值和样本方差分别为 $\bar{x}_1 = 76.33$，$S_1^2 = 3.29$ 和 $\bar{x}_2 = 74.43$，$S_2^2 = 2.25$。假设它们都服从正态分布，试检验甲、乙两批药品中该种成分的含量是否有显著性差异？（$\alpha = 0.05$）

解：根据题意，应首先检验方差齐性

$$H_0: {\sigma_1}^2 = {\sigma_2}^2;\ H_1: {\sigma_1}^2 \neq {\sigma_2}^2$$

已知 $n_1 = n_2 = 9$，$\bar{x}_1 = 76.33$，$S_1^2 = 3.29$ 和 $\bar{x}_2 = 74.43$，$S_2^2 = 2.25$

则 F 检验统计量的值：

$$F = \frac{S_1^2}{S_2^2} = \frac{3.29}{2.25} = 1.46 > 1$$

对显著性水平 $\alpha = 0.05$，查附表 5 得

$$F_{\alpha/2}(n_1 - 1,\ n_2 - 1) = F_{0.025}(8,\ 8) = 4.43$$

因 $F = 1.46 < F_{0.025}(8,\ 8) = 4.43$，$p > 0.05$，故接受 $H_0: \sigma_1^2 = \sigma_2^2$

再检验 $H_0: \mu_1 = \mu_2;\ H_1: \mu_1 \neq \mu_2$

因为这两个总体的方差未知但具有齐性，故可用 t 检验法进行检验。

则 $S_w^2 = \frac{S_1^2 + S_2^2}{2} = \frac{3.29 + 2.25}{2} = 2.77$　$S_w = \sqrt{2.77} = 1.664$

又检验统计量 t 的值

$$t = \frac{\bar{x} - \bar{y}}{S_w\sqrt{\frac{1}{n_1} + \frac{1}{n_2}}} = \frac{76.23 - 74.43}{1.664\sqrt{\frac{1}{9} + \frac{1}{9}}} = 2.295$$

对给定的 $\alpha = 0.05$，查附表 4，得临界值

$$t_{\alpha/2}(n_1 + n_2 - 2) = t_{0.025}(16) = 2.12$$

因 $|t| = 2.295 > t_{0.025}(16) = 2.12$，$p < 0.05$，则拒绝 H_0，接受 H_1，即认为甲、乙两批药品中该种成分的含量有显著性差异。

例 6-13 分别测得 15 名健康人和 13 名Ⅲ度肺气肿病人痰中 α_1 抗胰蛋白酶含量（g/L）见表 6-6，问健康人与Ⅲ度肺气肿病人 α_1 抗胰蛋白酶含量是否不同（$\alpha = 0.10$）？

表 6-6　健康人与Ⅲ度肺气肿患者 α_1 抗胰蛋白酶含量（g/L）

健康人	2.7	2.2	4.1	4.3	2.6	1.9	1.7	0.6	1.9	1.3	1.5	1.7	1.3	1.3	1.9
肺气肿患者	3.6	3.4	3.7	5.4	3.6	6.8	4.7	2.9	4.8	5.6	4.1	3.3	4.3		

解：根据题意，应首先检验方差齐性

$H_0: \sigma_1^2 = \sigma_2^2;\ H_1: \sigma_1^2 \neq {\sigma_2}^2$

由题意得，$\bar{x}_1 = 2.067$，$S_1 = 1.015$；$\bar{x}_2 = 4.323$，$S_2 = 1.107$

$$F = \frac{S_2^2}{S_1^2} = \frac{1.107^2}{1.015^2} = 1.19$$

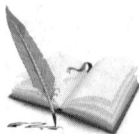

对显著性水平 $\alpha = 0.10$，查附表 5 得 $F_{0.05}(12,14) = 2.53$，

$F = 1.19 < F_{0.05}(12,14) = 2.53$，故 $p > 0.10$，按 $\alpha = 0.10$ 水准，接受 H_0，拒绝 H_1。故认为健康人与Ⅲ度肺气肿病人 α_1 抗胰蛋白酶含量总体方差相等。

可直接用两独立样本均数比较的 t 检验。

提出假设 $H_0: \mu_1 = \mu_2$，$H_1: \mu_1 \neq \mu_2$

计算检验统计量

$$S_w^2 = \frac{(n_1 - 1)S_1^2 + (n_2 - 1)S_2^2}{n_1 + n_2 - 2} = 1.12$$

$$|t| = \frac{|(\bar{x}_1 - \bar{x}_2) - 0|}{S_w \sqrt{\frac{1}{n_1} + \frac{1}{n_2}}} = \frac{|\bar{x}_1 - \bar{x}_2|}{S_w \sqrt{\frac{1}{n_1} + \frac{1}{n_2}}} = 5.63$$

对给定的 $\alpha = 0.10$，查附表 4，得临界值 $t_{0.10/2}(26) = 1.7056$

$|t| = 5.63 > t_{0.10/2}(26) = 1.7056$，$P < 0.10$，拒绝 H_0，接受 H_1，差别有统计学意义，可认为健康人与Ⅲ度肺气肿病人 α_1 抗胰蛋白酶含量不同。

第四节　样本频率的假设检验

在第四章介绍二项分布时曾指出：由具有两个属性类别的质量性状利用统计次数法得来的次数资料进而计算出的百分数资料，如成活率、死亡率、孵化率、感染率、阳性率等是服从二项分布的。这类百分数的假设检验应按二项分布进行。当样本含量 n 较大，p 不过小，且 np 和 nq 均大于 5 时，可以近似地利用正态分布进行假设检验。适用于近似地采用 u 检验所需的二项分布百分数资料的样本含量 n 见表 6-7。

表 6-7　适用于近似地采用 u 检验所需要的二项分布百分数资料的样本含量

$\hat{p}$（样本百分数）	$n\hat{p}$（较小百分数的次数）	n（样本含量）
0.5	15	30
0.4	20	50
0.3	24	80
0.2	40	200
0.1	60	600
0.05	70	1400

一、单个样本频率的假设检验

在实际工作中，有时需要检验一个服从二项分布的样本百分数与已知的二项总体百分数差异是否显著，其目的在于检验一个样本百分数 $\hat{p}$ 所在二项总体百分数 p 是否与已知二项总体百分数 p_0 相同，换句话说，检验该样本百分数 $\hat{p}$ 是否来自总体百分数为 p_0 的二项总体。这里所讨论的百分数是服从二项分布的，但 n 足够大，p 不特别小，np 和 nq 均大于 5，如上所述，可近似地采用 u 检验法来进行显著性检验；若 np 或 nq 小于或等于 30 时，应对 u 进行连续性矫正。

一般地，假设为：

$$H_0: p = p_0,\quad H_1: p \neq p_0$$

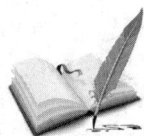

根据中心极限定理，$p \sim N(p_0, p_0(1-p_0)/n)$。因此，$u$ 值的计算公式为：

$$u = \frac{\hat{p} - p_0}{S_{\hat{p}}}$$

当 np 或 nq 小于或等于30时，矫正 u 值 u_c 的计算公式为：

$$u_c = \frac{|\hat{p} - p_0| - 0.5/n}{S_{\hat{p}}}$$

其中 $\hat{p}$ 为样本百分数，p_0 为总体百分数，$S_{\hat{p}}$ 为样本百分数标准误，计算公式为：

$$S_{\hat{p}} = \sqrt{\frac{p_0(1-p_0)}{n}}$$

根据附表2，u 检验的临界值分别等于1.96（$\alpha = 0.05$）和2.58（$\alpha = 0.01$）。

例6-14 据往年调查某地区的乳牛隐性乳房炎一般为30%，现对某牛场500头乳牛进行检测，结果有175头乳牛凝集反应阳性，问该牛场的隐性乳房炎是否比往年严重？（$\alpha = 0.05$）

解： 此例总体百分数 $p_0 = 30\%$，样本百分数 $\hat{p} = 175 \div 500 = 35\%$，因为 $np_0 = 500 \times 30\% = 150 > 30$，不须进行连续性矫正。

提出假设

$$H_0: p = 30\%, \quad H_1: p \neq 30\%$$

计算统计量

$$S_{\hat{p}} = \sqrt{\frac{p_0(1-p_0)}{n}} = \sqrt{\frac{0.3 \times (1-0.3)}{500}} = 0.0205$$

$$u = \frac{\hat{p} - p_0}{S_{\hat{p}}} = \frac{0.35 - 0.30}{0.0205} = 2.439$$

统计推断因为 $1.96 < u < 2.58$，$0.01 < p < 0.05$，因此拒绝 H_0，可认为样本百分数 $\hat{p} = 35\%$ 与总体百分数 $p_0 = 30\%$ 差异显著，该奶牛场的隐性乳房炎比往年严重。

二、两个样本频率的假设显著性检验

在实际工作中，有时需要检验服从二项分布的两个样本百分数差异是否显著。其目的在于检验两个样本百分数 $\hat{p}_1$、$\hat{p}_2$ 所在的两个二项总体百分数 p_1、p_2 是否相同。当两样本的 np 和 nq 均大于5时，可以把两个二项分布的分布近似看成正态分布。根据正态分布的性质，两个正态分布的和或差仍然服从正态分布。因此，可以近似地采用 u 检验法进行检验，但在 np 和（或）nq 小于或等于30时，需作连续性矫正。

一般地，假设为：

$$H_0: p_1 = p_2, \quad H_1: p_1 \neq p_2$$

根据中心极限定理，$p_1 - p_2 \sim N[p_1 - p_2, p_1(1-p_1)/n_1 + p_2(1-p_2)/n_2]$，当原假设成立时，$p_1 - p_2 \sim N[0, \bar{p}(1-\bar{p})(1/n_1 + 1/n_2)]$，其中 $\bar{p}$ 为合并样本百分数，$\bar{p} = \frac{n_1\hat{p}_1 + n_2\hat{p}_2}{n_1 + n_2} = \frac{x_1 + x_2}{n_1 + n_2}$。于是，统计量可以这样计算：

$$u = \frac{\hat{p}_1 - \hat{p}_2}{S_{\hat{p}_1 - \hat{p}_2}}$$

$$u_c = \frac{|\hat{p}_1 - \hat{p}_2| - 0.5/n_1 - 0.5/n_2}{S_{\hat{p}_1 - \hat{p}_2}}$$

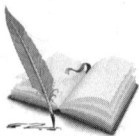

其中 $\hat{p}_1 = x_1/n_1$，$\hat{p}_2 = x_2/n_2$ 为两个样本百分数，$S_{\hat{p}_1-\hat{p}_2}$ 为样本百分数差异标准误，计算公式为：

$$S_{\hat{p}_1-\hat{p}_2} = \sqrt{\bar{p}(1-\bar{p})\left(\frac{1}{n_1}+\frac{1}{n_2}\right)}$$

这时 u 检验的临界值仍分别等于1.96（$\alpha = 0.05$）和2.58（$\alpha = 0.01$）。

例6-15 某养猪场第一年饲养杜长大商品仔猪9800头，死亡980头；第二年饲养杜长大商品仔猪10000头，死亡950头，试检验第一年仔猪死亡率与第二年仔猪死亡率是否有显著差异？（$\alpha = 0.05$）

解：此例两样本死亡率分别为：

$$\hat{p}_1 = \frac{x_1}{n_1} = \frac{980}{9800} = 10\% \qquad \hat{p}_2 = \frac{x_2}{n_2} = \frac{950}{10000} = 9.5\%$$

合并样本死亡率为：

$$\bar{p} = \frac{x_1+x_2}{n_1+n_2} = \frac{980+950}{9800+10000} = 9.747\%$$

因为 $n_1\bar{p} = 9800 \times 9.747\% = 955.206$

$n_1\bar{q} = n_1(1-\bar{p}) = 9800 \times (1-9.747\%) = 8844.794$

$n_2\bar{p} = 10000 \times 9.747\% = 974$

$n_2\bar{q} = n_2(1-\bar{p}) = 10000 \times (1-9.747\%) = 9026$

即 n_1p、n_1q、n_2p、n_2q 均大于5，并且都大于30，可利用 u 检验法，不需作连续矫正。检验基本步骤是：

假设 $H_0 : p_1 = p_2$，$H_1 : p_1 \neq p_2$

计算统计量

因为 $S_{\hat{p}_1-\hat{p}_2} = \sqrt{\bar{p}(1-\bar{p})\left(\frac{1}{n_1}+\frac{1}{n_2}\right)}$

$$= \sqrt{9.747\% \times (1-9.747\%) \times \left(\frac{1}{9800}+\frac{1}{10000}\right)} = 0.00422$$

于是 $u = \dfrac{\hat{p}_1-\hat{p}_2}{S_{\hat{p}_1-\hat{p}_2}} = \dfrac{10\%-9.5\%}{0.00422} = 1.186$

由于 $u < 1.96$，$p > 0.05$，不能拒绝 H_0，表明第一年仔猪死亡率与第二年仔猪死亡率差异不显著。

需要说明的是，样本频率的假设检验也可以利用 χ^2 检验。关于 χ^2 检验的使用方法，请参阅相关书籍。

📖 习题六

1. 某公司生产某种灯管，该公司的经理称，他们产品的平均使用寿命为3年。为检验他的说法，随机抽取5个灯管，测得灯管寿命数据如下：（单位：年）

$$1.3, 4.1, 4.8, 3.4, 2.9$$

已知灯管的使用寿命服从正态分布，试检验他的说法是否正确？（$\alpha = 0.05$）

2. 为比较治疗组和对照组的肺表面活性物质 PaO_2 在治疗某病患儿过程中的作用是否不

扫码"练一练"

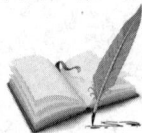

同，某医生在治疗 30 名患儿后 48 小时得到下表资料，问治疗后 48 小时，两组的 PaO_2 是否不同？（$\alpha = 0.05$）

两组患儿 PaO_2（kPa）比较

分组	例数	均值	标准差
治疗组	15	12.60	1.60
对照组	15	9.72	2.00

3. 取 8 份样品，每份一分为二，分别用容量法和仪器分析测定，数据如下：

容量法	35.5	47.1	26.8	51.1	80.1	63.1	75.0	86.4
仪器分析	35.8	48.0	27.1	51.5	81.0	63.0	75.8	86.0

试判断容量法测量结果是否低于仪器分析结果？（$\alpha = 0.05$）

4. 某研究人员随机抽取 20 只小鼠分配到甲乙两个不同饲料组，每组 10 只，在喂养一段时间后，测得小鼠肝中铁含量（$\mu g/g$）结果如下：

甲	3.59	0.96	3.89	1.23	1.61	2.94	1.96	3.68	1.54	2.59
乙	2.23	1.14	2.63	1.00	1.35	2.01	1.64	1.13	1.01	1.70

设小鼠肝中铁含量数据服从正态分布，试问：两组数据总体方差是否相同？（$\alpha = 0.10$）

5. 为考察甲、乙两批药品中某种成分的含量（%），现分别从这两批药品中各抽取 9 个样品进行测定，测得其样本均值和样本方差分别为 $\bar{x}_1 = 76.23$，$S_1^2 = 3.29$ 和 $\bar{x}_2 = 74.43$，$S_2^2 = 2.25$。假设它们都服从正态分布，试检验甲、乙两批药品中该种成分的含量是否有显著性差异？（$\alpha = 0.05$）

6. 某药厂用一台自动包装机包装葡萄糖，规定标准为每袋 0.5kg。设包装机实际生产的每袋重量服从正态分布，且由以往经验知 $\sigma = 0.015$（kg），某天从生产线上随机抽取 8 袋，称得净重为（单位：kg）

$$0.497, 0.506, 0.524, 0.488, 0.511, 0.510, 0.515, 0.512$$

如标准差 σ 不变，问包装机包装的平均重量是否仍为 0.5kg？（$\alpha = 0.05$）

7. 某剂型药物正常的生产过程中，含碳量服从正态分布 $N(1.408, 0.048^2)$，今从某班生产的产品中任取 5 件，测量其含碳量（%）为

$$1.32, 1.55, 1.36, 1.40, 1.44$$

据分析其平均含量符合规定的要求，问含量的波动是否正常？（$\alpha = 0.02$）

8. 有人研究一种减少室性早搏的药物，为 10 名患者静脉注射 2mg/kg 的剂量后一定时间内每分钟室性早搏次数减少值分别为

$$0, 7, -2, 14, 15, 14, 6, 16, 19, 26$$

试判断药物是否确实有效？（$\alpha = 0.05$）

9. 从两台自动机床加工产品中分别抽取容量为 $n_1 = 10$ 和 $n_2 = 8$ 的两组产品，测得某个指标的尺寸，得到数据如下表所示。

x_i	1.08	1.10	1.12	1.14	1.15	1.25	1.36	1.38	1.40	1.42
y_i	1.11	1.12	1.18	1.22	1.33	1.35	1.36	1.38		

如果取显著性水平 $\alpha = 0.10$，可以认为两台机床加工产品的该指标的方差无显著性差

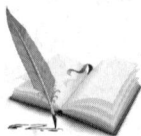

异吗？（$\alpha = 0.05$）

10. 为研究矽肺患者肺功能的变化情况，某医院对Ⅰ、Ⅱ期矽肺患者各35名测定其肺活量，得到Ⅰ期患者的均值2710ml，标准差147ml；Ⅱ期患者的均值2830ml，标准差118ml。试问Ⅰ、Ⅱ期矽肺患者的肺活量是否有显著性差异？（$\alpha = 0.01$）

11. 某厂有一批产品，须检验合格才能出厂，按国家标准，次品率不得超过3%，今在其中任意抽取100件，发现有10件是次品，试问这批产品能否出厂？（$\alpha = 0.10$）

12. 某医院用内科疗法治疗一般类型胃溃疡病患者80例，治愈63例；治疗特殊类型胃溃疡病患者99例，治愈31例。试问内科疗法对两种类型胃溃疡病治愈率有无显著性差异？（$\alpha = 0.01$）

13. 为了观察某药物预防流感的效果，共观察了96人，其中试验组49人，发病7例；对照组47例，发病13例。试问两组发病率有无显著性差异？（$\alpha = 0.05$）

14. 用某疗法治疗某病，临床观察了20例，治愈13例，问总体治愈率与所传治愈率79%是否相符？（$\alpha = 0.05$）

15. 已知我国成人乙肝病毒表面抗原平均阳性率为10%，现随机抽查某地区100位成人的血清，其中23人为阳性。试检验该地区成人乙肝表面抗原阳性率是否高于全国平均水平？（$\alpha = 0.05$）

16. 为比较两种药物的疗效，分别治疗了某病患者若干例，结果如下。试判断甲药的有效率是否高于乙药？（$\alpha = 0.05$）

分组	有效例数	无效例数	合计
甲药组	126	28	154
乙药组	204	82	286

（张晓萍）

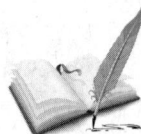

第七章　非参数假设检验

用样本的数据推断总体时，如果总体服从正态分布，只需要了解总体的期望和方差两个数字即可。也就是用样本的数据推断总体的期望和方差两个参数，即可掌握总体的分布规律特征。

同理类推，对于我们已知的一些分布（例如：两点分布、二项分布、泊松分布、均匀分布、指数分布、正态分布等等），如果能推断出其参数值，即可掌握其分布的规律特征。

关于参数的假设检验问题称为参数假设检验。

但是总体的数据真的是近似地服从正态分布吗？或者总体干脆就不知服从什么分布，我们该如何做假设检验呢？

此类问题的假设检验我们统称为非参数假设检验。

关于非参数假设检验，我们下面讨论"拟合优度检验""列联表检验""秩和检验"三个问题。

第一节　拟合优度检验

假设检验的问题，实际上就是检验假设的问题。在某个前提假设下，我们依据此假设在理论上能计算出数据 E_i，但实际情况下的实验数据是 O_i，理论与实际相符合吗？

在 1900 年，Karl Pearson 提出使用下面的统计量

$$\chi^2 = \sum_{i=1}^{k} \frac{(O_i - E_i)^2}{E_i}$$

理论与实际相符合的判断标准取决于 $\chi^2 = \sum_{i=1}^{k} \frac{(O_i - E_i)^2}{E_i} \sim \chi^2(k-r-1)$；$k$ 为取值区域划分的组数，r 为要估计的总体所含参数的个数。计算结果的大小，越小越吻合，反之，越大理论与实际越不吻合。

到底吻合与否，Karl Pearson 认为判断的结果取决于你查到的临界值！

定理 7 - 1　Karl Pearson（皮尔逊）χ^2 定理

在 H_0 成立的条件下，不论 H_0 中的分布是什么分布，当 $n \to \infty$ 时，统计量

$$\chi^2 = \sum_{i=1}^{k} \frac{(O_i - E_i)^2}{E_i} \sim \chi^2(k-r-1) \text{（近似）}$$

其中 O_i 为实际频数，E_i 为理论频数，k 为取值区域划分的组数，r 为要估计的总体所含参数的个数。

χ^2 拟合优度检验法的检验步骤为：

（1）建立检验的原假设 H_0；

（2）用样本值计算统计量 χ^2；

（3）查临界值表得到 $\chi_\alpha^2(k-r-1)$；

（4）比较统计量 χ^2 和临界值 $\chi_\alpha^2(k-r-1)$ 的大小，然后做结论。

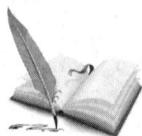

具体算法如下：

例 7 – 1　骰子的均匀性问题

在掷骰子的游戏中，为了公平起见，需要考察骰子是否均匀。某研究者将一只骰子投掷了 150 次，掷出的点数结果见表 7 – 1。

表 7 – 1　骰子均匀性试验结果数据

点数 X	1	2	3	4	5	6
频数 f_i	23	32	24	21	30	20

问题：试检验此骰子是否均匀？

解：首先列出均匀性检验计算表（表 7 – 2）：

表 7 – 2　骰子均匀性检验计算表

点数 X	实际频数 f_i	概率 p_i	理论频数 np_i	$f_i - np_i$	$\dfrac{(f_i - np_i)^2}{np_i}$
1	23	$\dfrac{1}{6}$	25	-2	0.16
2	32	$\dfrac{1}{6}$	25	7	1.96
3	24	$\dfrac{1}{6}$	25	-1	0.04
4	21	$\dfrac{1}{6}$	25	-4	0.64
5	30	$\dfrac{1}{6}$	25	5	1.00
6	20	$\dfrac{1}{6}$	25	-5	1.00
合计	150	1	150	—	4.80

(1) 做原假设为：骰子是均匀的，即 $H_0 : P\{X = i\} = p_i = \dfrac{1}{6}$，$i = 1, 2, 3, 4, 5, 6$。

(2) 计算统计量 $\chi^2 = \sum\limits_{i=1}^{k} \dfrac{(O_i - E_i)^2}{E_i}$ 得 $\chi^2 = 4.8$。

(3) 因为 $\chi^2 = \sum\limits_{i=1}^{k} \dfrac{(O_i - E_i)^2}{E_i} \sim \chi^2(k - r - 1)$，且取值区域的个数为 6，骰子点数的分布

$$P\{X = i\} = p_i = \frac{1}{6}, \quad i = 1, 2, 3, 4, 5, 6$$

所含参数为 0。

所以查表得到

$\chi_{0.05}^2 (6 - 0 - 1) = \chi_{0.05}^2 (5) = 11.072$。

(4) 计算的统计量 χ^2 越小越说明实际频数与理论频数越吻合，$4.8 < 11.072$，接受 H_0，可以认为此骰子是均匀的。

例 7 – 2　是否服从正态分布的问题

某药剂师用随机抽样方法检查了某药 100 片，测量其含药量，检测结果见表 7 – 3，试用 χ^2 检验法检验该药的含量是否服从正态分布（$\alpha = 0.05$）。

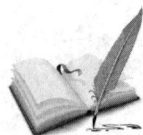

表 7 – 3 含药量的正态分布检验计算表

组限 $[x_i, x_{i+1})$ (1)	组中值 m_i (2)	实际频数 f_i (3)	标准化组限 $[u_i, u_{i+1}]$ (4)	概率 p_i (5)	理论频数 np_i (6)	$f_i - np_i$ (7)	$\dfrac{(f_i - np_i)^2}{np_i}$ (8)
<40	38.5	3	$(-\infty, -1.97)$	0.025	2.5 } 8.9	0.1	0.001
40 ~ 43	41.5	6	$[-1.97, -1.35)$	0.064	6.4		
43 ~ 46	44.5	15	$[-1.35, -0.73)$	0.144	14.4	0.6	0.025
46 ~ 49	47.5	18	$[-0.73, -0.11)$	0.223	22.3	-4.3	0.822
49 ~ 52	50.5	30	$[-0.11, 0.51)$	0.238	23.8	6.2	1.614
52 ~ 55	53.5	14	$[0.51, 1.13)$	0.176	17.6	-3.6	0.73
55 ~ 58	56.5	11	$[1.13, 1.74)$	0.090	9.0 } 13	1	0.077
58 ~ 61	59.5	2	$[1.74, 2.36)$	0.031	3.1		
>61	62.5	1	$[2.36, +\infty)$	0.009	0.9		
合计	—	100	—	1	100	—	3.269

解：（1）和（3）列由检测结果可得；

（2）列为每组的组中值 m_i，其中组间距为 3（半组间距为 1.5），第一组的组中值为 $40 - 1.5 = 38.5$，最后一组的组中值为 $61 + 1.5 = 62.5$；

$$\bar{x} = \frac{1}{n}\sum_{i=1}^{k} m_i f_i = \frac{1}{100}(38.5 \times 3 + 41.5 \times 6 + \cdots + 62.5 \times 1) = 49.54$$

$$\sigma^2 = \frac{1}{n}\sum_{i=1}^{n}(x_i - \bar{x})^2 = \frac{1}{n}\sum_{i=1}^{n} x_i^2 - \bar{x}^2 = \frac{1}{n}\sum_{i=1}^{k} m_i^2 f_i - \bar{x}^2$$

$$= \frac{1}{100}(38.5^2 \times 3 + 41.5^2 \times 6 + \cdots + 62.5^2 \times 1) - 49.54^2 = 23.558$$

$$\sigma = \sqrt{23.558} \approx 4.854$$

因为 $\dfrac{x - \bar{x}}{\sigma} \sim N(0, 1)$，所以 $(-\infty, 40)$ 标准化为 $(-\infty, -1.97)$，依此类推可得（4）列 $[u_i, u_{i+1}]$；

查标准正态分布表，可得标准正态分布的变量落在（4）列的每个组限的概率 p_i，记在（5）列；

用 np_i 可计算出理论频数，记在（6）列（由于第一组数 2.5 < 5，所以第一组和第二组数合并；又因为最后两组数的和 $3.1 + 0.9 = 4 < 5$，所以最后两组数与倒数第三组合并）；

计算实际频数与理论频数的差值，记在（7）列；

由 $\dfrac{(f_i - np_i)^2}{np_i}$ 公式计算的结果记在（8）列。

（1）H_0：该药含量服从正态分布

（2）$\chi^2 = 3.269$

（3）$\chi_{0.05}^2 (6 - 2 - 1) = \chi_{0.05}^2 (3) = 7.815$

（4）$3.269 < 7.815$，接受 H_0，可以认为该药含量服从正态分布。

求解结束。

注意：假设 H_0 一定要做服从正态分布的假设。

因为（6）列经过合并最后为 6 组且正态分布含有两个参数 μ 和 σ^2，所以 χ^2 的自由度

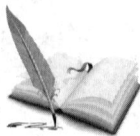

为 $6-2-1=3$。

当然我们希望计算的 $\chi^2 = 3.269$ 越小越好（实际与理论越吻合），由于 $3.269 < 7.815$，故接受 H_0，可以认为该药含量服从正态分布。

第二节 列联表的 χ^2 检验

本节将研究两个属性之间关联性和总体率比较的两个假设检验问题，通过列联表这个有效的工具，详细讨论分析问题和计算数据的方法。

不管是两个属性之间的关联性还是总体率比较，这些假设检验问题都可以归结于理论是否与实际相吻合的问题，既然如此，就都可以用 Karl Pearson（皮尔逊）χ^2 定理来处理此类问题！

例 7-3 药物外观状况与内在质量的关联性问题

某药厂为了探讨根据药物的外观状况判断药物内在质量的关联性，随机抽取若干同类药品，在相同条件下放置六个月，分别检验其内在质量 X 与外观状况 Y，得到检验数据见表 7-4，试分析药物的内在质量与外观状况这两种属性之间是否独立（ $\alpha = 0.01$ ）。

表 7-4 药物外观状况与内在质量的关联性

内在质量 X	外观状况 Y			合计
	好	中	差	
好	35	15	5	55
中	8	19	7	34
差	4	4	16	24
合计	47	38	28	113

解：首先在"H_0：药物的外观状况与内在质量是独立的"的理论前提下，计算理论频数 E_{ij} 分别为：

$$55 \times \frac{47}{113} \approx 22.8761 \,,\, 55 \times \frac{38}{113} \approx 18.4956 \,,\, 55 \times \frac{28}{113} \approx 13.6283$$

$$34 \times \frac{47}{113} \approx 14.1416 \,,\, 34 \times \frac{38}{113} \approx 11.4336 \,,\, 34 \times \frac{28}{113} \approx 8.4248$$

$$24 \times \frac{47}{113} \approx 9.9823 \,,\, 24 \times \frac{38}{113} \approx 8.0708 \,,\, 24 \times \frac{28}{113} \approx 5.9469$$

结果填在表格 7-5 的括号内，括号前的数据是实际频数 O_{ij}。

表 7-5 药物外观状况与内在质量的关联性

内在质量 X	外观状况 Y			合计
	好	中	差	
好	35（22.8761）	15（18.4956）	5（13.6283）	55
中	8（14.1416）	19（11.4336）	7（8.4248）	34
差	4（9.9823）	4（8.0708）	16（5.9469）	24
合计	47	38	28	113

（1）H_0：药物的外观状况与内在质量是独立的；

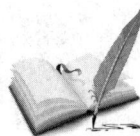

(2) $\chi^2 = \sum\limits_{i=1}^{3} \sum\limits_{j=1}^{3} \dfrac{(O_{ij} - E_{ij})^2}{E_{ij}}$

$\qquad = \dfrac{(35 - 22.8761)^2}{22.8761} + \dfrac{(15 - 18.4956)^2}{18.4956} + \cdots + \dfrac{(16 - 5.9469)^2}{5.9469}$

$\qquad = 43.097$

(3) $\chi^2_{0.01}(4) = 13.277$

(4) $43.097 > 13.277$，拒绝 H_0，认为药物的外观状况与内在质量是关联的。

求解结束。

注意：

实际频数 O_{ij} 与理论频数 E_{ij} 的右下角标 i 和 j 分别表示行标和列标。实际频数 O_{ij} 是实际情况下做试验得到的数据，理论频数 E_{ij} 是在假设 H_0 条件下计算得到的数据。

假设 H_0 一定要做独立性的假设，即无关联性的假设，在此假设条件下，才有理论频数的结果。

如果理论频数与实际频数越接近，表明实际情况与假设理论越接近，可以接受此原假设 H_0，否则要拒绝。到底接近到什么程度才接受 H_0 呢？

用临界值 $\chi^2_\alpha(df) = \lambda$ 来说话，其中自由度：

$$df = R \times C - [(R-1) + (C-1)] - 1 = (R-1)(C-1)$$

式中，R 表示行数，C 表示列数。

计算的统计量 χ^2 小于此临界值，认为理论频数与实际频数比较接近，接受 H_0 的属性无关联性假设；否则拒绝 H_0，认为属性间存在关联性。

例 7 - 4　药物效率的差异性比较问题

某医师观察三种降血脂药物 A、B、C 的临床疗效，观察患者的血脂下降程度分为有效组和无效组，结果如下表，试问三种药物的降血脂有效率是否有差异（$\alpha = 0.05$）？

表 7 - 6　三种降血脂药物的临床治疗效果

药物	有效	无效	合计	有效率（%）
A	120	25	145	82.8
B	50	27	77	64.9
C	40	22	62	64.5
合计	210	74	284	73.9

解：首先，在"H_0：三种药物治疗的有效率相同"的理论前提下，计算理论频数 E_{ij} 分别为：

$$145 \times \frac{210}{284} \approx 107.2183，145 \times \frac{74}{284} \approx 37.7817$$

$$77 \times \frac{210}{284} \approx 56.9366，77 \times \frac{74}{284} \approx 20.0634$$

$$62 \times \frac{210}{284} \approx 45.8451，62 \times \frac{74}{284} \approx 16.1549$$

结果填在表 7 - 7 的括号内，括号前的数据是实际频数 O_{ij}。

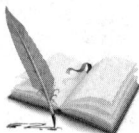

表7-7 三种降血脂药物的临床治疗效果

药物	有效	无效	合计	有效率（%）
A	120（107.2183）	25（37.7817）	145	82.8
B	50（56.9366）	27（20.0634）	77	64.9
C	40（45.8451）	22（16.1549）	62	64.5
合计	210	74	284	73.9

（1）H_0：三种药物治疗的有效率相同；

（2）$\chi^2 = \sum_{i=1}^{3} \sum_{j=1}^{2} \frac{(O_{ij} - E_{ij})^2}{E_{ij}}$

$\quad = \frac{(120 - 107.2183)^2}{107.2183} + \frac{(25 - 37.7817)^2}{37.7817} + \cdots + \frac{(22 - 16.1549)^2}{16.1549}$

$\quad = 11.9512$

（3）$\chi^2_{0.05}(2) = 5.991$

（4）$11.9512 > 5.991$，拒绝 H_0，认为三种药物的疗效不相同。

求解结束。

注意：

实际频数 O_{ij} 与理论频数 E_{ij} 的右下角标 i 和 j 分别表示行标和列标。实际频数 O_{ij} 是实际情况下做试验得到的数据，理论频数 E_{ij} 是在假设 H_0 条件下计算得到的数据。

假设 H_0 一定要做有效率相同的假设，在此假设条件下，才有理论频数的结果。

如果理论频数与实际频数越接近，表明实际情况与假设理论越接近，可以接受此原假设 H_0，否则要拒绝。到底接近到什么程度才接受 H_0 呢？

用临界值 $\chi^2_\alpha(df) = \lambda$ 来说话，其中自由度：

$$df = R \times C - [(R-1) + (C-1)] - 1 = (R-1)(C-1)$$

计算的统计量 χ^2 小于此临界值时，认为理论频数与实际频数比较接近，接受 H_0 的三种药物的疗效相同的假设；否则拒绝 H_0，认为三种药物的疗效不相同。

第三节 秩和检验

前面针对分布拟合问题和列联表资料问题，采用皮尔逊 χ^2 检验法进行检验，其本质就是："理论预测是否与实际相吻合"。对于其他的总体分布类型未知，或者总体分布已知，但不符合参数检验要求的问题。就不能用"理论是否与实际相吻合的问题"的方法来处理。此时我们可以比较"秩和"。什么是"秩和"呢？下面分"配对比较"、"两个总体比较"和"多个总体比较"三种情形讨论。

例7-5 配对比较的符号秩和检验问题

为考察某种药物治疗高脂血症的疗效，对患高脂血症病人进行临床治疗，得到其治疗前后甘油三酯 TG（mmol/L）指标资料，如表7-8所示，试问治疗前后病人的 TG 指标有无显著差别（$\alpha = 0.05$）？

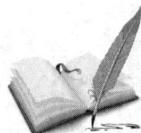

表7-8 病人治疗前后 TG 指标

病人编号（1）	治疗前 x_i（2）	治疗后 y_i（3）
1	2.88	2.51
2	2.00	1.83
3	2.34	1.95
4	1.90	1.98
5	2.20	2.12
6	2.68	2.16
7	2.12	2.14
8	2.45	2.05
合计	—	—

分析：

要考察治疗前后病人的 TG 指标有无显著差别，所以需要计算治疗前后病人的 TG 指标的差值 $d_i = x_i - y_i$。现在的问题归结于这些差值是否显著的问题，即这些差值的平均值是否可以认为是零的问题。

病人的甘油三酯 TG 指标不一定服从正态分布，用参数假设检验的方法是不恰当的。

我们采用"秩和"的方法进行检验。

首先计算治疗前后病人的 TG 指标的差值 $d_i = x_i - y_i$，再按差值的绝对值从小到大编秩次，秩次是排序后的序数。差值为负的秩次取负号，差值为正的秩次取正号。最后再计算所有取正号的秩次之和，为 $T_+ = 32.5$；所有取负号的秩次之和，为 $T_- = 3.5$（此结果取正号）。

解：首先计算差值，再编秩次，最后求秩和，结果见表7-9。

表7-9 病人治疗前后 TG 指标处理后结果

病人编号（1）	治疗前 x_i（2）	治疗后 y_i（3）	$d_i = x_i - y_i$（4）	秩次（5）
1	2.88	2.51	0.37	5
2	2.00	1.83	0.17	4
3	2.34	1.95	0.39	6
4	1.90	1.98	-0.08	-2.5
5	2.20	2.12	0.08	2.5
6	2.68	2.16	0.52	8
7	2.12	2.14	-0.02	-1
8	2.45	2.05	0.40	7
合计	—	—	—	$T_+ = 32.5$ $T_- = 3.5$

注意：差值 -0.08 和 0.08 的绝对值相同，秩次应该为 2 和 3，取 2 和 3 的平均值 2.5 作为它们的秩次！

（1）H_0：配对差值的总体中位数为 0；

（2）$T = \min(T_+, T_-) = T_- = 3.5$

（3）3～33（由附表6获得）

（4）3 < 3.5 < 33，接受 H_0，可以认为治疗前后病人的 TG 指标无显著差别。

求解结束。

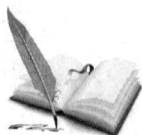

注意：（2）$T = \min(T_+, T_-) = T_- = 3.5$ 中的 T 值落在 $3 \sim 33$ 范围内时，接受假设 H_0，否则拒绝 H_0。

例 7 – 6　两总体比较的秩和检验问题

为研究某种血清是否会抑制白血病，选取 16 只白血病大鼠，随机分为治疗组和对照组，其中治疗组 8 只接受该血清治疗，对照组 8 只不做治疗，观察大鼠存活时间（月），其数据如表 7 – 10 所示：

表 7 – 10　血清治疗试验中大鼠存活时间

治疗组（月）	3.1	5.3	1.4	4.6	2.8	4.0	3.8	5.5
对照组（月）	1.9	0.5	0.9	2.1	1.4	2.1	1.1	0.8

若两个抽样总体的分布未知，试分析这种血清对白血病有无抑制作用？（$\alpha = 0.05$）

分析：

存活时间是来自不同组的两组大鼠，因此不能用"配对比较的符号秩和检验"的方法。另外，数据不成对时，本方法也适用。

要分析这种血清对白血病有无抑制作用，需要考察治疗组和对照组的大鼠存活时间是否有显著差异。换言之，如果我们通过治疗组和对照组的抽样数据，论证了治疗组和对照组所来自的总体的分布不相同的话，就可以断定两组大鼠的存活时间有区别，也就是可以断定这种血清对白血病有抑制作用！

为了发现不同，我们把两组大鼠的存活时间混在一起排序，把治疗组存活时间对应的秩次累加在一起，记为 T_1；同理，再把对照组存活时间对应的秩次累加在一起，记为 T_2。

因为，存活时间累加比较大的组，秩次累加的 T 值一定也大。所以，如果发现 T_1 与 T_2 的大小明显不同的话，说明治疗组和对照组的存活时间也不同，也就说明了这种血清对白血病有抑制作用。

我们采用求"秩和"再比较大小的方法进行检验。

解：首先把两组存活时间混放在一起按从小到大的顺序编秩次，同组且存活时间相同的依次排序（因为并不影响本组的秩和），不同组但是存活时间相同的，取平均秩次（因为影响的效应——"秩次"相同）。

混编秩次，最后求秩和，结果见表 7 – 11。

表 7 – 11　两组大鼠的存活时间

治疗组		对照组	
存活时间（月）	秩次	存活时间（月）	秩次
3.1	11	1.9	7
5.3	15	0.5	1
1.4	5.5	0.9	3
4.6	14	2.1	8
2.8	10	1.4	5.5
4.0	13	2.1	9
3.8	12	1.1	4
5.5	16	0.8	2
$n_1 = 8$	$T_1 = 96.5$	$n_2 = 8$	$T_2 = 39.5$

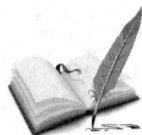

（1）H_0：两个总体的分布相同；

（2）$T = T_1 = 96.5$

（3）$49 \sim 87$

（4）96.5 不在 $49 \sim 87$ 范围内，拒绝 H_0，可以认为这种血清对白血病有抑制作用。

求解结束。

注意：

（1）一定要做假设 H_0：两个总体的分布相同，所以可以混编秩次；

（2）因为 $n_1 = n_2$，所以 $T = T_1 = 96.5$（$T = T_2 = 39.5$ 也行）。否则的话，选取样本容量最小的组的秩和；

（3）查两总体比较秩和检验用界值表得 $49 \sim 87$。

例 7 – 7　多个总体比较的秩和检验问题

研究达唑仑片在不同民族受试者体内的药代动力学，测得中国维吾尔族、蒙古族和汉族三组健康受试者各10人的达峰时（T_{max}，单位：h），数据见表 7 – 12。试问维吾尔族、蒙古族和汉族三个民族的达唑仑片的达峰时 T_{max} 有无显著差别？（$\alpha = 0.05$）

表 7 – 12　各民族达唑仑片达峰时 T_{max} 的秩和计算表

维吾尔族	蒙古族	汉族
T_{max}（1）	T_{max}（2）	T_{max}（3）
2.25	1.68	1.32
2.16	1.75	1.15
2.42	1.50	1.17
2.38	1.45	1.08
1.82	1.35	0.18
1.74	1.12	0.20
1.62	0.45	1.01
0.72	0.32	0.18
0.55	0.28	0.34
0.68	0.64	1.12
$n_1 = 10$	$n_2 = 10$	$n_3 = 10$

分析：

上题是两个总体，此题是三个总体。

原理同上题。为了发现三个民族的达唑仑片的达峰时 T_{max} 是否有差别，首先把三个民族的达峰时间混编，再排秩次，然后分别计算每个民族达峰时间所对应的秩次之和，分别记为 T_1、T_2 和 T_3。

有点类似方差分析的原理，考察 T_1、T_2 和 T_3 三个数是否有区别的统计量如下：

$$H = \left[\frac{12}{N(N+1)} \sum_{i=1}^{k} \frac{T_i^2}{n_i} - 3(N+1) \right] \sim \chi^2(k-1)$$

其中 T_i 为第 i 个样本的秩和，n_i 为第 i 个样本的样本容量，$N = \sum_{i=1}^{k} n_i$，k 为样本个数。

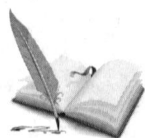

设 r_i ($i = 1, 2, 3, \cdots, n$) 依次为混编后的秩次，则 $\sum\limits_{i=1}^{n} r_i = \dfrac{n(n+1)}{2}$，

$$E(r_i) = \sum_{i=1}^{n} r_i \cdot \frac{1}{n} = \frac{n+1}{2}$$

$$D(r_i) = \sum_{i=1}^{n} \left[r_i - E(r_i) \right]^2 \cdot \frac{1}{n} = \frac{1}{n}\left(\sum_{i=1}^{n} r_i{}^2 - (n+1) \sum_{i=1}^{n} r_i + \frac{n(n+1)^2}{4} \right)$$

$$= \frac{1}{n}\left(\frac{n(n+1)(2n+1)}{6} - (n+1)\frac{n(n+1)}{2} + \frac{n(n+1)^2}{4} \right)$$

$$= \left(\frac{(n+1)(2n+1)}{6} - \frac{(n+1)^2}{4} \right)$$

$$= (n+1)\left(\frac{2(2n+1) - 3(n+1)}{12} \right)$$

$$= \frac{(n+1)(n-1)}{12}$$

因为

$$H = \sum_{i=1}^{k} \frac{n_i\,(\overline{T}_i - \overline{T})^2}{S^2} \sim \chi^2(k-1)$$

$$\overline{T}_i = \frac{T_i}{n_i}$$

$$\overline{T} = E(r_i) = \frac{n+1}{2}$$

$$S^2 = D(r_i) = \frac{(n+1)(n-1)}{12} \approx \frac{n(n+1)}{12}$$

所以

$$H = \sum_{i=1}^{k} \frac{n_i\,(\overline{T}_i - \overline{T})^2}{D(r_i)} \approx \frac{12}{n(n+1)} \sum_{i=1}^{k} n_i\,(\overline{T}_i - \overline{T})^2$$

$$= \frac{12}{n(n+1)} \sum_{i=1}^{k} \left(\frac{T_i{}^2}{n_i} - (n+1)T_i + \frac{(n+1)^2}{4}n_i \right)$$

$$= \frac{12}{N(N+1)} \sum_{i=1}^{k} \frac{T_i^2}{n_i} - 3(N+1)$$

在假设" H_0：三个民族的达唑仑片的达峰时 $T_{\max}$ 的总体分布相同"的条件下，计算的 H 值越小越好。

解：首先混编秩次，再求分别求秩和，结果如表 7 - 13。

表 7 - 13　三个民族达唑仑片达峰时 $T_{\max}$ 的秩和计算表

维吾尔族		蒙古族		汉族	
$T_{\max}$（1）	秩次（2）	$T_{\max}$（3）	秩次（4）	$T_{\max}$（5）	秩次（6）
2.25	28	1.68	23	1.32	18
2.16	27	1.75	25	1.15	16
2.42	30	1.50	21	1.17	17
2.38	29	1.45	20	1.08	13
1.82	26	1.35	19	0.18	1

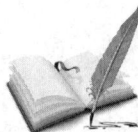

续表

维吾尔族		蒙古族		汉族	
1.74	24	1.12	14.5	0.20	3
1.62	22	0.45	7	1.01	12
0.72	11	0.32	5	0.18	2
0.55	8	0.28	4	0.34	6
0.68	10	0.64	9	1.12	14.5
$n_1 = 10$	$T_1 = 215$	$n_2 = 10$	$T_2 = 147.5$	$n_3 = 10$	$T_3 = 102.5$

（1）H_0：三个民族的达唑仑片的达峰时 T_{max} 的总体分布相同；

（2）$H \approx 8.278$

（3）$\chi^2_{0.05}（2）= 5.991$

（4）$8.278 > 5.991$，拒绝 H_0，可以认为三个民族的达唑仑片的达峰时 T_{max} 的总体分布不相同

求解结束。

扫码"练一练"

习题七

1. 在图书馆中，按 5 本书为一组随机选择 200 组样本，记录污损的书（包括打上着重记号、有污点、缺页等），得到的数据如下表所示。试用 χ^2 检验法检验一组中损坏的书的本数是否服从二项分布。（$\alpha = 0.05$）

一组中损坏书的本数（x_i）	组数（f_i）	理论频数（np_i）
0	72	65.54
1	77	81.92
2	34	40.96
3	14	10.24
4	2	1.28
5	1	0.06
总计	200	200

2. 在散剂分装过程中，随机抽取 100 袋称重，分组资料如下表所示。

重量分组	袋数
0.765 ~	1
0.795 ~	4
0.825 ~	7
0.855 ~	22
0.885 ~	24
0.915 ~	24
0.945 ~	10
0.975 ~	6
1.005 ~	1
1.035 ~ 1.065	1
合计	100

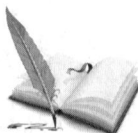

试用拟合优度 χ^2 检验来判断散剂重量是否服从正态分布。（ $\alpha = 0.05$ ）

3. 为研究慢性气管炎与吸烟量的关系，调查了272人，结果如下表所示。

吸烟量（支/h）	0 ~	10 ~	20 ~	合计
患者人数	22	98	25	145
健康人数	22	89	16	127
合计	44	187	41	272

试检验慢性气管炎与吸烟量有无关系。（ $\alpha = 0.05$ ）

4. 某药厂用5种不同的生产工艺考察某种产品的质量，得到优级品频数如表所示。

工艺条件	产品质量		合计
	优级品	非优级品	
甲	9	11	20
乙	20	29	49
丙	13	22	35
丁	9	30	39
戊	8	17	25
合计	59	109	168

试分析产品质量的优级与工艺条件有无关系。（ $\alpha = 0.05$ ）

5. 现有8只60日龄雄鼠在某种处理前后之体重（g）改变如下所示。

处理前（g）	25.7	24.4	21.1	25.2	26.4	23.8	21.5	22.9
处理后（g）	22.5	23.2	21.4	23.4	25.4	20.4	21.5	21.7

试用符号秩和检验法比较处理前后差异的显著性。（ $\alpha = 0.10$ ）

6. 利用原有仪器 A 和新仪器 B 分别测得某种片剂30分钟后的溶解度如下：

A:	55.7	50.4	54.8		
B:	53.0	52.9	55.1	57.4	56.6

试用秩和检验法判断两台仪器的测试结果是否有显著性差异？（ $\alpha = 0.05$ ）

（胡忠盛）

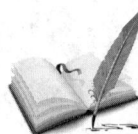

第八章 方差分析

在科学试验中我们常常要研究参加试验的各种条件的改变对试验结果的影响，从中选出最好的试验组合，以达到最佳试验结果。试验结果也称试验指标，试验中变化的条件称为因素，因素在试验中所取的每一个状态称为因素的一个水平。如在考察不同温度对收率有无显著影响的药物生产中，药物收率为试验指标，温度为一个因素，生产中所取的不同温度为水平。"方差分析"是研究各个因素各个水平对试验结果影响大小的一种常用统计方法。本章将着重讨论单因素试验方差分析和双因素试验方差分析问题。

第一节 单因素方差分析

一、单因素方差分析模型

在实际试验中，只考虑某因素对试验指标的影响，往往选择这个因素的几个不同水平进行试验，这样的试验称为单因素试验。

案例 8-1 进行某化学合成反应时，为了解催化剂对收率是否有影响，分别用 5 种不同的催化剂独立地在相同条件下进行试验，每种催化剂试验 4 次，得收率如表 8-1 所示，为判断催化剂对收率是否有影响，试建立其检验模型。

表 8-1 5 种催化剂的收率

催化剂	收率				平均收率
1	0.86	0.89	0.91	0.90	0.8900
2	0.80	0.83	0.88	0.84	0.8375
3	0.83	0.90	0.94	0.85	0.8800
4	0.76	0.81	0.84	0.82	0.8075
5	0.96	0.93	0.95	0.94	0.9450

案例分析：此例中只有催化剂一个因素，5 种不同的催化剂可视为该因素的 5 个非数量水平，所考察的试验指标是收率。

在同一催化剂下所得收率可视为一个随机变量，5 种不同的催化剂对应于 5 个随机变量，记为 X_1，X_2，X_3，X_4，X_5。即视为五个总体，又假定它们彼此间相互独立，有相等的方差且 $X_i \sim N(\mu_i, \sigma^2)$（$i = 1, 2, 3, 4, 5$）。

现从每个总体中抽取 4 个样本记为 X_{in_i}（$i = 1, 2, 3, 4, 5$；$n_i = 4$）。

我们的问题归结为判定检验假设 $H_0: \mu_1 = \mu_2 = \mu_3 = \mu_4 = \mu_5$ 是否成立。

现将问题一般化，设因素 A 有 r 个水平 A_1，A_2，$\cdots$，A_r，A_i（$i = 1, 2, \cdots, r$）对应的总体为随机变量 X_i，其样本为 X_{ij}（$j = 1, 2, \cdots, n_i$），把试验结果整理成表 8-2。

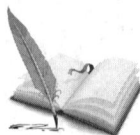

表8－2　单因素试验数据及其计算表

$A\ (X)$	X_{ij}
$A_1\ (X_1)$	$x_{11}\ x_{12}\cdots x_{1n_1}$
$A_2\ (X_2)$	$x_{21}\ x_{22}\cdots x_{2n_2}$
$\vdots$	$\vdots\ \vdots\ \vdots$
$A_r\ (X_n)$	$x_{r1}\ x_{r2}\cdots x_{rn_r}$

因此，单因素方差分析问题可归纳成以下模型：

$$X_{ij}=\mu_i+\varepsilon_{ij}\quad i=1,\ 2,\ \cdots,\ r;\ j=1,\ 2,\ \cdots,\ n_r.$$
$$\varepsilon_{ij}\sim N(0,\sigma^2)\tag{8-1}$$

其中μ_i和σ^2均为常数，且ε_{ij}相互独立。

检验假设为：
$$H_0:\ \mu_1=\mu_2=\cdots=\mu_r$$
$$H_1:\ \mu_1=\mu_2=\cdots=\mu_r\ 不全相等。$$

试验次数总和记为$N=\sum\limits_{i=1}^{r}n_i$，各均值的加权平均值记为$\mu=\dfrac{1}{N}\sum\limits_{i=1}^{r}n_i\mu_i$，称为总平均值；差$\alpha_i=\mu_i-\mu(i=1,2,\cdots,r)$称为因素第$i$个水平$A_i$的效应。于是单因素方差分析模型等价于：

$$\begin{cases}X_{ij}=\mu+\alpha_i+\varepsilon_{ij}\quad i=1,\ 2,\ \cdots,\ r;\ j=1,\ 2,\ \cdots n_i\\[2mm]\varepsilon_{ij}\sim N\ (0,\ \sigma^2)\qquad 且相互独立\end{cases}\tag{8-2}$$

检验假设为：
$$H_0:\ \alpha_1=\alpha_2=\cdots=\alpha_r=0$$
$$H_1:\ \alpha_1,\ \alpha_2,\ \cdots,\ \alpha_r\ 不全为零$$

二、方差分析的基本原理

下面先来构造检验$H_0:\ \alpha_1=\alpha_2=\cdots=\alpha_r=0$所利用的统计量。

通过分析观察不难看出，造成每个X_{ij}不同的原因有两种，

（1）当H_0为真时，各个X_{ij}的波动完全由随机因素引起的；

（2）当H_0不真时，各个X_{ij}的波动除随机因素外还有由水平不同引起的差异。因此，我们想用一个量来刻划各个X_{ij}之间的波动程度，并且把引起X_{ij}波动的两个不同原因区分开来，这就是方差分析的总离差平方和的分解和比较。

令$\overline{X}_{i.}=\dfrac{1}{n_i}\sum\limits_{j=1}^{n_i}x_{ij}\quad i=1,\ 2,\ \cdots,\ r$表示第$i$组的组内平均值。

$\overline{X}=\dfrac{1}{N}\sum\limits_{i=1}^{r}\sum\limits_{j=1}^{n_i}x_{ij}$其中$N=n_1+n_2+\cdots+n_r$称为样本的总平均值。

$SS_T=\sum\limits_{i=1}^{r}\sum\limits_{j=1}^{n_i}(x_{ij}-\bar{x})^2$称为总的离差平方和，它反映了全部数据波动大小。

$SS_E=\sum\limits_{i=1}^{r}\sum\limits_{j=1}^{n_i}(x_{ij}-\bar{x}_{i.})^2$称为组内离差平方和，它反映了由于随机因素引起$X_{ij}$的波动的大小。

$SS_A=\sum\limits_{i=1}^{r}\sum\limits_{j=1}^{n_i}(\bar{x}_{i.}-\bar{x})^2=\sum\limits_{i=1}^{r}n_i(\bar{x}_{i.}-\bar{x})^2$称为组间离差平方和，它反映了由不同水平和随机因素共同引起的波动大小。

当因素的水平作用不显著时，则SS_A和SS_E主要由随机因素引起的。

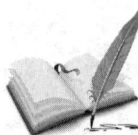

容易证明，在单因素方差分析模型中，有如下等式成立。

$$SS_T = SS_A + SS_E \qquad (8-3)$$

由于

$$SS_T = \sum_{i=1}^{r} \sum_{j=1}^{n_i} (x_{ij} - \bar{x})^2 = \sum_{i=1}^{r} \sum_{j=1}^{n_i} \left[(x_{ij} - \bar{x}_{i.}) + (\bar{x}_{i.} - \bar{x}) \right]^2$$

$$= \sum_{i=1}^{r} \sum_{j=1}^{n_i} \left[(x_{ij} - \bar{x}_{i.})^2 + 2(x_{ij} - \bar{x}_{i.})(\bar{x}_{i.} - \bar{x}) + (\bar{x}_{i.} - \bar{x})^2 \right]$$

$$= \sum_{i=1}^{r} \sum_{j=1}^{n_i} (x_{ij} - \bar{x}_{i.})^2 + 2 \sum_{i=1}^{r} (\bar{x}_{i.} - \bar{x}) \sum_{j=1}^{n_i} (x_{ij} - \bar{x}_{i.}) + \sum_{i=1}^{r} \sum_{j=1}^{n_i} (\bar{x}_{i.} - \bar{x})^2$$

又 $\sum_{j=1}^{n_i} (x_{ij} - \bar{x}_{i.}) = \sum_{j=1}^{n_i} x_{ij} - n_i \bar{x}_{i.} = n_i \bar{x}_{i.} - n_i \bar{x}_{i.} = 0$

所以，有 $SS_T = SS_A + SS_E$，这就是总离差平方和分解公式。

在 H_0 成立的条件下，X_{ij} 可视为来自同一个正态总体 $N(\mu, \sigma^2)$ 的样本，由统计分布性质可知：

$$\frac{SS_T}{\sigma^2} \sim \chi^2(N-1)$$

$$\frac{SS_A}{\sigma^2} \sim \chi^2(r-1)$$

$$\frac{SS_E}{\sigma^2} \sim \chi^2(N-r)$$

再由 F 分布的定义，可得：

$$F = \frac{SS_A/(r-1)}{SS_E/(N-r)} \sim F(r-1, N-r)$$

通常记：$MS_A = SS_A/(r-1)$，$MS_E = SS_E/(N-r)$ 分别称为组间均方和组内均方。

于是，当 H_0 成立时

$$F = \frac{MS_A}{MS_E} \sim F(r-1, N-r) \qquad (8-4)$$

因此，统计量 F 正是因素 A 所引起的均方与随机因素引起的均方之比，F 值越大，A 的影响越显著。综上所述，可得单因素方差分析计算步骤如下：

（1）提出假设：$H_0: \alpha_1 = \alpha_2 = \cdots = \alpha_r$；

（2）在 H_0 成立的条件下，有 $F = \frac{SS_A/(r-1)}{SS_E/(N-r)} \sim F(r-1, N-r)$；

（3）当给定检验水平 α 时，查 F 分布的单侧临界值表确定单侧临界值 F_α；

（4）代入样本值确定值 F，当 $F > F_\alpha$ 时，拒绝 H_0，认为 A 因素对试验结果有显著影响；当 $F < F_\alpha$ 时接受假设 H_0，认为因素 A 对试验无显著影响。

上述统计分析过程可归纳为方差分析表 8-3。

表 8-3 方差分析表

离差来源	离差平方和	自由度	均方	F 值	显著性
组间	SS_A	$r-1$	$MS_A = \dfrac{SS_A}{r-1}$	$F = \dfrac{MS_A}{MS_E}$	
组内	SS_E	$N-r$	$MS_E = \dfrac{SS_E}{N-r}$		

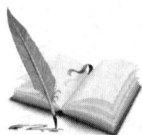

三、方差分析的计算与分析

在进行单因素试验方差分析的过程中需先计算 SS_A 和 SS_E，现给出简化计算公式。

$$SS_A = \sum_{i=1}^{r} n_i (\bar{x}_{i.} - \bar{x})^2 = \sum_{i=1}^{r} n_i (\bar{x}_{i.}^2 - 2\bar{x}_{i.}\bar{x} - \bar{x}^2)$$

$$= \sum_{i=1}^{r} n_i \bar{x}_{i.}^2 - 2\bar{x} \sum_{i=1}^{r} n_i \bar{x}_{i.} + \sum_{i=1}^{r} n_i \bar{x}^2$$

$$= \sum_{i=1}^{r} n_i \left(\frac{1}{n_i} \sum_{j=1}^{n_i} x_{ij} \right)^2 - 2\bar{x} \sum_{i=1}^{r} n_i \left[\frac{1}{n_i} \sum_{j=1}^{n_i} x_{ij} \right] + \sum_{i=1}^{r} n_i \bar{x}^2$$

$$= \sum_{i=1}^{r} n_i \left(\frac{1}{n_i} \sum_{j=1}^{n_i} x_{ij} \right)^2 - 2N\bar{x}^2 + N\bar{x}^2$$

$$= \sum_{i=1}^{r} \frac{1}{n_i} \left(\sum_{j=1}^{n_i} x_{ij} \right)^2 - \frac{1}{N} \left(\sum_{i=1}^{r} \sum_{j=1}^{n_i} x_{ij} \right)^2 \tag{8-5}$$

其中 $N = \sum_{i=1}^{r} n_i$。

同样有

$$SS_E = \sum_{i=1}^{r} \sum_{j=1}^{n_i} x_{ij}^2 - \sum_{i=1}^{r} \frac{1}{n_i} \left(\sum_{j=1}^{n_i} x_{ij} \right)^2 \tag{8-6}$$

可见，计算 SS_A 和 SS_E 需求 $\sum_{i=1}^{r} \sum_{j=1}^{n_i} x_{ij}$，$\sum_{i=1}^{r} n_i$，$\sum_{i=1}^{r} \frac{1}{n_i} \left(\sum_{j=1}^{n_i} x_{ij} \right)^2$ 和 $\sum_{i=1}^{r} \sum_{j=1}^{n_i} x_{ij}^2$。如果将这些量列于表中计算将更为简便。见表 8-4。

表 8-4 单因素试验方差分析数据及其计算表

$A\ (X)$	X_{ij}	$\sum\limits_{j=1}^{n_i} x_{ij}$	n_i	$\dfrac{1}{n_i}\left(\sum\limits_{j=1}^{n_i} x_{ij}\right)^2$	$\sum\limits_{j=1}^{n_i} x_{ij}^2$
$A_1\ (X_1)$	$x_{11} \quad x_{12} \cdots x_{1n_1}$	$\sum\limits_{j=1}^{n_1} x_{1j}$	n_1	$\dfrac{1}{n_1}\left(\sum\limits_{j=1}^{n_1} x_{ij}\right)^2$	$\sum\limits_{j=1}^{n_1} x_{ij}^2$
$A_2\ (X_2)$	$x_{21} \quad x_{22} \cdots x_{2n_2}$	$\sum\limits_{j=1}^{n_2} x_{2j}$	n_2	$\dfrac{1}{n_2}\left(\sum\limits_{j=1}^{n_2} x_{ij}\right)^2$	$\sum\limits_{j=1}^{n_2} x_{ij}^2$
$\vdots$	$\vdots$	$\vdots$	$\vdots$	$\vdots$	$\vdots$
$A_r\ (X_r)$	$x_{r1} x_{r2} \cdots\cdots x_{rn_r}$	$\sum\limits_{j=1}^{n_r} x_{ij}$	n_r	$\dfrac{1}{n_r}\left(\sum\limits_{j=1}^{n_r} x_{ij}\right)^2$	$\sum\limits_{j=1}^{n_r} x_{ij}^2$
$\sum$		$\sum\sum x_{ij}$	$\sum n_j$	$\sum \dfrac{1}{n_j}\left(\sum x_{ij}\right)^2$	$\sum\sum x_{ij}^2$

例 8-1 试对案例 8-1 判断催化剂对收率是否有影响？（$\alpha = 0.01$）

解： 假设

$H_0: \mu_1 = \mu_2 = \cdots = \mu_5$（或 $\alpha_1 = \alpha_2 = \cdots = \alpha_5 = 0$）

$H_1: \mu_1, \mu_2, \mu_3, \mu_4, \mu_5$ 不全相等

（或 $\alpha_1, \alpha_2, \cdots, \alpha_5$ 不全为零）

列出数据及计算表 8-5。

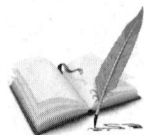

表 8 − 5　例 8 −1 的数据及计算表

催化剂	x_{ij}				$\sum\limits_{j=1}^{4} x_{ij}$	n_i	$\frac{1}{n_i}\left(\sum\limits_{j=1}^{4} x_{ij}\right)^2$	$\sum\limits_{j=1}^{4} x_{ij}^2$
1	0.86	0.89	0.91	0.90	3.56	4	3.1684	3.1698
2	0.80	0.83	0.88	0.84	3.35	4	2.8056	2.8089
3	0.83	0.90	0.94	0.85	3.52	4	3.0976	3.1050
4	0.76	0.81	0.84	0.82	3.23	4	2.6083	2.6117
5	0.96	0.93	0.95	0.94	3.78	4	3.5721	3.5726
$\sum$					17.44	20	15.25195	15.2680

由表 8 − 5 计算得：

$$SS_A = \sum_{i=1}^{5} \frac{1}{4}\left(\sum_{j=1}^{4} x_{ij}\right)^2 - \frac{1}{20}\left(\sum_{i=1}^{5}\sum_{j=1}^{4} x_{ij}\right)^2 = 15.25195 - \frac{(17.44)^2}{20}$$

$$= 15.25195 - 15.20768 = 0.04427$$

$$SS_E = \sum_{i=1}^{5}\sum_{j=1}^{4} x_{ij}^2 - \sum_{i=1}^{5} \frac{1}{n_i}\left(\sum_{j=1}^{4} x_{ij}\right)^2 = 15.2680 - 15.25195 = 0.01605$$

列出方差分析表 8 − 6。

表 8 − 6　例 8 −1 的方差分析表

离差来源	离差平方和	自由度	均方	F 值	显著性
组间	0.04427	4	0.01107	10.35	＊＊
组内	0.01605	15	0.00107		

当 $\alpha = 0.01$ 时，查 F 分布临界值表得 $F_{0.01}(4, 15) = 4.89$，显然，$F > F_{0.01}(4, 15)$，所以，拒绝 H_0，可认为催化剂对收率有高度显著影响。应该注意，方差分析模型中，要求各正态总体具有方差齐性，本例假定各总体具有方差齐性。

例 8 − 2　选取 4 种不同品系的雌性小白鼠，静脉注射巴比妥钠 60mg/kg 后，观察它们的麻醉维持时间（分），结果见表 8 − 7。试问这四种不同品系的雌性小白鼠麻醉维持时间是否有显著性差异（$\alpha = 0.05$）？

表 8 − 7　例 8 −2 的数据及计算表

小鼠种系	麻醉维持时间（分）								$\sum\limits_{j=1}^{n_i} x_{ij}$	n_i	$\frac{1}{n_i}\left(\sum\limits_{j=1}^{n_i} x_{ij}\right)^2$	$\sum\limits_{j=1}^{n_i} x_{ij}^2$
A	19	26	26	23	21	30	23	27	195	8	4753.125	4841
B	36	33	29	28	40	26			192	6	6144	6286
C	26	18	23	15	28				110	5	2420	2538
D	19	15	26	30	34	14	16	19	173	8	3741.125	4131
$\sum$									670	27	17058.25	17796

解：假设

$H_0: \mu_1 = \mu_2 = \mu_3 = \mu_4$（或 $\alpha_1 = \alpha_2 = \alpha_3 = \alpha_4 = 0$）

$H_1: \mu_1, \mu_2, \mu_3, \mu_4$ 不全相等（或 $\alpha_1, \alpha_2, \alpha_3, \alpha_4$ 不全为零）

由表 8 − 7 得

$$SS_A = \sum_{i=1}^{4} \frac{1}{n_i}\left(\sum_{j=1}^{n_i} x_{ij}\right)^2 - \frac{1}{N}\left(\sum_{i=1}^{4}\sum_{j=1}^{n_i} x_{ij}\right)^2 = 17058.25 - 16625.9259 = 432.3241$$

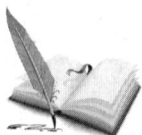

$$SS_E = \sum_{i=1}^{4} \sum_{j=1}^{n_i} x_{ij}^2 - \sum_{i=1}^{4} \frac{1}{n_i} \left(\sum_{j=1}^{n_i} x_{ij} \right)^2 = 17796 - 17058.25 = 737.75$$

列出方差分析表 8 - 8。

表 8 - 8　例 8 - 2 的方差分析表

离差来源	离差平方和	自由度	均方	F 值	显著性
组间	432.3241	3	144.108	4.4927	*
组内	737.75	23	32.076		

当 $\alpha = 0.05$ 时，查 F 分布临界值表得 $F_{0.05}$（3，23）= 3.03，显然，$F > F_{0.05}$（4，15），故拒绝 H_0，可认为这四种不同品系的雌性小白鼠麻醉维持时间有显著性差异。

第二节　两两间多重比较的检验方法

通过方差分析，若拒绝 H_0，即各总体均数不全等，那么，哪些水平间有显著性差异呢？需要对多个总体均数作两两间多重比较。过去人们用 t 检验解决这类问题，后来发现，用 t 检验法犯第一类错误概率明显变大，若做一次两两间 t 检验犯第一类错误的概率为 α，则作 k 次 t 检验犯第一类错误的概率变为 $1 - （1 - \alpha）^k$，如 $1 - （1 - 0.05）^{10} = 0.40$ 是 0.05 的 8 倍。为解决这个矛盾，20 世纪 50 年代由 Tukey 首先提出多重比较（multiple comparison）问题。

一、T 方法

（一）t 化统计量 q

设独立随机变量 X_1，X_2，$\cdots X_r$ 服从标准正态分布 N（0，1）。记它们的极差为：

$$R = \max_{1 \le i,j \le r} | x_i - x_j |$$

又设随机变量 Z 服从自由度为 df 的 χ^2 分布。则：

$$q = \frac{R}{\sqrt{Z/df}} \qquad (8-7)$$

称为 t 化极差。t 化极差是随机变量，其分布函数的推导已超出本书范围，但当给定检验水平 α 时，可根据 r 和 Z 的自由度 df 查附表 9，得临界值 q_α，使得

$$P（q > q_\alpha）= \alpha$$

（二）T 方法

设有相互独立的方差的 r 个正态总体 $N（\mu_i，\sigma^2）$　$i = 1，2，\cdots，r$ 从每个总体中独立地随机抽取容量均为 n 的样本，总数 $N = nr$，因为：

$$X_{ij} \sim N（\mu_i，\sigma^2）\quad i = 1，2，\cdots，r; j = 1，2，\cdots，n$$

则

$$\frac{\bar{x}_{i.} - \mu_i}{\sigma/\sqrt{n}} \sim N(0,1)$$

记

$$R = \left| \max_{1 \le i,j \le r} \frac{\bar{x}_{i.} - \mu_i}{\sigma/\sqrt{n}} - \frac{\bar{x}_{j.} - \mu_j}{\sigma/\sqrt{n}} \right| \quad i，j = 1，2，\cdots，r.$$

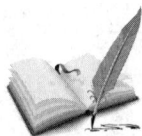

若 H_0：$\mu_1 = \mu_2 = \cdots = \mu_r$ 成立。则有：

$$R = \max_{1 \leq i,j \leq r} \left| \frac{\bar{x}_{i\cdot} - \bar{x}_{j\cdot}}{\sigma/\sqrt{n}} \right| \quad i, j = 1, 2, \cdots, r.$$

又 $SS_E/\sigma^2 \sim \chi^2(N-r)$，所以

$$q = \frac{R}{\sqrt{SS_E/(N-r)\sigma^2}} = \frac{\max\limits_{1 \leq i,j \leq r} |\bar{x}_{i\cdot} - \bar{x}_{j\cdot}|}{\sqrt{MS_E/n}} \quad i, j = 1, 2, \cdots, r$$

称为 t 化极差对给定的检验水平 α，有

$$P\left(\frac{\max\limits_{1 \leq i,j \leq r} |x_{i\cdot} - x_{j\cdot}|}{\sqrt{MS_E/n}} > q_\alpha \right) = \alpha$$

由 r 和 $N-r$ 查附表 9 得临界值 q_α，若 $q > q_\alpha$，则拒绝 H_0，认为总体均数不全相等。否则，若 $q < q_\alpha$，则接受 H_0。

为便于多重比较，我们把拒绝域 $q > q_\alpha$ 化为：

$$\max_{1 \leq i,j \leq r} |\bar{x}_{i\cdot} - \bar{x}_{j\cdot}| > q_\alpha \sqrt{MS_E/n} = T$$

对于任意的 k，l 恒有：

$$\max_{1 \leq i,j \leq r} |\bar{x}_{i\cdot} - \bar{x}_{j\cdot}| \geq |\bar{x}_{k\cdot} - \bar{x}_{l\cdot}|$$

得事件 $\{|\bar{x}_{k\cdot} - \bar{x}_{l\cdot}| > T\} \subseteq \{\max\limits_{1 \leq i,j \leq r} |\bar{x}_{i\cdot} - \bar{x}_{j\cdot}| > T\}$，因而有

$$P\{|\bar{x}_{k\cdot} - \bar{x}_{l\cdot}| > T\} \leq P\{\max_{1 \leq i,j \leq r} |\bar{x}_{i\cdot} - \bar{x}_{j\cdot}| > T\} = \alpha$$

故只要 $|\bar{x}_{k\cdot} - \bar{x}_{l\cdot}| > T = q_\alpha \sqrt{MS_E/n}$，即可拒绝 H_0。认为 $\mu_k = \mu_1$。

综上所述，两两多重比较计算步骤如下：

（1）计算各总体样本均数 $\bar{x}_{1\cdot}, \bar{x}_{2\cdot}, \cdots, \bar{x}_{n\cdot}$；

（2）对给定的检验水平 α 及 r 和 $df_E = N-r$，从附表 9 中查得临界值 q_α，并计算 T 值。

（3）比较 $|\bar{x}_{k\cdot} - \bar{x}_{l\cdot}|$ 和 T 的大小，若 $|\bar{x}_{k\cdot} - \bar{x}_{l\cdot}| > T$，则可认为 μ_k 与 μ_l 有显著性差异；反之，则无显著性差异。

例 8-3 续上节例 8-1，对 5 种催化剂作两两间多重比较。

解：设 H_0：$\mu_1 = \mu_2 = \cdots = \mu_5$

计算样本均数为

$$\bar{x}_{1\cdot} = 0.8900, \bar{x}_{2\cdot} = 0.8375, \bar{x}_{3\cdot} = 0.8800, \bar{x}_{4\cdot} = 0.8075, \bar{x}_{5\cdot} = 0.9450$$

已知组内均方 $MS_E = 0.00107$，$df_E = 15$

对给定的检验水平 $\alpha = 0.05$，由 $r = 5$，$df_E = 15$，查附表 9 得临界值 $q_{0.05} = 4.37$，故 $T = q_{0.05} \sqrt{MS_E/n} = 4.37 \sqrt{0.00107/4} = 0.07147$

现将 5 个均数两两之差的绝对值列于表 8-9。

表 8-9 例 8-1 的样本均数差值表

	$\bar{x}_{2\cdot}$	$\bar{x}_{3\cdot}$	$\bar{x}_{4\cdot}$	$\bar{x}_{5\cdot}$
$\bar{x}_{1\cdot}$	0.0525	0.01	0.0825 *	0.055
$\bar{x}_{2\cdot}$		0.0425	0.03	0.1075 *
$\bar{x}_{3\cdot}$			0.0725 *	0.065
$\bar{x}_{4\cdot}$				0.1375 *

显然，第 1 和 4，第 2 和 5，第 3 和 4，第 4 和 5 种催化剂之间有显著性差异，

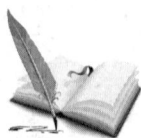

其余两两间均无显著性差异。

二、S方法

T方法适用于各水平下试验次数相同的情况，当各水平下试验次数不相同时不能采用 T 法，可用下面 S 法。

设 A 因素有 r 个水平 A_1，A_2，$\cdots$，A_r，各水平条件下分别独立地随机地作 n_1，n_2，$\cdots$，n_r 次试验，记 $N = n_1 + n_2 + \cdots + n_r$。为判断第 i 和第 j 两组均值间有无显著性差异，可按下式计算：

$$T_{ij} = S_\alpha \sqrt{MS_E \left(n_i + n_j \right) / n_i n_j}$$

其中 MS_E 为组内均方，n_i，n_j 分别为第 i 和第 j 水平下的样本个数，S_α 可按给定的检验水平 α，$r-1$，和 MS_E 的自由度 $N-r$ 由附表 10 查得。

当 $| \bar{x}_i. - \bar{x}_j. | \geqslant T_{ij}$ 时，就可认为 μ_i 和 μ_j 之间有显著性差异，反之，则无显著性差异。

可见，当样本容量不相同时，多个总体均数间两两比较用 S 法。当样本容量相同时，S 法虽然也可以用，但一般仍采用 T 方法。

最后应当指出，即使不作方差分析，仍可直接进行两两多重比较，因为 SS_E 可用观察数据算得。

例 8 - 4　（续第一节例 8 - 2）试对 4 种不同品系的雌性小鼠注射巴比妥钠后麻醉维持时间的均数作两两间多重比较？

解：设 H_0：$\mu_1 = \mu_2 = \mu_3 = \mu_4$

由表 8 - 7 中数据算得样本均数分别为：

$\bar{x}_1. = 24.37$，$\bar{x}_2. = 32.00$，$\bar{x}_3. = 22.00$，$\bar{x}_4. = 21.63$

这里 $r = 4$，$n_1 = n_4 = 8$，$n_2 = 6$，$n_3 = 5$，$N = 27$。由表 8 - 8 得组内均方 $MS_E = 32.076$，$df_E = N - r = 23$。给定检验水平 $\alpha = 0.05$，由 $r - 1 = 3$，及 $N - r = 23$ 查附表 10 得临界值 $S_{0.05} = 3.01$。代入 $T_{ij} = S_\alpha \sqrt{MS_E \left(n_i + n_j \right) / n_i n_j}$ 中计算 T_{ij}，并与 $| \bar{x}_i. - \bar{x}_j. |$ 进行比较。结果如下：

$| \bar{x}_1. - \bar{x}_2. | = 7.63 < T_{12} = 9.2066$　　A 与 B 间无显著性差异。

$| \bar{x}_1. - \bar{x}_3. | = 2.37 < T_{13} = 9.7183$　　A 与 C 间无显著性差异。

$| \bar{x}_1. - \bar{x}_4. | = 2.74 < T_{14} = 8.5237$　　A 与 D 间无显著性差异。

$| \bar{x}_2. - \bar{x}_3. | = 10 < T_{23} = 10.3228$　　B 与 C 间无显著性差异。

$| \bar{x}_2. - \bar{x}_4. | = 10.37 > T_{24} = 9.2067$　　B 与 D 间有显著性差异。

$| \bar{x}_3. - \bar{x}_4. | = 0.37 < T_{34} = 9.7183$　　C 与 D 间无显著性差异。

第三节　双因素方差分析

在实际应用问题中，影响试验结果的因素往往不止一个，而是两个或更多，这里主要讨论双因素方差分析，它可分成两种情况。

一、无重复试验的方差分析

设因素 A 有 r 个水平 A_1，A_2，$\cdots$，A_r，因素 B 有 c 个水平 B_1，B_2，$\cdots$，B_c，因素 A 和因素 B 水平组合只作一次试验，共有 $r \times c$ 个试验结果，这就是双因素无重复的方差分析

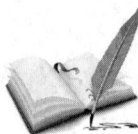

问题。

在水平组合 (A_i, B_j) 下试验结果记为：X_{ij}, $i=1, 2, \cdots, r$, $j=1, 2, \cdots, c$。

假定 X_{ij} 相互独立且服从 $N(\mu_{ij}, \sigma^2)$ 分布，且可表示为：

$X_{ij} = \mu + \alpha_i + \beta_j + \varepsilon_{ij}$, $i=1, 2, \cdots, r$; $j=1, 2, \cdots, c$.

$\varepsilon_{ij} \sim N(0, \sigma^2)$

其中，μ 是与 i 和 j 无关的常数，称为一般平均；α_i $(i=1, 2, \cdots, r)$ 表示因素 A 的效应，且 $\sum\limits_{i=1}^{r}\alpha_i = 0$；$\beta_j$ $(j=1, 2, \cdots, c)$ 表示因素 B 的效应，且 $\sum\limits_{j=1}^{c}\beta_j = 0$；$\varepsilon_{ij}$ 是随机误差，服从于 $N(0, \sigma^2)$ 的分布且相互独立。我们可将样本数据 X_{ij} 及相关计算数据列于表 8 – 10 中。

表 8 – 10　双因素无重复试验数据计算表

	B_1	B_2	$\cdots$	B_c	$\sum\limits_{j} x_{ij}$	$(\sum\limits_{j} x_{ij})^2$	$\sum\limits_{j} x_{ij}^2$	$\bar{x}_{i\cdot}$
A_1	x_{11}	x_{12}	$\cdots$	x_{1c}	$\sum\limits_{j} x_{1j}$	$(\sum\limits_{j} x_{1j})^2$	$\sum\limits_{j} x_{1j}^2$	$\bar{x}_{1\cdot}$
A_2	x_{21}	x_{22}	$\cdots$	x_{2c}	$\sum\limits_{j} x_{2j}$	$(\sum\limits_{j} x_{2j})^2$	$\sum\limits_{j} x_{2j}^2$	$\bar{x}_{2\cdot}$
$\vdots$					$\vdots$	$\vdots$	$\vdots$	
A_r	x_{r1}	x_{r2}	$\cdots$	x_{rc}	$\sum\limits_{j} x_{rj}$	$(\sum\limits_{j} x_{rj})^2$	$\sum\limits_{j} x_{rj}^2$	$\bar{x}_{r\cdot}$
$\sum\limits_{i} x_{ij}$	$\sum\limits_{i} x_{i1}$	$\sum\limits_{i} x_{i2}$	$\cdots$	$\sum\limits_{i} x_{ic}$	$\sum\limits_{i}\sum\limits_{j} x_{ij}$	$\sum\limits_{i}(\sum\limits_{j} x_{ij})^2$		
$(\sum\limits_{i} x_{ij})^2$	$(\sum\limits_{i} x_{i1})^2$	$(\sum\limits_{i} x_{i2})^2$	$\cdots$	$(\sum\limits_{i} x_{ic})^2$	$\sum\limits_{i}(\sum\limits_{j} x_{ij})^2$			
$\sum\limits_{j} x_{ij}^2$	$\sum\limits_{i} x_{i1}^2$	$\sum\limits_{i} x_{i2}^2$	$\cdots$	$\sum\limits_{i} x_{ic}^2$	$\sum\limits_{i}\sum\limits_{j} x_{ij}^2$			
$\bar{x}_{\cdot j}$	$\bar{x}_{\cdot 1}$	$\bar{x}_{\cdot 2}$	$\cdots$	$\bar{x}_{\cdot c}$				

判断因素 A 和 B 对试验结果影响的检验假设为：

$$H_{0A}: \alpha_1 = \alpha_2 = \cdots = \alpha_r = 0$$

$$H_{0B}: \beta_1 = \beta_2 = \cdots = \beta_c = 0$$

给定检验水平 α，拒绝 H_{0A}（或 H_{0B}）意味着因素 A（或因素 B）对试验结果有显著影响；反之，肯定 H_{0A}（或 H_{0B}）可认为 A（或 B）对试验结果无显著影响。

同单因素的方差分析类似，可利用总离差平方和分解公式构造统计量来检验上述假设。

在双因素试验的方差分析中，易得：

$$SS_T = SS_A + SS_B + SS_E \tag{8-8}$$

其中

$$SS_T = \sum_{i=1}^{r}\sum_{j=1}^{c}(x_{ij} - \bar{x})^2$$

$$SS_A = c\sum_{i=1}^{r}(\bar{x}_{i\cdot} - \bar{x})^2$$

$$SS_B = r\sum_{j=1}^{c}(\bar{x}_{\cdot j} - \bar{x})^2$$

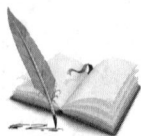

$$SS_E = \sum_{i=1}^{r} \sum_{j=1}^{c} (x_{ij} - \bar{x}_{i.} - \bar{x}_{.j} + \bar{x})^2$$

$$\bar{x}_{i.} = \frac{1}{c} \sum_{j=1}^{c} x_{ij} \quad \bar{x}_{.j} = \frac{1}{r} \sum_{i=1}^{r} x_{ij} \quad \bar{x} = \frac{1}{cr} \sum_{i=1}^{r} \sum_{j=1}^{c} x_{ij}$$

这里，SS_A 反映了 A 因素的各个水平所引起的差异，SS_B 反映了 B 因素的各个水平所引起的差异；SS_E 反映了随机误差所引起的差异。

在 H_{0A}，H_{0B} 成立的条件下，有

$SS_A / \sigma^2 \sim \chi^2 (r-1)$

$SS_B / \sigma^2 \sim \chi^2 (c-1)$

$SS_E / \sigma^2 \sim \chi^2 ((r-1)(c-1))$

各均方记为 $MS_A = SS_A / (r-1)$，$MS_B = SS_B / (c-1)$，$MS_E = SS_E / (r-1)(c-1)$；

从而，有统计量

$$F_A = \frac{MS_A}{MS_E} \sim F(r-1, (r-1)(c-1)) \tag{8-9}$$

$$F_B = \frac{MS_B}{MS_E} \sim F(c-1, (r-1)(c-1)) \tag{8-10}$$

当给定检验水平 α 时，查 F 分布临界值表分别查得临界值 $F_\alpha [r-1, (r-1)(c-1)]$，$F_\alpha [c-1, (r-1)(c-1)]$

代入样本数据，求得 F_A，F_B，

若 $F_A > F_\alpha (r-1, (r-1)(c-1))$ 时，则拒绝 H_{0A}，可认为因素 A 对试验结果有显著影响；否则，接受 H_{0A}。

若 $F_B > F_\alpha (c-1, (r-1)(c-1))$ 时，则拒绝 H_{0B}，可认为 B 因素对试验结果有显著影响；否则，接受 H_{0B}。

最后列出双因素无重复的方差分析表，见表 8-11。

表 8-11　双因素无重复试验方差分析表

离差来源	平方和	自由度	均方	F 值	显著性
因素 A	SS_A	$r-1$	MS_A	$F = \dfrac{MS_A}{MS_E}$	
因素 B	SS_B	$c-1$	MS_B	$F = \dfrac{MS_B}{MS_E}$	
误差 E	SS_E	$(r-1)(c-1)$	MS_E		

在实际计算中可以用下面简化公式计算：

$$SS_T = \sum_{i=1}^{r} \sum_{j=1}^{c} x_{ij}^2 - \frac{1}{rc}\left(\sum_{i=1}^{r} \sum_{j=1}^{c} x_{ij}\right)^2 \tag{8-11}$$

$$SS_A = \frac{1}{c} \sum_{i=1}^{r} \left(\sum_{j=1}^{c} x_{ij}\right)^2 - \frac{1}{rc}\left(\sum_{i=1}^{r} \sum_{j=1}^{c} x_{ij}\right)^2 \tag{8-12}$$

$$SS_B = \frac{1}{r} \sum_{j=1}^{c} \left(\sum_{i=1}^{r} x_{ij}\right)^2 - \frac{1}{rc}\left(\sum_{i=1}^{r} \sum_{j=1}^{c} x_{ij}\right)^2 \tag{8-13}$$

误差的离差平方和：

$$SS_E = SS_T - SS_A - SS_B \tag{8-14}$$

公式中的和数可通过表 8-10 计算直接获得。

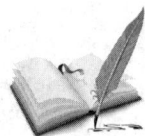

例 8-5 为了考察蒸馏水的 pH 值和硫酸铜溶液浓度对血清中白蛋白和球蛋白化验结果的影响，蒸馏水的 pH 值（A）取出 4 个水平，硫酸铜溶液浓度（B）取 3 个水平。在不同水平组合（A_i，B_j）下各做一次试验，其结果列于表 8-12 中，试判断 A 和 B 两因素对化验结果是否有显著影响。（$\alpha = 0.01$）

解：设

$$H_{0A}: \alpha_1 = \alpha_2 = \alpha_3 = \alpha_4 = 0; \quad H_{1A}: \alpha_1, \alpha_2, \alpha_3, \alpha_4 \text{ 不全为零}$$

$$H_{0B}: \beta_1 = \beta_2 = \beta_3 = \beta_4 = 0; \quad H_{1B}: \beta_1, \beta_2, \beta_3, \beta_4 \text{ 不全为零}$$

列出计算表 8-12。

表 8-12 例 8-5 的数据与计算表

	B_1	B_2	B_3	$(\sum_{j=1}^{3} x_{ij})$	$(\sum_{j=1}^{3} x_{ij})^2$	$\sum_{j=1}^{3} x_{ij}^2$	$\bar{x}_{i.}$
A_1	3.5	2.3	2.0	7.8	60.84	21.54	2.6
A_2	2.6	2.0	1.9	6.5	42.25	14.37	2.17
A_3	2.0	1.5	1.2	4.7	22.09	7.69	1.57
A_4	1.4	0.8	0.3	2.5	6.25	2.69	0.83
$\sum_{i=1}^{4} x_{ij}$	9.5	6.6	5.4	21.5	131.43	46.29	
$(\sum_{i=1}^{4} x_{ij})^2$	90.25	43.56	29.16	162.97			
$\sum_{i=1}^{4} x_{ij}^2$	24.97	12.18	9.14	46.29			
$\bar{x}_{.j}$	2.38	1.65	1.35				

将表 8-12 中所得数据代入公式（8-11）、公式（8-12）、公式（8-13）、公式（8-14）得：

$$SS_T = 46.29 - \frac{(21.5)^2}{12} = 46.29 - 38.52 = 7.77$$

$$SS_A = \frac{1}{3} \times 131.43 - \frac{(21.5)^2}{12} = 5.29$$

$$SS_B = \frac{1}{4} \times 162.9 - \frac{(21.5)^2}{12} = 2.21$$

$$SS_E = 7.77 - 5.29 - 2.21 = 0.27$$

列出方差分析表 8-13。

表 8-13 例 8-5 的方差分析表

离差来源	平方和	自由度	均方	F 值	显著性
因素 A	5.29	3	1.76	39.11	**
因素 B	2.22	2	1.11	24.67	**
误差 E	0.27	6	0.045		

当检验水平 $\alpha = 0.01$ 时，查 F 表得 $F_{0.01}(3, 6) = 9.78$，$F_{0.01}(2, 6) = 10.9$，显然，$F_A > F_{0.01}(3, 6)$，$F_B > F_{0.01}(2, 6)$，故拒绝 H_{0A} 和 H_{0B}。可认为蒸馏水的 pH 值和硫酸铜浓度对化验结果有高度显著影响。

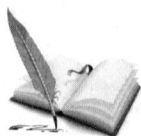

二、双因素有重复试验的方差分析

在两个因素的试验中，常常不仅需要考察每一个因素单独对试验的影响，有时还要研究两个因素联合对试验结果的影响，称为两个因素的交互作用，常记作 $A \times B$。这时，A 与 B 的各种水平组合 (A_i, B_j) 不能只做一次试验，而应进行重复试验，可将试验结果列成表 8 - 14。

表 8 - 14 双因素有重复试验的数据表

	B_1	B_2	$\cdots$	B_c
A_1	$x_{111}, x_{112}, \cdots, x_{11n}$	$x_{121}, x_{122}, \cdots x_{12n}$	$\cdots$	$x_{1c1}, x_{1c2}, \cdots, x_{1cn}$
	$\left(\sum\limits_u x_{11u}\right)$	$\left(\sum\limits_u x_{12u}\right)$ $\left(\sum\limits_u x_{1cu}\right)$		
A_2	$x_{211}, x_{212}, \cdots, x_{21n}$	$x_{221}, x_{222}, \cdots x_{22n}$	$\cdots$	$x_{2c1}, x_{2c2}, \cdots, x_{2cn}$
	$\left(\sum\limits_u x_{21u}\right)$	$\left(\sum\limits_u x_{22u}\right)$ $\left(\sum\limits_u x_{2cu}\right)$		
$\vdots$	$\vdots$	$\vdots$ $\vdots$		$\vdots$
A_r	$x_{r11}, x_{r12}, \cdots, x_{r1n}$	$x_{r21}, x_{r22}, \cdots x_{r2n}$	$\cdots$	$x_{rc1}, x_{rc2}, \cdots, x_{rcn}$
	$\left(\sum\limits_u x_{r1u}\right)$	$\left(\sum\limits_u x_{r2u}\right)$ $\left(\sum\limits_u x_{rcu}\right)$		

试验结果记为 x_{iju} $(u = 1, 2, \cdots, n)$。并设 x_{iju} 服从于 $N(\mu_{ij}, \sigma^2)$ 的具有方差齐性的正态分布且相互独立，并可表示为：

$$X_{iju} = \mu + \alpha_i + \beta_j + \gamma_{ij} + \varepsilon_{iju} \quad i = 1, 2, \cdots, r; \ j = 1, 2, \cdots, c; \ u = 1, 2, \cdots, n$$

$$\varepsilon_{ij} \sim N(0, \sigma^2) \tag{8-15}$$

μ 为一般平均值，α_i 和 β_j 分别表示因素 A 和 B 的效应，γ_{ij} 为 A_i 和 B_j 的交互效应，并且

$$\sum_{i=1}^r \alpha_i = 0, \sum_{j=1}^c \beta_j = 0, \sum_{i=1}^r \gamma_{ij} = 0, \sum_{j=1}^c \gamma_{ij} = 0$$

提出假设为：

H_{0A}：$\alpha_1 = \alpha_2 = \cdots = \alpha_r = 0$ $\quad H_{1A}$：$\alpha_1, \alpha_2, \cdots, \alpha_r$ 不全为零。

H_{0B}：$\beta_1 = \beta_2 = \cdots = \beta_c = 0$ $\quad H_{1B}$：$\beta_1, \beta_2, \cdots, \beta_c$ 不全为零。

$H_{0A \times B}$：$\gamma_{11} = \gamma_{12} = \cdots = \gamma_{1c} = \gamma_{21} = \gamma_{22} = \cdots = \gamma_{cr} = 0$

同双因素无重复方差分析问题一样，可利用总离差平方和分解公式：

$$SS_T = SS_A + SS_B + SS_{A \times B} + SS_E \tag{8-16}$$

试验总数 $N = crn$，SS_T 的自由度为 $N - 1$，SS_A 的自由度为 $r - 1$，SS_B 的自由度为 $c - 1$，SS_E 的自由度为 $N - cn$，$SS_{A \times B}$ 的自由度为 $(r - 1)(c - 1)$。

根据前面的统计原理，可得如下统计量：

$$F_A = \frac{MS_A}{MS_E} \sim F(r - 1, N - rc) \tag{8-17}$$

$$F_B = \frac{MS_B}{MS_E} \sim F(c - 1, N - rc) \tag{8-18}$$

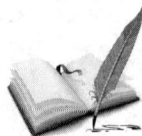

$$F_{A \times B} = \frac{MS_{A \times B}}{MS_E} \sim F\left[(c-1)(r-1), N-rc\right] \tag{8-19}$$

代入样本数据，得统计量样本值 F_A，F_B，$F_{A \times B}$，当给定检验水平 α 时，查 F 分布单侧临界值表分别查出临界值 $F_\alpha(r-1, N-rc)$，$F_\alpha(c-1, N-rc)$，$F_\alpha[(r-1)(c-1), N-rc]$，比较 F 值与临界值，确定假设成立与否。

在考查交互作用时，应该先检验 $H_{OA \times B}$，若拒绝 $H_{OA \times B}$，表明交互作用显著；此时方差分析表如表 8-15，若肯定 $H_{OA \times B}$，则表明交互作用不显著；此时，可将 $SS_{A \times B}$ 和 SS_E 合并，得新误差平方和 $SS'_E = SS_{A \times B} + SS_E$；相应的自由度也合并，$SS'_E$ 的自由度为 $df_E' = N - cr + (c-1)(r-1) = N - c - r + 1$ 于是，得新的均方为：

$$MS'_E = \frac{SS_{A \times B} + SS_E}{N - c - r - 1} \tag{8-20}$$

以均方 MS'_E 代替 MS_E，再对 H_{OA} 和 H_{OB} 作 F 检验，其方差分析表见表 8-15。

表 8-15　双因素有重复试验的方差分析表

离差来源	平方和	自由度	均方	F 值	显著性
因素 A	SS_A	$r-1$	$MS_A = \dfrac{SS_A}{r-1}$	$F_A = \dfrac{MS_A}{MS_E}$	
因素 B	SS_B	$c-1$	$MS_B = \dfrac{SS_B}{c-1}$	$F_B = \dfrac{MS_B}{MS_E}$	
因素 $A \times B$	$SS_{A \times B}$	$(r-1)(c-1)$	$MS_{A \times B} = \dfrac{SS_{A \times B}}{(r-1)(c-1)}$	$F_{A \times B} = \dfrac{MS_{A \times B}}{MS_E}$	
误差 E	SS_E	$N-rc$	$MS_E = \dfrac{SS_E}{N-rc}$		

计算时，常用下列简化公式：

$$SS_T = \sum_{i=1}^{r} \sum_{j=1}^{c} \sum_{u=1}^{n} x_{iju}^2 - \left(\sum_{i=1}^{r} \sum_{j=1}^{c} \sum_{u=1}^{n} x_{iju}\right)^2 / N \tag{8-21}$$

$$SS_A = \frac{1}{nc} \sum_{i=1}^{r} \left(\sum_{j=1}^{c} \sum_{u=1}^{n} x_{iju}\right)^2 - \left(\sum_{i=1}^{r} \sum_{j=1}^{c} \sum_{u=1}^{n} x_{iju}\right)^2 / N \tag{8-22}$$

$$SS_B = \frac{1}{nr} \sum_{j=1}^{c} \left(\sum_{i=1}^{r} \sum_{u=1}^{n} x_{iju}\right)^2 - \left(\sum_{i=1}^{r} \sum_{j=1}^{c} \sum_{u=1}^{n} x_{iju}\right)^2 / N \tag{8-23}$$

$$SS_E = \sum_{i=1}^{r} \sum_{j=1}^{c} \sum_{u=1}^{n} x_{iju}^2 - \frac{1}{n} \sum_{i=1}^{r} \sum_{j=1}^{c} \sum_{u=1}^{n} (x_{iju})^2 \tag{8-24}$$

$$SS_{A \times B} = SS_T - SS_A - SS_B - SS_E \tag{8-25}$$

其中 $N = cnr$。

例 8-6　为探讨某化学反应中催化剂和温度对收率的影响，选取了甲，乙，丙 3 种催化剂和 4 个温度，对所有可能的组合在相同条件下各重复 2 次试验，所得结果见表 8-16。试判断催化剂，温度及它们的交互作用对试验结果是否有影响（$\alpha = 0.01$）？

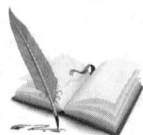

表 8 – 16　例 8 – 6 的数据和计算表

	70℃	80℃	90℃	100℃	$\sum\limits_{j=1}^{4}\sum\limits_{u=1}^{2}x_{iju}$	$\left(\sum\limits_{j=1}^{4}\sum\limits_{u=1}^{2}x_{iju}\right)^2$
甲	61, 63 (124) *	64, 66 (130)	65, 66 (131)	69, 68 (137)	522	272484
乙	63, 64 (127)	66, 67 (133)	67, 69 (136)	68, 71 (139)	535	286225
丙	65, 67 (132)	67, 68 (135)	69, 70 (139)	72, 74 (146)	552	304704
$\sum\limits_{i=1}^{3}\sum\limits_{u=1}^{2}x_{iju}$	383	398	406	422	1609	863413
$\left(\sum\limits_{i=1}^{3}\sum\limits_{u=1}^{2}x_{iju}\right)^2$	146689	158404	164836	178084	648013	
$\sum\limits_{i=1}^{3}\sum\limits_{u=1}^{2}x_{iju}^2$	24469	26410	27492	29710	108081	
$\sum\limits_{i=1}^{3}\left(\sum\limits_{u=1}^{2}x_{iju}\right)^2$	48929	52814	54978	59406	216127	

＊括号内为两次观察值之和。

解：由公式（8 – 21）～公式（8 – 25）算得：

$$N = 2\times3\times4 = 24$$

$$
\begin{aligned}
SS_T &= \sum_{i=1}^{3}\sum_{j=1}^{4}\sum_{u=1}^{2}x_{iju}^2 - \left(\sum_{i=1}^{3}\sum_{j=1}^{4}\sum_{u=1}^{2}x_{iju}\right)^2 / N\\
&= 108081 - (1609)^2/24\\
&= 108081 - 107870 = 211
\end{aligned}
$$

$$
\begin{aligned}
SS_A &= \frac{1}{2\times4}\sum_{i=1}^{3}\left(\sum_{j=1}^{4}\sum_{u=1}^{2}x_{iju}\right)^2 - \left(\sum_{i=1}^{3}\sum_{j=1}^{4}\sum_{u=1}^{2}x_{iju}\right)^2/N\\
&= \frac{1}{2\times4}\times863413 - 107870 = 57
\end{aligned}
$$

$$
\begin{aligned}
SS_B &= \frac{1}{2\times3}\sum_{j=1}^{4}\left(\sum_{i=1}^{3}\sum_{u=1}^{2}x_{ijn}\right)^2 - \left(\sum_{i=1}^{3}\sum_{j=1}^{4}\sum_{u=1}^{2}x_{ijn}\right)^2/N\\
&= \frac{1}{2\times3}\times648013 - 107870 = 132
\end{aligned}
$$

$$
\begin{aligned}
SS_E &= \sum_{i=1}^{3}\sum_{j=1}^{4}\sum_{u=1}^{2}x_{iju}^2 - \frac{1}{2}\sum_{i=1}^{3}\sum_{j=1}^{4}\left(\sum_{u=1}^{2}x_{iju}\right)^2\\
&= 108081 - \frac{1}{2}\times216127 = 17.5
\end{aligned}
$$

$$SS_{A\times B} = SS_T - SS_A - SS_B - SS_E = 211 - 57 - 132 - 17.5 = 4.5$$

先判断交互作用是否显著，由 $F_{A\times B} = \dfrac{SS_{A\times B}/6}{SS_E/12} = 0.51$，查 F 分布临界值表得 $F_{0.01}$（6，12）$= 4.82$，$F_{A\times B} < F_{0.01}$（6，12），故接受 $H_{0A\times 0B}$，可认为催化剂与温度间交互作用不显著。

所以，将交互作用离差平方和并入误差项的离差平方和中，得 $SS'_E = SS_{A\times B} + SS_E = 22$，列出方差分析表见表 8 – 17。

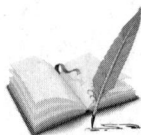

表 8 – 17　例 8 – 6 的方差分析表

离差来源	平方和	自由度	均方	F 值	显著性
催化剂 A	57	2	28.5	23.36	＊＊
温度 B	132	3	44	36.07	＊＊
误差 E	22	18	1.22		

查表得 $F_{0.01}$（2，18）＝6.01，$F_{0.01}$（3，18）＝5.09，故拒绝 H_{OA}，H_{OB}，可认为催化剂和温度两个因素对收率有高度显著影响，但不能认为催化剂和温度间交互作用对收率有显著影响。

第四节　多因素正交试验设计与方差分析

在安排多个因素多个水平的试验时，若用各因素的每一水平全面搭配进行试验，通常试验次数都太多，难以实现。一种最常用的方法是利用正交表安排试验，它既可减少试验次数，又能进行较全面的比较，达到选取良好试验条件的目的。

一、正交试验设计与正交表

正交试验设计是利用"正交表"科学地安排多因素试验的一种方法。正交试验设计所安排的试验代表性极强，因而，不仅试验次数少，而且便于分析推断出最佳试验方案。

1. 正交表的构造特点　正交表是一种特殊的表格，其中有一类记作 L_n (p^r)，这里 L 表示正交表；下标 n 表示正交表的行数，也是试验次数；r 表示正交表的列数，p 表示各因素的水平数。下面以正交表 L_8 (2^7) 和正交表 L_9 (3^4) 为例，说明正交表的构造特点（表 8 – 18、表 8 – 19）。

表 8 – 18　正交表 L_8 (2^7)

试验号	列号						
	1	2	3	4	5	6	7
1	1	1	1	1	1	1	1
2	1	1	1	2	2	2	2
3	1	2	2	1	1	2	2
4	1	2	2	2	2	1	1
5	2	1	2	1	2	1	2
6	2	1	2	2	1	2	1
7	2	2	1	1	2	2	1
8	2	2	1	2	1	1	2

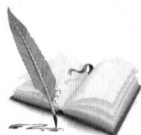

表 8-19 正交表 $L_9(3^4)$

试验号	列号			
	1	2	3	4
1	1	1	1	1
2	1	2	2	2
3	1	3	3	3
4	2	1	2	3
5	2	2	3	1
6	2	3	1	2
7	3	1	3	2
8	3	2	1	3
9	3	3	2	1

（1）表中任一列，不同数字出现的次数相同，而这些数字代表了因素取的水平，这就是说任何一列所包含的各种水平数相同。如表 $L_8(2^7)$ 中不同数字"1""2"在每一列中出现的次数都是 4；表 $L_9(3^4)$ 中的数字"1""2""3"在每一列中出现的次数都是 3 次，这一性质表明了正交表的均衡性。

（2）表中任何两列同一行的两个数字组成的所有可能数对出现的次数都相同。如表 $L_8(2^7)$ 的任两列中，同一行的所有可能的数对有（1，1），（1，2），（2，1），（2，2）各出现 2 次。这一性质表明了正交表的正交性。

正因为正交表具有以上两种性质，所以，安排的试验具有均匀分散，整齐可比性。如图 8-1，三个坐标轴代表三个因素，坐标轴上的点代表因素的水平，27 个节点代表全面试验的 27 个试验方案。利用正交表 $L_9(3^4)$ 所安排的 9 个试验方案，在图中由 9 个实点表示，这 9 个点均衡分散在立体内，有很强的代表性。因而，试验次数少，便于分析推断最佳试验条件。

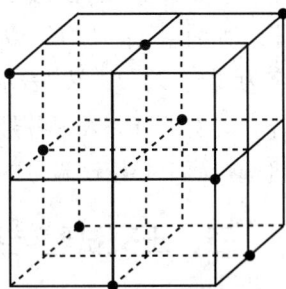

图 8-1 27 个节点示意图

2. 正交试验设计的步骤

（1）明确试验目的，选定试验指标。

（2）挑选因素和水平。凭借专业知识和实践经验，选择对指标可能有一定影响的因素及各因素比较合理的水平。

（3）选用正交表，作表头设计。首先根据水平的个数选择正交表，并使其列数略多于因素个数。如果不考虑交互作用，可分别把各因素安排在表头的列上，其下面的数字就是该列因素所应取的试验水平。如果要考虑交互作用，必须把因素安排在适当的列上，然后借助于与正交表匹配的两列间交互作用表，确定因素的交互作用列。把交互作用作为独立因素一样看待。

例如要安排一个 4 因素 2 水平的试验，若不考虑交互作用，可选用表 $L_8(2^7)$，并将 A，B，C，D 4 个因素分别置于表 1，2，4，7 列上；若要考虑 $A \times B$，$A \times C$，则将 A，B，C，D 安排在 1，2，4，7 列，并由 $L_8(2^7)$ 两列间交互作用表 8-20 知 $A \times B$ 在第 3 列，$A \times C$ 在第 5 列。正交表中不安排因素的列称为空白列，空白列在方差分析中称为误差列，表头设计时，一般至少都要留出一列空白列。

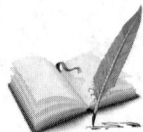

表 8-20 $L_8(2^7)$ 两列间交互作用表

列号	列号						
	1	2	3	4	5	6	7
(1)		3	2	5	4	7	6
(2)			1	6	7	4	5
(3)				7	6	5	4
(4)					1	2	3
(5)						3	2
(6)							1
(7)							

若要考虑更多的交互作用，如 $A \times D$，$B \times D$，$C \times D$，该表就容纳不下了，这时需选用更大的正交表，如 $L_{16}(2^{15})$ 来安排试验。

（4）按正交表的安排方案进行试验，并记录试验结果。正交表中的数字为因素所取水平。如因素 A，B，C，D，分别安排在 $L_8(2^7)$ 表中的 1，2，4，7 列，第二行中相应列的数字为"1，1，2，2"表示第 2 号试验是在各因素水平组合为 $A_1B_1C_2D_2$ 的条件下进行。这样，分别进行完表中各号试验，并记录下每号试验结果。需要注意的是试验的次序应该随机选择而不必按试验号的顺序进行。

二、正交试验结果的分析

为获得最佳试验条件，需对正交试验结果进行统计分析。常用的分析方法为直观分析法和方差分析法。

1. 直观分析法 下面结合例子说明正交试验设计步骤及直观分析法。

例 8-7 用有机溶液提取某中药的有效成分，欲寻找浸出率的影响因素和适宜水平。选取因素及水平如下：

因素 A 溶液浓度：$A_1 = 70\%$，$A_2 = 80$；

因素 B 催化剂的量：$B_1 = 0.1\%$，$B_2 = 0.2\%$；

因素 C 溶剂的 pH 值：$C_1 = 6.8$，$C_2 = 7.2$；

因素 D 温度：$D_1 = 80℃$，$D_2 = 90℃$。

试作正交试验设计并作结果分析。

解：（1）明确试验目的，选定试验指标。本例试验目的在于寻找提高浸出率的条件，故以浸出率（%）为试验指标。

（2）选定因素和水平。显然，此例考察 4 个因素 A，B，C，D，每个因素 2 个水平。

（3）选用正交表，作表头设计。因为水平数为 2，因素个数为 4，故选择 $L_8(2^7)$ 表，将 A，B，C，D 分别置于表的 1，2，4，7 列中（表 8-21）。

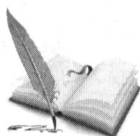

表 8 – 21　用 $L_8(2^7)$ 安排试验表

试验号	列号							y_i
	1 (A)	2 (B)	3	4 (C)	5	6	7 (D)	
1	1 (70%)	1 (0.1%)	1	1 (6.8)	1	1	1 (80℃)	82
2	1	1	1	2 (7.2)	2	2	2 (90℃)	85
3	1	2 (0.2%)	2	1	1	2	2	70
4	1	2	2	2	2	1	1	75
5	2 (80%)	1	2	1	2	1	2	74
6	2	1	2	2	1	2	1	79
7	2	2	1	1	2	2	1	80
8	2	2	1	2	1	1	2	87
I_j	312	320		306			316	
II_j	320	312		326			316	
$\overline{I}_j$	78	80		76.5			79	
$\overline{II}_j$	80	78		81.5			79	
R_j	2	2		5			0	

（4）按正交表的安排方案进行试验，并记录试验结果。如第二号试验按 $A_1B_1C_2D_2$ 条件进行，即取溶剂浓度为 70%，催化剂为 0.1%，溶剂 pH 为 7.2，温度 90℃为做试验，结果得浸出率 $y_2 = 85\%$，如此共进行 8 次试验，结果记在表中最后一列。

（5）用直观分析法分析试验结果。表中第 8 号试验的浸出率最高，但该试验条件不一定就是各因素水平的最佳组合。现通过直观分析法来寻求最佳试验条件。

计算各因素水平的综合平均值及极差：以因素 A 为例，用 I_1 表示包含 A_1 水平的 4 个试验结果之和。用 II_1 表示包含 A_2 水平的 4 个试验结果之和。平均值 $\overline{I}_i = I_i/4$ 和 $\overline{II}_i = \overline{II}_i/4$，称为 A_1 和 A_2 水平的综合平均值。它们分别反映出 A_1 和 A_2 水平下的试验效果。本例中

$$I_1 = y_1 + y_2 + y_3 + y_4 = 82 + 85 + 70 + 75 = 312$$
$$II_2 = y_5 + y_6 + y_7 + y_8 = 74 + 79 + 70 + 87 = 320$$
$$\overline{I}_1 = 312/4 = 78, \quad \overline{II} = 320/4 = 80$$

因素水平中最大的综合平均值与最小的综合平均值之差称为因素的极差，极差的大小反映了因素对指标影响程度。用 R_j 表示第 j 列因素的极差，如因素 A 的极差 $R_1 = \overline{II}_1 - \overline{I}_1 = 80 - 78 = 2$。

同样可以计算出因素 B，C，D 的各水平综合平均值和极差，结果列于表 8 – 21 中。

比较极差大小排定因素影响顺序。因素的极差越大，说明因素的水平改变对试验结果影响也越大，本例 R_4 最大，故因素 C 对试验结果影响最大，其次是因素 A 和因素 B，最后是因素 D，即 $C \underset{B}{\overset{A}{\rightarrow}} D$。

由综合平均值的大小选取各因素的最佳水平组合。综合平均值越大，水平越优，各因素最优水平组合在一起就是最佳试验方案。本例中，$\overline{I}_1 < \overline{II}_1$，$\overline{I}_2 > \overline{II}_2$，$\overline{I}_3 < \overline{II}_3$，$\overline{I}_4 < \overline{II}_4$（因为温度为 80℃比 90℃耗能低），因此 $A_2B_1C_2D_1$ 组成最佳试验方案。即试验时溶剂浓度取80%，催化剂的量取 0.1%，溶剂 pH 取 7.2，温度取 80℃（虽然可取 90℃，但耗能多）。

例 8 – 8　（续例 8 – 7）若需要考虑因素间的交互作用 $A \times B$，$A \times C$，$B \times C$。试作正交

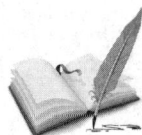

试验设计与直观分析。

解：因素安排同例 8 - 7 一样，交互作用按 $L_8(2^7)$ 的两列间交互作用表，$A \times B$，$A \times C$，$B \times C$ 应分别置于 3，5，6 列；计算综合平均值及极差，见表 8 - 22。

表 8 - 22　例 8 - 7 中考虑有交互作用的试验表

试验号	1 (A)	2 (B)	3 (A×B)	4 (C)	5 (A×C)	6 (B×C)	7 (D)	y_i
1	1 (70%)	1 (0.1%)	1	1 (6.8)	1	1	1 ( )	82
2	1	1	1	2 (7.2)	2	2	2 ( )	85
3	1	2 (0.2%)	2	1	1	2	2	70
4	1	2	2	2	2	1	1	75
5	2 (80%)	1	2	1	2	1	2	74
6	2	1	2	2	1	2	1	79
7	2	2	1	1	2	2	1	80
8	2	2	1	2	1	1	2	87
I_j	312	320	334	306	318	318	316	
II_j	320	312	298	326	314	314	316	
$\bar{I}_j$	78	80	83.5	76.5	79.5	79.5	79	
$\bar{II}_j$	80	78	74.5	81.5	78.5	78.5	79	
R_j	2	2	9	5	1	1	0	

由表 8 - 22，各因素及其交互作用对试验结果影响大小的次序为：

$$A \times B \to C \to \begin{matrix} A \\ B \end{matrix} \to \begin{matrix} A \times C \\ B \times C \end{matrix} \to D$$

可见，$A \times B$ 是影响试验结果最重要的因素，而因素 A ×因素 B 的试验结果是因素 A 与因素 B 相互搭配产生的，所以，必须通过两因素各水平搭配下试验的平均结果来决定最佳搭配。

为此，列出二元搭配的均值表见表 8 - 23。

表 8 - 23　A 和 B 的二元表

	B_1	B_2
A_1	$(y_1 + y_2)/2 = 83.5$	$(y_3 + y_4)/2 = 72.5$
A_2	$(y_5 + y_6)/2 = 76.5$	$(y_7 + y_8)/2 = 83.5$

显然，A_1B_1 和 A_2B_2 搭配都优（但 A_1B_1 更省原料）。$A \times C$ 和 $B \times C$ 作用较少，可不考虑，因素 C 选 C_2 水平优，所以，考虑交互作用的最佳试验条件组合为 $A_1B_1C_2D_1$。

直观分析法简单，直观，计算量较少。便于普及和推广，是一种较好的分析方法。但它不能区别试验结果的差异是由因素水平的改变所引起的还是由试验的随机波动所引起的。为解决这个问题，需要对试验结果做方差分析。

2. 方差分析法　方差分析的思想和步骤仍与前面两因素方差分析法类似，即先将试验结果的总离差平方和分解为各因素（包括交互作用）及误差的离差平方和，然后求出各 F 值，作 F 检验。下面仍结合例 8 - 8 介绍正交试验设计的方差分析方法，这里只考虑 A，B，C，D 及 $A \times B$ 的影响。

（1）总离差平方和的分解：例 8 - 7 中有 8 次试验，结果为 y_1，y_2，…，y_8。则总离差

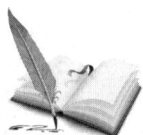

平方和为：

$$SS_T = \sum_{i=1}^{8}(y_i - \bar{y})^2,\ \bar{y} = \frac{1}{8}\sum_{i=1}^{8}y_i$$

一般地，$SS_T = \sum_{i=1}^{n}(y_i - \bar{y})^2,\ \bar{y} = \frac{1}{n}\sum_{i=1}^{n}y_i$　　SS_T 的分解公式为：

$$SS_T = SS_1 + SS_2 + \cdots + SS_r$$

其中 SS_j（$j=1,2,\cdots,r$）是正交表 $L_n(p^r)$ 中第 j 列因素的离差平方和。例 8-8 中因素 A，B，C，D 及交互作用 $A\times B$ 列的离差平方和 SS_A，SS_B，SS_C，SS_D 和 $SS_{A\times B}$ 依次为 SS_1，SS_2，SS_4，SS_7 和 SS_3，误差平方和为空白列的离差平方和之和，即 $SS_E = SS_5 + SS_6$。

（2）计算各因素离差平方和：类似方差分析中求组间离差平方和公式可推出 SS_j 的计算公式。

对于任何 2 水平的正交表，一般有：

$$SS_j = \frac{I_j^2 + II_j^2}{m} - \frac{\left(\sum_{i=1}^{n}y_i\right)^2}{n} \tag{8-26}$$

其中 m 表示第 j 列中"1"水平出现次数。n 为试验总数。

若各因素水平数为 3 时，公式（8-26）可推广为：

$$SS_j = \frac{I_j^2 + II_j^2 + III_j^2}{m} - \frac{\left(\sum_{i=1}^{n}y_i\right)^2}{n} \tag{8-27}$$

其中 m 为第 j 列因素"1"出现次数，n 为试验总数。

按公式计算例 8-8 的离差平方和结果见表 8-24。

表 8-24　例 8-8 中离差平方和计算表

试验号	1（A）	2（B）	3（A×B）	4（C）	5	6	7（D）	y_i
1	1	1	1	1	1	1	1	82
2	1	1	1	2	2	2	2	85
3	1	2	2	1	1	2	2	70
4	1	2	2	2	2	1	1	75
5	2	1	2	1	2	1	2	74
6	2	1	2	2	1	2	1	79
7	2	2	1	1	2	2	1	80
8	2	2	1	2	1	1	2	87
I_j	312	320	334	306	318	318	316	
II_j	320	312	298	326	314	314	316	
SS_j	8	8	162	50	2	2	0	

这里 $SS_E = SS_5 + SS_6 = 2 + 2 = 4$。

（3）计算 F 值，进行 F 检验。一般地，SS_T 的自由度为试验总数减 1，SS_j 的自由度为第 j 列因素水平数减 1。例 8-8 中自由度 $df_T = 8-1 = 7$；$df_A = df_B = df_C = df_D = 2-1 = 1$，$df_E = df_5 + df_6 = 2$。则

$$F = \frac{SS_j/df_j}{SS_E/df_E}\ (j=1,2,3,4,7)$$

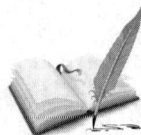

作 F 检验便可判断各个因素及相互作用是否有显著影响，结果见表 8 – 25。

表 8 – 25　例 8 – 8 的方差分析表

离差来源	平方和	自由度	均方	F 值	P 值	显著性
因素 A	$SS_A = 8$	1	8	4	$P > 0.10$	
因素 B	$SS_B = 8$	1	8	4	$P > 0.10$	
交互作用 $A \times B$	$SS_{A \times B} = 162$	1	162	81	$0.01 < P < 0.05$	*
因素 C	$SS_C = 50$	1	50	25	$0.01 < P < 0.05$	*
因素 D	$SS_D = 0$	1	0	0	$P > 0.10$	
误差 E	$SS_E = 4$	2	2			

（4）选取最佳试验方案：由表 8 – 25 可知，$A \times B$ 和因素 C 显著，由 A 和 B 的二元表（表 8 – 23），取 $A_1 B_1$；$I_4 < II_4$，故取 C_2；D 不显著，可任取。最优试验方案为 $A_1 B_1 C_2 D_1$。

这里要注意两点：第一，两因素交互作用的自由度等于两因素的自由度之积，因此，有时交互作用不止占有一列。如用 L_{27}（3^{13}）表安排试验，因素的自由度都等于 2，交互作用自由度是 4，而每个 3 水平列只提供 2 个自由度，所以，两个因素间交互作用必须占有两个列。如按下面表头设计有：

$$SS_{A \times B} = SS_3 + SS_4, \quad SS_{A \times C} = SS_6 + SS_7, \quad SS_{B \times C} = SS_8 + SS_{11}$$

1	2	3	4	5	6	7	8	9	10	11	12	13
A	B	$A \times B$	$A \times B$	C	$A \times C$	$A \times C$	$B \times C$	D	$B \times C$	E	F	

第二，误差平方和 SS_E 的自由度等于所占空白列的自由度之和，例 8 – 8 中 $df_E = df_5 + df_6 = 1 + 1 = 2$。有统计学家认为，对结果影响不显著的因素的离差平方和可合并到 SS_E 中去，以提高精确度。

有时，试验各个因素所取水平数不全相同，这时必须选用混合正交表。进行正交试验。如混合正交表 L_n（$p^r \times q^s$）。这里 n 为试验总数，p，q 为两种不同的水平数，r，s 为其相应水平的列数。混合正交表的试验设计与分析方法与前面类似，现举例说明如下。

例 8 – 9　为了从小檗根中提取小檗碱，考查了 4 个因素，其水平确定如下：

A：pH 值：$A_1 = 1$，$A_2 = 6$，$A_3 = 10$，$A_4 = 14$；

B：盐量 g/ml %：$B_1 = 5$，$B_2 = 10$，$B_3 = 15$，$B_4 = 20$；

C：时间：$C_1 = 14$ 小时，$C_2 = 48$ 小时；

D：加热：$D_1 = 60.5 ℃$，D_2 加热。

根据经验，还要考察交互作用 A×C。指标是光密度。试作正交试验设计并选出最佳试验方案。

解：根据考察的因素个数及其水平数，本例选用混合正交表 L_{16}（$4^3 \times 2^6$）作表头设计。因为 SS_T 的自由度 $df_T = 15$，SS_A，SS_B，SS_C，SS_D 的自由度分别为 $df_A = 4 - 1 = 3$，$df_B = 4 - 1 = 3$，$df_C = 2 - 1 = 1$，$df_D = 2 - 1 = 1$。交互作用 $SS_{A \times C}$ 的自由度 $df_{A \times C} = df_A \times df_C = 3 \cdot 1 = 3$。所以，$A \times C$ 必须占有 3 个 2 水平的列。参照两列间交互作用表。将 A，B，C，$A \times C$，D 分别置于第（1），（2），（4），（5，6，7），（8）列中，其结果及计算列于表 8 – 26 中。

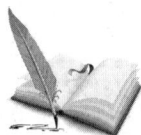

表 8 −26　$L_{16}(4^3 \times 2^6)$ 计算表

试验号	列号									y_i
	1 (A)	2 (B)	3	4 (C)	5 (A×C)	6 (A×C)	7 (A×C)	8 (D)	9	
1	1	1	1	1	1	1	1	1	1	0.058
2	1	2	2	1	1	2	2	2	2	0.45
3	1	3	3	2	2	1	1	2	2	0.69
4	1	4	4	2	2	2	2	1	1	0.78
5	2	1	2	2	2	1	2	1	2	0.48
6	2	2	1	2	2	2	1	2	1	0.56
7	2	3	4	1	1	1	2	2	1	0.60
8	2	4	3	1	1	2	1	1	2	0.70
9	3	1	3	1	2	2	2	2	1	0.45
10	3	2	4	1	2	1	1	1	2	0.57
11	3	3	1	2	1	2	2	1	2	0.69
12	3	4	2	2	1	1	1	2	1	0.78
13	4	1	4	2	1	2	1	2	2	0.58
14	4	2	3	2	1	1	2	1	1	0.64
15	4	3	2	1	2	2	1	1	1	0.68
16	4	4	1	1	2	1	2	2	2	0.78
$I_j^2/4$ 或 $I_j^2/8$	0.978	0.615	1.090	2.298	2.529	2.643	2.666	2.643	2.586	
$II_j^2/4$ 或 $II_j^2/8$	1.369	1.232	1.428	3.380	3.113	2.989	2.965	2.989	3.051	
$III_j^2/4$ 或 $III_j^2/8$	1.550	1.769	1.538							
$IV_j^2/4$ 或 $IV_j^2/8$	1.796	2.311	1.600							
$Q_j^2 = \dfrac{I_j^2}{m} + \dfrac{I_j^2}{m} + \dfrac{III_j^2}{m} + \dfrac{IV_j^2}{m}$	5.693	5.927	5.656	5.678	5.642	5.632	5.631	5.632	5.637	
$SS_j = Q_j^2 - \dfrac{1}{n}\left(\sum\limits_{i=1}^{16} y_i\right)^2$	0.067	0.301	0.030	0.052	0.016	0.006	0.005	0.006	0.011	

这里 $m = 4$ 或 $m = 8$。

从表 8 −26 可见，因素 D 和交互作用 $A \times C$ 的平方和都比两个空白列平方和（$SS_3 + SS_9 = 0.041$）小。所以，将 SS_D 及 $SS_{A\times C}$ 与空白列离差平方和并为 $SS_E = SS_3 + SS_9 + SS_5 + SS_6 + SS_7 + SS_8 = 0.074$，这样，方差分析见表 8 −27。

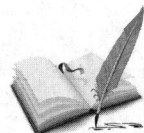

表 8 – 27 方差分析表

离差来源	平方和	自由度	均方	F 值	P 值	显著性
A	$SS_A = SS_1 = 0.067$	3	0.022	2.444	$P > 0.10$	
B	$SS_B = SS_2 = 0.301$	3	0.100	11.11	$P < 0.01$	* *
C	$SS_C = SS_4 = 0.052$	1	0.052	5.778	$0.01 < P < 0.05$	*
误差 E	$SS_E = 0.074$	8	0.009			

可见，因素及交互作用的主次顺序为 $B \to C \to A \to A \times C \to D$。比较综合平均值得最佳生产条件组合为 $A_4B_4C_2D_2$。

三、多指标正交试验的分析方法

在实际应用中，如果衡量试验结果的指标不止一个，常常有多个指标，称为多指标正交试验。在多指标正交试验中，各指标的最优试验方案之间可能存在一定的矛盾，所以，分析试验结果时需要兼顾各项指标，找出使每个指标都尽可能好的试验方案。下面通过实例介绍多指标正交试验的综合平衡法与综合评分法。

（一）综合平衡法

先对各指标分别按单一指标进行直观分析，然后对各指标的分析结果进行综合比较，得出最佳试验方案。

例 8 – 10 某药厂为改进长效磺胺精制成品的质量，选取两个指标进行考察：（1）外观，分为 5 个级，最好的记为 5，最次的记为 1；（2）溶液色，测定值越低越好。选取如下因素和水平做试验：

A 溶媒，A_1：自来水，A_2：洗炭水；

B 加保险粉方法，B_1：滤前加，B_2：滤后加；

C 中和速度，C_1：快，C_2：慢；

D 脱色前处理，D_1：过滤，D_2：不过滤；

E 滤液升温处理，E_1：加沸 $30'$，E_2：不加沸；

F 脱色 pH，F_1：不调，F_2：调 pH9.3；

G 加炭温度，G_1：40℃，G_2：80℃。

选用 $L_8(2^7)$ 表安排试验，计算数据及结果如表 8 – 28，试用方差分析确定最佳生产条件。

表 8 – 28 例 8 – 10 的试验数据及其计算表

试验号	列号							结果	
	1 (A)	2 (B)	3 (C)	4 (D)	5 (E)	6 (F)	7 (G)	溶液色	外观
1	1	1	1	1	1	1	1	2.15	1
2	1	1	1	2	2	2	2	2.30	2
3	1	2	2	1	1	2	2	1.50	3
4	1	2	2	2	2	1	1	1.50	4
5	2	1	2	1	2	1	2	2.00	4
6	2	1	2	2	1	2	1	2.00	3

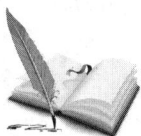

续表

试验号	列号							结果	
	1 (A)	2 (B)	3 (C)	4 (D)	5 (E)	6 (F)	7 (G)	溶液色	外观
7	2	2	1	1	2	2	1	1.70	5
8	2	2	1	2	1	1	2	1.70	5
溶 I_j	7.45	8.45	7.85	7.35	7.35	7.35	7.35		
液 II_j	7.40	6.40	7.00	7.50	7.50	7.50	7.50		
色 R_j	0.05	2.05	0.85	0.15	0.15	0.15	0.15		
外 I_j	10	10	13	13	12	14	13		
II_j	17	17	14	14	15	13	14		
观 R_j	7	7	1	1	3	1	1		

解：由表 8-28 可得，对溶液色来说，极差最大是 B，其次是 C。故关键因素是 B 和 C，其他是次要因素。最优水平组合是 B_2C_2；对外观来说，关键因素为 A，B 和 E，最优水平搭配为 $A_2B_2E_2$。综合上述分析，得较优生产条件 $A_2B_2C_2E_2$，其他因素的水平可根据实际情况任选。

(二) 综合评分法

综合评分法是根据各个指标重要程度，确定相应指标的组合系数或权，然后，对每号试验进行综合评分，评分公式为：

$$试验得分 = \sum_i (\omega_i \times 第 i 个指标) \tag{8-28}$$

这样，将多指标分析问题化为了以试验得分为指标的单指标分析问题。

例 8-11　在白地霉核酸生产工艺的试验中，为提高核酸的收率，核酸泥纯度和纯核酸回收率，这两个指标都是越大越好。选如下因素和水平做试验：

A：腌制时间（小时），A_1：24；A_2：4；A_3：0。

B：白地霉核酸含量（%），B_1：7.4，B_2：8.7，B_3：6.2。

C：加热时 pH 值，C_1：4.8，C_2：6.0，C_3：9.0。

D：加水量，D_1：1:4，D_2：1:3，D_3：1:2。

不考虑交互作用，选用 $L_9(3^4)$ 表安排试验，结果列于表 8-29 中。

表 8-29　例 8-11 的试验数据与计算表

试验号	列号				结果		综合评分
	1 (A)	2 (B)	3 (C)	4 (D)	核酸泥纯度	纯核酸回收率	
1	1	1	1	1	17.8	29.8	59.4
2	1	2	2	2	12.2	41.3	51.2
3	1	3	3	3	6.2	59.9	45.5
4	2	1	2	3	8.0	24.3	32.2
5	2	2	3	1	4.5	50.6	36.6
6	2	3	1	2	4.1	58.2	39.4
7	3	1	3	2	8.5	30.9	36.8
8	3	2	1	3	7.3	20.4	28.5
9	3	3	2	1	4.4	73.1	47.6

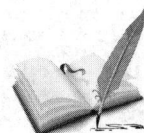

续表

试验号		列号				结果		综合评分
		1 (A)	2 (B)	3 (C)	4 (D)	核酸泥纯度	纯核酸回收率	
综合评分	I_j	156.1	128.5	127.3	143.6			
	II_j	108.2	116.3	131.0	127.4			
	III_j	112.9	132.5	118.9	106.2			
	$\bar{I}_j$	52.0	42.8	42.4	47.9			
	$\bar{II}_j$	36.1	38.8	43.7	42.5			
	$\bar{III}_j$	37.6	44.2	39.6	35.4			
	R_j	15.9	5.4	4.1	12.5			

试用方差分析法确定最优生产条件。

解：本例根据专业知识和经验，取核酸泥纯度的权 $\omega_1 = 2.5$；纯核酸回收率的权 $\omega_2 = 0.5$。按上述计算总分公式得各号试验的综合得分，结果见表 8 – 29 最后一列。然后，利用综合得分值计算各因素的综合平均值和极差。得各因素对总指标影响的次序是：$A \to D \to B \to C$。各因素水平的较优搭配是 $A_1 B_3 C_2 D_1$。

在实际应用中需要注意的是，上述两种方法并不等价，所得结果不一定相同，究竟采取哪一种方法。要看具体情况而定，有时可两者结合，以便比较和参考。有时可进一步试验后再作选择。

扫码"练一练"

习题八

1. 三个药厂生产同一品种药品，对每个厂的这种产品，随机抽取 5 个样品进行化验，测得各个样品中某一成分的百分含量如下表：

	厂家		
	一	二	三
成分含量（%）	70.8	77.1	77.4
	71.4	75.9	79.2
	74.4	76.5	77.7
	73.5	76.2	80.1
	72.9	78.3	78.6

试判断各厂产品中该成分的含量（%）是否有显著性差异？（$\alpha = 0.05$）

2. 对于某种作物采取五种不同的施用化肥方案，进行收获量实验，每五种方案作了四块试验地，试验结果如表所示。试问施肥方案的不同，对收获量有无显著影响？（$\alpha = 0.05$）。

方案	收获量			
A_1	67	67	45	52
A_2	98	96	91	66
A_3	60	69	50	35
A_4	79	64	81	70
A_5	90	70	79	88

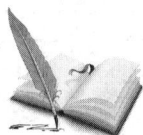

3. 下表中给出了小白鼠接种三种不同菌型的伤寒病菌的存活日期，已知接种三种不同菌型的伤寒杆菌后小白鼠存活日数服从具有方差齐性的正态分布，试问：三种不同菌型对小白鼠的平均存活日数的影响是否有显著性差异？（$\alpha = 0.01$）

菌型	接种后存活日数									
A_1	2	4	3	2	4	7	7	2	5	4
A_2	5	6	8	5	10	7	12	6	6	
A_3	7	11	6	6	7	9	5	10	6	3	10

4. 某厂对生产的高速钢铣刀进行淬火工艺试验，考察等温温度，淬火温度两个因素对硬度的影响，现等温温度，淬火温度各取三个水平：

等温温度 A：$A_1 = 280℃$，$A_2 = 300℃$，$A_3 = 320℃$

淬火温度 B：$B_1 = 1210℃$，$B_2 = 1235℃$，$B_3 = 1250℃$

试验后测得的平均硬度值如下表：

	B_1	B_2	B_3
A_1	64	66	68
A_2	66	68	67
A_3	65	67	68

试问：这两个因素对铣刀的平均硬度的影响是否显著？（$\alpha = 0.05$）。

5. 为了解不同工艺和不同原料对某种药产量的影响，对三种工艺四种不同原料作无重复的双因素试验。数据如下表：

B（工艺）＼A（原料）	A_1	A_2	A_3	A_4
B_1	78	84	87	85
B_2	81	89	93	89
B_3	78	90	89	79

试问不同工艺和不同原料对该药产量是否有显著影响？

6. 据推测，原料的水分和粒度可能影响某片剂的储存期，现留样考察含水 5%，3% 和 1% 三种情形及粗粒和细粒两种规格，抽样测定恒温加热 1 小时后剩余含量，各重复两次，得数据如下：（数据已减去 83）

	粗粒	细粒
5%	3，5	1，0
3%	6，3	4，3
1%	6，8	1，0

试判断这两个因素及其交互作用对储存期是否有显著影响？（$\alpha = 0.05$）。

7. 某药厂为改革潘生丁环反应工艺，根据经验确定因素及水平如下：

反应温度 A（℃）　　$A_1 = 100$，$A_2 = 110$，$A_3 = 120$；

反应时间 B（h）　　$B_1 = 6$，$B_2 = 8$，$B_3 = 10$

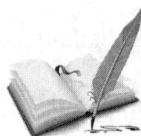

投料比 C（mol/mol）　$C_1 = 1:1.2$，$C_2 = 1:1.6$，$C_3 = 1:2.0$；

选用 $L_9(3^4)$ 正交表，分别将因素 A，B 和 C 安置在第 1，2 和 3 列上，9 次试验收率分别为：40.9，58.2，71.6，40.0，73.7，39.0，62.1，43.2 和 57.0。

试用直观分析法和方差分析法确定因素的主次，并求出因素水平的较好组合（不考虑交互作用）。

8. 某药厂为改进阿糖胞苷合成工艺，选取以下因素和水平试验：

催化剂用量（mol）A：$A_1 = 0.134$，$A_2 = 0.077$；

氧化剂用量（mol）B：$B_1 = 4.47$，$B_2 = 3.56$；

加氧化剂方式 C：$C_1 = $ 温度在 $35 \sim 40℃$，分两次加；

　　　　　　　　　$C_2 = $ 温度在 $60℃$，滴加；

杂质去除法 D：$D_1 = $ 离子交换树脂法；

　　　　　　　　$D_2 = $ 草酸沉淀法。

除考虑 4 个因素外，还要考虑交互作用 $A \times B$，$A \times C$，$B \times C$，$A \times D$，$B \times D$ 和 $C \times D$，选用正交表 $L_{16}(2^{15})$，表头设计为：

1 (A)	2 (B)	3 ($A \times B$)	4 (C)	5 ($A \times C$)	6 ($B \times C$)	7D	8 ($A \times D$)	9 ($B \times D$)	10
11	12 ($C \times D$)	13	14	15					

试验结果依次为 D – 阿拉伯糖的收率（%）：25.1，13.4，32.5，20.0，26.3，22.7，41.2，17.3，40.0，27.5，44.5，31.6，44.2，17.2，35.8，26.5。试用直观分析法找出因素（包括交互作用）的主次，并求各因素的较优水平组合。

9. 为了提高某化工产品的产量，考察反应温度，反应压力和溶液浓度，各取三个水平：

因素 A 温度（℃）：$A_1 = 60℃$，$A_2 = 65℃$，$A_3 = 70℃$；

因素 B 压力（大气压）：$B_1 = 2$，$B_2 = 2.5$，$B_3 = 3$；

因素 C 溶液浓度（%）：$C_1 = 6$，$C_2 = 7$，$C_3 = 8$。

要考察 $A \times B$，$A \times C$ 及 $B \times C$ 的影响，用 $L_{27}(3^{13})$ 表安排试验，表头设计如下：

1	2	3	4	5	6	7	8	9	10	11	12	13
A	B	$A \times B$	$A \times B$	C	$A \times C$	$A \times C$	$B \times C$			$B \times C$		

试验结果 y（单位 kg）为：

11.30，14.63，17.23，10.50，13.67，16.23，11.37，14.73，17.07，10.47，

13.47，16.13，10.33，13.04，15.80，10.63，13.97，16.50，10.03，13.40，

16.80，10.57，13.97，16.83，21.07，13.97，16.57。

试进行方差分析并确定最优试验条件。

注：$A \times B$，$A \times C$，$B \times C$ 的自由度为 4，故需占有 2 个 3 水平列，$B \times C$ 占有 8，11 两列。

（梁露花，肖坤）

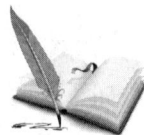

第九章 相关分析与回归分析

扫码"学一学"

在医药科学研究中要常常研究变量之间的关系，如血药浓度与时间、年龄与血压、维生素片的含水量与贮存期等。一般来说，变量之间的关系可分为确定性关系和非确定性关系两大类。确定性关系就是所熟悉的函数关系，例如，圆的面积 S 和半径 r 之间的函数关系是 $S = \pi r^2$，电路中的欧姆定律 $V = IR$ 等。非确定性关系则不然。例如，人的年龄与血压是两个变量，总的说来，人的血压随年龄的增长而增高，表明两者之间确实存在着某种关系，但显然不是函数关系。因为同年龄人的血压有高有低，即同年龄的血压是一个随机变量；反之，血压相同的人，其年龄一般也不尽相同，也是一个随机变量。这种非确定性关系称为相关关系（correlation）。

研究具有相关关系的变量之间的数量关系式的统计方法称为回归分析（regression analysis）。在回归分析中，只有一个自变量的回归分析，称为一元回归分析（single regression）。多于一个自变量的回归分析，称为多元回归分析（multiple regression）。变量间存在线性关系，称为线性回归（linear regression），变量间不存在线性关系的回归问题，称为非线性回归（non-linear regression）。

"回归"（regression）一词最早是在 19 世纪由生物学家高尔顿（F. Galton）提出来的，他观察了 1078 对父与子，用 x 表示父亲身高，y 表示成年儿子的身高，发现将 (x, y) 点在直角坐标系中，这 1078 个点基本在一条直线附近，并求出了该直线的方程（单位：英寸，1英寸 = 2.54cm）：

$$\hat{y} = 33.73 + 0.516x$$

这表明：

（1）父亲身高每增加一个单位，其儿子的身高平均增加 0.516 个单位；

（2）高个子父辈有生高个子儿子的趋势，但是一群高个子父辈的儿子们的平均高度要低于父辈的平均高度。譬如 $x = 80$，那么 $\hat{y} = 75.01$，低于父辈的平均高度；

（3）低个子父辈的儿子们虽为低个子，但是其平均身高要比父辈高一些，譬如 $x = 60$，那么 $\hat{y} = 64.69$，高于父辈的平均高度。

这便是子代的平均高度有向中心回归的趋势，使得一段时间内人的身高相对稳定。回归分析的思想也逐步渗透到了数理统计的其他分支中，随着计算机的发展，各种软件统计包的出现，回归分析的应用越来越广泛。

本章将结合抗过敏药物评价等实际案例，重点讨论相关分析、一元及多元线性回归分析。

案例 9 - 1 （抗过敏药物评价）在开发一种抗过敏新药时，要对不同剂量的药效进行试验。现将 10 名患者各服用该新药一个特定的剂量，药物作用消失时立即记录。试验数据如表 9 - 1 所示。

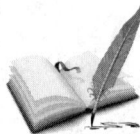

表 9 - 1　10 名患者服用新药剂量与症状持续消除的日数

患者编号	剂量 X（mg）	日数 Y（d）
1	3	9
2	3	5
3	4	12
4	5	9
5	6	14
6	6	16
7	7	22
8	8	18
9	8	24
10	9	22
合计	59	151

其中用 X 表示剂量，用 Y 表示症状持续消除的日数。下面有待解决的问题是：

（1）如何用图形来直观反映剂量 X 与症状持续消除的日数 Y 之间的相关关系？

（2）如何用统计指标来衡量剂量 X 与症状持续消除的日数 Y 的线性相关程度？

（3）如果剂量 X 与症状持续消除的日数 Y 构成了很明显的线性趋势，如何建立反映其线性趋势的直线方程？

第一节　相关分析

一、散点图

寻求两个变量 X 和 Y 相关关系的第一步就是绘制 X 与 Y 的散点图，对其是否具有线性关系进行初步审视。

设对两个随机变量 X 和 Y 进行观测，得到一组数据

$$(x_1, y_1), (x_2, y_2), \cdots, (x_n, y_n)$$

现以直角坐标系的横轴代表变量 X，纵轴代表变量 Y，将这些数据作为点的坐标描绘在直角坐标系中，所得的图称为散点图（scatter diagram）。散点图是判断相关关系常用的直观方法，当散点图中的点形成直线趋势时，表明变量 X 与 Y 之间存在一定的线性关系，称 X 与 Y 线性相关，否则，称为线性无关（图 9 - 1）。

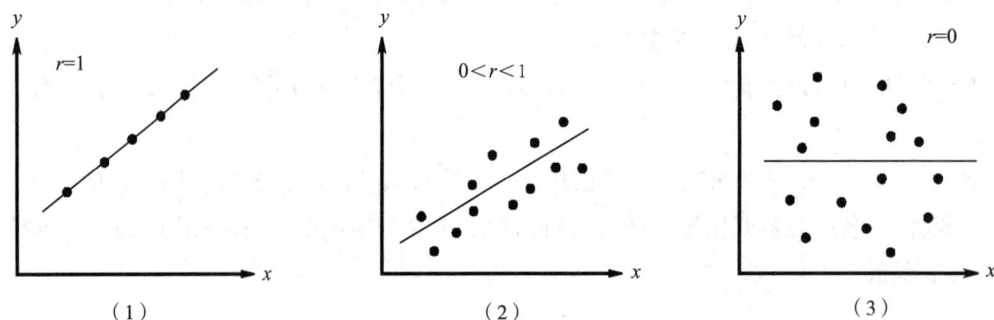

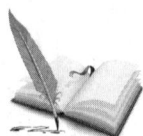

（1）　　　　　　　　（2）　　　　　　　　（3）

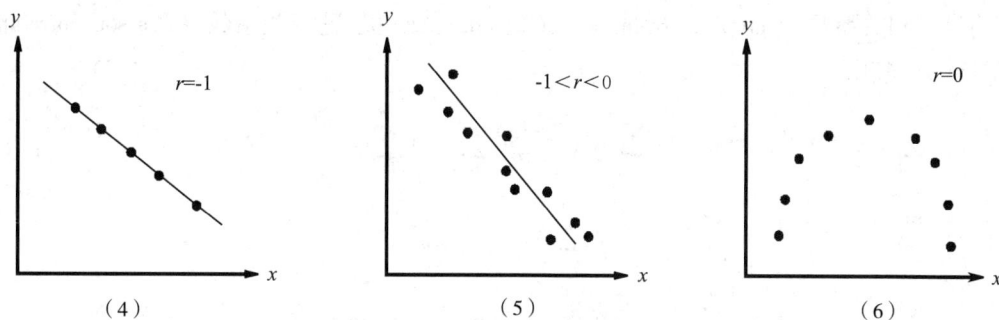

图9-1 散点图

图9-1给出了几种典型的散点图。图9-1（1）和图9-1（2）中，从总体上看随X增大Y呈直线上升的趋势。相比之下，图9-1（1）较图9-1（2）更明显，两者均属正线性相关。与图9-1（1）、图9-1（4）相反，图9-1（4）和图9-1（5）呈直线下降趋势，均属负线性相关。图9-1（3）中，X和Y的散点分布完全不规则，属不相关。而图9-1（6）中，X与Y之间存在某种对称曲线关系，属曲线相关。满足图9-1（3）和图9-1（6）均属线性无关。注意，本章所说的相关是指线性相关，实际问题中，当X与Y不相关（线性无关）时，应进一步核实是指图9-1（3）还是图9-1（6）的情形。

仅从散点图上可以直观的判断出两个变量间的线性相关性，但是这种方法缺乏数量指标，带有相当大的主观性，所以需要构造一个能度量两个变量关系密切程度并且容易计算的指标量，这就是相关系数（coefficient of correlation）。利用相关系数可以先对数据的两个变量进行相关分析，在肯定了它们的线性关系后，再去建立它们的线性模型。

在统计中，用相关指标来表明相关变量之间的密切程度，其理论、计算和分析称为相关分析。在相关分析中，用来度量随机变量X与Y之间线性相关关系密切程度的统计指标是相关系数。通常以ρ表示随机变量X与Y之间的总体相关系数：

$$\rho = \frac{\text{Cov}(X,Y)}{\sqrt{D(X)D(Y)}} \tag{9-1}$$

其中$\text{Cov}(X,Y) = E[(X-E(X))(Y-E(Y))]$是随机变量$X$和$Y$的协方差。

总体的相关系数ρ是反映两个随机变量之间线性相关程度的一种统计参数，它不受X、Y量纲的影响，表现为一个常数，其取值介于-1和1之间，即$-1 \leqslant \rho \leqslant 1$。

当$|\rho|=1$时，称X与Y完全相关（即呈线性函数关系），当$\rho=1$时，称X与Y完全正相关；当$\rho=-1$时，称X与Y完全负相关；当$\rho=0$时，称X与Y不相关（non-correlation），即X与Y之间不存在线性关系；当$\rho>0$时，称X与Y正相关（positive correlation），这时一个变量随另一个变量增大而趋向于增大；当$\rho<0$时，称X与Y负相关（negative correlation），这时一个变量随另一个变量的增大反而趋向于减小。如果变量X与Y独立，则必有$\rho=0$，反之不一定成立，即当$\rho=0$时，并不能推断两个随机变量是独立的。

二、样本相关系数

定义9-1 对变量(X,Y)的一组样本观测数据(x_1,y_1)，(x_2,y_2)，…，(x_n,y_n)，称

$$r = \frac{l_{xy}}{\sqrt{l_{xx}l_{yy}}} \tag{9-2}$$

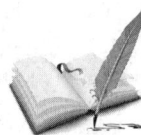

为样本相关系数（sample correlation coefficient）或皮尔逊相关系数（Pearson correlation coefficient），其中

$$l_{xy} = \sum_{i=1}^{n} (x_i - \bar{x})(y_i - \bar{y}) = \sum_{i=1}^{n} x_i y_i - \frac{1}{n} \left(\sum_{i=1}^{n} x_i \right) \left(\sum_{i=1}^{n} y_i \right) = \sum_{i=1}^{n} x_i y_i - n\bar{x} \cdot \bar{y}$$

$$l_{xx} = \sum_{i=1}^{n} (x_i - \bar{x})^2 = \sum_{i=1}^{n} x_i^2 - \frac{1}{n} \left(\sum_{i=1}^{n} x_i \right)^2 = \sum_{i=1}^{n} x_i^2 - n\bar{x}^2$$

$$l_{yy} = \sum_{i=1}^{n} (y_i - \bar{y})^2 = \sum_{i=1}^{n} y_i^2 - \frac{1}{n} \left(\sum_{i=1}^{n} y_i \right)^2 = \sum_{i=1}^{n} y_i^2 - n\bar{y}^2$$

而 $\bar{x} = \dfrac{1}{n} \sum_{i=1}^{n} x_i, \bar{y} = \dfrac{1}{n} \sum_{i=1}^{n} y_i$

记 $S_{xy} = \dfrac{1}{n-1} \sum_{i=1}^{n} (x_i - \bar{x})(y_i - \bar{y})$

则称 S_{xy} 为 X 和 Y 的样本协方差（sample covariance）。样本相关系数也可表示为

$$r = \frac{S_{xy}}{S_x S_y} \tag{9-3}$$

式中，S_x，S_y 分别为随机变量 X 和 Y 的样本标准差。

样本相关系数 r 是总体相关系数 ρ 的抽样估计值。实际应用中，总体相关系数 ρ 作为理论值，一般是无法获知的。通常可根据样本观测值来计算样本相关系数 r，再用 r 来估计或判断两个变量的线性相关性，即这两个变量之间线性相关的强弱程度。

根据样本相关系数 r 的定义，由于 $l_{xy}^2 \leqslant l_{xx} l_{yy}$，则 r 的取值范围为 $|r| \leqslant 1$，即 $-1 \leqslant r \leqslant 1$。

（1）$|r| = 1$ 时，散点图中所有对应的点在同一条直线上〔图 9-1（1）、图 9-1（2）〕，即变量 X 与 Y 实际上是一种线性函数关系。

（2）$0 < |r| < 1$ 时，表示变量 X 与 Y 之间存在一定的线性相关关系。当 $r > 0$ 时，表明随着 X 的增大，Y 有增大的趋势，见图 9-1（2）；当 $r < 0$ 时，表示随着 X 的增大，Y 有减小的趋势，见图 9-1（5）。$|r|$ 的值越接近于 1，表明变量 X 与 Y 之间线性相关程度就越强；反之，$|r|$ 的值越接近于 0，表明变量 X 与 Y 之间线性相关程度就越弱。

（3）$r = 0$ 时，表明变量 X 与 Y 之间不存在线性相关关系，见图 9-1（3），散点的分布是完全不规则的。注意，$r = 0$ 只表明变量之间无线性相关关系，而不能说明变量之间是否有非线性关系，如图 9-1（6）的变量间有一定的抛物线关系。

三、相关系数的显著性检验

在对随机变量 X 与 Y 进行相关分析时，只有其总体相关系数 $\rho = 0$ 时，才能断定这两个变量之间无相关性。实际应用时，用样本相关系数 r 来表示这两个变量的线性相关性，而样本相关系数 r 是根据样本观测值计算的，受抽样误差的影响，带有一定的随机性，样本容量越小其可信度就越差。因此需要进行相关系数的显著性检验，即检验

$$H_0: \rho = 0$$

是否成立。

进行相关系数的显著性检验时，只需计算样本相关系数 r 的绝对值 $|r|$，再由附表 16 查得相关系数临界值 $r_{\alpha/2}(n-2)$ 进行比较判断即可。其具体检验步骤为：

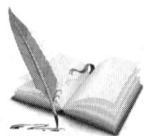

（1）建立原假设 H_0：$\rho=0$（X 与 Y 不相关），备择假设 H_1：$\rho\neq0$；

（2）计算样本相关系数 r 的值；

（3）对给定的显著性水平 α，自由度为 $n-2$，由相关系数检验表得临界值 $r_{\alpha/2}(n-2)$；

（4）统计判断：当 $|r|\geq r_{\alpha/2}(n-2)$，则 $P<\alpha$，拒绝 H_0，即认为变量 X 与 Y 间的相关性显著；当 $|r|<r_{\alpha/2}(n-2)$，则 $P>\alpha$，接受 H_0，即认为变量 X 与 Y 间的相关性不显著。

现在就可以考察并解答案例 9-1 的问题。

例 9-1 对案例 9-1 中的试验数据进行相关分析。

（1）画出剂量 X 与日数 Y 的散点图；

（2）计算相关系数 r；

（3）对 X 与 Y 的线性相关性进行显著性检验（$\alpha=0.05$）。

解：（1）以剂量 X 为横坐标，日数 Y 为纵坐标，在直角坐标系中画出成对观测数据对应的点 (x_i,y_i)（$i=1$，2，…，10），即可得到所求的散点图。

实际作图时，利用统计软件，输入数据，即可画出 X 与 Y 的散点图（图 9-2），图中十个点代表 (X,Y) 的十组成对观测值：（3，9），（3，5），…，（9，22）。

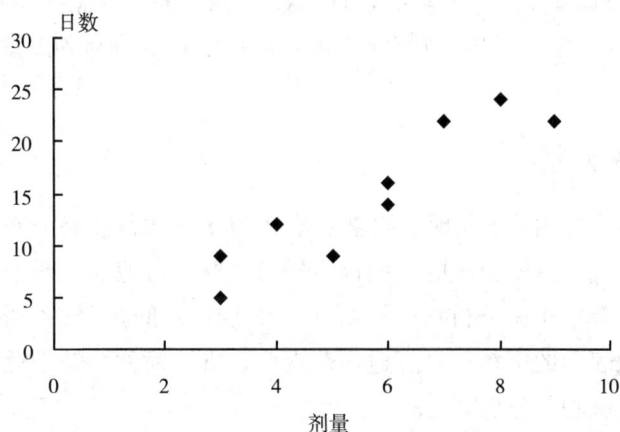

图 9-2 剂量 X 与日数 Y 的散点图

由所得的散点图（图 9-2）可知，Y 与药物剂量 X 的散点呈较为明显的线性趋势。

（2）为计算相关系数 r，可先列出相关系数计算表（表 9-2）。

表 9-2 相关系数计算表

患者编号	剂量 X（mg）	日数 Y（d）	X^2	XY	Y^2
1	3	9	9	27	81
2	3	5	9	15	25
3	4	12	16	48	144
4	5	9	25	45	81
5	6	14	36	84	196
6	6	16	36	96	256
7	7	22	49	154	484
8	8	18	64	144	324
9	8	24	64	192	576
10	9	22	81	198	484
合计	59	151	389	1003	2651

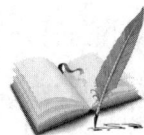

计算得：

$$\bar{x} = \frac{1}{n}\sum_{i=1}^{n} x_i = 5.9, \quad \bar{y} = \frac{1}{n}\sum_{i=1}^{n} y_i = 15.1$$

$$\sum_{i=1}^{n} x_i^2 = 389, \qquad \sum_{i=1}^{n} y_i^2 = 2651, \qquad \sum_{i=1}^{n} x_i y_i = 1003,$$

$$l_{xy} = \sum_{i=1}^{n} x_i y_i - n\bar{x} \cdot \bar{y} = 1003 - 10 \times 5.9 \times 15.1 = 112.1$$

$$l_{xx} = \sum_{i=1}^{n} x_i^2 - n\bar{x}^2 = 389 - 10 \times 5.9^2 = 40.9$$

$$l_{yy} = \sum_{i=1}^{n} y_i^2 - n\bar{y}^2 = 2651 - 10 \times 15.1^2 = 370.9$$

再计算 r 的值：

$$r = \frac{l_{xy}}{\sqrt{l_{xx}l_{yy}}} = \frac{112.1}{\sqrt{40.9 \times 370.9}} = 0.9102$$

（3）假设 $H_0 : \rho = 0, H_1 : \rho \neq 0$

由前面计算得：样本相关系数 $r = 0.9102$；

对给定的 $\alpha = 0.05$，自由度 $n - 2 = 8$，查附表 11 得临界值 $r_{0.05/2}(8) = 0.6319$；

因为 $|r| = 0.9102 > 0.6319$，则 $P < 0.05$，故拒绝 H_0，即认为变量 X 与 Y 间的线性相关关系显著。

四、等级相关分析

用样本相关系数进行相关分析时，要求变量 X 与 Y 均服从正态分布。如果一些医药资料不满足这一条件，甚至总体分布的类型都不知道，要定量地描述两变量的协同变化，可用等级相关分析法。等级相关分析法是分析 X 与 Y 变量之间是否相关的一种非参数方法，可用于等级或相对数表示的资料，具有适用范围广、方法简便、易于运用等优点。下面介绍常用的斯皮尔曼等级相关分析方法。

（一）等级相关系数的计算

斯皮尔曼等级相关分析（Spearman rank correlation）方法是将原始数值由小到大排序，其序号称为秩（rank），以秩作为新的变量来计算等级相关系数（rank correlation coefficient）r_s，用以说明两变量 X、Y 间线性相关关系的密切程度和方向。与皮尔逊线性相关系数一样，等级相关系数 r_s 的取值亦介于 -1 和 1 之间，但等级相关系数 r_s 的精确度一般不如线性相关系数 r。

斯皮尔曼等级相关系数的计算公式为

$$r_s = 1 - \frac{6\sum d^2}{n(n^2 - 1)}$$

式中，d 为每对观察值的秩之差，n 为样本容量。

例 9-2 为了研究舒张压与胆固醇的关系，对 10 个人进行检测，结果见表 9-3，试计算其等级相关系数 r_s。

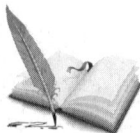

表 9 - 3 10 人的舒张压与胆固醇的关系

编号（1）	舒张压 X（2）	X 的秩（3）	胆固醇 Y（4）	Y 的秩（5）	秩差 d（6） ＝（3）－（5）
1	10.7	5	307	6	-1
2	10.0	7.5	259	10	-2.5
3	12.0	2	341	2	0
4	9.9	9	317	5	4
5	10.0	7.5	274	7.5	0
6	14.7	1	416	1	0
7	9.3	10	267	9	1
8	11.3	4	320	4	0
9	11.7	3	274	7.5	-4.5
10	10.3	6	336	3	3

解：分别将两个变量的数据从小到大排序编秩，当观察值相同时，取平均秩（见表 9 - 3 第 3、5 列）。再求每对观察值秩次之差 d（见表 9 - 3 第 6 列），计算可得斯皮尔曼等级相关系数

$$r_s = 1 - \frac{6 \sum d^2}{n(n^2 - 1)} = 1 - \frac{6((-1)^2 + (-2.5)^2 + \cdots + 3^2)}{10(10^2 - 1)}$$

$$= 1 - \frac{6 \times 53.5}{10(10^2 - 1)} = 0.6758 。$$

（二）等级相关系数的检验

等级相关系数 r_s 是总体相关系数 ρ_s 的估计值，由样本资料计算得到，故存在抽样误差问题，亦需进行假设检验以推断总体中变量 X 与 Y 间有无线性相关关系。其假设检验步骤为：

（1）建立假设 $H_0 : \rho_s = 0$；$H_1 : \rho_s \neq 0$

（2）计算检验统计量：$r_s = 1 - \dfrac{6 \sum d^2}{n(n^2 - 1)}$；

（3）对给定的 α，由附表 17 查斯皮尔曼等级相关系数临界值 $r_s(n, \alpha)$；

（4）统计判断：当 $| r_s | \geqslant r_s(n, \alpha)$，则 $P < \alpha$，拒绝 H_0，即认为变量 X 与 Y 间的相关有显著性；否则，当 $| r_s | < r_s(n, \alpha)$，则 $P > \alpha$，接受 H_0，即认为变量 X 与 Y 间的相关无显著性。

例 9 - 3 检验例 9 - 2 中的舒张压与胆固醇之间的线性相关关系是否显著（$\alpha = 0.05$）。

解：应检验 $H_0 : \rho_s = 0$，即舒张压与胆固醇无线性相关关系

计算统计量

$$r_s = 1 - \frac{6 \sum d^2}{n(n^2 - 1)} = 1 - \frac{6 \times 53.5}{10(10^2 - 1)} = 0.6758$$

对给定的 $\alpha = 0.05$ 与 $n = 10$，由附表 12 查得临界值 $r_s(10, 0.05) = 0.648$；

因为 $| r_s | = 0.6758 > 0.648$，则 $P < 0.05$，故拒绝 H_0，即认为舒张压与胆固醇之间的线性相关关系有显著性。

第二节 一元线性回归分析

回归分析是研究变量间相关关系的一门学科，它通过对客观事物中变量的大量观察或

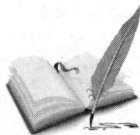

试验获得的数据，去寻找隐藏在数据背后的相关关系，给出它们的表达形式——回归函数的估计。

设随机变量 Y 与变量 X 有相关关系，称 X 为自变量（预报变量），Y 为因变量（响应变量），它们之间的相关关系可用下式表示

$$Y = f(x) + \varepsilon$$

其中 ε 是随机误差，一般假设 $\varepsilon \sim N(0, \sigma^2)$。由于 ε 的随机性，导致 Y 是随机变量。本节将主要研究一元线性回归模型的建立及该模型的显著性检验。

一、一元线性回归模型

在回归分析中，一元线性回归模型是描述两个变量之间线性相关关系最简单的回归模型，故又称为简单线性回归模型（simply linear regression model），该模型假定因变量 Y 只受一个自变量 x 的影响。进行回归分析首先是回归函数形式的选择，现考察例 9-1 的散点图（图 9-3）：

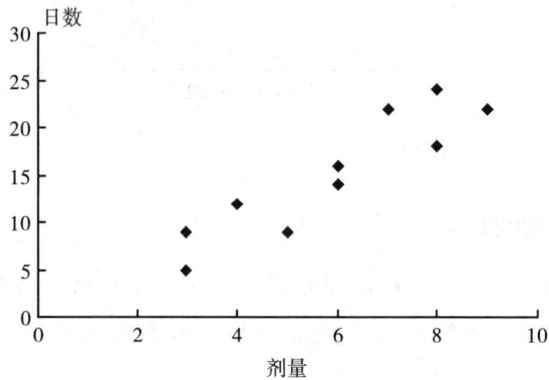

图 9-3 例 9-1 的散点图

从散点图上能够看出 10 个样本点基本在一条直线的附近，这说明两个变量之间有线性相关关系，若记 Y 方向上的误差为 ε，这个相关关系可以表示为：

$$Y = a + bx + \varepsilon \tag{9-4}$$

上式是 Y 关于 x 的一元线性回归的数据结构式。

这里，因变量 Y 分解为两部分：一部分是由 x 的变化所确定的 Y 的线性部分，用 x 的线性函数 $a + bx$ 表示；另一部分则是由其他随机因素引起的影响部分，被看作随机误差，用 ε 表示。随机误差 ε 作为随机变量，一般假设为 $\varepsilon \sim N(0, \sigma^2)$。

由于 a, b 均未知，需要我们从收集到的样本数据 (x_i, y_i)，$i = 1, 2, \cdots, n$ 出发进行估计。在收集数据时，我们一般要求观察数据是独立的，即假定 $y_1, y_2, \cdots, y_n$ 相互独立。然后建立一元线性回归的统计模型：

$$\begin{cases} y_i = a + bx_i + \varepsilon_i, i = 1, 2, \cdots, n \\ 各 \varepsilon_i 独立同分布, 其分布为 N(0, \sigma^2) \end{cases}$$

由数据 (x_i, y_i)，$i = 1, 2, \cdots, n$，可以获得 a, b 的估计 $\hat{a}, \hat{b}$，

$$\hat{y} = \hat{a} + \hat{b}x \tag{9-5}$$

上式称为 Y 关于 x 的经验公式或线性回归方程（linear regression equation），其中 $\hat{a}, \hat{b}$ 称为线性回归系数（sample coefficient regression）。给定 $x = x_0$ 后，称 $\hat{y}_0 = \hat{a} + \hat{b}x_0$ 为回归值（在不同场合也称其为拟合值、预测值）。

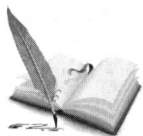

二、回归系数的最小二乘估计

用简单线性模型估计 Y 与 x 的关系时，假定对 x, Y 进行了 n 次观测，得到 n 对观测值 $(x_1, y_1), (x_2, y_2), \cdots, (x_n, y_n)$。

下面构造函数 $Q(a, b) = \sum_{i=1}^{n} (y_i - \hat{y}_i)^2 = \sum_{i=1}^{n} [y_i - (a + bx_i)]^2$，从几何意义上讲，$Q(a, b)$ 表示各实测点与回归直线上的对应点差的平方和。Q 越小，实测点与回归直线越近，相关性越强，所以 $\hat{a}, \hat{b}$ 应该满足：

$$Q(\hat{a}, \hat{b}) = \min_{a,b} Q(a, b)$$

称这样得到的 $\hat{a}, \hat{b}$ 为 a, b 的最小二乘估计（least squares estimate），记为 LSE，这种方法称为最小二乘法。

由于 $Q(a, b)$ 中只有 a, b 是未知的，即为 a, b 的二元函数。为使 $Q(a, b)$ 达到最小值，由二元函数求极值的方法，应有

$$\begin{cases} \dfrac{\partial Q}{\partial a} = -2 \sum_{i=1}^{n} (y_i - a - bx_i) = 0 \\ \dfrac{\partial Q}{\partial b} = -2 \sum_{i=1}^{n} (y_i - a - bx_i) x_i = 0 \end{cases} \qquad (9-6)$$

整理得方程组

$$\begin{cases} na + nb\bar{x} = n\bar{y} \\ na\bar{x} + b \sum_{i=1}^{n} x_i^2 = \sum_{i=1}^{n} x_i y_i \end{cases}$$

解上述方程组，得 a, b 的估计值 $\hat{a}, \hat{b}$

$$\begin{cases} \hat{b} = \dfrac{\sum_{i=1}^{n} x_i y_i - n\bar{x} \cdot \bar{y}}{\sum_{i=1}^{n} x_i^2 - n\bar{x}^2} = \dfrac{l_{xy}}{l_{xx}} \\ \hat{a} = \bar{y} - \hat{b}\bar{x} \end{cases} \qquad (9-7)$$

其中

$$l_{xy} = \sum_{i=1}^{n} (x_i - \bar{x})(y_i - \bar{y}) = \sum_{i=1}^{n} x_i y_i - n\bar{x} \cdot \bar{y}$$

$$l_{xx} = \sum_{i=1}^{n} (x_i - \bar{x})^2 = \sum_{i=1}^{n} x_i^2 - n\bar{x}^2$$

由此得线性回归方程

$$\hat{y} = \hat{a} + \hat{b}x$$

于是可得样本回归系数 $\hat{b}$ 与样本相关系数 r 的关系式

$$\hat{b} = r \frac{S_y}{S_x}$$

式中，S_x、S_y 分别为 x, y 的样本标准差，均非负，故 $\hat{b}$ 与 r 的符号是相同的。

例 9-4　对案例 9-1 中的数据，求症状持续消除的日数 y 对剂量 x 的线性回归方程。

解：由例 9-1 可知

$$\bar{x} = 5.9, \bar{y} = 15.1, l_{xy} = 112.1, l_{xx} = 40.9, l_{yy} = 370.9$$

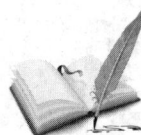

则由上面公式得

$$\hat{b} = \frac{l_{xy}}{l_{xx}} = \frac{112.1}{40.9} = 2.74$$

$$\hat{a} = \bar{y} - \hat{b}\bar{x} = -1.07$$

故所求线性回归方程为

$$\hat{y} = -1.07 + 2.74x$$

回归系数 $\hat{b} = 2.74$ 表示每增加服用一个单位剂量药物，将会使过敏症状消除期平均延长 2.74 日。

三、回归方程的显著性检验

从任一组样本值 (x_1, y_1)，(x_2, y_2)，$\cdots$，(x_n, y_n) 出发，不管 Y 与 x 之间的关系如何，总可以由最小二乘法求出其线性回归方程。然而，这并不表明 Y 与 x 之间确实存在着线性关系。因此，在建立线性回归方程后，还应根据观测值判断 Y 与 x 之间是否确有线性相关关系，即需检验线性回归方程是否有显著性，因而提出假设

$$H_0 : b = 0$$

如果原假设 H_0 成立，则回归方程不显著，Y 与 x 无线性关系；如果原假设 H_0 不成立，则回归方程显著，Y 与 x 有线性关系。

上述检验常用的检验法有两种：

（1）利用相关系数的显著性检验法（r 检验法，见上一节），来检验变量 x 与 Y 的线性相关的显著性，这也就检验了 Y 对 x 的线性回归方程的显著性。

（2）利用基于总离差平方和分解式的 F 检验法，这种方法易于推广到多元线性回归的更一般情形，是回归方程显著性检验的主要方法。

下面就介绍用于回归方程显著性检验的 F 检验法。

（一）离差平方和的分解

由于 $\hat{y} = \hat{a} + \hat{b}x$ 只反映了 x 对 Y 的影响，所以回归值 $\hat{y}_i = \hat{a} + \hat{b}x_i$ 就是 y_i 中只受 x_i 影响的那一部分，而 $y_i - \hat{y}_i$ 则是除去 x_i 的影响后，受其他各种因素影响的部分，因此将 $y_i - \hat{y}_i$ 称为残差（residual），而观测值 y_i 可以分解为两部分：

$$y_i = \hat{y}_i + (y_i - \hat{y}_i)$$

则

$$y_i - \bar{y} = (\hat{y}_i - \bar{y}) + (y_i - \hat{y}_i)$$

对因变量的观测值 y_1，y_2，$\cdots$，y_n，考察其差异的总离差平方和（总变差）

$$l_{yy} = \sum_{i=1}^{n} (y_i - \bar{y})^2$$

它可分解为两部分

$$l_{yy} = \sum_{i=1}^{n} (y_i - \bar{y})^2 = \sum_{i=1}^{n} (y_i - \hat{y}_i + \hat{y}_i - \bar{y})^2$$

$$= \sum_{i=1}^{n} (y_i - \hat{y}_i)^2 + 2\sum_{i=1}^{n} (y_i - \hat{y}_i)(\hat{y}_i - \bar{y}) + \sum_{i=1}^{n} (\hat{y}_i - \bar{y})^2$$

$$= \sum_{i=1}^{n} (y_i - \hat{y}_i)^2 + \sum_{i=1}^{n} (\hat{y}_i - \bar{y})^2 \qquad (9-8)$$

由于

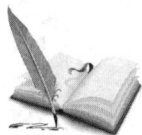

$$\hat{y}_i = \hat{a} + \hat{b}x_i, \quad \hat{a} = \bar{y} - \hat{b}\bar{x}, \quad \hat{b} = \frac{l_{xy}}{l_{xx}}$$

所以

$$\sum_{i=1}^{n}(y_i - \hat{y}_i)(\hat{y}_i - \bar{y}) = \sum_{i=1}^{n}(y_i - \hat{a} - \hat{b}x_i)(\hat{a} + \hat{b}x_i - \bar{y})$$

$$= \sum_{i=1}^{n}\left[(y_i - \bar{y}) - \hat{b}(x_i - \bar{x})\right]\hat{b}(x_i - \bar{x})$$

$$= \hat{b}\sum_{i=1}^{n}(y_i - \bar{y})(x_i - \bar{x}) - \hat{b}^2\sum_{i=1}^{n}(x_i - \bar{x})^2$$

$$= \hat{b}l_{xy} - \hat{b}^2 l_{xx} = 0$$

记 $S_{回} = \sum\limits_{i=1}^{n}(\hat{y}_i - \bar{y})^2$，$S_{剩} = \sum\limits_{i=1}^{n}(y_i - \hat{y}_i)^2$ (9-9)

将 $S_{回}$ 称为回归平方和（sum of squares of regression），$S_{剩}$ 称为剩余（残差）平方和（sum of squares residual）。

于是得离差平方和分解公式为

$$l_{yy} = S_{回} + S_{剩} \qquad\qquad (9-10)$$

下面分析 $S_{回}$ 和 $S_{剩}$ 的意义（图9-4）：

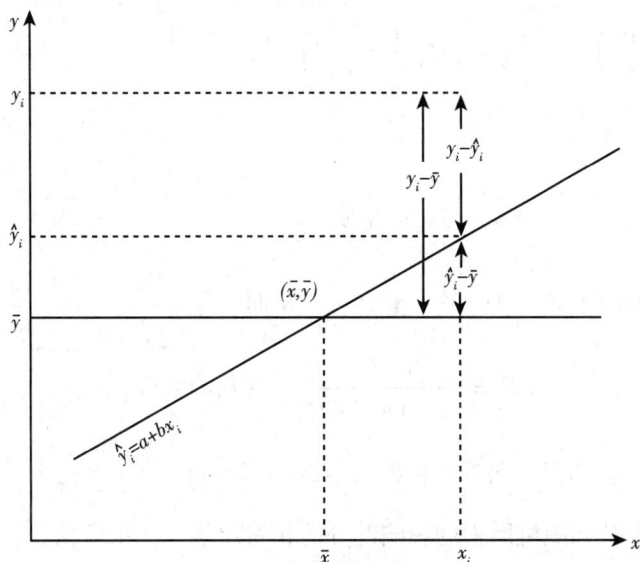

图9-4 $y - \bar{y}$ 分解示意图

$\hat{y}_i$ 是回归直线 $\hat{y} = \hat{a} + \hat{b}x$ 上横坐标为 x_i 点对应的 y 值，因为

$$\frac{1}{n}\sum_{i=1}^{n}\hat{y}_i = \frac{1}{n}\sum_{i=1}^{n}(\hat{a} + \hat{b}x_i) = \hat{a} + \frac{\hat{b}}{n}\sum_{i=1}^{n}x_i = \hat{a} + \hat{b}\bar{x} = \bar{y}$$

所以 $\hat{y}_1$，$\hat{y}_2$，…，$\hat{y}_n$ 的平均值也是 $\bar{y}$，因此 $S_{回}$ 就是 $\hat{y}_1$，$\hat{y}_2$，…，$\hat{y}_n$ 这 n 个数偏离其均值 $\bar{y}$ 的离差平方和，其描述了 $\hat{y}_1$，$\hat{y}_2$，…，$\hat{y}_n$ 的分散程度。又因为

$$S_{回} = \sum_{i=1}^{n}(\hat{y}_i - \bar{y})^2 = \sum_{i=1}^{n}(\hat{a} + \hat{b}x_i - \bar{y})^2 = \sum_{i=1}^{n}\left[\bar{y} + \hat{b}(x_i - \bar{x}) - \bar{y}\right]^2$$

$$= \hat{b}^2\sum_{i=1}^{n}(x_i - \bar{x})^2 = \hat{b}^2 l_{xx}$$

上述式子说明 $\hat{y}_1$，$\hat{y}_2$，…，$\hat{y}_n$ 的分散程度由 x_1，x_2，…，x_n 的分散程度所决定，故 $S_{回}$ 反映了 x 对 Y 的线性影响。

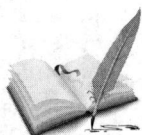

$S_{剩}$是剩余（残差）平方和，反映了Y的数据差异中扣除x对Y的线性影响后，其他因素（包括x对Y的非线性影响、随机误差等）对Y的影响。对于给定观测值y_1，y_2，$\cdots$，y_n，其总变差l_{yy}是一个定值。若$S_{回}$越大，$S_{剩}$就越小，x对Y的线性影响就越大；反之$S_{回}$越小，$S_{剩}$就越大，x对Y的线性影响就越小。所以$S_{回}$与$S_{剩}$的相对比值就反映了x对Y的线性影响程度的高低。

在计算l_{yy}、$S_{剩}$和$S_{回}$时，常用下列公式：

$$l_{yy} = (n-1)S_y^2 \tag{9-11}$$

$$l_{xx} = (n-1)S_x^2 \tag{9-12}$$

$$S_{回} = \sum_{i=1}^{n}(\hat{y}_i - \bar{y})^2 = \hat{b}^2 l_{xx} = \hat{b} l_{xy} = \frac{l_{xy}^2}{l_{xx}} \tag{9-13}$$

$$S_{剩} = l_{yy} - S_{回} \tag{9-14}$$

其中S_y^2为y_1，y_2，$\cdots$，y_n的样本方差、S_x^2为x_1，x_2，$\cdots$，x_n的样本方差，可借助计算器计算。

（二）回归方程的显著性检验

1. F检验法　下面首先给出参数及一些统计量的性质，这些性质是回归方程显著性检验和预测控制理论的基础。

(1) $\hat{b} \sim N\left(b, \frac{\sigma^2}{l_{xx}}\right)$，$\hat{a} \sim N\left(a, \sigma^2\left(\frac{1}{n} + \frac{\bar{x}^2}{l_{xx}}\right)\right)$ $\tag{9-15}$

(2) σ^2的无偏估计$S^2 = \dfrac{S_{剩}}{n-2}$

(3) $\dfrac{S_{剩}}{\sigma^2} \sim \chi^2(n-2)$，且$S_{剩}$与$\hat{b}$相互独立。

(4) 在$b=0$的条件下，有$\dfrac{S_{回}}{\sigma^2} \sim \chi^2(1)$，从而

$$F = \frac{S_{回}/1}{S_{剩}/(n-2)} \sim F(1, n-2) \tag{9-16}$$

由上述性质可知，回归显著性检验时可以选用$F = \dfrac{S_{回}/1}{S_{剩}/(n-2)}$作为检验统计量。$F$值就是$x$的线性影响部分和随机因素的影响部分的相对比值。如果F值大，表明x对Y的作用是显著的，回归方程就是显著的，这种检验法称为F检验法。

用F检验法检验回归方程显著性的主要步骤为：

(1) 建立原假设$H_0: b=0$（回归方程无显著性）；

(2) 首先计算l_{xx}，l_{xy}，l_{yy}，再计算$S_{回}$，$S_{剩}$的值：

$$S_{回} = \hat{b}^2 l_{xx} = \hat{b} l_{xy} = \frac{l_{xy}^2}{l_{xx}}，\quad S_{剩} = l_{yy} - S_{回}$$

(3) 计算检验统计量的F值：

$$F = \frac{S_{回}/1}{S_{剩}/(n-2)} = \frac{(n-2)\hat{b}l_{xy}}{l_{yy} - \hat{b}l_{xy}}$$

(4) 对给定显著水平α，查附表5，得单侧临界值$F_\alpha(1, n-2)$；

(5) 统计判断：若F值$\geq F_\alpha(1, n-2)$时，则$P < \alpha$，拒绝H_0，认为回归方程有显著性；若F值$< F_\alpha(1, n-2)$时，则$P > \alpha$，接受H_0，认为回归方程无显著性。

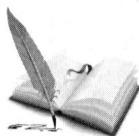

实际计算时，F检验法可以用下列回归显著性检验的方差分析表来表达（表9-4）：

表9-4　回归显著性检验的方差分析表

方差来源（Source）	离差平方和（SS）	自由度（df）	均方（MS）	F值（F value）	P值 $Pr > F$
回归（Model）	$S_回$	1	$S_回/1$	$F = \dfrac{S_回}{S_剩/(n-2)}$	$< \alpha$（显著）
残差（Error）	$S_剩$	$n-2$	$S_剩/(n-2)$		$> \alpha$（不显著）
总变差	$l_{yy} = S_回 + S_剩$	$n-1$	临界值 $F_\alpha(1, n-2)$		

例9-5　对案例9-1中数据，试检验Y对x的线性回归方程的显著性（$\alpha = 0.05$）。

解：建立原假设 $H_0: b = 0$

由例9-4的计算得

$$l_{xy} = 112.1,\quad l_{xx} = 40.9,\quad l_{yy} = 370.9$$

则

$$S_回 = \frac{l_{xy}^2}{l_{xx}} = \frac{112.1^2}{40.9} = 307.25,$$

$$S_剩 = l_{yy} - S_回 = 370.9 - 307.25 = 63.65$$

故

$$F = \frac{S_回}{S_剩/(n-2)} = \frac{307.25}{63.65/8} = 38.62$$

对 $\alpha = 0.05$，查附表5，得临界值 $F_\alpha(1, 8) = 5.32$；

或用下列方差分析计算表（表9-5）给出检验主要结果：

表9-5　案例9-1的方差分析计算表

方差来源（Source）	离差平方和（SS）	自由度（df）	均方（MS）	F值（F value）	P值 $Pr > F$
回归（Model）	307.25	1	307.25	38.62	
残差（Error）	63.65	8	7.9563		< 0.05（显著）
总变差	370.9	9	临界值 $F_\alpha(1, 8) = 5.32$		

因 $F = 38.62 > F_\alpha(1, 8) = 5.32$，有 $P < 0.05$，故拒绝 H_0，认为回归方程有显著性。

2. r检验法　由相关系数r与回归系数$\hat{b}$的关系式及公式（9-11）~公式（9-14）可推得相关系数r与F统计量之间有下列关系：

$$F = \frac{S_回/1}{S_剩/(n-2)} = \frac{(n-2)\hat{b}l_{xy}}{l_{yy} - \hat{b}l_{xy}} = \frac{(n-2)r^2}{1-r^2} \tag{9-17}$$

由此推得 $F \geqslant F_\alpha(1, n-2)$ 等价于

$$|r| \geqslant \sqrt{\frac{1}{1 + (n-2)/F_\alpha(1, n-2)}} = r_{\frac{\alpha}{2}}(n-2)$$

即相关系数检验表是根据上式编制的。也就是说，对于一元线性回归方程的显著性检验的F检验法，与r检验法的相关性检验本质上是一致的。

利用r检验法进行回归方程显著性检验的主要步骤为：

（1）建立原假设 $H_0: b = 0$（回归方程无显著性）；

（2）计算样本相关系数r的值；

（3）对给定的显著水平α，自由度为$n-2$，由相关系数检验表得临界值 $r_{\alpha/2}(n-2)$；

（4）统计判断：当 $|r| > r_{\alpha/2}$，拒绝H_0，即认为回归方程有显著性；

当 $|r| < r_{\alpha/2}$，接受H_0，即认为回归方程无显著性。

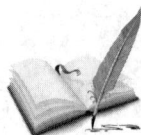

需要说明的是 r 检验法仅适合一元线性回归方程的显著性检验，F 检验法使用更为广泛，易于推广到多元线性回归的更一般情形。

四、相关分析和回归分析时的注意事项

（1）相关关系并非因果关系。决不可因为两事物间的相关系数有统计意义，就认为两者之间存在着因果关系。例如，在一些国家中，香烟消费量和人口期望寿命近年来一直在增长，如果用这两组资料计算相关系数，会得出正相关关系，但这是毫无意义的。因此要证明两事物间确实存在着因果关系，必须凭借专业知识加以阐明。

（2）在回归分析中，无论自变量是随机变量还是确定性的量，因变量都是随机变量，且应服从正态分布。回归方程的适用范围是有限的。使用回归方程计算估计值时，一般不可把估计的范围扩大到建立方程时的自变量的取值范围之外。如案例 9 - 1 的抗过敏药物评价中，实验中剂量 x 的取值范围是 3 ~ 9mg，若把回归直线 $\hat{y} = -1.07 + 2.74x$ 延长至 $x = 0$ 则不现实，因为 -1.07 显然不能解释为症状消除的日数。

（3）相关系数的计算只适用于两个变量都服从正态分布的资料，表示两个变量之间的相互关系是双向的；而在回归分析中，因变量是随机变量，自变量可以是随机变量也可以是给定的量。回归分析反映的是两个变量之间的单向关系。

（4）如果对同一资料进行相关分析与回归分析，得到的相关系数 r 与回归方程中的回归系数 $\hat{b}$ 的符号是相同的。r^2（决定系数）与回归平方和 U 的关系为：$r^2 = \dfrac{S_{回}}{l_{yy}}$，$r^2$ 恰好是回归平方和在总离差平方和中所占比重。相关系数 r 的绝对值越大，回归效果越好。即相关与回归可以互相解释。

五、用回归方程进行预测和控制

当回归方程通过显著性检验，表明该回归方程有显著性时，可以进一步利用回归方程进行预测和控制。

所谓预测（forecast）就是对于给定的 x_0，求出其相应的 y_0 的点预测值，或 y_0 的预测区间即置信区间。控制（control）是预测的反问题，即指定 y 的一个取值区间 (y_1, y_2)，求 x 的值应控制在什么范围内。

（一）预测

当 $x = x_0$ 时，y_0 的点预测值 $\hat{y}_0$（point forecast value）即为 $x = x_0$ 处的回归值：

$$\hat{y}_0 = \hat{a} + \hat{b}x_0$$

由于因变量 Y 与 x 的关系不确定，用回归值 $\hat{y}_0$ 作为 y_0 的预测值虽然具体，但难以体现其估计精度，即误差程度。方差的大小代表着误差程度的高低，对回归方程进行方差估计，就是估计 $\hat{y}_0$ 作为 y_0 的预测值的误差程度。由公式（9 - 15），知道 σ^2 的无偏估计 $S^2 = \dfrac{S_{剩}}{n - 2}$，并称

$$S = \sqrt{\frac{S_{剩}}{n - 2}} \tag{9 - 18}$$

为回归方程的剩余标准差（residual standard deviation）。因此，S 的大小反映了用 $\hat{y}_0 = \hat{a} + \hat{b}x_0$ 去预测 $\hat{y}_0$ 时产生的平均误差。S 的值越大，预测值与实际值的偏差就越大，其估计精度就越低；S 的值越小，预测值与实际值的偏差就越小，其估计精度就越高。

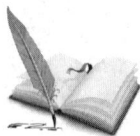

在实际预测中，应用更多的是配以一定估计精度（置信度）的预测区间，称 y_0 的置信度为 $1-\alpha$ 的置信区间（forecast interval）为预测区间，即

$$(\hat{y}_0 - \delta(x_0),\ \hat{y}_0 + \delta(x_0))$$

其中 $\delta(x_0) = t_{\frac{\alpha}{2}}(n-2)S\sqrt{1+\dfrac{1}{n}+\dfrac{(x_0-\bar{x})^2}{l_{xx}}}$ 　　　　　　　　（9-19）

由公式（9-19）可知，预测区间与 α，n，x_0 有关，α 越小，$t_{\alpha/2}(n-2)$ 就越大，$\delta(x_0)$ 也越大；n 越大，则 $\delta(x_0)$ 越小。对于给定样本预测值及置信度来说，$\delta(x_0)$ 依 x_0 而变，当 x_0 越靠近 $\bar{x}$，$\delta(x_0)$ 就越小，预测就越精密；反之，当 x_0 远离 $\bar{x}$ 时，$\delta(x_0)$ 就大，预测效果就差（图9-5）。

当 x 离 $\bar{x}$ 不远，n 又较大时，公式（9-19）中根号内的值近似地等于1，此时预测区间近似地为

$$(\hat{y}-\delta,\ \hat{y}+\delta) = (\hat{y}-t_{\frac{\alpha}{2}}(n-2)S,\ \hat{y}+t_{\frac{\alpha}{2}}(n-2)S)$$

此时，图9-4的曲线 y_1，y_2 变为直线（如图9-4中虚线所示）。

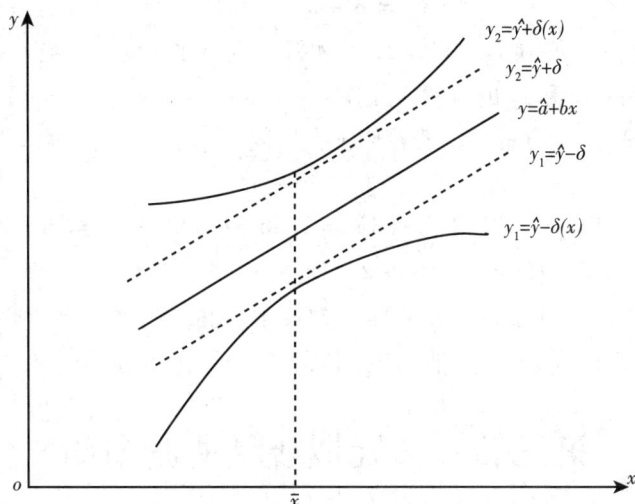

图9-5　预测区间示意图

例9-6　对案例9-1的数据，如果对某患者用 $x_0=6.5$mg 的抗过敏剂量进行一次实验，试给出预测的症状消除期和90%的预测区间。

解：由例9-4知症状持续消除的日数 Y 对剂量 X 的线性回归方程为

$$\hat{y} = -1.07 + 2.74x,$$

则剂量 $x_0=6.5$mg 时，其症状消除期 Y 的预测值为

$$\hat{y}_0 = -1.07 + 2.74 \times 6.5 = 16.74$$

又 $S = \sqrt{\dfrac{S_{剩}}{n-2}} = \sqrt{\dfrac{63.65}{8}} = 2.82$

$$\sqrt{1+\dfrac{1}{n}+\dfrac{(x_0-\bar{x})^2}{l_{xx}}} = \sqrt{1+\dfrac{1}{10}+\dfrac{(6.5-5.9)^2}{40.9}} = 1.053$$

对 $\alpha=0.10$ 和自由度 $n-2=8$，查 t 分布表（附表6），得临界值 $t_{\alpha/2}(8)=1.86$，则

$$\delta(x_0) = t_{\frac{\alpha}{2}}(n-2)S\sqrt{1+\dfrac{1}{n}+\dfrac{(x_0-\bar{x})^2}{l_{xx}}} = 1.86 \times 2.82 \times 1.053 = 5.52$$

故 Y 的置信度为90%的预测区间为

$$(\hat{y}_0-\delta(x_0),\ \hat{y}_0+\delta(x_0)) = (16.74-5.52,\ 16.74+5.52)$$

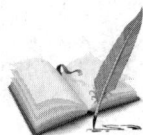

即 Y 的预测区间为（11.22，22.26）。这意味着，人们有 90% 的把握相信该特定患者过敏症状消除期约为 11～23 天。

（二）控制

控制是预测的反问题，即要研究观察值 y 在给定的区间（y_1，y_2）内取值时，x 应控制在什么范围内。也就是求 x_1，x_2，当 $x_1 < x < x_2$ 时以（$1-\alpha$）的置信度使相应的观察值 y 落入区间（y_1，y_2）之内。

为此，解方程组

$$\begin{cases} y_1 = \hat{a} + \hat{b}x_1 - \delta(x_1) \\ y_2 = \hat{a} + \hat{b}x_2 + \delta(x_2) \end{cases} \tag{9-20}$$

可求得控制下限 x_1 和控制上限 x_2，式中 $\delta(x)$ 由公式（9-19）给出。但解方程组（9-20）相当复杂，当 n 较大时通常用下面的方程组代替：

$$\begin{cases} y_1 = \hat{a} + \hat{b}x_1 - t_{\frac{\alpha}{2}}S \\ y_2 = \hat{a} + \hat{b}x_2 - t_{\frac{\alpha}{2}}S \end{cases} \tag{9-21}$$

当然，要实现控制，必须 $y_2 - y_1 > 2t_{\frac{\alpha}{2}}S$ 才行。应当注意的是，当 $\hat{b} < 0$ 时，公式（9-20）和（9-21）中的 x_1 和 x_2 的位置应互换。

例 9-7 在例 9-4 的方程中，若希望 y 在区间（6，22）内，问 x 应控制在什么范围之内？（$\alpha = 0.10$）

解：由例 9-4，已知 $S = 2.82$，$t_{\frac{\alpha}{2}}(8) = 1.86$，$\hat{b} = 2.74$，解方程组

$$\begin{cases} 6 = -1.07 + 2.74x_1 - 1.86 \times 2.82 \\ 22 = -1.07 + 2.74x_2 + 1.86 \times 2.82 \end{cases}$$

可得 $x_1 = 4.49$，$x_2 = 6.51$，即 x 应控制在（4.49，6.51）内。

第三节 一元拟线性回归分析

在实际问题中，有时回归函数并非是自变量的线性函数，如血药浓度随时间的变化关系，老鼠死亡率与给药剂量的关系等均呈曲线趋势，这时就需要配置恰当类型的曲线拟合观测数据。通常我们通过对数据进行函数变换将该模型线性化，从而利用一元线性回归函数对其分析，这样的问题称为拟线性回归（quasi-iinear regression）问题。下面以一个例子说明上述拟线性回归的分析步骤。

案例 9-2 炼钢厂出钢水时用的钢包，在使用过程中由于钢水及炉渣对耐火材料的侵蚀，其容积不断增大，现在钢包的容积用盛满钢水时的质量 $y(kg)$ 表示，相应的试验次数用 x 表示。数据见表 9-6，要找出 y 与 x 的定量关系表达式。

表 9-6 钢包的重量 y 与试验次数 x 数据

序号	x	y	序号	x	y
1	2	106.42	8	11	110.59
2	3	108.20	9	14	110.60
3	4	109.58	10	15	110.90
4	5	109.50	11	16	110.76
5	7	110.00	12	18	111.00
6	8	109.93	13	19	111.20
7	10	110.49			

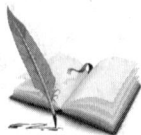

下面我们分三步进行：

一、确定可能的函数形式

为对数据进行分析，首先描出数据的散点图（图 9-6），判断两个变量之间可能的函数关系，观察这 13 个点构成的散点图，发现它们满足的并不是一个线性函数关系式，用恰当的曲线去拟合这些点更为合适。对于曲线模型的选择，若能根据问题的专业背景由专业知识确定回归函数形式，就尽可能的利用专业知识。若不能有专业知识加以确定，则可将散点图与一些常见的函数关系的图形进行比较，选择几个可能的函数形式，然后使用统计方法在这些函数形式之间进行比较，最后确定合适的曲线回归方程。为此，必须了解常见的曲线函数形式及其图形（表 9-7）。

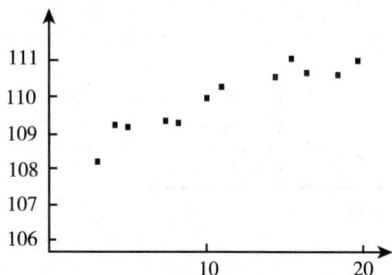

图 9-6　钢包质量与试验次数散点图

本例中，散点图呈现一个明显的向上凸的趋势，可能选择的函数关系有很多，比如：

式 1：$\dfrac{1}{y} = a + \dfrac{b}{x}$

式 2：$y = a + b\ln x$

式 3：$y = a + b\sqrt{x}$

式 4：$y - 100 = a \cdot e^{-\frac{b}{x}}$　$(b > 0)$　　　　　　　　　　　　　　(9-22)

在初步选出可能的函数关系后，我们必须解决两个问题：

（1）如何估计所选方程中的参数？

（2）如何评价所选不同方程的优劣？

表 9-7　部分常见的曲线函数图形

函数名称	函数表达式	图像	线性化方程
双曲线函数	$\dfrac{1}{y} = a + \dfrac{b}{x}$		$v = \dfrac{1}{y}$ $u = \dfrac{1}{x}$
幂函数	$y = ax^b$		$v = \ln y$ $u = \ln x$

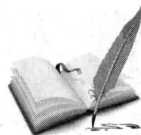

函数名称	函数表达式	图像	线性化方程
指数函数	$y = ae^{bx}$	$b>0$ $\quad$ $b<0$	$v = \ln y$ $u = x$
	$y = ae^{\frac{b}{x}}$	a $\quad$ $b<0$ $\quad$ $b>0$ $\quad$ a	$v = \ln y$ $u = \dfrac{1}{x}$
对数函数	$y = a + b\ln x$	$b<0$ $\quad$ $b>0$	$v = y$ $u = \ln x$
S形曲线	$y = \dfrac{1}{a + e^{-x}}$	$\dfrac{1}{a}$	$v = \dfrac{1}{y}$ $u = e^{-x}$

二、参数估计

上述分析给出了四种可能的函数关系式，四种函数均为非线性函数模型，对于这种情况的参数估计最常用的方法是"线性化"，即通过某种变换，将方程化为一元线性方程的形式。

以式 1 $\left(\dfrac{1}{y} = a + \dfrac{b}{x} \right)$ 为例，为了能采用一元线性回归分析，我们作如下变换

$$u = \frac{1}{x}, \quad v = \frac{1}{y}$$

则式 1 曲线函数就化为如下的直线

$$v = a + bu$$

这是理论回归函数。对数据而言，回归方程为

$$v_i = a + bu_i + \varepsilon_i$$

于是可用一元线性回归的方法估计出 a, b。图 9 - 7 给出了变换后的数据散点图。

从散点图上可以看出，数据变换后的所有的点近似的在一条直线上下波动，因此，建立一元线性方程是可行的。

上例中，通过数据转换 $u_i = \dfrac{1}{x_i}$，$v_i = \dfrac{1}{y_i}$ 得到 (u_i, v_i)，对于模型 $\hat{v} = \hat{a} + \hat{b}u$ 运用一元线性函数的参数估计得到

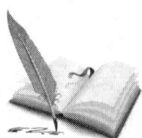

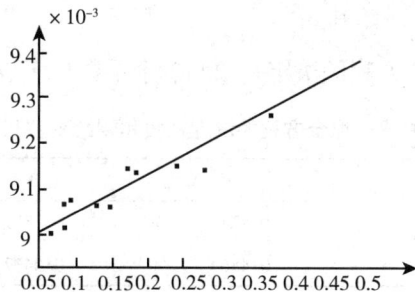

图 9 - 7　变换后数据的散点图

$$\hat{b} = \frac{l_{uv}}{l_{uu}} = 0.00082917, \quad \hat{a} = \bar{v} - \bar{u}\hat{b} = 0.00896663$$

从而

$$\hat{v} = \hat{a} + \hat{b}u, \quad \hat{y} = \frac{x}{0.00082917 + 0.00896663x}$$

利用相同的方法可以得出式 2，式 3，式 4 三个曲线回归方程，它们是：

$$\hat{y} = 106.3147 + 3.9466\ln x$$

$$\hat{y} = 106.3013 + 1.1947\sqrt{x}$$

$$\hat{y} = 100 + 11.7506e^{-1.1256/x}$$

三、曲线回归方程的比较

上面得到了四个曲线回归方程，在这四个方程中，哪一个更好一点呢？通常可以采用如下两个指标进行选择。

（1）决定系数 R^2：类似于一元线性回归方程中相关系数，决定系数是这样定义的：

$$R^2 = 1 - \frac{\sum_{i=1}^{n} (y_i - \hat{y}_i)^2}{\sum_{i=1}^{n} (y_i - \bar{y})^2}$$

R^2 越大说明残差越小，回归曲线就拟合的越好，R^2 从总体上给出一个拟合好坏程度的度量。

（2）剩余标准差 s：类似于一元线性回归方程中标准差的估计公式，此剩余标准差可用残差平方和来获得，即

$$s = \sqrt{\frac{\sum_{i=1}^{n} (y_i - \hat{y}_i)^2}{n - 2}}$$

s 为诸观测点 y_i 与由曲线给出的拟合值 $\hat{y}_i$ 间的平均偏离程度的度量，s 越小，方程拟合的越好。

在观测数据给定后，不同的拟合曲线的选择不会影响 $\sum_{i=1}^{n} (y_i - \bar{y})^2$ 的取值，但会影响到残差平方和 $\sum_{i=1}^{n} (y_i - \hat{y}_i)^2$ 的取值。因此，对选择的曲线而言，决定系数和剩余标准差都取决于残差平方和 $\sum_{i=1}^{n} (y_i - \hat{y}_i)^2$，从而，两种选择准则是一致的，只是从不同的角度作出

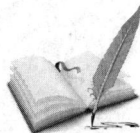

的评价。

我们将上述四个曲线拟合方程的决定系数和剩余系数列于表 9 - 8。

表 9 - 8　拟合方程的决定系数和剩余系数列表

模型编号	1	2	3	4
R^2	0.9729	0.8773	0.7851	0.9623
s	0.2285	0.4864	0.6437	0.2696

从表 9 - 8 可以看出，第一个曲线方程的决定系数最大，剩余标准差最小，在这四个曲线回归方程中，不论用哪个标准，都是第一个方程拟合的最好。因此，近似的比较好的定量关系式就是：

$$\hat{y} = \frac{x}{0.00082917 + 0.00896663x}$$

第四节　多元线性回归分析

前几节讨论的都是一元线性回归问题，在很多实际应用中，影响因变量 Y 的因素通常不止一个。例如，某原料药的收率高低常受多种因素的影响，某种疾病的发病率的高低也是与很多因素有关。因此，就需要研究一个因变量与多个自变量间的关系，这就是多元回归问题。多元线性回归（multiple linear regression）就是研究一个因变量与多个自变量间线性依存关系的统计方法，其原理与一元线性回归的方法基本相同，只是多元线性回归的方法要复杂些，计算量也大得多，一般都需用计算机进行处理。本节仅对多元线性回归问题做简明扼要的介绍。

一、多元线性回归方程的建立

设 Y 为因变量（又称响应变量），x_1，x_2，$\cdots$，x_m 为 m 个自变量（又称因素变量），并且自变量与因变量之间存在线性关系，则 Y 和 x_1，x_2，$\cdots$，x_m 之间的多元线性回归模型为

$$Y = \beta_0 + \beta_1 x_1 + \cdots + \beta_m x_m + \varepsilon, \quad \varepsilon \sim N(0, \sigma^2)$$

其中 β_0 为回归常数项，β_1，β_2，$\cdots$，β_m 为偏回归系数（partial regression coefficient），均为未知常数。

与一元线性回归情形类似，称

$$\hat{y} = b_0 + b_1 x_1 + \cdots + b_m x_m \tag{9-23}$$

为 Y 对 x_1，x_2，$\cdots$，x_m 的多元线性回归方程（multiple linear regression equation）。其中 b_0，b_1，b_2，$\cdots$，b_m 是未知参数 β_0，β_1，β_2，$\cdots$，β_m 的经验估计值，可由 $(x_1$，x_2，$\cdots$，x_m，$Y)$ 的样本观测值利用最小二乘法求得。其中 b_i（$i = 1$，2，$\cdots$，m）反映了当其他变量取值不变时，x_i 每增加一个单位对因变量 Y 的效应的估计值。

利用最小二乘法求解多元线性回归方程（9 - 23）的主要步骤为：

（1）令 x_{ik} 表示因素 x_i 在第 k 次试验时取的值（$i = 1$，2，$\cdots$，m），y_k 表示响应值 Y 在第 k 次试验的结果，则可得 $(x_1$，x_2，$\cdots$，x_m，$y)$ 的样本观测值为

$$(x_{1k}, x_{2k}, \cdots, x_{mk}, y_k) \qquad (k = 1, 2, \cdots, n; n > m+1)$$

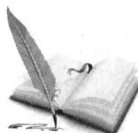

计算

$$\bar{x}_i = \frac{1}{n} \sum_{k=1}^{n} x_{ik}, i = 1, 2, \cdots, m, \qquad \bar{y} = \frac{1}{n} \sum_{k=1}^{n} y_k$$

$$l_{ij} = \sum_{k=1}^{n} (x_{ik} - \bar{x}_i)(x_{jk} - \bar{x}_j) \qquad i, j = 1, \cdots, m$$

$$l_{iy} = \sum_{k=1}^{n} (x_{ik} - \bar{x}_i)(y_k - \bar{y}) \qquad i = 1, 2, \cdots, m$$

$$l_{yy} = \sum_{k=1}^{n} (y_k - \bar{y})^2$$

（2）解下列正规方程组，求偏回归系数

$$\begin{cases} l_{11}b_1 + l_{12}b_2 + \cdots + l_{1m}b_m = l_{1y} \\ l_{21}b_1 + l_{22}b_2 + \cdots + l_{2m}b_m = l_{2y} \\ \vdots \\ l_{m1}b_1 + l_{m2}b_2 + \cdots + l_{mm}b_m = l_{my} \end{cases} \qquad (9-24)$$

在回归分析中，正规方程组（9-24）的系数矩阵通常是可逆的，记为

$$L = \begin{bmatrix} l_{11} & l_{12} & \cdots & l_{1m} \\ l_{21} & l_{22} & \cdots & l_{2m} \\ \cdots & \cdots & \cdots & \cdots \\ l_{m1} & l_{m2} & \cdots & l_{mm} \end{bmatrix}$$

则正规方程组（9-24）可表示为

$$\begin{bmatrix} l_{11} & l_{12} & \cdots & l_{1m} \\ l_{21} & l_{22} & \cdots & l_{2m} \\ \cdots & \cdots & \cdots & \cdots \\ l_{m1} & l_{m2} & \cdots & l_{mm} \end{bmatrix} \begin{bmatrix} b_1 \\ b_2 \\ \vdots \\ b_m \end{bmatrix} = \begin{bmatrix} l_{1y} \\ l_{2y} \\ \vdots \\ l_{my} \end{bmatrix}$$

于是得到

$$\begin{bmatrix} b_1 \\ b_2 \\ \vdots \\ b_m \end{bmatrix} = \begin{bmatrix} l_{11} & l_{12} & \cdots & l_{1m} \\ l_{21} & l_{22} & \cdots & l_{2m} \\ \cdots & \cdots & \cdots & \cdots \\ l_{m1} & l_{m2} & \cdots & l_{mm} \end{bmatrix}^{-1} \begin{bmatrix} l_{1y} \\ l_{2y} \\ \vdots \\ l_{my} \end{bmatrix} = L^{-1} \begin{bmatrix} l_{1y} \\ l_{2y} \\ \vdots \\ l_{my} \end{bmatrix} \qquad (9-25)$$

（3）将 b_1, b_2, $\cdots$, b_m 代入

$$b_0 = \bar{y} - b_1\bar{x}_1 - \cdots - b_m\bar{x}_m \qquad (9-26)$$

即求得 b_0，于是得到 m 元线性回归方程

$$\hat{y} = b_0 + b_1x_1 + b_2x_2 + \cdots + b_mx_m$$

例9-8 在某原料药的合成工艺中，为了提高质量，试验者用均匀设计方法选了3个因素：原料配比 x_1（%），某有机物的吡啶量 x_2（ml）和反应时间 x_3（h），每个因素均取7个水平，试验的结果是收率 Y，收率 Y 越高表示产量越高。试验数据如表9-9所示。

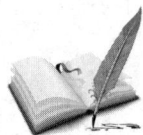

表 9 − 9 　原料药试验方案和收率

No	原料配比 x_1	吡啶量 x_2	反应时间 x_3	收率 Y
1	1.0	22	2.0	0.6146
2	1.4	13	1.0	0.3506
3	1.8	28	3.0	0.7537
4	2.2	16	3.5	0.8195
5	2.6	25	0.5	0.0970
6	3.0	10	2.5	0.7114
7	3.4	19	1.5	0.4186

问题：如何建立收率 Y 关于原料配比 x_1、吡啶量 x_2、反应时间 x_3 的多元线性回归方程？

解：先计算：

$$l_{11} = \sum_{k=1}^{7}(x_{1k} - \bar{x}_1)^2 = \sum_{k=1}^{7}x_{1k}^2 - \frac{1}{7}\left(\sum_{k=1}^{7}x_{1k}\right)^2$$

$$= 38.36 - \frac{1}{7}(15.4)^2 = 4.48$$

同理 $l_{22} = 252$；$l_{33} = 7$

$$l_{12} = \sum_{k=1}^{7}(x_{1k} - \bar{x}_1)(x_{2k} - \bar{x}_2) = \sum_{k=1}^{7}x_{1k}x_{2k} - \frac{1}{7}\left(\sum_{k=1}^{7}x_{1k}\right)\left(\sum_{k=1}^{7}x_{2k}\right)$$

$$= 285.4 - \frac{1}{7} \times 15.4 \times 133 = -7.2$$

同理 $l_{13} = -0.4$；$l_{23} = -3$；$l_{1y} = -0.20924$；$l_{2y} = -1.7556$；$l_{3y} = 1.63325$

由此可得下列求解回归系数的正规方程

$$\begin{cases} 4.48b_1 - 7.2b_2 - 0.4b_3 = -0.2094 \\ -7.2b_1 + 252b_2 - 3b_3 = -1.7556 \\ -0.4b_1 - 3b_2 + 7b_3 = 1.63325 \end{cases}$$

记 $L = \begin{pmatrix} 4.48 & -7.2 & -0.4 \\ -7.2 & 252 & -3 \\ -0.4 & -3 & 7 \end{pmatrix}$

$L^{-1} = \begin{pmatrix} 0.2358 & 0.0069 & 0.0164 \\ 0.0069 & 0.0042 & 0.0022 \\ 0.0164 & 0.0022 & 0.1447 \end{pmatrix}$

解之得 $\begin{pmatrix} b_1 \\ b_2 \\ b_3 \end{pmatrix} = L^{-1}\begin{pmatrix} -0.2094 \\ -1.7556 \\ 1.63325 \end{pmatrix} = \begin{pmatrix} -0.0347 \\ -0.0052 \\ 0.2291 \end{pmatrix}$

又 $b_0 = \bar{y} - \sum_{i=1}^{3}b_i\bar{x}_i = 0.2549$

故所求多元线性回归方程为

$$\hat{y} = 0.2549 - 0.0347x_1 - 0.0052x_2 + 0.2291x_3$$

二、多元线性回归方程的显著性检验

上述讨论的是在 Y 与 x_1，x_2，$\cdots$，x_m 之间具有线性相关关系的前提下进行的。但是在

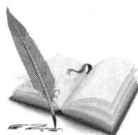

实际应用中，所求回归方程是否有显著意义，则需对 Y 与诸 x_i 间是否存在线性相关关系进行显著性假设检验。回归方程

$$\hat{y} = b_0 + b_1 x_1 + b_2 x_2 + \cdots + b_m x_m$$

是否有显著性，可通过检验假设

$$H_0 : \beta_1 = \beta_2 = \cdots = \beta_m = 0$$

进行统计判断。

为了找检验 H_0 的检验统计量，同样可将总离差平方和（总变差）l_{yy} 作分解：

$$l_{yy} = \sum_{i=1}^{n} (y_i - \bar{y})^2 = \sum_{i=1}^{n} (y_i - \hat{y}_i + \hat{y}_i - \bar{y})^2 \tag{9-27}$$

$$= \sum_{i=1}^{n} (y_i - \hat{y}_i)^2 + \sum_{i=1}^{n} (\hat{y}_i - \bar{y})^2$$

$$= S_剩 + S_回$$

其中 $S_剩 = \sum_{i=1}^{n} (y_i - \hat{y}_i)^2$ 仍称为剩余平方和，$S_回 = \sum_{i=1}^{n} (\hat{y}_i - \bar{y})^2$ 仍称为回归平方和。

由此就可得到离差平方和分解公式

$$l_{yy} = S_剩 + S_回$$

而 l_{yy}，$S_剩$，$S_回$ 对应的自由度分别为 $n-1$，$n-m-1$，m，且相应地有

$$n - 1 = (n - m - 1) + m$$

可以证明，当回归显著性检验的原假设 $H_0 : \beta_1 = \beta_2 = \cdots = \beta_m = 0$ 成立时，有

$$F = \frac{S_回 / m}{S_剩 / (n-m-1)} \sim F(m, n-m-1) \tag{9-28}$$

由此就选用 F 作为检验统计量。对给定的显著水平 α，查附表 5，得临界值 $F_\alpha(m, n-m-1)$，即可检验回归显著性。

综上所述，多元线性回归方程显著性检验的主要步骤为：

（1）作检验假设：

$$H_0 : \beta_1 = \beta_2 = \cdots = \beta_m = 0; \quad H_1 : \beta_1、\beta_2、\cdots、\beta_m \text{ 不全为 } 0$$

（2）计算各离差平方和：

总离差平方和 $l_{yy} = (n-1)S_y^2$；

回归平方和：$S_回 = \sum_{i=1}^{n} (\hat{y}_i - \bar{y})^2 = b_1 l_{1y} + b_2 l_{2y} + \cdots + b_m l_{my}$；

剩余平方和：$S_剩 = l_{yy} - S_回$；

（3）计算检验统计量 F 值：

$$F = \frac{S_回 / m}{S_剩 / (n-m-1)} \sim F(m, n-m-1);$$

（4）对给定的显著性水平 α，查临界值 $F_\alpha(m, n-m-1)$；

（5）统计推断：若 $F \geq F_\alpha(m, n-m-1)$，有 $P < \alpha$，则拒绝 H_0，认为回归方程是显著的；若 $F < F_\alpha(m, n-m-1)$，有 $P > \alpha$，则接受 H_0，认为回归方程是不显著的。

实际计算时，F 检验法一般用回归显著性检验的方差分析表（参见表 9-4）。

例 9-9　对例 9-8 所求的多元线性回归方程作显著性检验（$\alpha = 0.05$）。

解：建立假设

$$H_0 : \beta_1 = \beta_2 = \beta_3 = 0 \qquad H_1 : \beta_1、\beta_2、\beta_3 \text{ 不全为 } 0$$

由数据计算得：

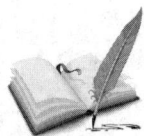

$$l_{yy} = 0.40556$$

$$S_{回} = \sum_{i=1}^{n} (\hat{y}_i - \bar{y})^2 = b_1 l_{1y} + b_2 l_{2y} + \cdots + b_m l_{my} = 0.390525$$

$$S_{剩} = l_{yy} - S_{回} = 0.01503$$

则检验统计量为

$$F = \frac{S_{回}/m}{S_{剩}/(n-m-1)} = 25.97539$$

对 $\alpha = 0.05$，查附表 5，得临界值 F_α（3，3）$= 9.28$

或列出回归分析的方差分析表（表 9 – 10）：

表 9 – 10　例 9 – 9 回归分析的方差分析表

方差来源（Source）	离差平方和（SS）	自由度（df）	均方（MS）	F 值（F value）	P 值 Pr > F
回归分析	0.390525	3	0.130175	26.12683	<0.05（显著）
残差	0.01502	3	0.004984		
总计	0.40556	6		F_α（3，3）$= 9.28$	

因 $F = 26.12683 > F_\alpha$（3，3）$= 9.28$，则 $P < 0.05$，故拒绝 H_0，认为回归方程是显著的。

在多元线性回归分析中，当我们在前面所作的检验中拒绝原假设 $H_0: \beta_1 = \beta_2 = \cdots = \beta_m = 0$，认为回归方程显著时，并不能说明所有的自变量都对因变量 Y 有显著影响。我们希望从回归方程中剔除那些可有可无的不显著的自变量，重新建立更为简单的线性回归方程，这就需要对每个自变量 x_i 作显著性检验，即偏回归系数的假设检验。

第五节　多项式回归分析

研究一个因变量与一个或多个自变量间多项式的回归分析方法，称为多项式回归（polynomial regression）。如果自变量只有一个时，称为一元多项式回归；如果自变量有多个时，称为多元多项式回归。

一元 m 次多项式回归方程为：

$$\hat{y} = b_0 + b_1 x + b_2 x^2 + \cdots + b_m x^m$$

二元二次多项式回归方程为：

$$\hat{y} = b_0 + b_1 x_1 + b_2 x_2 + b_3 x_1^2 + b_4 x_2^2 + b_5 x_1 x_2$$

在一元回归分析中，如果因变量 y 与自变量 x 的关系为非线性的，但是又找不到适当的函数曲线来拟合，则可以采用一元多项式回归。多项式回归的最大优点就是可以通过增加 x 的高次项对实测点进行逼近，直至满意为止。事实上，多项式回归可以处理相当一类非线性问题，它在回归分析中占有重要的地位，因为任一函数都可以分段用多项式来逼近。因此，在通常的实际问题中，不论因变量与其他自变量的关系如何，我们总可以用多项式回归来进行分析。

一、多项式回归分析的一般方法

多项式回归问题可以通过变量转换化为多元线性回归问题来解决。

对于一元 m 次多项式回归方程，可令 $x_1 = x$，$x_2 = x^2$，$\cdots$，$x_m = x^m$，则该一元 m 次多项

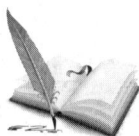

式就转化为 m 元线性回归方程

$$\hat{y} = b_0 + b_1 x_1 + b_2 x_2 + \cdots + b_m x_m$$

因此用多元线性函数的回归方法就可解决多项式回归问题。需要指出的是，在多项式回归分析中，检验回归系数 b_i 是否显著，实质上就是判断自变量 x 的 i 次方项 x^i 对因变量 y 的影响是否显著。

对于二元二次多项式回归方程，令

$$z_1 = x_1, z_2 = x_2, \ z_3 = x_1^2, z_4 = x_2^2, z_5 = x_1 x_2$$

则该二元二次多项式函数就转化为五元线性回归方程

$$\hat{y} = b_0 + b_1 z_1 + b_2 z_2 + b_3 z_3 + b_4 z_4 + b_5 z_5$$

但随着自变量个数的增加，多元多项式回归分析的计算量急剧增加。多元多项式回归分析属于多元非线性回归分析问题，在这里不作介绍。

在多项式回归中较为常用的是一元二次多项式回归和一元三次多项式回归，下面结合一实例对一元二次多项式回归作详细介绍。

二、一元二次多项式回归分析

本节将结合一个例子给出一元二次多项式回归方程的建立。

例 9 – 10　给动物口服某种药物 1000mg，每间隔 1 小时测定血药浓度（g/ml），得到表 9 – 11 的数据（血药浓度为 5 头供试动物的平均值）。试建立血药浓度（因变量 y）对服药时间（自变量 x）的回归方程。（$\alpha = 0.01$）

表 9 – 11　血药浓度与服药时间测定结果表

服药时间 x（小时）	1	2	3	4	5
血药浓度 y（g/ml）	21.89	47.13	61.86	70.78	72.81
服药时间 x（小时）	6	7	8	9	
血药浓度 y（g/ml）	66.36	50.34	25.31	3.17	

分析：根据表 9 – 11 的数据资料绘制 x 与 y 的散点图。由散点图我们看到：血药浓度最大值出现在服药后 5 小时，在 5 小时之前血药浓度随时间的增加而增加，在 5 小时之后随着时间的增加而减少，散点图呈抛物线形状，因此我们可以选用一元二次多项式来描述血药浓度与服药时间的关系，即进行一元二次多项式回归或抛物线回归。

解：设一元二次多项式回归方程为

$$\hat{y} = b_0 + b_1 x + b_2 x^2$$

令 $x_1 = x$，$x_2 = x^2$ 则得二元线性回归方程

$$\hat{y} = b_0 + b_1 x_1 + b_2 x_2$$

下面进行二元线性函数的回归分析（详细计算过程省略）

得到参数估计值：$\hat{b}_0 = -8.3459$，$\hat{b}_1 = 34.8217$，$\hat{b}_2 = -3.7630$

于是得到二元线性回归方程为：

$$\hat{y} = -8.3459 + 34.8271 x_1 - 3.7630 x_2$$

现在对二元线性回归方程或二元线性回归关系进行显著性检验。

$l_{yy} = 4859.2364$

$S_{回} = 4830.9162$

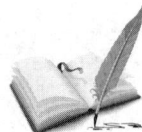

$$S_{剩} = l_{yy} - S_{回} = 4859.2364 - 4830.9162 = 28.3202$$

$$df_{总} = n - 1 = 9 - 1 = 8, df_{回} = 2, df_{剩} = df_{总} - df_{回} = 8 - 2 = 6$$

列出方差分析表，进行 F 检验（表9-12）。

表9-12 二元线性回归关系方差分析表

变异来源	SS	df	MS	F
回归	4830.9162	2	2415.4581	511.750 * *
离回归	28.3202	6	4.7200	
总变异	4859.2364	8		

由 $df_1 = 2$，$df_2 = 6$ 查附表5得 $F > F_{0.01}(2, 6) = 10.92$，$P < 0.01$，表明二元线性回归关系是显著的。

偏回归系数 $\hat{b}_1, \hat{b}_2$ 的显著检验，应用 F 检验法：

由 $df_1 = 1$，$df_2 = 6$ 查 F 值表得，因为 $F_{b_1} > F_{0.01}(1, 6)$，$F_{b_2} > F_{0.01}(1, 6)$，表明偏回归系数 $\hat{b}_1, \hat{b}_2$ 都是显著的。

建立一元二次多项式回归方程：将 x_1 还原为 x，x_2 还原为 x^2，即得 y 对 x 的一元二次多项式回归方程为：

$$\hat{y} = -8.3459 + 34.8271x - 3.7630x^2$$

计算相关指数 R^2

$$R^2 = 1 - \frac{\sum (y - \hat{y})^2}{\sum (y - \bar{y})^2} = 0.9932$$

表明 y 对 x 的一元二次多项式回归方程的拟合度是比较高的，或者说该回归方程估测的可靠程度是比较高的。

在一个多元线性回归模型中，并不是所有的自变量都与因变量有显著关系，有时有些自变量的作用可以忽略，这就产生了怎样从大量可能有关的自变量中挑选出对因变量有显著性影响的自变量的问题。为此，需要用一些简便的方法较快的找到较好的方程。

常用方法之一是"后退法"。先建立 t 元线性回归方程，再对每一系数逐一检验，删去不显著变量中偏回归平方和最小的变量，重新建立 $t-1$ 元线性回归方程，再对每一系数做显著性检验……，直到方程中所含每一个变量均为显著时为止，这种方法对于删去的变量较多的回归方程就不太方便了。

常用方法之二是"向前法"。先从 t 个变量中选一个与 y 相关最密切的变量，建立一元线性回归方程，再从留下的变量中找一个与 y 的"偏相关系数"最大的变量，建立二元线性回归方程……，直到留下的变量与 y 的偏相关系数均为不显著为止。由于偏相关系数计算比较复杂，且不能保证最后所得的回归方程中的一切系数显著不为零，因此使用不太方便。

目前用的较为普遍的是将上述两种方法结合起来的一种方法——逐步回归法。其基本思想是变量——引入，对所要引入的变量用偏回归平方和做 F 检验，显著时才引入；而一旦新的变量引入后又要对老的变量重新检验，若它变成不显著了就要将它从方程中剔除，直到没有变量可剔除没有变量可引入为止。最后对所选上的变量建立线性回归方程。这种方法虽然没有从理论上证明所建立的方程在什么意义下是最优的，但它能保证最后所得到的方程中每一个系数均为显著的。

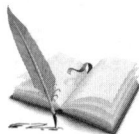

上述是逐步回归的统计思想，在具体实现的时候，结合软件便可进行，本节不再详细介绍。

第六节 Logistic 回归模型

多元线性回归要求响应变量是呈正态的连续型随机变量。但在许多问题中，响应变量为二值定性变量。例如在某一药物试验中，动物服药后是生（设其值为1）还是死（设其值为0），显然这时正态线性模型是不合适的，因为正态误差不可能和一个 0 – 1 响应对应。

下面通过一元线性回归来说明当因变量取值只为 0 和 1 的定性变量时，用正态线性模型时出现的几个问题。设回归模型为 $y_j = \beta_0 + \beta_1 x_j + \varepsilon_j$，$y_j = 0$，1。

（1）当因变量只取 0，1 的定性变量时，均值 $E(y_j)$ 有其特殊意义：因变量均值总代表给定自变量水平时，因变量取值为 1 时的概率。

因为通常总设 $E(\varepsilon_j) = 0$，所以 $E(y_j) = \beta_0 + \beta_1 x_j$。考虑 y_j 为一个普通的伯努力随机变量，这样就有概率分布为：当 $y_j = 1$ 时，$p(y_j) = p_j$；当 $y_j = 0$ 时，$p(y_j) = 1 - p_j$。

根据随机变量期望值的一般定义有

$$E(y_j) = \sum y_j p(y_j) = 1 \cdot p_j + 0 \cdot (1 - p_j) = p_j = \beta_0 + \beta_1 x_j$$

对因变量均值的这种解释也适用于多元线性回归函数。

由上面的分析和概率的性质可知因变量均值要受到 $0 \leq E(y) \leq p \leq 1$ 的限制，但许多回归函数包括线性回归函数都不能满足这个限制。

（2）误差项不具有正态性。因为 $\varepsilon_j = y_j - (\beta_0 + \beta_1 x_j)$ 只能取两个值：当 $y_j = 1$ 时，$\varepsilon_j = 1 - \beta_0 - \beta_1 x_j$；当 $y_j = 0$ 时，$\varepsilon_j = -\beta_0 - \beta_1 x_j$。显然一般回归分析中的假设 ε_j 是相互独立的随机误差且均服从 $N(0, \sigma^2)$，在这里它是不适用的。

（3）误差方差不是正常数。

因为 $\sigma^2(y_j) = E(y_j - E(y_j))^2 = (1 - p_j)^2 p_j + (0 - p_j)^2 (1 - p_j) = E(y_j)[1 - E(y_j)]$，又因为 ε_j 的方差与 y_j 的方差是一样的（$\varepsilon_j = y_j - p_j$，$p_j$ 是常数），故

$$\sigma^2(\varepsilon_j) = p_j(1 - p_j) = E(y_j)[1 - E(y_j)] = (\beta_0 + \beta_1 x_j)(1 - \beta_0 - \beta_1 x_j)。$$

由上式可以看出：$\sigma^2(\varepsilon_j)$ 依赖于 x_j，因此，误差项方差将随 x 的不同水平而变化，这样普通的最小二乘法就不具备最优性（方差最小）。

基于以上原因下面将介绍用于这种情况的一种重要方法，称为 Logistic 回归。

Logistic 回归模型是一种概率模型，它是以某一事件发生与否的概率 P 为因变量，以影响 P 的因素为自变量建立的回归模型，分析某事件发生的概率与自变量之间的关系，是一种非线性回归模型。

Logistic 回归模型适用的资料：Y 为两项分类、无序多项分类、有序多项分类的资料

Logistic 回归模型的应用：Logistic 回归模型在流行病学、临床医学研究中有广泛应用。只要事件的结局能表达为发生或不发生两项分类的资料，一般都能用该模型进行分析。常用于病因分析、预后因素分析、鉴别诊断、评价治疗措施的好坏等等。如：非传染性疾病的病因研究资料；影响治疗效果的因素；影响恶性肿瘤复发或远处转移的因素；药物剂量与动物死亡的关系等等病因研究的方法：

Logistic 回归模型的分类：①条件 Logistic 回归模型，②非条件 Logistic 回归模型。前者适合于配对或配伍设计资料；后者适合于成组设计资料。

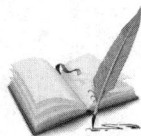

一、模型结构

（一）Logistic 回归模型

设 y 为二值定性变量，0，1 分别表示两个不同的状态，则 $P(y=1|x)$ 为在 x 的作用下 y 取 1 的概率；$Q(y=0|x)$ 为在 x 的作用下 y 取 0 的概率（注意：$P+Q=1$）。

当只有一个自变量时，Logistic 回归模型：

$$P(y=1|x) = \frac{\exp(\beta_0 + \beta X)}{1 + \exp(\beta_0 + \beta X)} \qquad (9-29)$$

$$Q(y=0|x) = \frac{1}{1 + \exp(\beta_0 + \beta X)} \qquad (9-30)$$

式中，β_0 为回归线的截距，β 是与 X 有关的参数，也称回归系数。

$$\frac{P(y=1|x)}{Q(y=0|x)} = \exp(\beta_0 + \beta X) \qquad (9-31)$$

当有多个 X 时，Logistic 回归模型：

$$P(y=1|x) = \frac{\exp(\beta_0 + \beta_1 x_1 + \beta_2 x_2 + \cdots + \beta_p x_p)}{1 + \exp(\beta_0 + \beta_1 x_1 + \beta_2 x_2 + \cdots + \beta_p x_p)} \qquad (9-32)$$

$$Q(y=0|x) = \frac{1}{1 + \exp(\beta_0 + \beta_1 x_1 + \beta_2 x_2 + \cdots + \beta_p x_p)} \qquad (9-33)$$

式中，β_0 为截距，β_j（$j=1,2,\cdots,p$），称偏回归系数。

$$\frac{P(y=1|x)}{Q(y=0|x)} = \exp(\beta_0 + \beta_1 x_1 + \beta_2 x_2 + \cdots + \beta_p x_p) \qquad (9-34)$$

式（9-29）或式（9-32）称为 Logistic 回归模型。

（二）Logit 变换

将 S 形曲线转化为直线

$$\frac{P(y=1|x)}{Q(y=0|x)} = \exp(\beta_0 + \beta X) \qquad (9-35)$$

$$\frac{P(y=1|x)}{Q(y=0|x)} = \exp(\beta_0 + \beta_1 x_1 + \beta_2 x_2 + \cdots + \beta_p x_p) \qquad (9-36)$$

对式（9-35）和式（9-36）两边取自然对数得：

$$\ln(P/Q) = \beta_0 + \beta x \qquad (9-37)$$

$$\ln(P/Q) = \beta_0 + \beta_1 x_1 + \beta_2 x_2 + \cdots + \beta_p x_p \qquad (9-38)$$

记 $\text{Logit}(P) = \ln(P/Q)$

$$\text{Logit}(P) = \beta_0 + \beta x，\text{Logit}(P) = \beta_0 + \beta_1 x_1 + \beta_2 x_2 + \cdots + \beta_p x_p$$

这就是线性回归方程。

说明：（1）$\ln(P/Q)$ 称为 $\text{Logit}(P)$ 变换；（2）P/Q 称为事件的优势。

因此，优势的对数值与影响因素之间呈线性关系。

（三）优势比（odds ratio，OR）

（1）优势（odds）是指某影响因素控制在某种水平时，事件发生率与事件不发生率的比值，即 P/Q。

（2）某影响因素的两个不同水平的优势的比值称为优势比，如某影响因素的一个水平

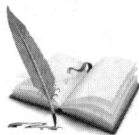

为 1，另一个水平为 0，则这两个水平的优势比为：$OR = \dfrac{P_1/(1-P_1)}{P_0/(1-P_0)}$ 　　　　(9-39)

OR 表示影响因素对事件发生的影响方向和影响能力大小。

$OR > 1$ 表示该因素取值越大，事件发生的概率越大，又称危险因素。

$OR < 1$ 表示该因素取值越大，事件发生的概率越小，又称保护因素。

$OR = 1$ 表示该因素与事件的发生无关。

对式（9-39）两边取自然对数得：

$$\ln(OR) = \ln\left(\dfrac{P_1/[1-P_1]}{P_0/[1-P_0]}\right) = \mathrm{Logit}[P_1] - \mathrm{Logit}[P_0] \quad\quad (9-40)$$

因为 $\mathrm{Logit}(P) = \beta_0 + \beta X$，

则 $\ln(OR) = \mathrm{Logit}[P_1] - \mathrm{Logit}[P_0] = (\beta_0 + \beta \times 1) - (\beta_0 + \beta \times 0) = \beta$

得 $\beta = \ln(OR)$ 或者 $OR = e^{\beta}$。

（四）β 的统计学意义

$$OR = \exp(\beta) = e^{\beta} \text{ 或者 } \beta = \ln(OR)$$

由上式可见，β 的意义是：在其他自变量固定不变的情况下，自变量的水平每改变一个测量单位所引起的优势比（OR）自然对数的改变量，或引起优势比为增加前的 $\exp(\beta)$ 倍。

与优势比 OR 有密切关系，同时与自变量的取值有密切关系。

（1）若 β_j 为正值，x_j 增加使 OR 增大，x_j 是危险因素；

若 β_j 为负值，x_j 增加使 OR 减少，x_j 是保护因素。

（2）当暴露因 X 为二水平时（X 取 0，1），Logistic 回归模型中 X 的系数是优势比的对数值。

如果 X 取 a 和 b 不同水平时，则：

$$\begin{aligned}
\ln(OR) &= \ln\left(\dfrac{P_1/(1-P_1)}{P_0/(1-P_0)}\right) = \mathrm{Logit}[P_1] - \mathrm{Logit}[P_0] \\
&= (\alpha + \beta \times a) - (\alpha + \beta \times b) \\
&= \beta(a-b)
\end{aligned}$$

此时，β 不能直接解释为优势比的对数值，因为此时 X 改变"一个单位"没有实际意义。

比如：年龄从 50 岁变到 51 岁。

（3）当 X 为等级变量时（0、1、2…），以最小或最大等级为参照组，$\exp(\beta)$ 为增加一个等级时的优势比，$\exp(K\beta)$ 为增加 K 个等级时的优势比。

（4）如果 X 为连续性变量，如年龄，则将 X 分段或变为等级资料再分析。如 60~64 岁的人比 55~59 岁的人，有多大的可能性患冠心病，OR 为 $\exp(5\beta)$。

（5）当 X 为多项分类变量时，用 1、2、3…k 表示 k 个不同的分类，分析时转为 $k-1$ 个指示变量或哑变量。每个指示变量都是二分类变量，都有自己的系数。如血型、民族、职业、工种等。

如血型变量 X：A、B、AB、O，用 1、2、3、4 分别表示。此时 X 仅为分类变量，不是等级变量。

分析时，用 D_1、D_2、D_3 表示血型

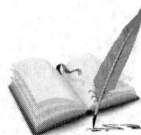

$x = 1$ 时：$D_1 = 1, D_2 = 0, D_3 = 0$ A 血型；

$x = 2$ 时：$D_1 = 0, D_2 = 1, D_3 = 0$ B 血型；

$x = 3$ 时：$D_1 = 0, D_2 = 0, D_3 = 1$ AB 血型；

$x = 4$ 时：$D_1 = 0, D_2 = 0, D_3 = 0$ O 血型；

分析时，将 D_1、D_2、D_3 放入 Logistic 回归模型同时分析，

得 3 个参数：β_1、β_2、β_3。

β_1 表示 A 与 O 的优势比；β_2 表示 B 与 O 的优势比；β_3 表示 AB 与 O 的优势比。

二、Logistic 回归模型的参数估计与假设检验

（一）Logistic 回归模型的参数估计

Logistic 回归模型的参数估计常采用最大似然估计。其基本思想是先建立似然函数与对数似然函数，求使对数似然函数最大时的参数值，其估计值即为最大似然估计值。

建立样本似然函数：$L = \prod_{i=1}^{n} P_i^{Y_i} (1 - P_i)^{1-Y_i}$ ($i = 1$，2，$\cdots$，n) （9 – 41）

其中，P_i 表示第 i 例观察对象处于 X 条件下时阳性结果发生的概率。阳性结果时，$Y_i = 1$；阴性结果时，$Y_i = 0$。

根据最大似然原理，似然函数 L 应取最大值。

对似然函数取对数形式：

$$\ln L = \sum_{i=1}^{n} \left[Y_i \ln P_i + (1 - Y_i) \ln(1 - P_i) \right] \quad (9 - 42)$$

式中为对数似然函数，对其取一阶导数求解参数。对于参数 β_j ($j = 1$，2，$\cdots$，m)，令 $\ln L$ 的一阶导数为 0，即 $\frac{\partial \ln L}{\partial \beta_j} = 0$，用 Newton – Raphson 迭代方法解方程组，得出参数 β_j 的估计值 b_j 和 b_j 的渐进标准误 S_{b_j}。

则优势比估计为：

自变量 X_j 不同水平 a 和 b 优势比的估计值：$\hat{OR}_j = \exp[b_j(a - b)]$ （9 – 43）

当样本含量 n 较大时，b_j 的抽样分布近似服从正态分布，若 X_j 只有 2 个水平，

则优势比 OR_j 的 100 ($1 - \alpha$)% 可信区间为：$\exp(b_j \pm u_{\alpha/2} S_{b_j})$ （9 – 44）

（二）Logistic 回归模型的假设检验

1. 回归系数的假设检验 求得回归系数后，还要对回归系数进行检验，目的是检验总体回归系数 β 是否为零。检验方法有：

（1）似然比检验 （likelihiood ratio test）：①检验引入的变量对模型有无贡献；②对模型回归系数进行整体检验。

似然比检验 （likelihiood ratio test）：

$$G = 2\ln(L'/L) = 2(\ln L' - \ln L)$$

L 为方程中包含 m ($m < P$) 个自变量的对数似然函数值；L' 为增加一个自变量 X_i 后的对数似然函数值。G 服从自由度为 1 的 χ^2 分布。若 $L > \chi^2_{\alpha,1}$，则可以认为在 α 检验水准下有统计学意义，X_i 可以引入方程，否则不能引入方程。

（2）Wald 检验：用 u 检验或 χ^2 检验来检验各参数 β_j 是否为 0。$u = b_j/S_{b_j}$，$\chi^2 =$

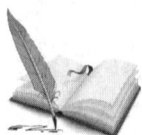

$(b_j/S_{b_j})^2$，S_{b_j} 为偏回归系数的标准误。

（3）计分检验（score test）：似然比检验最可靠，Wald 检验和计分检验一致。Wald 检验未考虑因素的综合作用，当因素间存在共线性时，所得结果不可靠。

2. Logistic 回归模型的拟合优度检验 检验 Logistic 回归模型预测的理论频数分布是否符合实际的理论频数分布。

常用的方法：①偏差检验（deviation test）；②Pearson 检验；③Hosmer – Lemeshow 检验。偏差检验、Pearson 检验的效果相近，其对样本含量和理论频数要求比较严格。

Hosmer – Lemeshow 检验用于两分类应变量的 Logistic 回归分析，当样本含量大，自变量数目多，且有连续型变量引入模型时，检验效果好。

模型拟合优度检验：H_0 设实际频数分布和理论频数分布相符合，即模型的拟合优度较好。

第七节 几种常见的 Logistic 回归模型

一、二项分类变量资料非条件 Logistic 回归模型

二项分类反应变量是最常见的变量类型，又称0、1变量。可用于病例 – 对照研究，队列研究和横断面研究，其中成组设计的非条件 Logistic 回归最常见。

下面通过几个例子来说明通过 SPSS 来实现 Logistic 回归解决二项分类变量资料的问题。

例9 – 11 子宫内膜癌与雌激素关系的病例对照研究（表9 – 13）。

表9 – 13 雌激素与子宫内膜癌病例对照研究

对象	雌激素		合计
	用过	未用过	
病例	55（a）	128（b）	183
对照	19（c）	164（d）	183

（成组的病例对照研究）

赋值方法：

对象：病人1，对照 0

雌激素：用过1，未用过0

OR 95% 可信区间：

$$OR \times \exp\left(\pm u_\alpha \sqrt{\frac{1}{a} + \frac{1}{b} + \frac{1}{c} + \frac{1}{d}}\right)$$

$$= 3.7089 \times \exp\left(\pm 1.96\sqrt{\frac{1}{55} + \frac{1}{128} + \frac{1}{19} + \frac{1}{164}}\right) = 2.0964 \sim 6.5516$$

用 Logistic 回归模型分析：

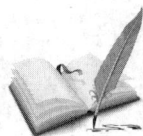

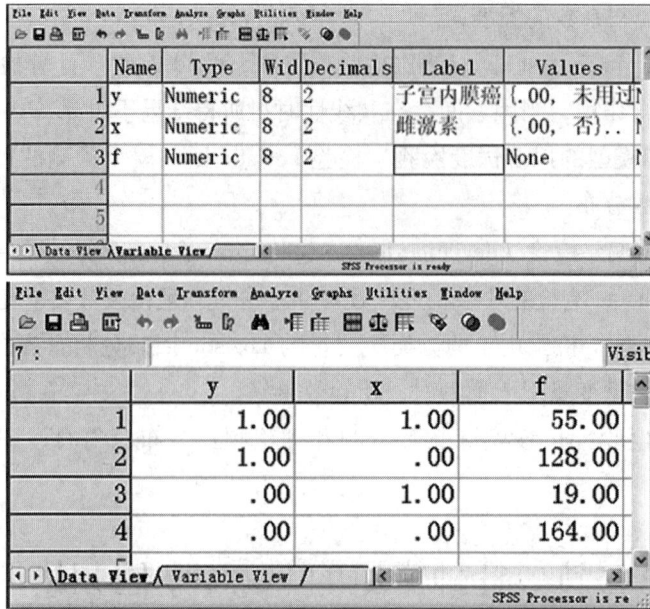

| | B | SE | Wald | df | Sig. | Exp (B) | % CI for EXB | |
							Lower	Upper
Stpxa	1.311	0.291	20.278	1	.000	3.709	2.096	6.562
Const	−.248	.118	4.416	1	.036	.780		

a. Variable (s) entered on step 1：x.

回归系数：$B = 1.311$

回归系数标准误：$SE = 0.291$

回归系数检验：$Wald = 20.278$，$P = 0.000$

OR：$Exp (B) = 3.709$

总体回归系数 95% CI：$2.096 \sim 6.562$（说明总体回归系数不为 0）

因为 $B = 1.311$，服用雌激素取值为 1，

故雌激素是子宫内膜癌的危险因素。

服用雌激素者患子宫内膜癌的危险性是不服用者的 3.709 倍。

例 9 – 12　妇女吸烟和使用避孕药与血栓形成的关系（表 9 – 14 ~ 表 9 – 17）。

表 9 – 14　妇女吸烟和使用避孕药与血栓形成的关系

| 对象 | 吸烟 | | 不吸烟 | | 合计 |
	用过	未用过	用过	未用过	
病例	14	7	12	25	58
对照	2	22	8	84	111

表 9 – 15　各变量赋值的方法

因素	变量	赋值方法
是否吸烟	X_1	吸烟 1，不吸烟 0
是否用避孕药	X_2	服用 1，不用 0
对象	Y	血栓病人 1，对照 0

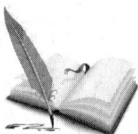

数据文件结构

数据录入：

表 9 – 16　Hosmer and Lemeshow Test

Step	Chi – square	df	Sig
1	2.221	2	.329

对模型的检验：$\chi^2 = 2.221$，$P = 0.329$。说明模型拟合效果好。

表 9 – 17　妇女吸烟和用口服避孕药与血栓形成的关系分析结果

		B	SE	Wald	df	Sig.	Exp (B)	0% CI for EXP	
								Lower	Upper
Step	x_1	.447	.339	1.252	1	.263	1.563	.715	3.419
1ª	x_2	2.068	.429	23.231	1	.000	7.912	3.412	18.36
	Consta	−1.300	.225	33.267	1	.000	.272		

a. Variable (s) entered on step 1: x_1, x_2.

血栓形成与口服避孕药有关，与吸烟无关，口服避孕药是血栓形成的危险因素，服用者是不服用者 7.912 倍。

二、多分类结果变量的 Logistic 回归

前面介绍的 logistic 回归模型的反应变量 Y 的取值仅有两个（0，1），为二项反应变量。但在实际中经常碰到 Y 的取值为多个的情况，称多项分类变量。

如：某种疾病处于不同的临床期；同一种肿瘤不同的亚型；病例 – 对照研究中，一个病例组，两个或多个对照组，如医院对照和健康人对照。

根据类别之间有无大小顺序，多项分类变量分为：

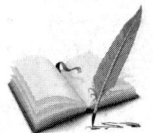

无序（名义）变量（nominal）：如血型、民族、职业等。

有序变量（ordinal variables）：如疗效分为四个等级（无效、好转、显效、痊愈）；疾病严重程度分为：轻度、中度、重度等。

对于多项分类反应结果资料，如果两两拆开或合并成二分类资料，用前面介绍的两分类 Logistic 回归模型进行分析，会损失部分信息，降低统计效能（降低 30% ~ 50%）。

对于这种资料应该采用多项分类 Logistic 回归模型进行分析。

（一）无序多分类反应变量的 Logistic 回归

设 Y 有 K 个类别，令第 i（$i=1, 2\cdots K$）类的概率分别是 $\{p_1, p_2, \cdots p_K\}$，并满足：$p_1 + p_2 + \cdots p_K = 1$。当 $K = 2$ 时，就是二项分布。

令自变量为 X，用 α_i，β_i 分别表示第 i 类的常数项和自变量的参数，则多项分类 Logit 模型为：

$$\text{Logit}P_i = \alpha_i + \beta_i x \text{（广义 Logit 模型）}（i=1, 2\cdots K-1）$$

该模型需要估计 $K-1$ 个二项分类 Logit 模型，称广义 Logit 模型。

模型左侧为两个类型间的对数优势。模型由 $K-1$ 个具有各自参数的 Logit 等式组成，即效应反应类别与基线的不同有所改变。当 $K=2$ 时只有一个等式，$K=3$ 时有二个等式。

$$\text{Logit}p_{1/0} = \alpha_1 + \beta_{11}x_1 + \beta_{12}x_2 + \cdots + \beta_{1p}x_p = g_1(x)$$
$$\text{Logit}p_{2/0} = \alpha_2 + \beta_{21}x_1 + \beta_{22}x_2 + \cdots + \beta_{2p}x_p = g_2(x)$$

任两个类别 a，b 间模型的估计方法：

$$\text{Logit}\frac{P_a}{P_b} = \text{Logit}(\frac{p_a/p_0}{p_b/p_0}) = \text{Logit}(\frac{p_a}{p_0}) - \text{Logit}(\frac{p_b}{p_0})$$
$$= (\alpha_a + \beta_a x) - (\alpha_b + \beta_b x)$$
$$= (\alpha_a - \alpha_b) + (\beta_a + \beta_b)x$$

反应变量的概率：$P_k = \dfrac{\exp(\alpha_k + \beta_k x)}{\sum\limits_{i=1}^{k} \exp(\alpha_i + \beta_i x)}$，$k = 1,2,\cdots K-1$

说明：对于每一类别 k 的反应概率 p_k，分母相同，且等于每个类别 k 的分子之和，所以 $\sum\limits_{k=1}^{K} P_k = 1$ 无论以哪一类别做基线，基线所对应的参数均为 0。

模型中参数的意义和检验：

模型中的参数与二分类 Logistic 回归相似，要注意是哪两类比较；同一变量在不同 Logit 函数中效应可能不一样。

例 9-13 分析新生儿体重和产妇妊娠期间疾病对新生儿分娩的影响（表 9-18、表 9-19）。

表 9-18 出生体重、分娩方式、产妇妊娠期疾病（交叉表）

产妇妊娠期疾病	出生体重	分娩方式		
		自然分娩	胎吸助产	剖宫产
有	低体重儿	5	0	36
	巨大儿	1	0	8
	正常体重儿	38	5	83
	合计	44	5	127

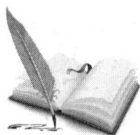

产妇妊娠期疾病	出生体重	分娩方式		
		自然分娩	胎吸助产	剖宫产
无	低体重儿	72	2	149
	巨大儿	47	14	171
	正常体重儿	1220	77	1343
	合计	1339	93	1663

表 9 – 19　各变量赋值说明

因素	变量名	分级说明
分娩方式	Y	自然分娩 = 1，胎吸助产 = 2，剖宫产 = 3
产妇妊娠期疾病	X_1	有 = 1，无 = 2
出生体重	X_2	低体重儿 = 1，巨大儿 = 2，正常体重儿 = 3

```
File  Edit  View  Data  Transform  Analyze  Graphs  Utilities  Window  Help
```

	Nam	Ty	Wi	De	Label	Values
1	y	Nu	1	0	分娩方式	{1，自然分娩}
2	X1	Nu	8	0	怀孕期间有无疾病	{1，有}...
3	x2	Nu	8	0	出生体重	{1，低体重儿}
4	f	Nu	8	0	频数	None

```
File  Edit  View  Data  Transform  Analyze  Graphs  Utilities  Window  He
29 :
```

	y	x1	x2	f
1	1	1	1	5
2	2	1	1	0
3	3	1	1	36
4	1	1	2	1
5	2	1	2	0
6	3	1	2	8
7	1	1	3	38
8	2	1	3	5
9	3	1	3	83

最终模型与只包含常数项模型相比，$-2\ln L$ 从 165.94 降为 49.519，似然比 $\chi^2 =$ 116.42，$v = 6$，$P < 0.001$，说明模型总体拟合情况良好。经模型拟合优度检验，Pearson 检验 $\chi^2 = 2.216$，$P = 0.696$，偏差检验 $\chi^2 = 3.083$，$P = 0.544$，均显示模型拟合优度较好（表 9 – 20）。

表 9 – 20　模型中偏回归系数似然比检验

效应	$-2\ln L$	χ^2	df	P
截距	49.519	< 0.001	0	–
X_2	141.198	91.680	4	< 0.001
X_1	69.769	20.251	2	< 0.001

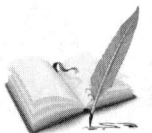

（二）有序多分类反应变量的 Logistic 回归

有序多类变量资料用该模型进行分析。

设有序反应变量为 Y ，共有 K 个类别，令第 j （$j = 1$，$2 \cdots K$）类的概率分别是 $\{P_1$，P_2，$\cdots P_K\}$，并满足：$P_1 + P_2 + \cdots + P_K = 1$ 。当 $K = 2$ 时，就是二项分布。

令自变量为 X ，用 α_k ，β 分别表示第 k 类的常数项和自变量的参数，则累积 Logit 模型为：$\mathrm{Logit}[P(Y \leqslant k)] = \alpha_k + \beta x$

对每个可能的类别 k ，反应变量 $Y \leqslant k$ 的概率就是累积概率，第 k 分类的累积概率为：

$$P(Y \leqslant k) = P_1 + P_2 + \cdots P_k, \quad (k = 1,2 \cdots K)$$

$$\mathrm{Logit}[P(Y \leqslant k)] = \ln\left(\frac{P(Y \leqslant k)}{1 - P(Y \leqslant k)}\right)$$

$$= \ln\left(\frac{P_1 + P_2 + \cdots + P_k}{P_{k+1} + P_{k+2} + \cdots + P_K}\right)$$

有 K 个反应类，就有 $K - 1$ 个二项分类的累积 Logit 模型。

如 $K = 3$ ，则有 2 个累积 Logit 模型。

分类方法：

1，2　3；1　2，3

$\ln\left(\dfrac{P_1}{P_2 + P_3}\right)$ 和 $\ln\left(\dfrac{P_1 + P_2}{P_3}\right)$

用累积概率表示累计 Logit 模型：

$$P(Y \leqslant k) = \frac{\exp(\alpha_k + \beta X)}{1 + \exp(\alpha_k + \beta X)}, \quad (k = 1,2,\cdots, K - 1)$$

例 9 – 14　分析小学生 IQ 与母亲文化程度的关系（表 9 – 21、表 9 – 22）。

表 9 – 21　儿童智力与母亲文化程度的关系

母亲文化程度				合计
小学 $x = 0$	初中 $x = 1$	高中或中专 $x = 2$	大专及以上 $x = 3$	
22	57	11	1	91
81	236	112	4	433
30	135	105	10	280
3	26	17	7	53
136	454	245	22	857

表 9 – 22　儿童智力等级与母亲文化程度的累积比数 logistic 回归

变量	回归系数	标准误	Z	P
x		0.6373	0.0934	6.824	0.000
常数项	α_1	– 1.4578	0.1454		
	α_2	1.2254	0.1358		
	α_3	3.5630	0.1935		

$\beta = 0.6373$

$OR = \exp(0.6373) = 1.89$

母亲文化程度提高一级，儿童智力提高一个或一个以上等级的可能性增加 0.89 倍。

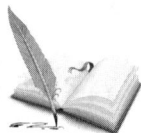

累积比数模型的应用条件：自变量的回归系数与分割点无关。即：$\beta_1 \approx \beta_2 \approx \beta_3$ 等。

三、配比设计条件的 Logistic 回归模型

配比研究设计的目的是控制混杂因素对研究结果的影响。主要用于罕见或少见的疾病的病因研究。影响研究结果的主要的非研究因素（主要的混杂因素）；配比变量的类型为分类（属性）变量：性别、民族、病情等

定量变量：年龄、工龄、血压等（配比时按一定波动范围进行配比。如年龄 ±2，血压 ±5mmHg）配比因素不要太多，一般 3~4 个。配比因素应该是影响研究结果的主要混杂因素。

配比设计可以提高研究效率，提高 OR 估计的精确度，使方差可缩小10%~15%。

对照数可以是 1 个（1∶1）也可以是 2 个（1∶2 配对），最多 4 个对照，超过 4 个不能增加研究的效率

假设共有 n 个配比组，第 i 个配比组（$i = 1 \sim n$）共有 $1 + m$ 个观察对象，所研究的危险因素共有 p 个，X_1，X_2，$X_3 \cdots X_p$。（m 为对照个数）

配比设计资料形式：X_{nmi}。

n：配比组号（$1 \sim n$），m：组内编号（$0 \sim m$，0 代表病例，对照记为 $j = 1 \sim m$），i：分析因素（自变量，编号 $i = 1 \sim p$）。

X_{101}：（第 1 个配比组病例的第 1 个观察指标）

X_{111}：（第 1 个配比组对照的第 1 个观察指标）

用第 i 个配比组建立的 logistic 回归模型：

$\text{Logit} p = \alpha_i + \beta_1 x_1 + \beta_2 x_2 + \cdots + \beta_p x_p$

假设自变量 X 在各配比组对研究结果的作用是相同的。α_i（常数项）为该配比组的各个自变量均为 0 时的基线风险。α_i 大小对自变量的解析无帮助，在模型中不考虑，条件 Logistic 回归模型：$\text{Logit} p = \beta_1 x_1 + \beta_2 x_2 + \ldots + \beta_p x_p$。因此，条件 Logistic 回归模型仅用于危险因素的分析，不能用来进行预测。

例 9－15　软组织肉瘤与接触苯氧乙酸或氯酚的关系（1∶1 配对）（表 9－23）。

表 9－23　软组织肉瘤与接触苯氧乙酸或氯酚的关系

		软组织肉瘤		合计
		接触	未接触	
对照	接触	3（a）	4（b）	7
	未接触	16（c）	30（d）	46
合计		19	34	53

原始数据格式见表 9－24。

表 9－24　软组织肉瘤与接触苯氧乙酸或氯酚的原始数据

编号	配比组（match）	病例—对照 y	是否接触 x	频数 f
1	1	1	1	3
2	1	0	1	3
3	2	1	1	16

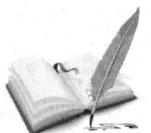

续表

编号	配比组（match）	病例—对照 y	是否接触 x	频数 f
4	2	0	0	16
5	3	1	0	4
6	3	0	1	4
7	4	1	0	30
8	4	0	0	30

SPSS 数据文件：

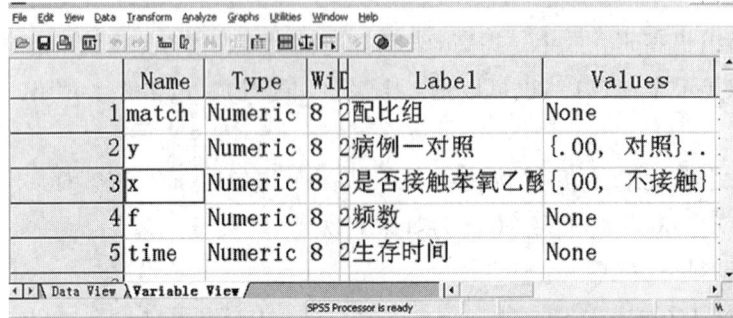

	Name	Type	Wi	Label	Values
1	match	Numeric	8 2	配比组	None
2	y	Numeric	8 2	病例—对照	{.00, 对照}..
3	x	Numeric	8 2	是否接触苯氧乙酸	{.00, 不接触}
4	f	Numeric	8 2	频数	None
5	time	Numeric	8 2	生存时间	None

注意：建立数据文件时，要虚拟一个生存时间，对照的生存时间比病例的生存时间长就可以了。这里生存时间变量用 Time 表示，病例给 1，对照给 2（表 9-25、表 9-26）。

用 SPSS 分析步骤：

Analyze　　Survival　　Cox Regression（调用 Cox 回归）

Time：Time（指定虚拟生存时间变量）

Status：Y（选入生存状态变量）

Define Event：Single value：1（1 表示出现观察结局）

Covariate：X（选入欲分析的变量）

Strata：match（指定分层变量，配比组）

表 9-25　模型系数的综合测试

2 倍对数似然值	整体（得分）			从上一步骤开始更改			从上一块开始更改		
	卡方	df	Sig.	卡方	df	Sig.	卡方	df	Sig.
76.241	7.200	1	.007	7.710	1	.005	7.710	1	.005

a. 起始块编号 0，最初的对数似然函数：-2 倍对数似然值：383.950；
b. 起始块编号 1. 方法 = 输入。

表 9-26　方程中的变量

	B	SE	Wald	df	Sig.	Exp (B)	95.0% CI 用于 Exp (B)	
							下部	上部
x_1	1.386	.559	6.150	1	.013	4.000	1.337	11.965

表 9-26 结果说明回归模型成立的；

表 9-27 结果指明 X_1 的是个危险因素，接触者患软组织肉瘤是不接触者的 4 倍。

$$P(y=1\mid x)=\frac{\exp(\beta_0+\beta X)}{1+\exp(\beta_0+\beta X)}, P(y=1\mid x)=\frac{\exp(1.3863X)}{1+\exp(1.3863X)}$$

例 9-16　分析糖尿病与血压、血脂、家族史、体重指数、职业的关系。（1:1 配对研

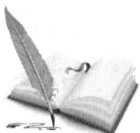

究，见表 9 – 28)

表 9 – 27　各变量赋值说明

因素	赋值说明
糖尿病	糖尿病患者 =1，非患者 =0
血压	高血压 =1，正常血压 =0
血脂	高血脂 =1，正常血脂 =0
家族史	是 =1，否 =0
体重指数	正常体重 =1，超重 =0
职业	体力劳动 =1，脑力劳动 =2

表 9 – 28　1:1 条件 logistic 回归模型拟合结果

变量	β	$SE(\beta_i)$	$Wald\chi^2$	df	P	OR	OR 95% 可信区间	
							下限	上限
血压	1.914	0.477	16.112	1	0.000	6.781	2.663	17.266
血脂	0.578	0.554	1.091	1	0.296	1.783	0.602	5.277
家族史	1.971	0.502	15.418	1	0.000	7.181	2.684	19.211
体重指数	1.629	0.616	6.995	1	0.008	5.100	1.525	17.056
职业	0.996	0.447	4.962	1	0.026	2.708	1.127	6.506

结果表明：血压、家族史、体重指数和职业都与糖尿病有关。血压、家族史、体重指数是危险因素，脑力劳动增加糖尿病危险性。

Logistic 回归模型的应用条件如下：

(1) 因变量 Y 必须是二项分类变量，即 Y 的取值必须是 0，1，如果是非 0，1 变量，可通过变换使其成为 0，1 变量。例如，生存时间，可令生存时间不满一年为 0，满一年及以上的为 1。但分析类似这样的生存资料，其效率低于 COX 模型，最好使用 COX 模型进行分析。

(2) Logistic 回归模型是建立在事件独立性基础上，即甲的发病与否对乙是否发病的概率没有影响。所以仅适用于非传染病的资料的分析。

(3) Logistic 回归模型原则上只适用于发病率较低的疾病，如心血管病、恶性肿瘤等，因为只有发病率低的疾病，该模型计算的 OR 才近似等于 RR，如不需计算 RR，则不受此限制。

Logistic 回归的样本含量比多元线性回归要多，所需样本含量为自变量的 20 倍；每个自变量至少有 10 个阳性结果（至少占 30% 以上）。配比研究 50 个配比组以上，对照最多 4 个。

应用 Logistic 回归模型应该注意下面事项：

(1) 根据应变量的类型，选用合适的 Logistic 回归模型。

(2) 对自变量的处理：①连续性资料：直接纳入；②无序分类资料：设哑变量；③等级资料：按等级赋值。

(3) 自变量的筛选：α 最大可取 0.2。当变量较多时，先用单因素筛选。然后后逐步法进行筛选。

(4) 样本含量：尽可能多的样本量。按经验估计至少是自变量个数的 15 ~ 20 倍。

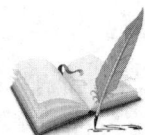

（5）对性质相同的一些自变量进行部分多因素分析。

（6）将单因素分析有意义及从专业上认为有重要意义的变量，作为候选变量，进行多因素筛选，建立起多因素模型。α 可以取：0.05、0.1、0.15、0.2，甚至0.3。但最好不超过0.1。否则选入一些不重要的变量，所估计的系数不稳定。

（7）考虑是否纳入变量的交互作用项。

扫码"练一练"

习题九

1. 炼铝厂测得所产铸模用的铝的硬度 x 与抗张强度 y 的数据如下表

铝的硬度 x	68	53	70	84	60	72	51	83	70	64
抗张强度 y	288	293	349	343	290	354	283	324	340	286

（1）求 y 对 x 的回归方程；

（2）在显著水平 $\alpha = 0.05$ 下检验回归方程的显著性。

2. 测量了9对父子的身高，所得数据如下（单位：英寸）

父亲身高 x_i	60	62	64	66	67	68	70	72	74
儿子身高 y_i	63.6	65.2	66	66.9	67.1	67.4	68.3	70.1	70

求（1）儿子身高 y 关于父亲身高 x 的回归方程。

（2）检验儿子身高 y 与父亲身高 x 之间的线性相关关系是否显著。（$\alpha = 0.05$）

（3）若父亲身高80英寸，预测儿子的身高。

3. 下表提供了某厂节能降耗技术改造后生产甲产品过程中记录的产量 x（吨）与相应的生产能耗 y（吨标准煤）的几组对照数据：

x	3	4	5	6
y	2.5	3	4	4.5

（1）请画出上表数据的散点图；

（2）请根据上表提供的数据，用最小二乘法求出 y 关于 x 的线性回归方程；

（3）已知该厂技改前100吨甲产品的生产能耗为90吨标准煤，根据上述所求出的线性回归方程，预测生产100吨甲产品的生产能耗比技改前降低多少吨标准煤？

4. 已知营业税税收总额 Y 与社会商品零售额 X 有关。为了能从社会商品零售总额去预测税收总额，需要了解两者之间的关系。现收集了如下数据：（单位：亿元）

X	142.08	177.3	204.68	242.68	316.24
Y	3.93	5.96	7.85	9.82	12.5
X	341.99	332.69	389.29	453.4	
Y	15.55	15.79	16.39	18.45	

（1）画散点图；

（2）建立一元回归方程；

（3）对建立的回归方程作显著性检验（$\alpha = 0.05$）；

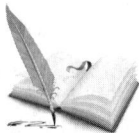

（4）若已知某年社会商品零售额为 300 亿元，试给出营业税税收总额的置信度为 0.95 的预测区间。

5. 设 Y 为树干的体积，X_1 为离地面一定高度的树干直径，X_2 为树干高度，一共测量了 31 棵树，数据列于下表，作出 Y 对 X_1，X_2 的二元线性回归方程，以便能用简单分法从 X_1，X_2 估计一棵树的体积，进而估计一片森林的木材储量。

X_1（直径）	X_2（高）	Y（体积）	X_1（直径）	X_2（高）	Y（体积）
8.3	70	10.3	12.9	85	33.8
8.6	65	10.3	13.3	86	27.4
8.8	63	10.2	13.7	71	25.7
10.5	72	10.4	13.8	64	24.9
10.7	81	16.8	14.0	78	34.5
10.8	83	18.8	14.2	80	31.7
11.0	66	19.7	15.5	74	36.3
11.0	75	15.6	16.0	72	38.3
11.1	80	18.2	16.3	77	42.6
11.2	75	22.6	17.3	81	55.4
11.3	79	19.9	17.5	82	55.7
11.4	76	24.2	17.9	80	58.3
11.4	76	21.0	18.0	80	51.5
11.7	69	21.4	18.0	80	51.0
12.0	75	21.3	20.6	87	77.0
12.9	74	19.1			

6. 一种合金在某种添加剂的不同浓度之下，各做 3 次试验，得数据如下：

浓度 x	10.0	15.0	20.0	25.0	30.0
抗压强度 y	25.2	29.8	31.2	31.7	29.4
	27.3	31.1	32.6	30.1	30.8
	28.7	27.8	29.7	32.3	32.8

（1）作散点图。

（2）以模型 $Y = b_0 + b_1 x + b_2 x^2 + \varepsilon$，$\varepsilon \sim N(0, \sigma^2)$ 拟合数据，其中 $b_0, b_1, \varepsilon, \sigma^2$ 与 x 无关，求回归方程 $\hat{y} = \hat{b}_0 + \hat{b}_1 x + \hat{b}_2 x^2$。

（姜希伟）

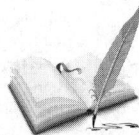

下 篇

统计实验

SPSS 18.0 软件系统介绍

统计分析就是处理大量的实验数据，通过科学合理的分析、发现、挖掘、总结其内在规律或本质的过程。但是统计分析往往会遇到繁杂的计算、不同的实验条件、多种的统计方法、各样的图表绘制等，使得非专业人士很难掌握统计分析要领。现代大量专业的数据分析工作出现，解决了上述问题。通过准确理解和掌握各种统计方法原理，利用几种统计分析软件进行分析，达到事半功倍的效果。

如今常见的统计软件有 SAS、SPSS、Matlab、Stata、Eview 等。这些统计软件的功能和作用大同小异，各自有自己的特点和应用领域，其中的 SAS、SPSS 和 Matlab 是目前在大型企业、各类院校以及科研机构中较为流行的三种统计软件。SAS 在统计方法上比较全面，在数据的回归分析中提供了更为全面地方法；Matlab 在矩阵的计算和分析中优势明显，同时独有的仿真工具更加突出它的重要地位，在工程领域中的应用广泛；SPSS 软件具备了上述软件大部分绘图和分析功能，特别是其友好的交互界面、易学、易用，包含了几乎全部尖端的统计分析方法，具备完善的数据定义、操作管理和开放的数据接口以及灵活而美观的统计图表制作。SPSS 在各类院校以及科研机构中更为流行。

SPSS（Statistical Product and Service Solutions，意为统计产品与服务解决方案）。自 20 世纪 60 年代 SPSS 诞生以来，为适应各种操作系统平台的要求经历了多次版本更新，各种版本的 SPSS for Windows 大同小异，在本试验课程中我们选择 PASW Statistics 18.0 作为统计分析的工具。

1. SPSS 的运行模式　SPSS 主要有三种运行模式：

（1）批处理模式：这种模式把已编写好的程序（语句程序）存为一个文件，提交给［开始］菜单上［SPSS for Windows］→［Production Mode Facility］程序运行。

（2）完全窗口菜单运行模式：这种模式通过选择窗口菜单和对话框完成各种操作。用户无须学会编程，简单易用。

（3）程序运行模式：这种模式是在语句（Syntax）窗口中直接运行编写好的程序或者在脚本（script）窗口中运行脚本程序的一种运行方式。这种模式要求掌握 SPSS 的语句或脚本语言。

本试验采用"完全窗口菜单运行模式"，适合初学者学习。

2. SPSS 的启动　在 windows［开始］→［程序］→［PASW］，在它的次级菜单中单击"SPSS 18.0 for Windows"即可启动 SPSS 软件，进入 SPSS for Windows 对话框，如下图所示。

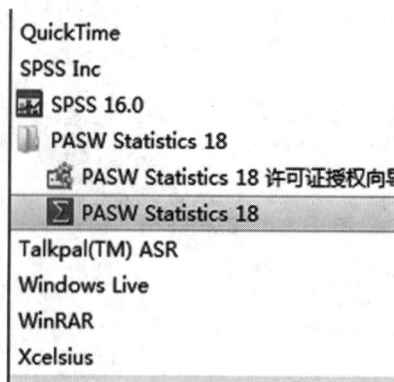

SPSS 启动

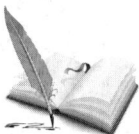

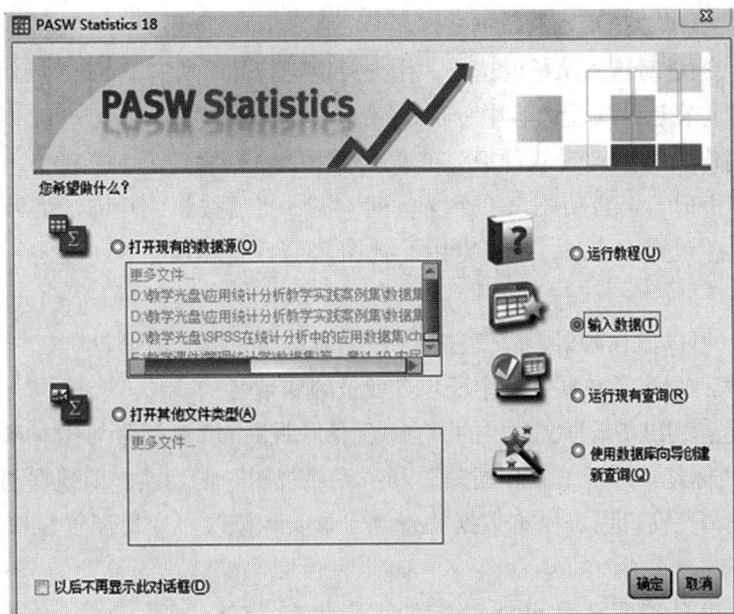

PASW Statistics 启动对话框

3. SPSS 软件的退出　SPSS 软件的退出方法与其他 Windows 应用程序相同，有两种常用的退出方法：

（1）按 File→Exist 的顺序使用菜单命令退出程序。

（2）直接单击 SPSS 窗口右上角的"关闭"按钮，回答系统提出的是否存盘的问题之后即可安全退出程序。

4. SPSS 的主要窗口介绍　SPSS 软件运行过程中会出现多个界面，各个界面用处不同。其中，最主要的界面有三个：数据编辑窗口、结果输出窗口和语句窗口。

（1）数据编辑窗口：启动 SPSS 后看到的第一个窗口便是数据编辑窗口，如下图。在数据编辑窗口中可以进行数据的录入、编辑以及变量属性的定义和编辑，是 SPSS 的基本界面。主要由以下几部分构成：标题栏、菜单栏、工具栏、编辑栏、变量名栏、观测序号、窗口切换标签、状态栏。

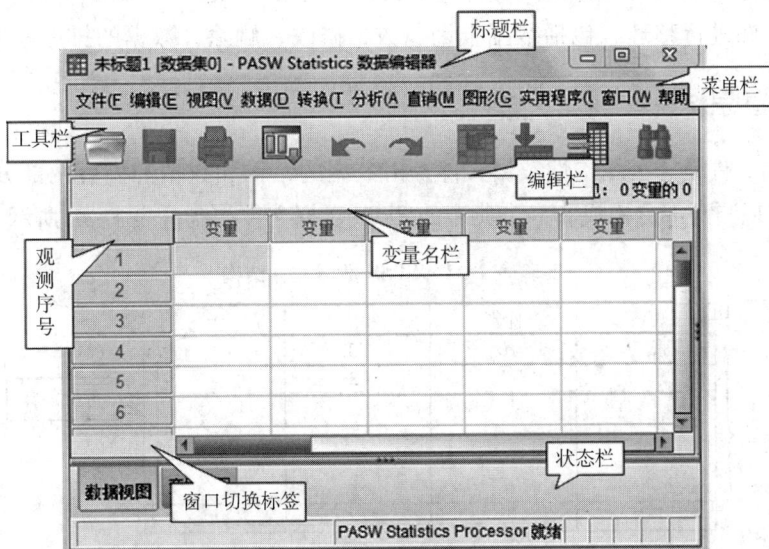

数据浏览界面

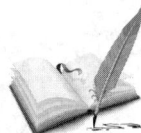

◆ 标题栏：显示数据编辑的数据文件名。

◆ 菜单栏：通过对这些菜单的选择，用户可以进行几乎所有的 SPSS 操作。关于菜单的详细的操作步骤将在后续实验内容中分别介绍。

为了方便用户操作，SPSS 软件把菜单项中常用的命令放到了工具栏里。当鼠标停留在某个工具栏按钮上时，会自动跳出一个文本框，提示当前按钮的功能。另外，如果用户对系统预设的工具栏设置不满意，也可以用［视图］→［工具栏］→［设定］命令对工具栏按钮进行定义。

◆ 编辑栏：可以输入数据，以使它显示在内容区指定的方格里。

◆ 变量名栏：列出了数据文件中所包含变量的变量名

◆ 观测序号：列出了数据文件中的所有观测值。观测的个数通常与样本容量的大小一致。

◆ 窗口切换标签：用于"数据视图"和"变量视图"的切换。即数据浏览窗口与变量浏览窗口。数据浏览窗口用于样本数据的查看、录入和修改。变量浏览窗口用于变量属性定义的输入和修改。

◆ 状态栏：用于说明显示 SPSS 当前的运行状态。SPSS 被打开时，将会显示"PASW Statistics Processor"的提示信息。

（2）结果输出窗口：在 SPSS 中大多数统计分析结果都将以表和图的形式在结果观察窗口中显示。窗口右边部分显示统计分析结果，左边是导航窗口，用来显示输出结果的目录，可以通过单击目录来展开右边窗口中的统计分析结果。当用户对数据进行某项统计分析，结果输出窗口将被自动调出。当然，用户也可以通过双击后缀名为 .spo 的 SPSS 输出结果文件来打开该窗口。

实验 1   数据文件管理

一、实验目的与要求

通过本实验项目，使学生理解并掌握 SPSS 软件包有关数据文件创建和整理的基本操作，学习如何将收集到的数据输入计算机，建成一个正确的 SPSS 数据文件，并掌握如何对原始数据文件进行整理，包括数据查询，数据修改、删除，数据的排序等等。

二、实验原理

SPSS 数据文件是一种结构性数据文件，由数据的结构和数据的内容两部分构成，也可以说由变量和观测两部分构成。一个典型的 SPSS 数据文件如实验表 1 – 1 所示。

实验表 1 – 1　SPSS 数据文件结构

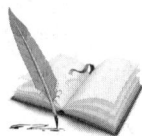

SPSS 中的变量共有 10 个属性，分别是变量名（Name）、变量类型（Type）、长度（Width）、小数点位置（Decimals）、变量名标签（Label）、变量名值标签（Value）、缺失值（Missing）、数据列的显示宽度（Columns）、对其方式（Align）和度量尺度（Measure）。定义一个变量至少要定义它的两个属性，即变量名和变量类型，其他属性可以暂时采用系统默认值，待以后分析过程中如果有需要再对其进行设置。在 SPSS 数据编辑窗口中单击"变量视窗"标签，进入变量视窗界面（实验图 1 - 1）即可对变量的各个属性进行设置。

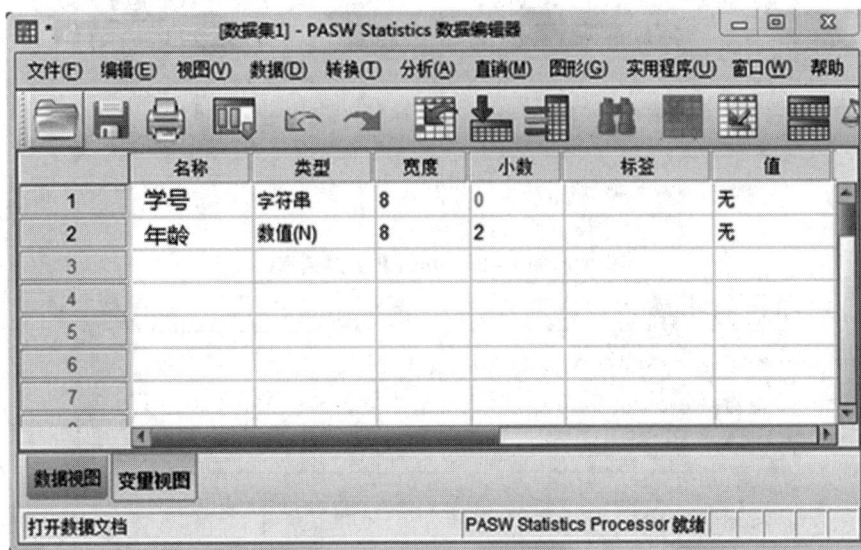

实验图 1 - 1　变量视窗

三、实验内容与步骤

1. 创建一个数据文件　数据文件的创建分成三个步骤：

（1）选择菜单【文件】→【新建】→【数据】新建一个数据文件，进入数据编辑窗口。窗口顶部标题为"PASW Statistics 数据编辑器"。

（2）单击左下角【变量视图】标签进入变量视图界面，根据实验的设计定义每个变量类型。

（3）变量定义完成以后，单击【数据视图】标签进入数据视图界面，将每个具体的变量值录入数据库单元格内。

2. 读取外部数据　当前版本的 SPSS 可以很容易地读取 Excel 数据，步骤如下：

（1）按【文件】→【打开】→【数据】的顺序使用菜单命令调出打开数据对话框，在文件类型下拉列表中选择数据文件，如实验图 1 - 2 所示。

（2）选择要打开的 Excel 文件，单击"打开"按钮，调出打开 Excel 数据源对话框，如实验图 1 - 3 所示。对话框中各选项的意义如下：

工作表　下拉列表：选择被读取数据所在的 Excel 工作表。

范围　输入框：用于限制被读取数据在 Excel 工作表中的位置。

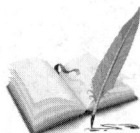

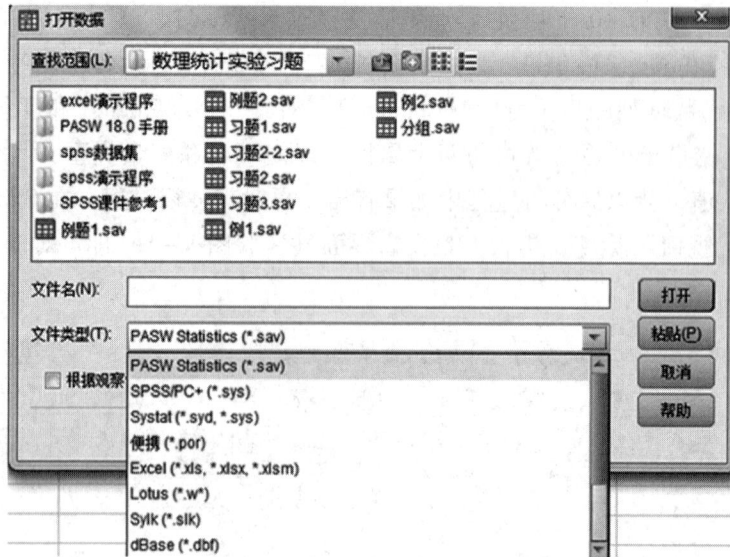

实验图 1 – 2　Open File 对话框

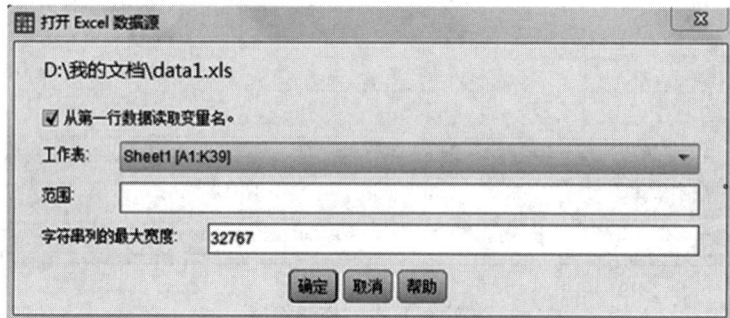

实验图 1 – 3　Open Excel Data Source 对话框

3. 数据编辑　在 SPSS 中，对数据进行基本编辑操作的功能集中在 Edit 和 Data 菜单中。

4. SPSS 数据的保存　SPSS 数据录入并编辑整理完成以后应及时保存，以防数据丢失。保存数据文件可以通过【文件】→【保存】或者【文件】→【另存为】菜单方式来执行。在数据保存对话框（如实验图 1 – 4 所示）中根据不同要求进行 SPSS 数据保存。

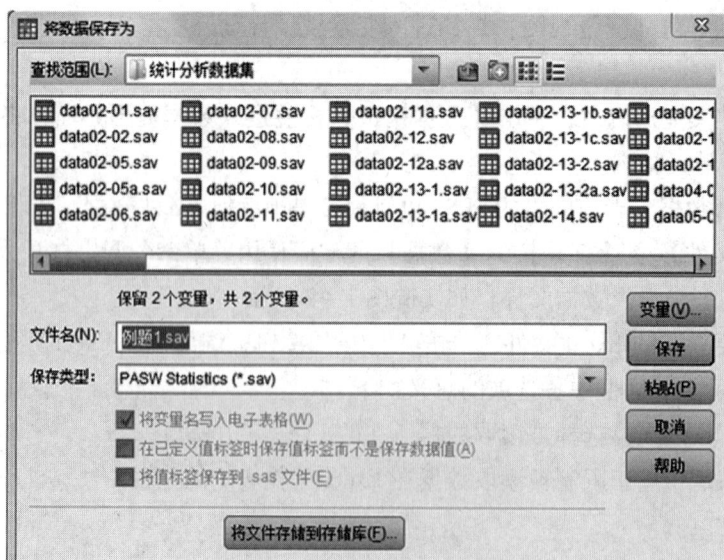

实验图 1 – 4　SPSS 数据的保存

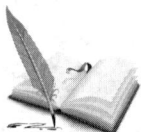

5. 数据整理　在 SPSS 中，数据整理的功能主要集中在【数据】和【转换】两个主菜单下。

（1）数据排序（Sort Case）：对数据按照某一个或多个变量的大小排序将有利于对数据的总体浏览，基本操作说明如下：

◆ 选择菜单【数据】→【排列个案】，打开对话框，如实验图 1-5 所示。

（2）抽样（Select Case）：在统计分析中，有时不需要对所有的观测进行分析，而可能只对某些特定的对象有兴趣。利用 SPSS 的 Select Case 命令可以实现这种样本筛选的功能。以 SPSS 安装配套数据文件 Growth study. sav 为例，选择年龄大于 10 的观测，基本操作说明如下：

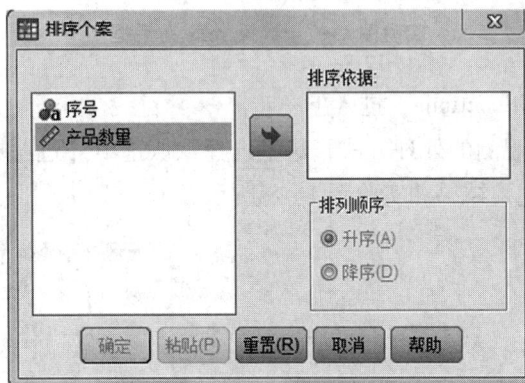

实验图 1-5　排列个案 对话框

◆ 打开数据文件 Growth study. sav，选择【数据】→【选择个案】命令，打开对话框，如实验图 1-6 所示。

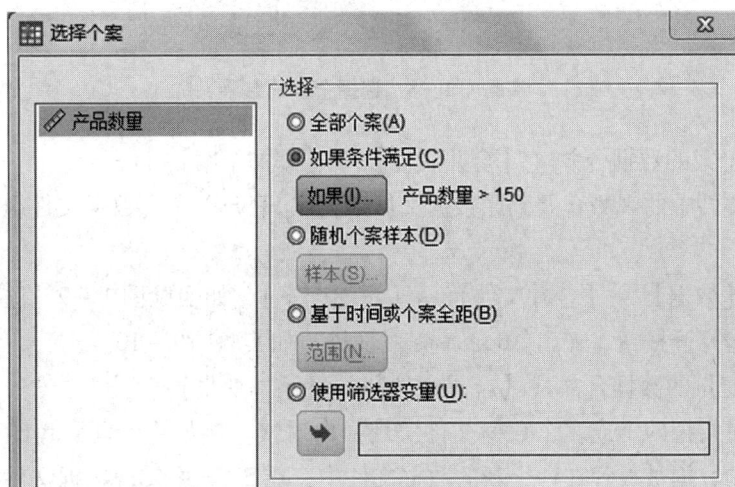

实验图 1-6　选择个案对话框

◆ 指定抽样的方式：【全部个案】不进行筛选；【如果条件满足】按指定条件进行筛选。本例设置：产品数量 >150，如实验图 1-7 所示；

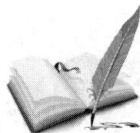

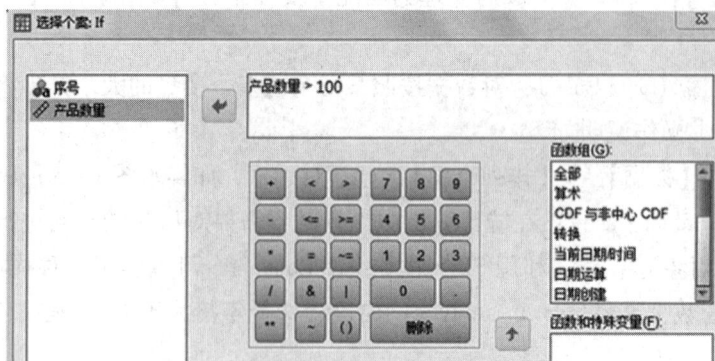

实验图 1-7 选择个案 对话框

设置完成以后，点击 continue，进入下一步。

◆ 确定未被选择的观测的处理方法，这里选择默认选项【过滤掉未选定的个案】。

◆ 单击 ok 进行筛选，结果如实验图 1-8 所示。

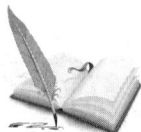

实验图 1-8 选择个案的结果

（3）增加个案的数据合并（【合并文件】→【添加个案】）

将新数据文件中的观测合并到原数据文件中，在 SPSS 中实现数据文件纵向合并的方法如下：

选择菜单【数据】→【合并文件】→【添加个案】，如实验图 1-9，选择需要追加的数据文件，单击打开按钮，弹出 Add Cases 对话框，如实验图 1-10。

（4）增加变量的数据合并（【合并文件】→【添加变量】）

增加变量时指把两个或多个数据文件实现横向对接。例如将不同课程的成绩文件进行合并，收集来的数据被放置在一个新的数据文件中。在 SPSS 中实现数据文件横向合并的方法如下：

选择菜单【数据】→【合并文件】→【添加变量】，选择合并的数据文件，单击"打开"，弹出添加变量，如实验图 1-11 所示。

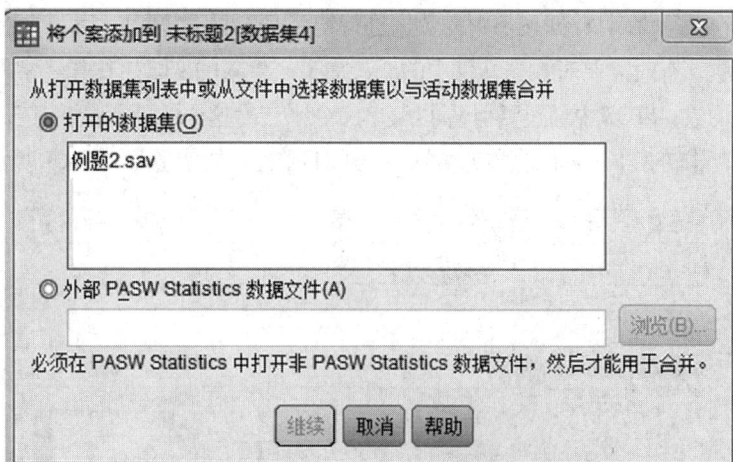

实验图 1 – 9　选择个体数据来源的文件

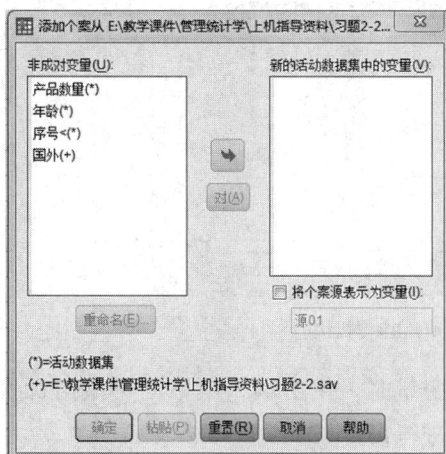

实验图 1 – 10　选择变量

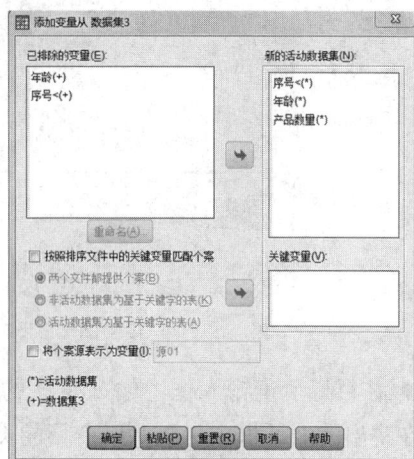

实验图 1 – 11

◆ 单击"确定"执行合并命令。这样，两个数据文件将按观测的顺序一对一地横向合并。

（5）数据拆分（Split File）：在进行统计分析时，经常要对文件中的观测进行分组，然后按组分别进行分析。例如要求按性别不同分组。在 SPSS 中具体操作如下：

◆ 选择菜单【数据】→【分割文件】，打开对话框，如实验图 1 – 12 所示。

◆ 选择拆分数据后，输出结果的排列方式，该对话框提供了 3 种方式：对全部观测进行分析，不进行拆分；在输出结果将各组的分析结果放在一起进行比较；按组排列输出结果，即单独显示每一分组的分析结果。

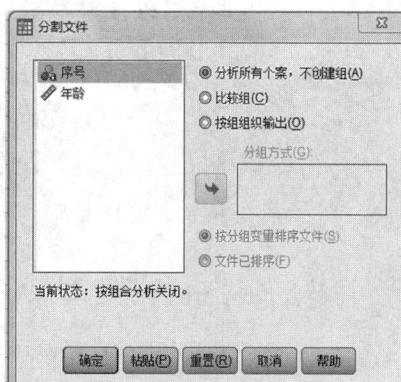

实验图 1 – 12　分割文件对话框

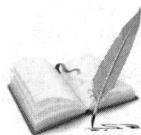

◆ 选择分组变量

◆ 选择数据的排序方式

◆ 单击"确定"按钮，执行操作

（6）计算新变量：在对数据文件中的数据进行统计分析的过程中，为了更有效地处理数据和反映事务的本质，有时需要对数据文件中的变量加工产生新的变量。比如经常需要把几个变量加总或取加权平均数，SPSS 中通过【计算】菜单命令来产生这样的新变量，其步骤如下：

◆ 选择菜单【转换】→【计算变量】，打开对话框，如实验图 1－13 所示。

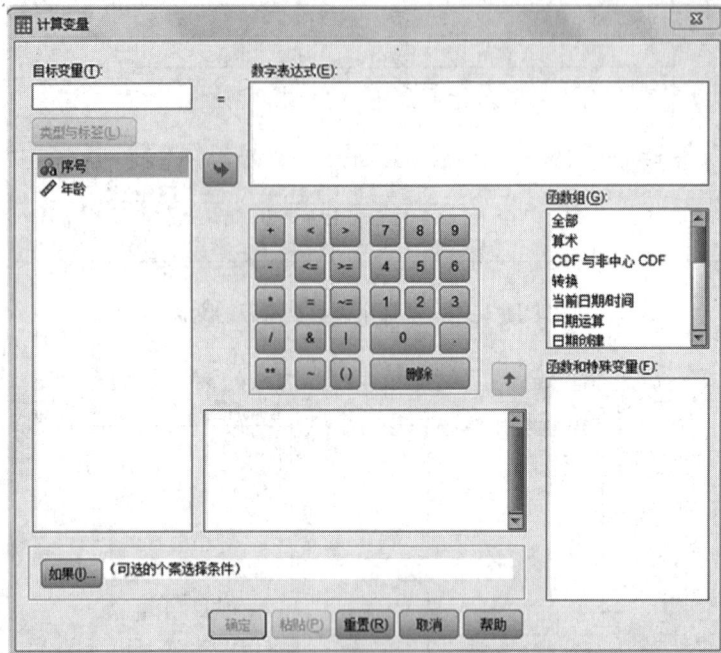

实验图 1－13　Compute Variable 对话框

◆ 在目标变量输入框中输入生成的新变量的变量名。单击输入框下面类型与标签按钮，在跳出的对话框中可以对新变量的类型和标签进行设置。

◆ 在数字表达式输入框中输入新变量的计算表达式。例如"年龄 > 20"。

◆ 单击【如果】按钮，弹出子对话框，如实验图 1－14 所示。包含所有个体：对所有的观测进行计算；如果个案满足条件则包括：仅对满足条件的观测进行计算。

◆ 单击"继续"按钮，执行命令，则可以在数据文件中看到一个新生成的变量。

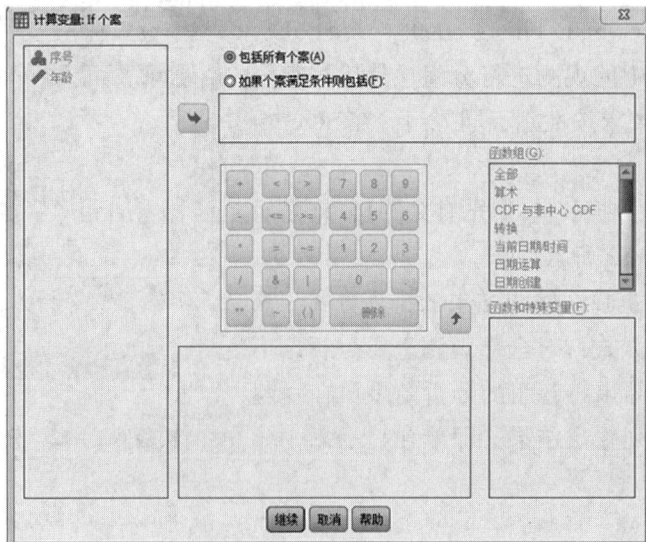

实验图 1－14　如果…子对话框

四、课上练习

1. 某大学一年级二班成绩如下实验表 1－2 学生各科成绩数据：

实验表 1－2　学生各科成绩数据

学号	姓名	线性代数	读写译	视听说	宏观经济学	税法	中级财务会计
1	a	100	91	83	86	97	92
2	b	98	88	83	94	93	97
3	c	99	83	80	89	92	89
4	d	99	83	84	85	92	82
5	e	99	81	80	92	86	87
6	f	99	85	83	81	93	87
7	g	94	88	79	89	94	91
8	h	91	80	80	83	90	90
9	i	99	81	79	85	86	83
10	j	87	84	81	86	91	88
11	k	93	77	80	69	94	87
12	l	97	87	80	84	88	86
13	m	98	87	78	71	83	76
14	n	87	80	76	94	85	93
15	o	90	85	82	86	87	89
16	p	94	75	81	91	91	86
17	q	97	81	82	74	85	84
18	r	86	79	81	87	80	85
19	s	85	81	81	77	93	86
20	t	89	84	81	80	87	75

请按照要求实现以下问题：

（1）使用 SPSS 进行数据的录入，并保存为学生成绩表 . sav 文件；

（2）对上述数据进行转制；

（3）请将实验图 1－15 的数据与原来数据进行合并；

（4）对录入的数据进行排序。

	学号	姓名	线性代数	读写译	视听说	宏观经济学	税法	中级财务会计
1	21	u	95	85	78	80	86	84
2	22	v	97	82	79	82	80	86

实验图 1－15　学生成绩单

练习步骤如下：

（1）使用 SPSS 进行数据的录入，并保存

操作步骤：打开 SPSS 软件，然后在数据编辑窗口中录入数据，如实验图 1－16 所示：

	名称	类型	宽度	小数	标签	值	缺失	列	对齐	度量标准	角色
1	学号	数值(N)	8	0		无	无	11	靠右	未知	输入
2	姓名	字符串	8	0		无	无	1	靠左	名义(N)	输入
3	线性代数	数值(N)	8	0		无	无	11	靠右	未知	输入
4	读写译	数值(N)	8	0		无	无	11	靠右	未知	输入
5	视听说	数值(N)	8	0		无	无	11	靠右	未知	输入
6	宏观经济学	数值(N)	8	0		无	无	11	靠右	未知	输入
7	税法	数值(N)	8	0		无	无	11	靠右	未知	输入
8	中级财务会计	数值(N)	8	0		无	无	11	靠右	未知	输入

实验图 1－16

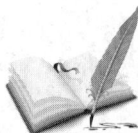

输入后的数据如实验图 1–17 所示：

	学号	姓名	线性代数	读写译	视听说	宏观经济学	税法	中级财务会计
1	1	a	100	91	83	86	97	92
2	2	b	98	88	83	94	93	97
3	3	c	99	83	80	89	92	89
4	4	d	99	83	84	85	92	82
5	5	e	99	81	80	92	86	87
6	6	f	99	85	83	81	93	87
7	7	g	94	88	79	89	94	91
8	8	h	91	80	80	83	90	90
9	9	i	99	81	79	85	89	83
10	10	j	87	84	81	86	91	88
11	11	k	93	77	80	69	94	87
12	12	l	97	87	80	84	88	86
13	13	m	98	87	78	71	83	76
14	14	n	87	80	76	94	85	93
15	15	o	90	85	82	86	87	89
16	16	p	94	75	81	91	91	86
17	17	q	97	81	82	74	85	84
18	18	r	86	79	81	87	80	85
19	19	s	85	81	81	77	93	86
20	20	t	89	84	81	80	87	75

实验图 1–17

将上述数据进行保存：单击"文件→保存"，弹出右图所示对话框，选择合适的保存路径之后，单击保存即可（如实验图 1–18）。

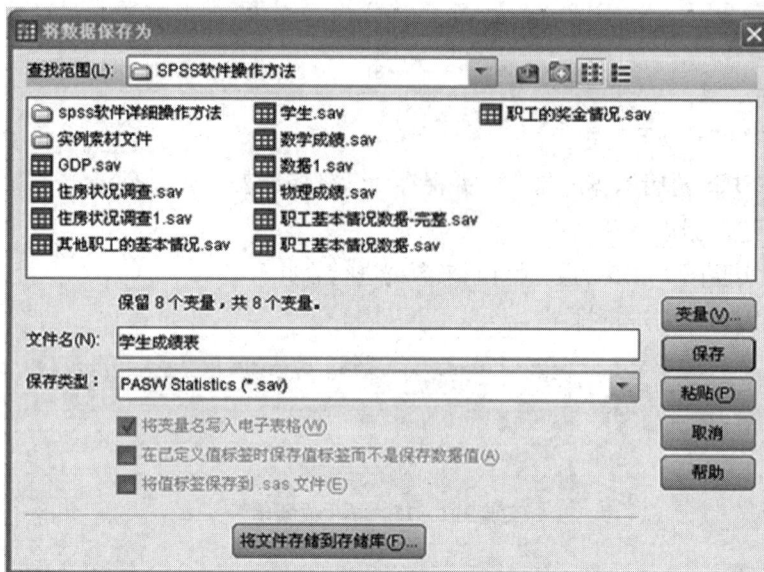

实验图 1–18

（2）对上述数据进行转置。

步骤：单击"数据→转置"，显示如实验图 1–19 窗口，在变量选项框中选入要转置的名称单击确定就可以得到结果（如实验图 1–20）。

（3）将给定数据与上述数据合并

步骤：在数据编辑窗口中打开一个需要合并的 SPSS 数据文件，选择菜单"数据→合并文件→添加个案"，弹出如实验图 1–21 对话框，然后选择符合条件的文件，点击"确定"即可。

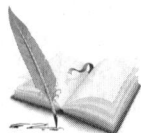

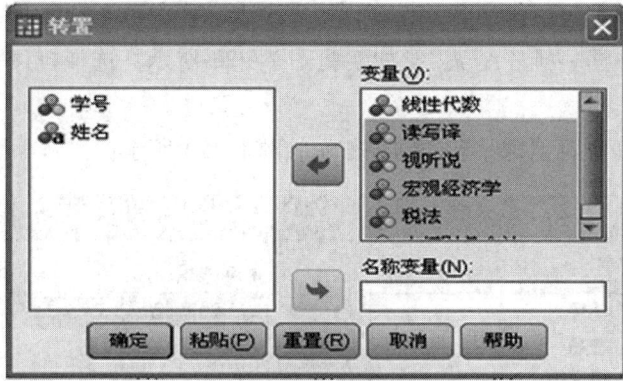

实验图 1 - 19

	CASE_LBL	var001	var002	var003	var004
1	线性代数	100.00	98.00	99.00	99.00
2	读写译	91.00	88.00	83.00	83.00
3	视听说	83.00	83.00	80.00	84.00
4	宏观经济学	86.00	94.00	89.00	85.00
5	税法	97.00	93.00	92.00	92.00
6	中级财务会计	92.00	97.00	89.00	82.00

实验图 1 - 20

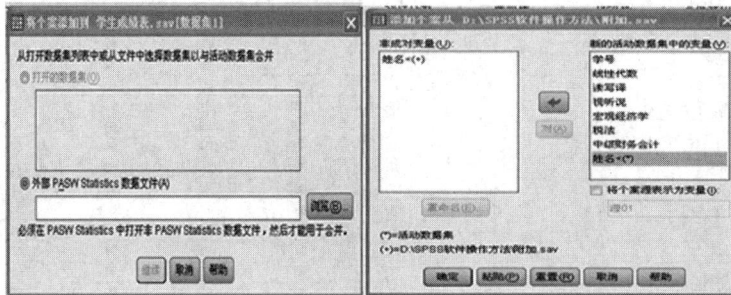

实验图 1 - 21

结果如实验图 1 - 22 所示:

	学号	姓名	线性代数	读写译	视听说	宏观经济学	税法	中级财务会计
1	1	a	100	91	83	86	97	92
2	2	b	98	88	83	94	93	97
3	3	c	99	83	80	89	92	89
4	4	d	99	83	84	85	92	82
5	5	e	99	81	80	92	86	87
6	6	f	99	85	83	81	93	87
7	7	g	94	88	79	89	94	91
8	8	h	91	80	80	83	90	90
9	9	i	99	81	79	85	89	83
10	10	j	87	84	81	86	91	88
11	11	k	93	77	80	69	94	87
12	12	l	97	87	80	84	88	86
13	13	m	98	87	78	71	83	76
14	14	n	87	80	76	94	85	93
15	15	o	90	85	82	86	87	89
16	16	p	94	75	81	94	91	86
17	17	q	97	81	82	74	85	84
18	18	r	86	79	81	87	80	85
19	19	s	85	81	81	77	93	86
20	20	t	89	84	81	80	87	75
21	21		95	85	78	80	86	84
22	22		97	82	79	82	80	86

实验图 1 - 22

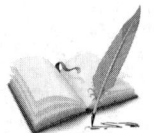

（4）对录入的数据进行排序

步骤：选择"数据→排序个案"，如实验图1-23所示，选择排序依据（如"线性代数"）

单击"确定"即可看到排序后的结果如实验图1-24所示：

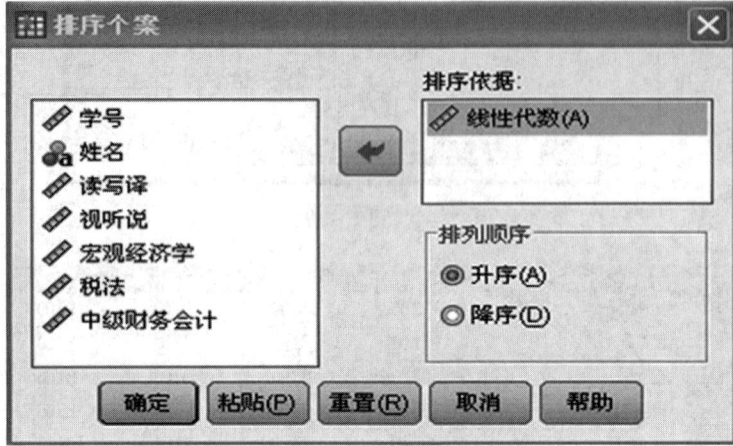

实验图 1-23

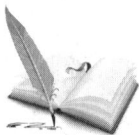

实验图 1-24

五、课后练习

1. 某航空公司38名职员性别和工资情况的调查数据，如实验表1-3所示，试在SPSS中进行如下操作：

（1）将数据输入到SPSS的数据编辑窗口中，将gender定义为字符型变量，将salary定义为数值型变量，并保存数据文件，命名为"实验作业题1.sav"。

（2）插入一个变量name，定义为符号型变量。

（3）将数据文件按工资分组

（4）查找工资大于40000美元的职工

（5）当工资大于40000美元时，职工的奖金是工资的20%；当工资小于40000美元时，职工的奖金是工资的10%，假设实际收入＝工资＋奖金，计算所有职工的实际收入，并添加到新的变量Salary1中。

实验表 1 – 3　某航空公司 38 名职员情况的调查数据表

Id	Gender	Salary	Id	Gender	Salary
1	F	$ 56000	20	M	$ 26250
2	M	$ 41200	21	F	$ 37850
3	F	$ 21470	22	M	$ 21320
4	F	$ 22900	23	F	$ 22340
5	F	$ 45300	24	M	$ 17250
6	M	$ 32100	25	F	$ 22150
7	F	$ 36500	26	F	$ 39900
8	M	$ 22900	27	M	$ 62332
9	F	$ 28900	28	F	$ 31550
10	F	$ 25000	29	M	$ 123000
11	F	$ 31300	30	F	$ 32200
12	M	$ 27350	31	M	$ 37250
13	M	$ 28750	32	F	$ 189225
14	F	$ 35300	33	M	$ 43500
15	M	$ 25400	34	F	$ 91210
16	F	$ 41100	35	M	$ 82350
17	M	$ 44500	36	F	$ 31120
18	F	$102740	37	F	$312400
19	M	$ 41300	38	M	$ 313450

实验 2　统计描述

本节内容主要介绍 SPSS 软件描述统计菜单栏中，频数分析（Frequencies）、描述分析（Descriptives）和探索分析（Explore）的相关内容。

集中趋势的特征值：算术平均数、调和平均数、几何平均数、众数、中位数等。其中均数适用于正态分布和对称分布资料，中位数适用于所有分布类型的资料。

散趋势的特征值：全距、内距、平均差、方差、标准差、标准误、离散系数等。其中标准差、方差适用于正态分布资料，标准误实际上反映了样本均数的波动程度。分布特征值：偏态系数、峰度系数、他们反映了数据偏离正态分布的程度

下面给出的案例是来自 SPSS 软件自带的数据文件"Employee. data"，该文件包含某公司员工的性别（gender）、工资（salary）、工龄（prevexp）、职业（jobcat）等 10 个变量，共 474 条个案。我们将以员工的当前工资为例，计算该公司员工当前工资的一些描述统计量，如均值、频数、方差等描述统计量的计算。

一、频数分析

基本统计分析往往从频数分析开始。通过频数分析能够了解变量取值的状况，对把握数据的分布特征是非常有用的。比如，在某项调查中，想要知道被调查者的性别分布状况。频数分析的第一个基本任务是编制频数分布表。SPSS 中的频数分布表包括的内容有：

（1）频数（Frequency）即变量值落在某个区间中的次数。

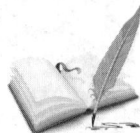

（2）百分比（Percent）即各频数占总样本数的百分比。

（3）有效百分比（Valid Percent）即各频数占有效样本数的百分比。这里有效样本数 = 总样本 – 缺失样本数。

（4）累计百分比（Cumulative Percent）即各百分比逐级累加起来的结果。最终取值为百分之百。

频数分析的第二个基本任务是绘制统计图。统计图是一种最为直接的数据刻画方式，能够非常清晰直观地展示变量的取值状况。频数分析中常用的统计图包括：条形图，饼图，直方图等。

在 SPSS 中的频数分析的实现步骤如下：

选择菜单【文件】→【打开】→【数据】在对话框中找到需要分析的数据 文件"SPSS/Employee data"，然后选择"打开"。如实验图 2 – 1 所示。

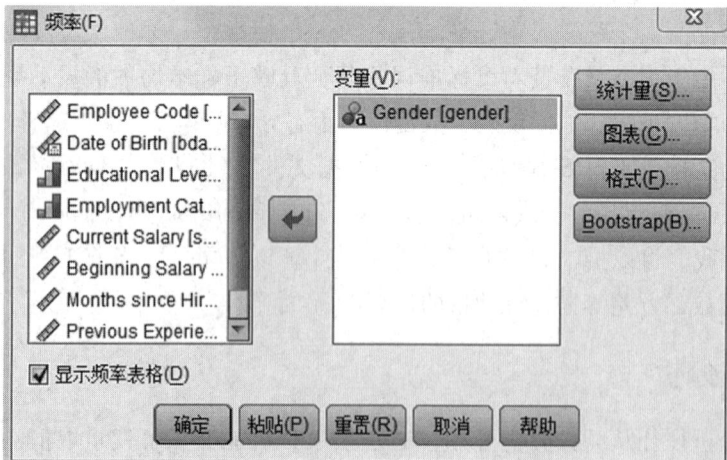

实验图 2 – 1　Employee data 数据

选择菜单【分析】→【描述统计】→【频率】。如实验图 2 – 2 所示

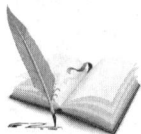

实验图 2 – 2　Frequencies 对话框

确定所要分析的变量，例如"职业（jobcat）"在变量选择确定之后，在同一窗口上，点击"统计量（Statistics）"按钮，打开统计量对话框，如实验图2-3所示，选择统计输出选项。点击"图表（Charts）"按钮，打开统计量对话框，如实验图2-4所示，选择图表输出选项。点击"格式（Formats）"按钮，打开统计量对话框，如实验图2-5所示，选择输出排序选项。

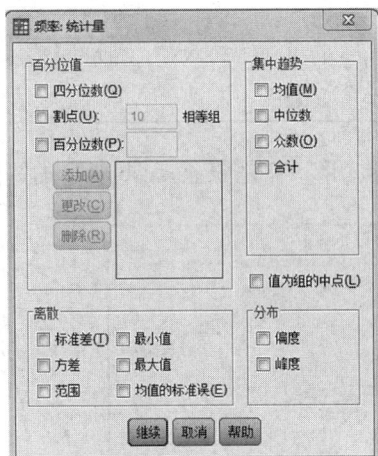

实验图2-3　统计量子对话框

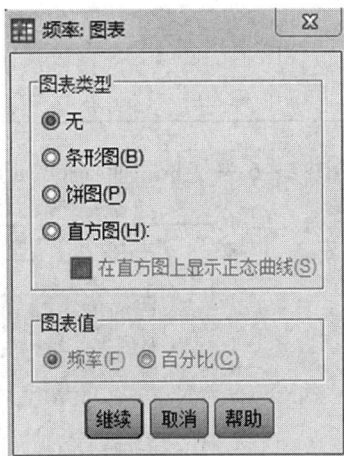

实验图2-4　图表子对话框

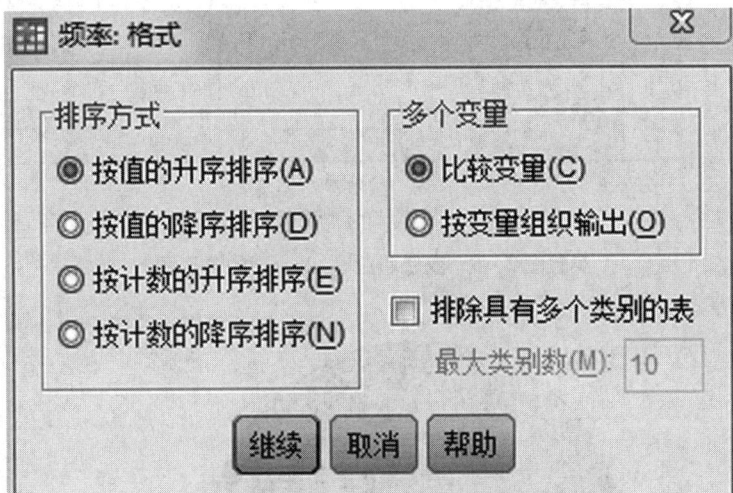

实验图2-5　格式子对话框

点击频率（Frequencies）对话框中的"继续"按钮，即得到下面的结果。

实验表2-1　描述性统计量

Statistics		
Employment Categor		
N	Valid	474
	Missing	0

实验表2-1中给出了总样本量（N），其中变量职业（jobcat）的有效个数（Valid）为474个，缺失值（Missing）为0个。

实验表2-2中，Frequency是频数，Percent是按总样本量为分母计算的百分比，Valid

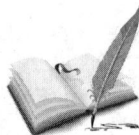

Percent 是以有效样本量为分母计算的百分比，Cumulative Percent 是累计百分比。

实验表 2 - 2　职业（jobcat）频数分布表

Employment Category				
	Frequency	Percent	Valid Percent	Cumulative Percent
Valid　Clerical	363	76.6	76.6	76.6
Custodial	27	5.7	5.7	82.3
Manager	84	17.7	17.7	100.0
Total	474	100.0	100.0	

实验图 2 - 6 是变量职业（jobcat）的条形图，实验图 2 - 7 是职业（jobcat）的饼图。

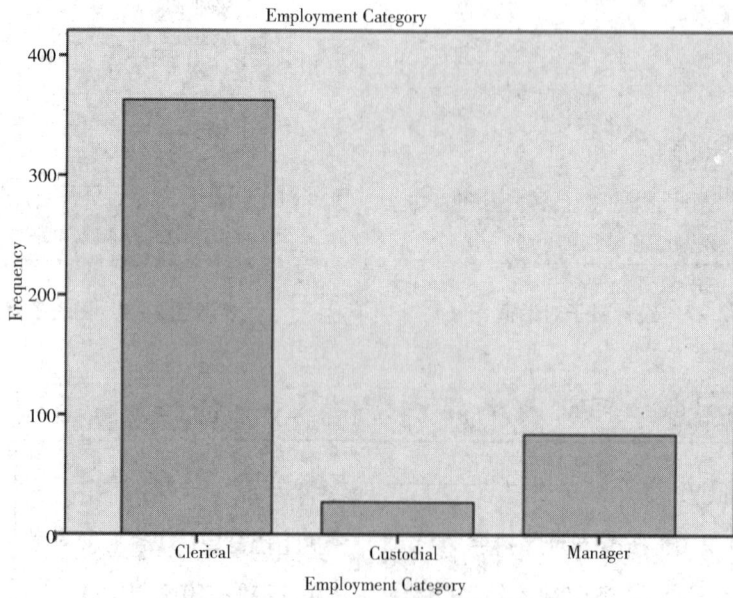

实验图 2 - 6　变量职业（jobcat）的条形图

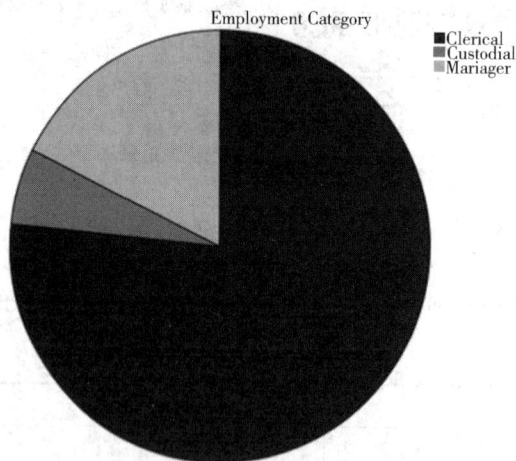

实验图 2 - 7　变量职业（jobcat）的饼图

二、描述统计

SPSS 的【描述】命令专门用于计算各种描述统计性统计量。本节利用下面以儿童血红

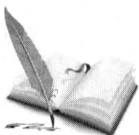

蛋白与微量元素的关系为例来介绍描述统计量在 SPSS 中的计算方法。

例：20 名儿童的血红蛋白 Y（g/100ml）与血钙 X_1（μg/100ml）、铁 X_2（μg/100ml）和锰 X_3（μg/100ml）的测定结果如实验表 2 − 3 所示，试做描述统计。

实验表 2 − 3　20 名儿童的血红蛋白与血钙、铁、锰的测定结果

编号	钙 X_1	铁 X_2	锰 X_3	血红蛋白 Y
1	54.89	448.70	.012	13.50
2	66.00	467.30	.008	13.00
3	53.81	452.61	.004	13.75
4	56.00	469.80	.010	14.00
5	58.80	456.55	.012	14.25
6	43.67	395.78	.008	12.75
7	54.89	448.70	.012	12.50
8	86.12	440.13	.017	12.25
9	60.35	394.40	.001	12.00
10	54.04	405.60	.008	11.75
11	61.23	446.00	.022	11.50
12	60.17	383.20	.001	11.25
13	69.69	416.70	.012	11.00
14	72.28	430.80	.002	10.75
15	55.13	445.80	.012	10.50
16	70.08	409.80	.012	10.25
17	63.05	384.10	.002	10.00
18	48.75	342.90	.018	9.75
19	52.28	326.26	.024	9.50
20	61.00	388.54	.008	9.25

（一）数据录入

数据输入如实验图 2 − 8。

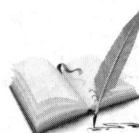

实验图 2 − 8　血红蛋白与微量元素测定数据录入

（二）SPSS 操作

具体操作步骤如下：选择菜单【分析】→【描述统计】→【描述】，如实验图 2 - 9 所示。

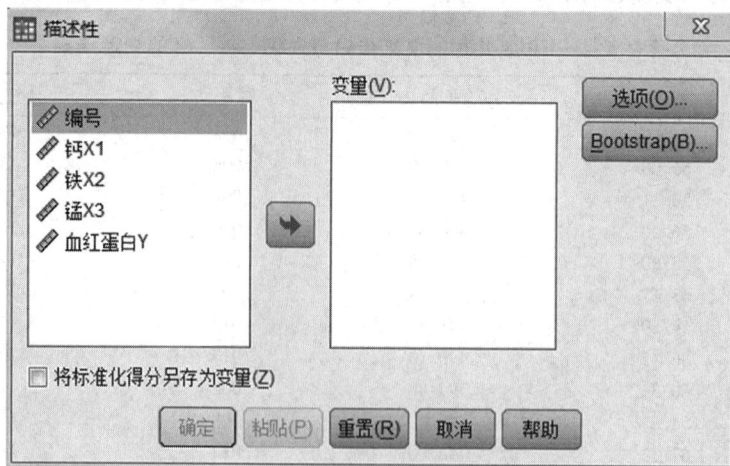

实验图 2 - 9　血红蛋白与微量元素测定描述对话框

将待分析的变量移入 Variables 列表框，例如将钙 X_1、铁 X_2、锰 X_3、血红蛋白 Y 等 4 个变量进行描述性统计，以观察儿童血红蛋白与微量元素的高低。

将标准化得分另存为变量（save standardized values as variables），对所选择的每个变量进行标准化处理，产生相应的 Z 分值，作为新变量保存在数据窗口中。其变量名为相应变量名前加前缀 Z。

标准化计算公式：

$$Z_i = \frac{x_i - \bar{x}}{s}$$

单击【选项】按钮，如实验图 2 - 10 所示，选择需要计算的描述统计量。各描述统计量同 Frequencies 命令中的 Statistics 子对话框中大部分相同，这里不再重复。

在主对话框中单击"确定"执行操作。

结果输出与分析

在结果输出窗口中给出了所选变量的相应描述统计，如实验表 2 - 4 所示。N：样本数量，Mean：平均值，Std. Deviation：标准差，Std. Error：标准误，Skewness：偏态系数，Kurtosis：峰度。还可以利用 Frequencies 命令画出变量 " Z 钙 X1" 的直方图，如实验图 2 - 11。

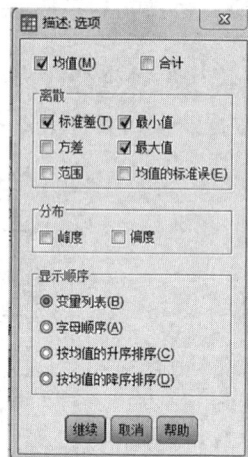

实验图 2 - 10　选项子对话框

实验表 2 - 4　描述统计量表

Descriptive Statistics

	N	Mean		Std. Deviation	Skewness		Kurtosis	
	Statistic	Statistic	Std. Error	Statistic	Statistic	Std. Error	Statistic	Std. Error
钙 X1	20	60.1115	2.11282	9.44882	.981	.512	1.879	.992
铁 X2	20	417.6835	8.95145	40.03212	-.755	.512	-.003	.992

续表

	N	Mean		Std. Deviation	Skewness		Kurtosis	
	Statistic	Statistic	Std. Error	Statistic	Statistic	Std. Error	Statistic	Std. Error
锰 X3	20	.010250	.0014670	.0065604	.421	.512	−.182	.992
血红蛋白 Y	20	11.6750	.34703	1.55195	.108	.512	−1.131	.992
Valid N（listwise）	20							

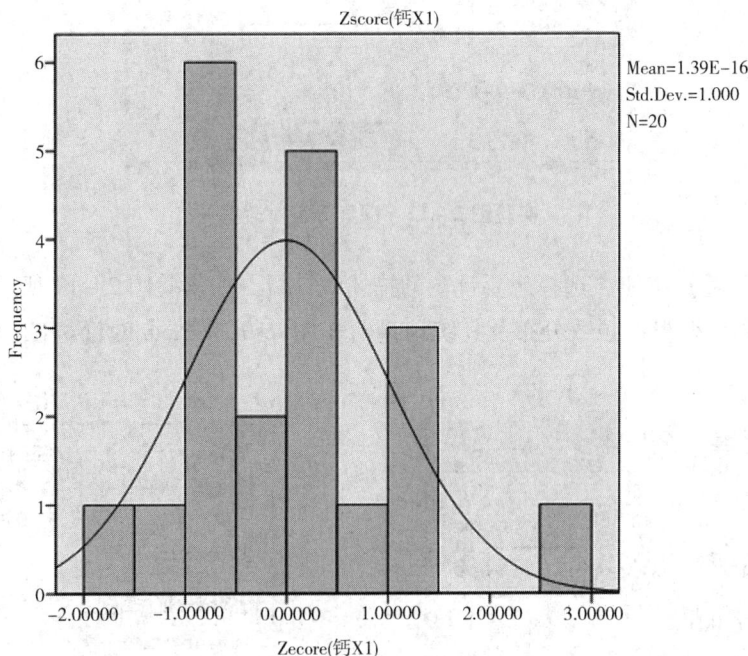

实验图 2 – 11　选项子对话框

三、探索分析

调用此过程可对变量进行更为深入详尽的描述性统计分析，故称之为探索分析。它在一般描述性统计指标的基础上，增加有关数据其他特征的文字与图形描述，显得更加细致与全面，对数据分析更进一步。

探索分析一般通过数据文件在分组与不分组的情况下获得常用统计量和图形。一般以图形方式输出，直观帮助研究者确定奇异值、影响点、还可以进行假设检验，以及确定研究者要使用的某种统计方式是否合适。

本节利用某年国内上市公司的财务数据来介绍探索分析。在打开的数据文件上，选择如下命令：选择菜单【分析】→【描述统计】→【探索】，打开对话框（实验图 2 – 12）。

因变量列表：预分析的变量名称，例如将每股收益率作为研究变量。

因子列表：从源变量框中选择一个或多个变量进入因子列表，分组变量可以将数据按照该观察值进行分组分析。

标注个案：在源变量表中指定一个变量作为观察值的标识变量。

在输出栏中，选择两者都，表示输出图形及描述统计量。

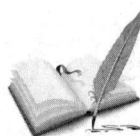

237

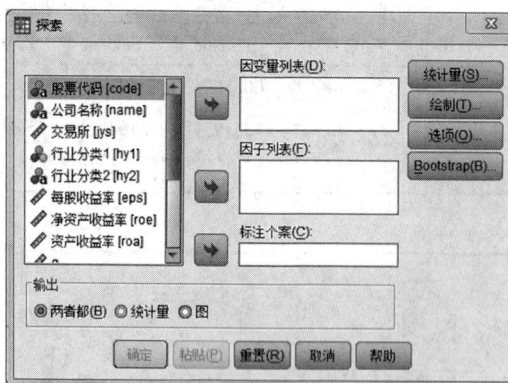

实验图 2 - 12 探索分析对话框

选择【统计量】按钮，选择想要计算的描述统计量。如实验图 2 - 13 所示。

对所要计算的变量的频数分布及其统计量值作图 打开"Plots 对话框"，出现如实验图 2 - 14。

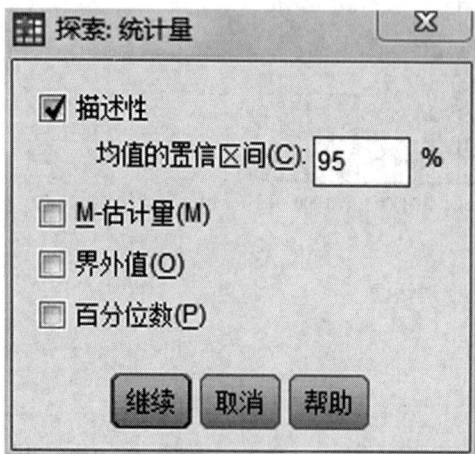

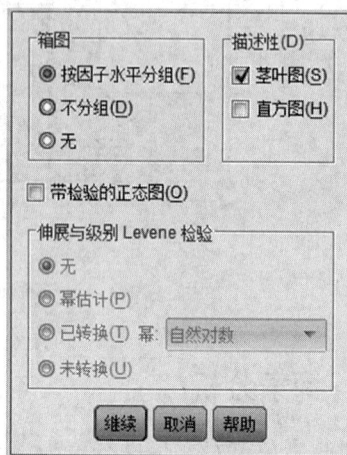

实验图 2 - 13 探索分析统计量子对话框   实验图 2 - 14 探索分析绘图子对话框

结果的输出与说明：

（1）Case Processing Summary 表：见实验表 2 - 5。

实验表 2 - 5 **Case Processing Summary 表**

| | | \multicolumn{6}{c|}{Cases} | | | | | |
| | | \multicolumn{2}{c|}{Valid} | \multicolumn{2}{c|}{Missing} | \multicolumn{2}{c|}{Total} |
	Gender	N	Percent	N	Percent	N	Percent
Current Salary	Female	216	100.0%	0	.0%	216	100.0%
	Male	258	100.0%	0	.0%	258	100.0%

在 Case Processing Summary 表中可以看出 female 有 216 个个体，Male 有 258 个个体，均无缺失值。

（2）Descriptive 表：见实验表 2 - 6。

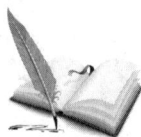

实验表 2 – 6　**Descriptive 表**

	Gender	Statistic		Std. Error
Current Salary	Female	Mean	$ 26，031. 92	03
		95% ConfidenceLower Bound	$ 25，018. 29	$ 19，499. 214
		Interval for MeanUpper Bound	$ 27，045. 55	$ 19，650
		5% Trimmed Mean	$ 25，248. 30	$ 135，000
		Median	$ 24，300. 00	$ 115，350
		Variance	57123688. 26	$ 22，675
		Std. Deviation Minimum Maximum Range	8	1. 639
		Interquartile Range	$ 7，558. 021	2. 780
		Skewness	$ 15，750	$ 514. 258
		Kurtosis	$ 58，125	. 166
	Male	Mean	$ 42，375	. 330
		95% ConfidenceLower Bound	$ 7，013	$ 1，213. 968
		Interval for MeanUpper Bound	1. 863	. 152
		5% Trimmed Mean	4. 641	. 302
		Median	$ 41，441. 78	
		Variance	$ 39，051. 19	
		Std. Deviation Minimum Maximum Range	$ 43，832. 37	
		Interquartile Range	$ 39，445. 87	
		Skewness	$ 32，850. 00	
		Kurtosis	380219336. 3	

（3）职位员工薪水直方图显示：见实验图 2 – 15。

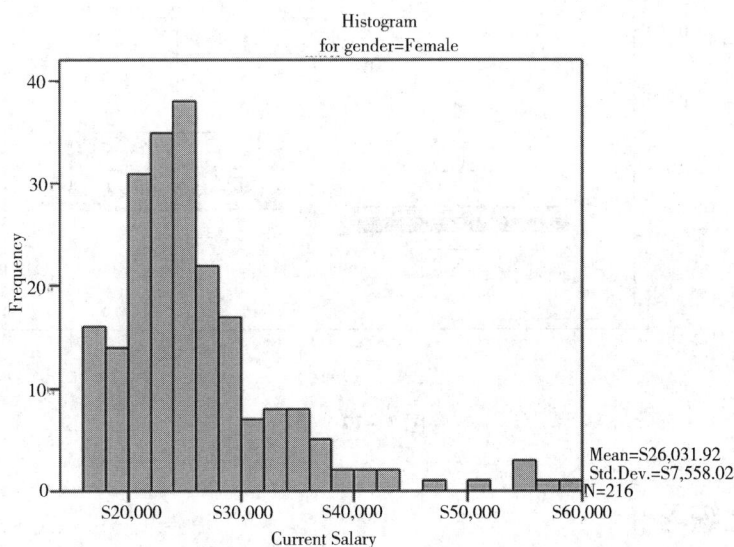

实验图 2 – 15　职位员工薪水直方图

（4）茎叶图描述：茎叶图自左向右可以分为 3 大部分：频数（Frequency）、茎（Stem）和叶（Leaf）。茎表示数值的整数部分，叶表示数值的小数部分。每行的茎和每个叶组成的数字相加再乘以茎宽（Stem Width），即茎叶所表示的实际数值的近似值（实验图 2 – 16）。

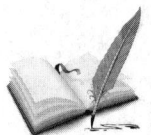

```
Current Salary Stem-and-Leaf
Plot for gender=Female

Frequency      Stem &  Leaf

   2.00          1   55
  16.00          1   6666666666777777
  14.00          1   88889999999999
  31.00          2   0000000000000111111111111111111
  35.00          2   22222222222222222222223333333333333333
  38.00          2   44444444444444444444444444444455555555555
  22.00          2   6666666666667777777777
  17.00          2   88888899999999999
   7.00          3   0001111
   8.00          3   22233333
   8.00          3   44444555
   5.00          3   66777
   2.00          3   88
   1.00 Extremes      (>=40800)
Stem width:   10000
Each leaf:    1 case(s)
```

实验图 2 - 16　茎叶图

（5）实验图 2 - 17 中灰色区域的方箱为箱图的主体，上中下 3 条线分别表示变量值的第 75、50、25 百分位数，因此变量的 50% 观察值落在这一区域中。方箱中的中心粗线为中位数。箱图中的触须线是中间的纵向直线，上端截至线为变量的最大值，下端截至线为变量的最小值。

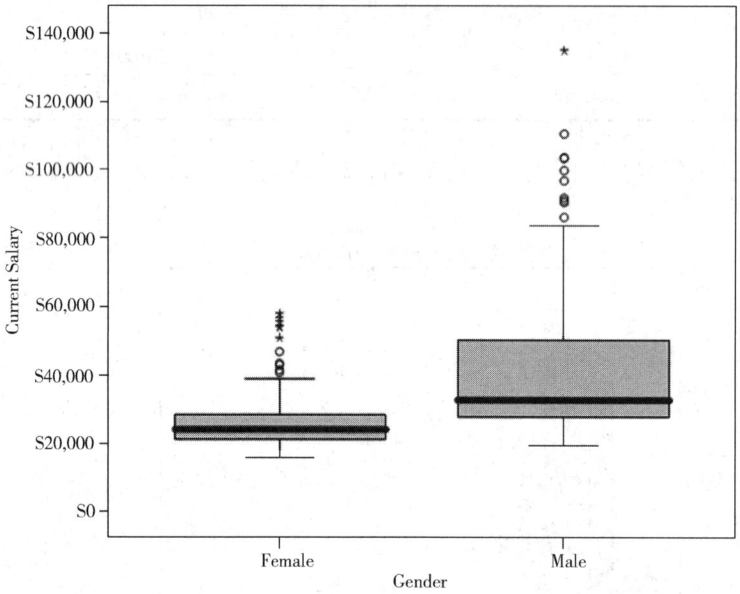

实验图 2 - 17　箱图

四、课上练习

1. 实验表 2 - 7 为某班级 16 位学生的身高数据，对其进行频数分析，并对实验报告作出说明。

实验表 2 - 7　某班 16 位学生的身高数据

学号	性别	身高（cm）	学号	性别	身高（cm）
1	M	170	9	M	150
2	F	173	10	M	157
3	F	169	11	F	177
4	M	155	12	M	160
5	F	174	13	F	169
6	F	178	14	M	154
7	M	156	15	F	172
8	F	171	16	F	180

2. 测量 18 台电脑笔记重量，见实验表 2 - 8，对其进行描述统计量分析，并对实验结果作出说明。

实验表 2 - 8　18 台笔记本电脑重量表

序号	1	2	3	4	5	6	7	8	9
重量	1.75	1.92	1.59	1.85	1.83	1.68	1.89	1.70	1.79
序号	10	11	12	13	14	15	16	17	18
重量	1.66	1.80	1.83	2.05	1.91	1.76	1.88	1.83	1.79

实验 3　T 检验

参数假设检验中有三类 T 检验，分别为：独立样本 T 检验（双样本 T 检验），配对样本 T 检验（相关 T 检验），单样本 T 检验。

独立样本 T 检验（双样本 T 检验）用来比较两组个案中一个变量的均值，提供了每组的描述统计和方差相等性检验，以及相等和不等方差 T 值和均值差分的 95% 置信区间。配对样本 T 检验（相关 T 检验）用来比较单个组的两个变量的均值，此检验还用于匹配对或个案控制研究设计。输出包括检验变量的描述统计、变量之间的相关性、配对差分的描述统计、T 检验和 95% 置信区间。单样本 T 检验用来将一个变量的均值与已知值或假设值进行比较，检验变量的描述统计随 T 检验一起显示。检验变量的均值和假设的检验值之间差的 95% 置信区间是缺省输出的一部分。下面分别进行介绍。

一、独立样本 T 检验

"独立样本 T 检验"是用来比较两组个案的均值。理想的情况下，对于此检验，主体应随机地分配到两个组中，以便响应的任何差别是由于处理（或缺少处理）而非其他因素造成的，是对于相等方差 T 检验，观察值应是来自具有相等的总体方差的正态分布的独立随机样本。

例题：The Wall Street Journal（1994，7）声称在制造业中，参加工会的妇女比未参加工会的妇女的报酬要多 2.5 美元。想通过统计方法，对这个观点是否正确给出检验。假设抽取了 7 位女性工会会员与 8 位非工会会员女性报酬数据。要求对制造业中参加工会会员的女性报酬与未参加工会的女性报酬平均工资之差进行区间估计，预设的置信度为 95%。

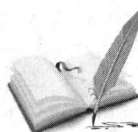

计算两总体均值之差的区间估计，采用"独立样本 T 检验"方法。选择菜单【分析】→【比较均值】→【独立样本 T 检验】，打开对话框（实验图 3 –1）。

变量选择

（1）从源变量清单中将"报酬"变量移入检验变量框中。表示要求该变量的均值的区间估计。

（2）从源变量清单中将"group"变量移入分组变量框中。表示总体的分类变量。

对于数值分组变量，通过指定两个值或一个割点为 T 检验定义两个组：使用指定值。为"组 1"输入一个值，为"组 2"输入另一个值。具有任何其他值的个案将从分析中排除，数字不需要是整数。或用分割点输入一个将分组变量的值分成两组的数字，值小于割点的所有个案组成一个组，值大于等于割点的个案组成另一个组（实验图 3 –2）。

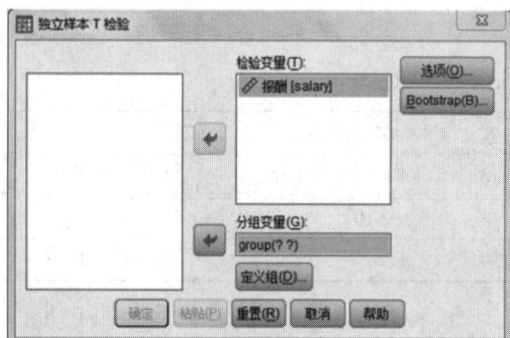

实验图 3 –1 "独立样本 T 检验"对话框

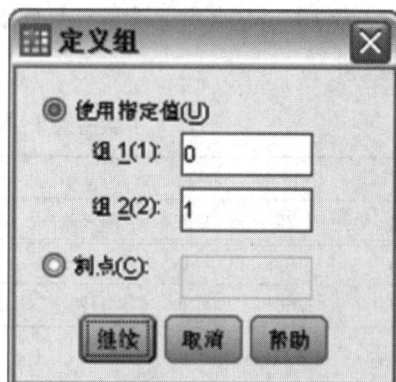

实验图 3 –2 数值变量的"定义组"对话框

置信区间在缺省情况下，显示均值中的差的 95% 置信区间。也可以输入 1 到 99 之间的值以请求不同的置信度（实验图 3 –3）。

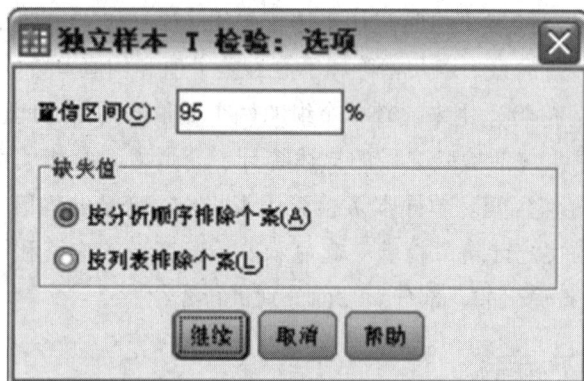

实验图 3 –3 "独立样本 T 检验：选项"对话框

缺失值。当您检验多个变量，并且一个或多个变量的数据缺失时，您可以指示过程包含（或排除）哪些个案。

计算结果，输出如下表所示。

实验表 3 –1 中分别给出不同总体下的样本容量、均值、标准差和平均标准误。从该表中可以看出，参加工会的妇女平均报酬为 19. 925，不参加工会的妇女平均报酬为 20. 1429。

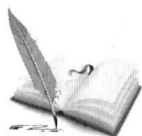

实验表 3 – 1　分组统计量

Group Statistics

	会员	N	Mean	Std. Deviation	Std. Error Mean
报酬	1.00	8	19.9250	46522	16448
	2.00	7	20.1429	52236	19743

实验表 3 – 2 为方差检验，$F = 0.623$，$Sig = 0.444 > 0.05$ 因为其 P 值大于显著性水平，即接受两个总体方差是相等的假设。因此参加工会会员的女性报酬与未参加工会的女性报酬平均工资之差 95% 的区间估计为 $[0.76842, 0.33271]$。

T – test for Equality of Means 为检验总体均值是否相等的 t 检验，由于在本例中，其 P 值大于显著性水平即：$Sig = 0.408 > 0.05$，也就是说参加工会的妇女跟未参加工会的妇女的报酬没有显著差异。本次抽样认为参加工会的妇女不比未参加工会的妇女的报酬多。

实验表 3 – 2　独立样本 T 检验结果

Independent Samples Test

		Levene's Test for Equality of Variances		t – test for Equality of Means						
									95% Confidence Interval of the Difference	
		F	Sig	t	df	Sig (2 – tailed)	Mean Difference	Std. Error Difference	Lower	Upper
报酬	Equal variances assumed	.623	.444	– .855	13	.408	– .31786	.25485	– .76842	– .33271
	Equal variances not assumed			– .848	12.187	.413	– .21786	.25697	– .77679	.34108

二、配对样本 T 检验

"配对样本 T 检验"过程比较单独一组的两个变量的均值。该过程计算每个个案的两个变量的值之间的差值，并检验平均差值是否非 0。每对的观察值应在相同的条件下得到。均值差应是正态分布的。每个变量的方差可以相等也可以不等。

例题　假设某校为了检验进行新式培训前后学生的学习成绩是否有了显著提高，从全校学生中随机抽出 30 名进行测试，这些学生培训前后的考试成绩放置于数据文件"学生培训 . sav"中。

在 SPSS 中对这 30 名学生的成绩进行配对样本 T 检验的操作步骤如下：选择菜单【分析】→【比较均值】→【配对样本 T 检验】，打开对话框，如实验图 3 – 4 所示，将两个配对变量移入右边的 Pair Variables 列表框中。移动的方法是先选择其中的一个配对变量，再选择第二个配对变量，接着单击中间的箭头按钮。

选项按钮的用于设置置信度选项，这里保持系统默认的 95%，在主对话框中单击"确定"按钮，执行操作（实验图 3 – 5）。

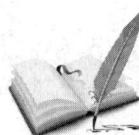

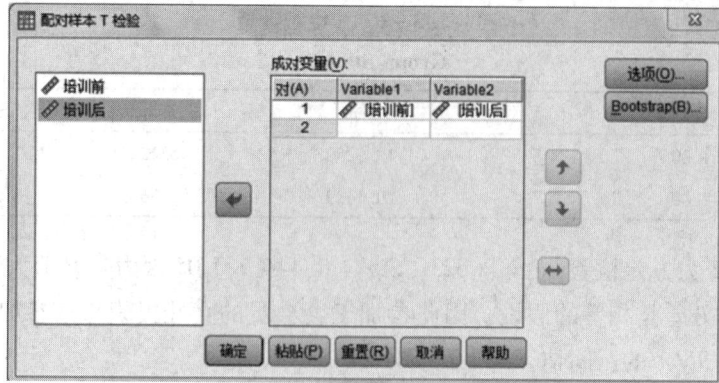

实验图 3 - 4　**Paired - Samples *T* Test** 对话框

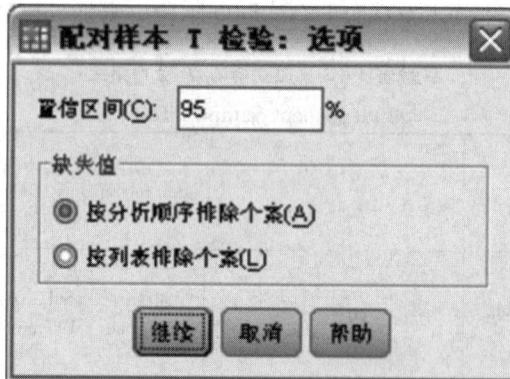

实验图 3 - 5　"配对样本 *T* 检验：选项"对话框

实验表 3 - 3 和实验表 3 - 4 给出了培训前后学生考试成绩的均值、标准差、均值标准误差以及培训前后成绩的相关系数。从实验表 5 - 3 来看，培训前后平均成绩并没有发生显著的提高。实验表 3 - 5 给出了配对样本 *t* 检验结果，包括配对变量差值的均值、标准差、均值标准误差以及差值的 95% 置信度下的区间估计。当然也给出了最为重要的 *t* 统计量和 *P* 值。结果显示 $Sig = 0.246 > 0.05$，所以，学校的所谓新式培训并未带来学生成绩的显著变化。

实验表 3 - 3　培训前后成绩的描述统计量

Paired Samples Statistics

		Mean	*N*	Std. Deviation	Std. Error Mean
Pair 1	培训前	67.00	30	14.734	2.690
	培训后	68.60	30	12.947	2.364

实验表 3 - 4　培训前后成绩的相关系数

Paired Samples Correlations

		N	Correlation	Sig
Pair1	培训前 & 培训后	30	865	000

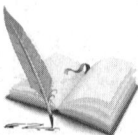

实验表 3 –5　配对样本 *T* 检验结果

Paired Samples Test

	Paired Differences					*t*	*df*	Sig. (2 – tailed)
	Mean	Std. Devitation	Std. Error Mean	95% Confidence Interval of the Difference				
				Lower	Upper			
Pair1　培训前 – 培训后	– 1. 600	7. 398	1. 351	– 4. 362	1. 162	– 1. 185	29	246

三、单样本 *T* 检验

"单样本 *T* 检验"过程检验单个变量的均值是否与指定的常数不同。

例题　某种品牌的沐浴肥皂制造程序的设计规格中要求每批平均生产120块肥皂，高于或低于该数量均被认为是不合理的，在由10批产品所组成的一个样本中，在0.05的显著水平下，检验该样本结果能否说明制造过程运行良好？

该例属于大样本、总体标准差未知。打开已知数据文件，选择菜单【分析】→【比较均值】→【单样本 *T* 检验】（实验图 3 –6）。

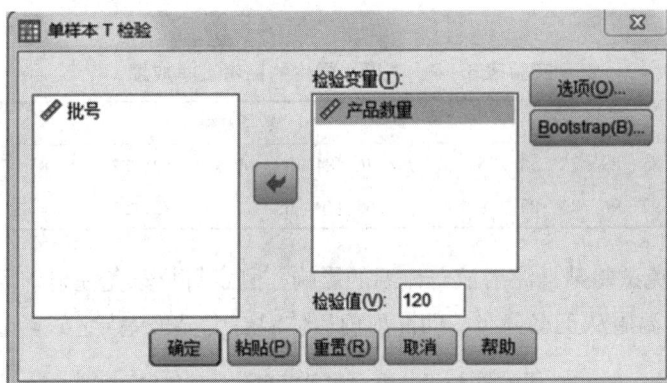

实验图 3 –6　one – sample *T* test 窗口

在"检验变量"框里输入一个指定值（即假设检验值，本例中假设为120），*T* 检验过程将对每个检验变量分别检验它们的平均值与这个指定数值相等的假设。"单样本 *T* 检验"窗口中"确定"按钮，输出结果如实验表 3 –6、实验表 3 –7 所示。

实验表 3 –6 分别给出样本的容量、均值、标准差和平均标准误。均值为118.9000。

实验表 3 –6　单样本统计量

One – Sample Statistics

	N	Mean	Std. Deviation	Std. Error Mean
产品数量	10	118. 9000	4. 93176	1. 55956

实验表 3 –7 中的 *t* 表示所计算的 *T* 检验统计量的数值 – 0. 705。"*df*"表示自由度。"Sig"（双尾 *T* 检验）表示统计量的 *P* 值，并与双尾 *T* 检验的显著性的大小进行比较：Sig = 0. 498 > 0. 05，说明这批样本的平均产量与120无显著差异。

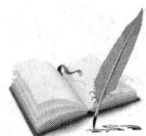

"MeanDifference"，表示均值差，即样本均值与检验值120之差，本例中为 -1.1000。表中的"95% Confidence Internal of the Difference"，样本均值与检验值偏差的95%置信区间为（-4.628，2.428），置信区间包括数值0，说明样本数量与120无显著差异，符合要求。

实验表 3 - 7　单样本 *T* 检验结果

One - Sample Test

	Test Value - 120					
	t	*df*	Sig. (2 - talled)	Mean Difference	95% Confidence interval of the Difference	
					Lower	Upper
产品数量	-.705	9	.498	-1.10000	-4.4280	2.4280

四、课上练习

某省大学生四级英语测验平均成绩为65，现从某高校随机抽取20份试卷，其分数为：72、76、68、78、62、59、64、85、70、75、61、74、87、83、54、76、56、66、68、62，问该校英语水平与全区是否基本一致？设 $\alpha = 0.05$

五、课后练习

1. 分析某班级学生的高考数学成绩是否存在性别上的差异。数据如实验表 3 - 8 所示：设 $\alpha = 0.05$

实验表 3 - 8　某班级学生的高考数学成绩

性别	数学成绩
男（n = 18）	85　89　75　58　86　80　78　76　84　89　99　95　82　87　60　85　75　80
女（n = 12）	92　96　86　83　78　87　70　65　70　65　70　78　72　56

2. 用10只家兔试验某批注射液对体温的影响，测定每只家兔注射前后的体温，实验表 3 - 9。已知家兔体温服从正态分布，问注射前后体温有无显著差异？$\alpha = 0.01$

实验表 3 - 9　10 只家兔注射前后的体温

兔号	1	2	3	4	5	6	7	8	9	10
注射前	37.8	38.2	38.0	37.6	37.9	38.1	38.2	37.5	38.5	37.9
注射后	37.9	39.0	38.9	38.4	37.9	39.0	39.5	38.6	38.8	39.0

实验 4　列联表独立性检验

在许多调查研究中，所得到的数据大多为定性数据，即名义或定序尺度测量的数据。例如在一项全球教育水平的研究中，调查了 400 余人的个人信息，包括性别、学历、种族等，对原始资料进行整理就可以得到频数分布表。

一、数据输入

定义四个变量：gender（性别）、educa（学历）、minority（种族）、rs（人数），其中前三个为分类变量，并且 gender 变量取值为 0、1，标签值定义为：0 表示 female，1 表示

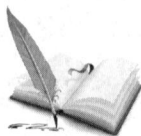

male；educa 变量取值为 1、2、3，标签值定义为：1 表示学历低，2 表示学历中等，3 表示学历高；minority 变量值为 0、1，标签值定义为：0 表示非少数种族，1 表示为少数种族。下面做 gender、educa、minority 的三维列联表分析及其独立性检验。数据文件如实验图 4 - 1 所示。

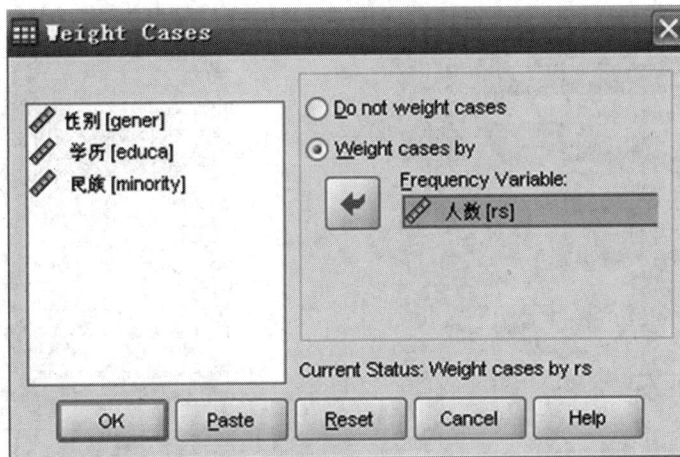

实验图 4 - 1

第一步：用 "rs" 变量作为权重进行加权分析处理。从菜单上依次选 Data - weight Cases 命令，打开对话框，如实验图 4 - 2 所示。

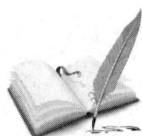

实验图 4 - 2

点选 Weight Cases by 项，并将变量 "rs" 移入 Frequency Variable 栏下，之后单击 OK 按钮。

第二步：从菜单上依次点选 Analyze - Descriptive Statistics - Crosstabs 命令，打开列联分析对话框（Crosstabs），如实验图 4 - 3 所示。

第三步：在 Crosstabs 对话框中，如实验图 4 - 4 将变量性别 gender 从左侧的列表框内移入行变量 Row（s）框内，并将受教育年限编码后得到的学历变量 educa 移入列变量 Column（s）框内（若此时单击 OK 按钮，则会输出一个 2 * 3 的二维列联表）。这里要输出一个三维列联表，将变量种族 minority 作为分层变量移入 Layer 框中，并且可以勾选左下方的 Display clustered bar charts 项，以输出聚集的条形图。

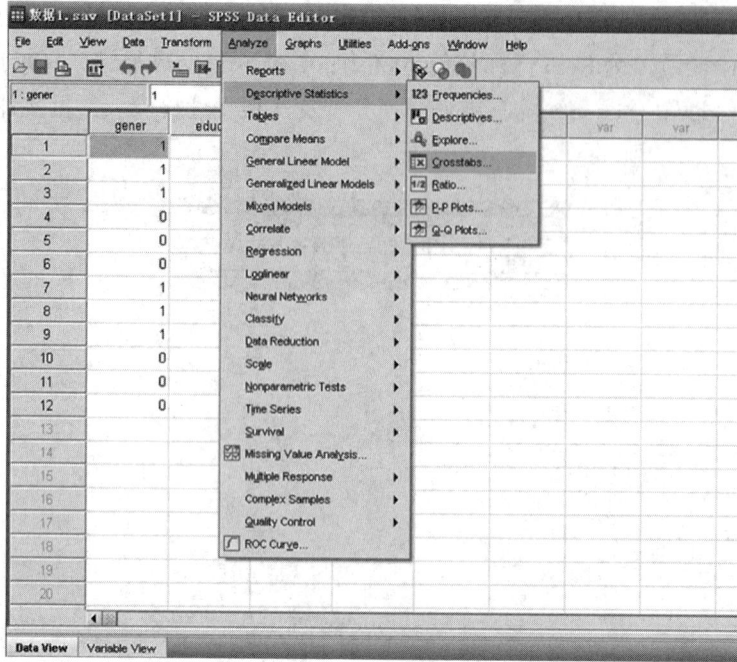

实验图 4 – 3

第四步：选择统计量，单击 Crosstabs 对话框右侧的 Statistics 按钮，打开其对话框，如实验图 4 – 5 所示。

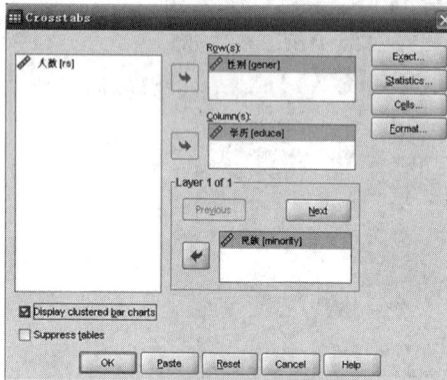

实验图 4 – 4

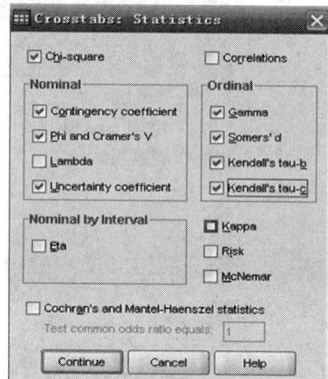

实验图 4 – 5

在 Statistics 对话框内，勾选 Chi – square 项，以输出实验表 4 – 1 进行独立性检验。这里由于不是定距及定比尺度测量的数据，因此可以不选择简单相关系数 Correlations 项。接下来根据数据的类型而选择相应的列联相关的测量值：在定类数据 Nominal 栏下，勾选列联系数 Contingency coefficient 和 Phi and Cramer's V 选项（这里 Phi 系数可以不选，因它只用于 2 * 2 的列联表，但 SPSS 把它与 Cramer 的 V 统计量放在一个选项上，也就只好一并选上了），以及 Lambda 和不确定系数 Uncertainty coefficient。也可选择定序数据 Ordinal 栏下的 Gamma、Somers'd、Kendall 的 τ_b 和 τ_c。至于 Nominal by Interval 栏下的 Eta 选项就不必选了，因为这里不是定距及定比尺度测量的数据。单击 Continue 按钮回到 Crosstabs 主对话框。

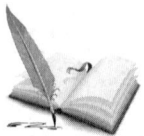

实验表 4 - 1 χ^2 检验表

种族		Value	df	Asymp. Sig. (2 - sided)
非少数种族	Pearson Chi - Squarev	93.724[a]	2	.000
	Likelihood Ratio	106.830	2	.000
	Linear - by - Linear Association	92.717	1	.000
	N of Valid Cases	370		
少数种族	Pearson Chi - Square	5.926[a]	2	.052
	Likelihood Ratio	7.668	2	.022
	Linear - by - Linear Association	5.668	1	.017
	N of Valid Cases	104		

a. 0 cells (.0%) have expected count less than 5. The minimum expected count is 21.41.
b. 2 cells (33.3%) have expected count less than 5. The minimum expected count is 1.92.

第五步：单击 Crosstabs 对话框右侧的 Cells 按钮，打开其对话框，如实验图 4 - 6 所示。在 Cell Display 对话框内，勾选 Counts（计数）栏下的 Observed（观测频数）与 Expected（期望频数）两个选项；并勾选 Percentage 百分栏下得 Row（行百分比）、Column（列百分比）和 Total（总百分比）三个选项。由此，可以输出列联表（实验表 4 - 2）。单击 Continue 按钮回到 Crosstabs 主对话框。

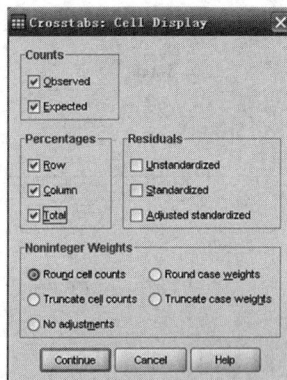

第六步：单击 Crosstabs 对话框下侧的 Format 按钮，打开 Table Format 对话框，如实验图 4 - 7 所示。它只是一个输出格式的定义，行序（Row Order）按照 Ascending（升序）还是

实验图 4 - 6

Descending（降序）排列，系统隐含设置是按照 Ascending（升序）排列（事实上，一般不必打开此对话框，只用系统隐含设置即可）。单击 Continue 按钮回到 Crosstabs 主对话框。

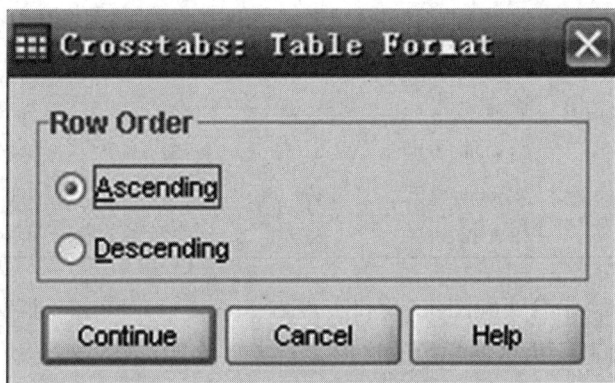

实验图 4 - 7

第七步：在 Crosstabs 对话框中，单击 OK 按钮执行。
输出结果如实验表 4 - 2 所示。

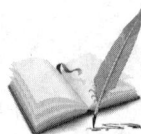

实验表 4 - 2　性别、学历、种族交叉表

种族				学历低	学历中	学历高	Total
非少数种族	性别	female	Count	128	47	1	176
			Expected Count	84.7	69.8	21.4	176.0
			% within 性别	84.7	69.9	21.4	176.0
			% within 学历	71.9%	32.0%	2.2%	47.6%
			% of Total	34.6%	12.7%	.3%	47.6%
	性别	male	Count	50	100	44	194
			Expected Count	93.3	77.1	23.8	194.0
			% within 性别	25.8%	51.5%	22.7%	100.0%
			% within 学历	28.1%	68.0%	97.8%	52.4%
			% Of Total	13.5%	27.0%	11.9%	52.4%
非少数种族	Total		Count	178	147	45	370
			Expected Count	178.0	147.0	45.0	370.0
			% within 性别	48.1%	39.7%	12.2%	100.0%
			% within 学历	100.0%	100.0%	100.0%	100.0%
			% of Total	48.1%	39.7%	12.2%	100.0%
	性别	female	Count	30	10	0	40
			Expected Count	25.0	13.1	1.9	40.0
			% within 性别	75.0%	25.0%	0%	100.0%
			% within 学历	46.2%	29.4%	0%	38.5%
			% of Total	28.8%	9.6%	0%	38.5%
少数种族		male	Count	35	24	5	64
			Expected Count	40.0	20.9	3.1	64.0
			% within 性别	54.7%	37.5%	7.8%	100.0%
			% within 学历	53.8%	70.6%	100.0%	61.5%
			% of Total	33.7%	23.1%	4.8%	61.5%
	Total		Count	65	34	5	104
			Expected Count	65.0	34.0	5.0	104.0
			% within 性别	62.5%	32.7%	4.8%	100.0%
			% within 学历	100.0%	100.0%	100.0%	100.0%
			% of Total	62.5%	32.7%	4.8%	100.0%

　　在三维列联表中，结合实验图 4-8 和实验图 4-9，可以看出：非少数种族的女性低学历的比例为 72.9%，高于男性低学历的比例 25.8%；而相反女性高学历的比例仅为 0.6%，远远低于男性高学历的比例。在少数种族中，从低学历至高学历，无论男女都是同样的递减趋势，即低学历的所占比百分比高，中等学历的所占比百分比其次，最少的就是高学历的所占百分比，只不过女性这种趋势更明显，分别为 75%、25%、0%。

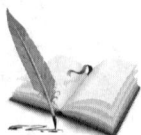

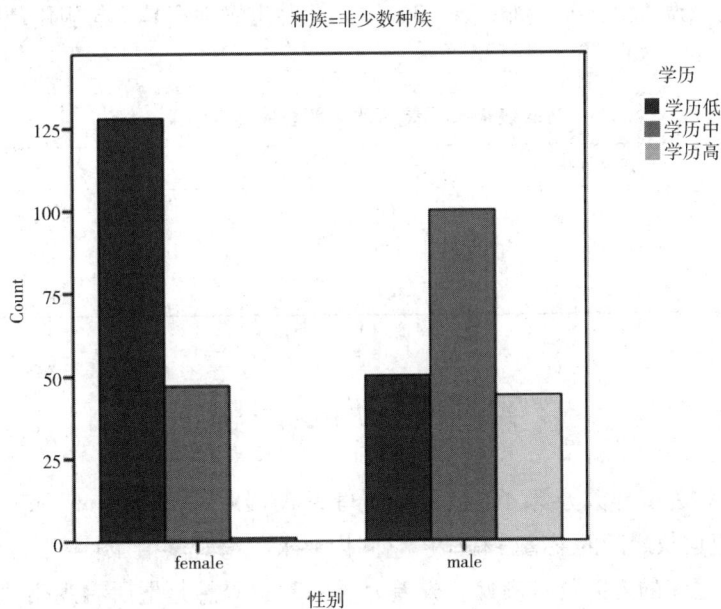

实验图 4 – 8

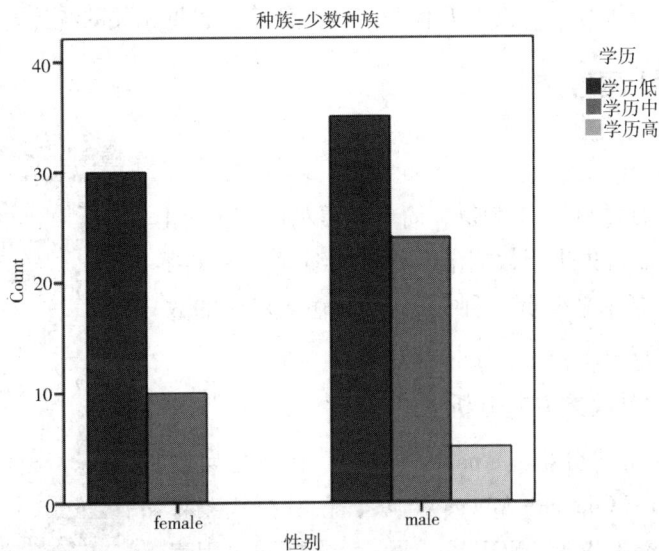

实验图 4 – 9

在非少数种族类型中：$\chi^2 = 93.724$，非常大，相应的 P 值小于 0.001. 因此在 0.001 的显著水平下高度显著，即拒绝"性别与学历相互独立的原假设"，两者之间具有高度显著的相关关系。由聚集的条形图可以直观的看到：女性低学历比例比男性高，同时男性高学历比例又比女性高。

在少数种族类型内：$\chi^2 = 5.926$，$P = 0.052 > 0.05$，因此在 0.05 的显著水平下，没有理由拒绝两个变量独立的原假设，表示性别与学历这两个变量之间相互独立，没有显著的相关关系。

二、课上练习

为了调查服用某种新药是否会患某种慢性病，调查了 200 名服用此新药和 100 名未服

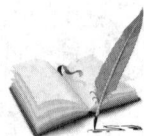

用此种新药的人，调查结果见实验表 4 – 3，试问此种患慢性病是否与服用新药有关？［ $\alpha =$ 0.05 ，$\chi^2_{0.05}(1) = 3.841$ ］

实验表 4 – 3　是否服用新药的调查结果

	患慢性病	未患慢性病	合计
服用新药	40	160	200
未服用新药	13	87	100
合计	53	247	300

实验 5　方差分析

方差分析也称为变异数分析，方差分析简写为 ANOV（Analysis of Variance），或 ANO-VA。它用于多组均数之间的显著性检验。它同样要求各组观察值服从正态分布或近似正态分布，并且各组之间的方差具有齐性。方差分析的基本思想是把所有观察值之间的变异分解为几个部分，即把描写观察值之间的变异的离均差平方和分解为某些因素的离均差平方和及随机抽样误差的离均差平方和，进而计算其相应的均方差，构成 F 统计量，作统计学处理。为此，方差分析有时也成为 F 检验。具体计算公式见相关的统计学书籍。

一、单因素方差分析

（一）数据录入

本节以第八章的案例 8 – 1 为例，简单介绍利用 SPSS 如何进行单因素分析。首先进行数据录入和格式编辑，建立因变量"收率"和因素水平变量"种类"，然后输入对应的数值，窗口显示如实验图 5 – 1。

（二）SPSS 作单因素方差分析

（1）点击主菜单"分析（Analyze）"项，在下拉菜单中点击"比较均值（Compare Means）"项，在右拉式菜单中点击"单因素 One – Way ANOVA"项，系统打开单因素方差分析设置窗口如实验图 5 – 2。

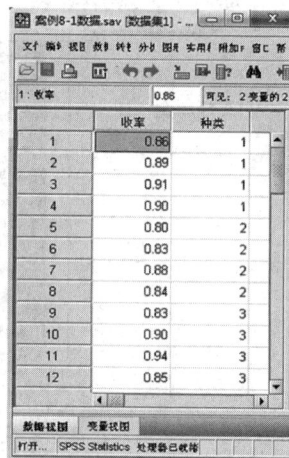

实验图 5 – 1　案例 8 – 1 数据输入

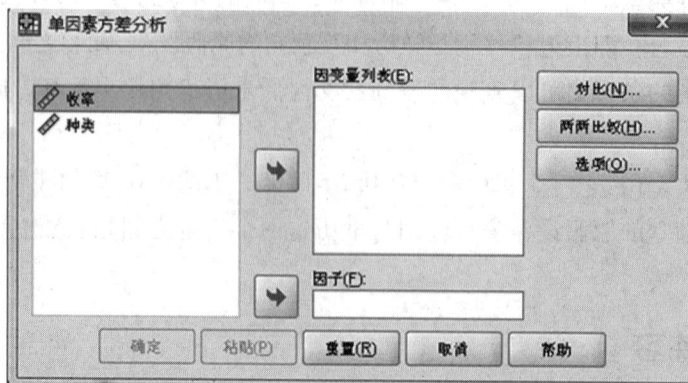

实验图 5 – 2　单因素方差分析窗口

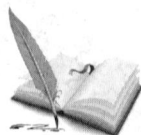

（2）设置分析变量

因变量：选择一个或多个因子变量进入"因变量列表"框中。本例选择"收率"。

因素变量：选择一个因素变量进入"因子"框中。本例选择"种类"。

（3）设置多重比较：在主对话框里单击"两两比较（Post Hoc）"按钮，将打开如实验图 5-3 所示的多重比较对话框。该对话框用于设置多重比较和配对比较。方差分析一旦确定各组均值间存在差异显著，多重比较检测可以求出均值相等的组；配对比较可找出和其他组均值有差异的组，并输出显著性水平为 0.05 的均值比较矩阵，在矩阵中用星号表示有差异的组。

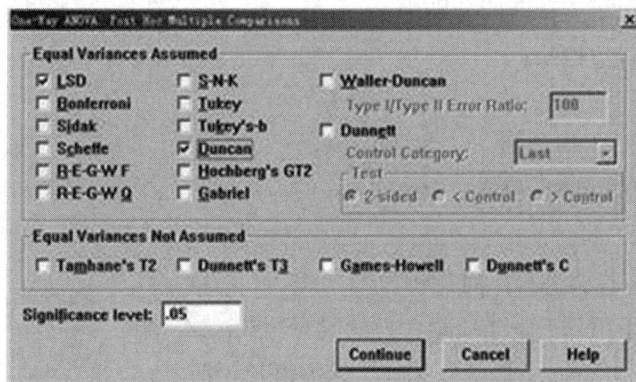

实验图 5-3 "两两比较"对话框

多重比较的选择项：

①方差具有齐次性时（Equal Variances Assumed），该矩形框中有如下方法供选择：

LSD（Least-significant difference）最小显著差数法，用 t 检验完成各组均值间的配对比较。对多重比较误差率不进行调整。

Bonferroni（LSDMOD）用 t 检验完成各组间均值的配对比较，但通过设置每个检验的误差率来控制整个误差率。

Sidak 计算 t 统计量进行多重配对比较。可以调整显著性水平，比 Bofferroni 方法的界限要小。

Scheffe 对所有可能的组合进行同步进入的配对比较。这些选择项可以同时选择若干个。以便比较各种均值比较方法的结果。

R-E-G-WF（Ryan-Einot-Gabriel-Welsch F）用 F 检验进行多重比较检验。

R-E-G-WQ（Ryan-Einot-Gabriel-Welsch range test）正态分布范围进行多重配对比较。

S-N-K（Student-Newmnan-Keuls）用 Student Range 分布进行所有各组均值间的配对比较。如果各组样本含量相等或者选择了"Harmonic average of all groups"即用所有各组样本含量的调和平均数进行样本量估计时还用逐步过程进行齐次子集（差异较小的子集）的均值配对比较。在该比较过程中，各组均值从大到小按顺序排列，最先比较最末端的差异。

Tukey（Tukey's，honestly signicant difference）用 Student-Range 统计量进行所有组间均值的配对比较，用所有配对比较误差率作为实验误差率。

Tukey's-b 用"stndent Range"分布进行组间均值的配对比较。其精确值为前两种检验

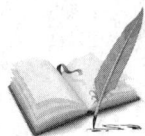

253

相应值的平均值。

Duncan（Duncan's multiple range test）新复极差法（SSR），指定一系列的"Range"值，逐步进行计算比较得出结论。

Hochberg's GT2 用正态最大系数进行多重比较。

Gabriel 用正态标准系数进行配对比较，在单元数较大时，这种方法较自由。

Waller – Dunca 用 t 统计量进行多重比较检验，使用贝叶斯逼近。

Dunnett 指定此选择项，进行各组与对照组的均值比较。默认的对照组是最后一组。选择了该项就激活下面的"Control Category"参数框。展开下拉列表，可以重新选择对照组。

"Test"框中列出了三种区间分别为：

◆ "2 – sides"双边检验；

◆ "< Control"左边检验

◆ "> Conbol""右边检验。

②方差不具有齐次性时（Equal Varance not assumed），检验各均数间是否有差异的方法有四种可供选择：

Tamhane's T2，t 检验进行配对比较。

Dunnett's T3，采用基于学生氏最大模的成对比较法。

Games – Howell，Games – Howell 比较，该方法较灵活。

Dunnett's C，采用基于学生氏极值的成对比较法。

③ Significance 选择项，各种检验的显著性概率临界值，默认值为 0.05，可由用户重新设定。

本例选择"Tukey"比较，检验的显著性概率临界值 0.05。

（4）设置输出统计量：单击"选项"按钮，打开"选项"对话框，如实验图 5 – 4 所示。选择要求输出的统计量。并按要求的方式显示这些统计量。在该对话框中还可以选择对缺失值的处理要求。各组选择项的含义如下：

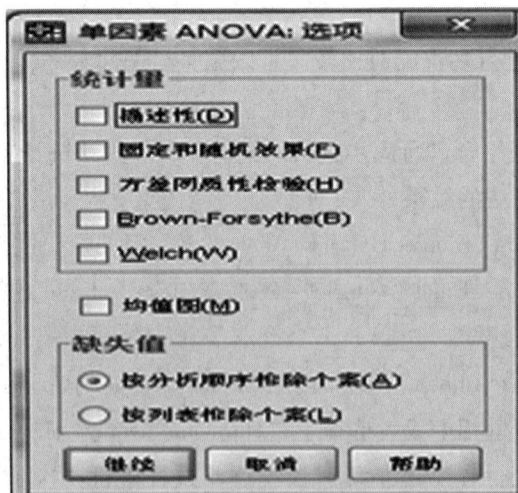

实验图 5 – 4　输出统计量的设置

"统计量"栏中选择输出统计量：

描述性，要求输出描述统计量。选择此项输出观测量数目、均值、标准差、标准误、最小值、最大值、各组中每个因变量的 95% 置信区间。

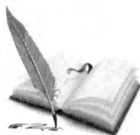

Brown – Forsythe 布朗检验

Welch，韦尔奇检验

均值图，根据各组均数描绘出因变量的分布情况。

"缺失值"栏中，选择缺失值处理方法。

按分析顺序排除个案选项，被选择参与分析的变量含缺失值的观测量，从分析中剔除。

按列表排除个案选项，对含有缺失值的观测量，从所有分析中剔除。

以上选择项选择完成后，按"继续"按钮确认选择并返回上一级对话框；单击"取消"按钮作废本次选择；单击"帮助"按钮，显示有关的帮助信息。

本例子选择要求输出描述统计量和进行方差齐次性检验，缺失值处理方法选系统缺省设置。

（5）提交执行：设置完成后，在单因素方差分析窗口框中点击"确定"按钮，SPSS 就会根据设置进行运算，并将结算结果输出到 SPSS 结果输出窗口中。

（三）结果与分析

输出结果：见实验表 5 – 1 ~ 实验表 5 – 4。

实验表 5 – 1　描述统计算

Descriptives

收率

	N	Mean	Std. Deviation	Std. Error	95% Confidence Interval for Mean		Minimum	Maximum
					Lower Bound	Upper Bound		
1	4	.8900	.02160	.01080	.8556	.9244	.86	.91
2	4	.8375	.03304	.01652	.7849	.8901	.80	.88
3	4	.8800	.04967	.02483	.8010	.9590	.83	.94
4	4	.8075	.03403	.01702	.7533	.8617	.76	.84
5	4	.9450	.01291	.00645	.9245	.9655	.93	.96
Total	20	.8720	.05634	.01260	.8456	.8984	.76	.96

给出了催化剂种类分组的样本含量 N、平均数 Mean、标准差 Std. Deviation、标准误 Std. Error、95% 的置信区间、最小值和最大值。

实验表 5 – 2　为方差齐次性检验结果

收率

Levene Statistic	df_1	df_2	Siq.
1. 917	4	15	.160

从表中看，$P > 0.05$，说明各组的方差在 $\alpha = 0.05$ 水平上没有显著性差异，即方差具有齐次性。这个结论在选择多重比较方法时作为一个条件。

实验表 5 – 3　方差分析表

ANOVA

收率

	Sum of Squares	df	Mean Square	F	Sig.
Between Groups	.044	4	.011	10. 343	.000
Within Groups	.016	15	.001		
Total	.060	19			

第 1 栏是方差来源，包括组间变差"Between Groups"；组内变差"Within Groups"和

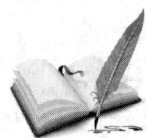

总变差 "Total"。第 2 栏是离差平方和 "Sum of Squares"，第 3 栏是自由度 df，第 4 栏是均方 "Mean Square"，是第 2 栏与第 3 栏之比；第 6 栏：F 值对应的概率值，针对假设 H_0：组间均值无显著性差异（即 5 种催化剂的平均值无显著性差异）。计算的 F 值 10.343，对应的概小于 0.05。可认为催化剂对收率有高度有显著影响。

实验表 5 – 4　Tukey 法进行多重比较表

Multiple Comparisons

收率

Tukey HSD

(I) 种类	(J) 种类	Mean Difference (IJ)	Std. Error	Siq.	95% Confidence Interval	
					Lower Bound	Upper Bound
1	2	.05250	.02313	.208	− .0188	.1239
	3	.01000	.02313	.992	− .0614	.0814
	4	.08250 *	.02313	.202	.0111	.1539
	5	− .05500	.02313	.175	− .1264	.0164
2	1	− .05250	.02313	.208	− .1239	.0189
	3	− .04250	.02313	.390	− .1139	.0289
	4	.03000	.02313	.697	− .0414	.1014
	5	− .10750 *	.02313	.002	− .1789	− .0361
3	1	− .01000	.02313	.992	− .0814	.0614
	2	.04250	.02313	.390	− .0289	.1139
	4	.07250 *	.02313	.046	.0011	.1439
	5	− .06500	.02313	.083	− .1364	.0064
4	1	− .08250 *	.02313	.020	− .1539	− .0111
	2	− .03000	.02313	.697	− .1014	.0414
	3	− .07250 *	.02313	.046	− .1439	− .0011
	5	− .13750 *	.02313	.000	− .2089	− .0661
5	1	.05500	.02313	.175	− .0164	.1264
	2	.10750 *	.02313	.002	.0361	.1789
	3	.06500	.02313	.083	− .0064	.1364
	4	.13750 *	.02313	.000	.0661	.2089

　　从实验表 5 - 4 结论已知该例子的方差具有齐次性，因此 Tukey 方法适用。第 1 栏的第 1 列 "[I] 种类" 为比较基准品种，第 2 列 "[J] 品种" 是比较种类。第 2 栏是比较基准品种平均数减去比较品种平均数的差值（Mean Difference），均值之间具有 0.05 水平上有显著性差异，在平均数差值上用 "∗" 号表明。第 3 栏是差值的标准误。第 4 栏是差值检验的显著性水平。第 5 栏是差值的 95% 置信范围的下限和上限。

　　多重比较表显著性差异的判读：在同一列的平均数表示没有显著性差异，反之则具有显著性的差异。例如，品种 1 横向看，平均数显示在第 3 列 "3" 小列，与它同列显示的有品种 3 的平均数，说明与品种 3 差异不显著（0.05 水平），图中用星号标出。第 1 和第 4，第 2 和第 5，第 3 和第 4，第 4 和第 5 种催化剂之间有显著性差异，其余两两间均无显著性差异。

　　结果分析：

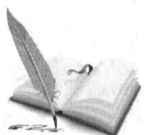

根据方差分析表输出的 P 值为 0.000 可以看出，无论临界值取 0.05，还是取 0.01，P 值均小于临界值。因此否定 H_0 假设，水稻品种对稻纵卷叶螟幼虫抗虫性有显著性意义，结论是催化剂的收率在不同种类间有明显的不同。只有在方差分析中 F 检验存在差异显著性时，才有比较的统计意义。

二、无重复观察值的两因素方差分析

（一）数据录入

本节以第八章的案例 8-5 的数据，利用 SPSS 分析无重复观察值的两因素方差分析。单击"变量"，将所有数据输在第一列，并命名为"含量比"，将所对应的因素 A 的水平数输在第二列，命名为"pH值"，将所对应的因素 B 的水平数输在第三列，命名为"浓度"。输入数据格式为 3 行 12 列，因素 A 有 4 个，分别用数字 1，2，3，4 代替，因数 B 有 3 个，分别用数字 1，2，3 代替。数据录入格式如实验图 5-5。

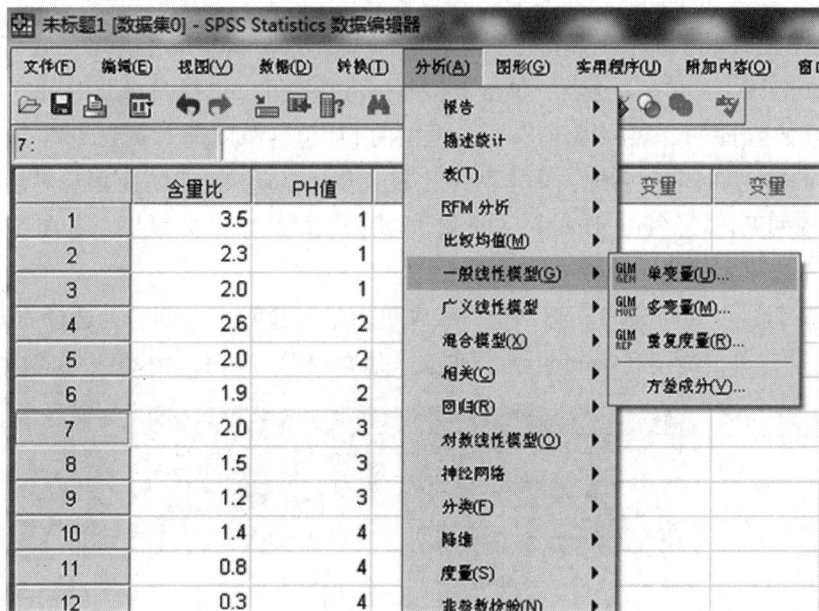

实验图 5-5　案例 8-5 数据输入界面

（二）SPSS 双因素方差分析

（1）依次选取"分析（Analyze）""一般线性模型（General Linear Model）""单变量（Univariate）"（实验图 5-6）。

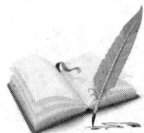

实验图 5-6　选择分析工具

（2）展开对话框如实验图 5-7，将含量比选入 Dependent Variable（因变量框），pH 和浓度选入 Fixed Factors（固定因素框）。

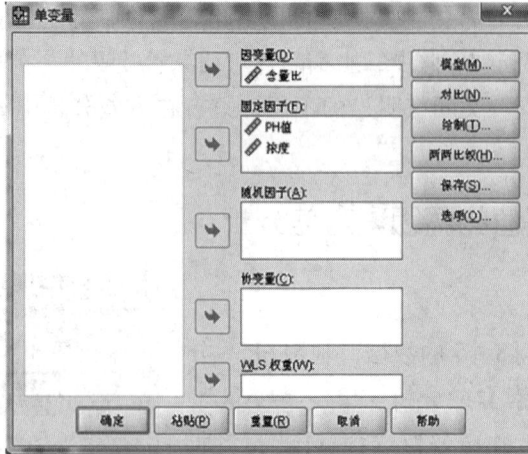

实验图 5-7　选择变量进入右侧的分析列表

对话框右边有一排按钮模型（Mode）、对比（Contrasts）、绘制（Plots）、两两比较（Post Hoc）、保存（Save）和选项（Options），下面分别对其子对话框选项作一简单介绍：

模型（Model）：指定不同的模型，除方差分析外一般线性模型可作其他统计分析；

对比（Contrasts）：指定一种要用 t 检验来检验的 priori 对比；

绘制（Plots）：指定作某种图；

两两比较（Post Hoc）：指定两两比较的方法；

保存（Save）：指定将产生的一些指标保存为新的变量；

选项（Options）：指定要输出的一些选项，如数据的描述方差齐性检等；

（3）单击模型（Model）展开其子对话框见实验图 5-8，最上方 Specify Model 定义模型，有两个选项：Full factorial（全因子）和 Custom，选取 Custom（自定义），Build Terms（选取模型中各项）下方有一选项，单击下拉箭头将其展开，选择 Main Effects（主效应因）（本例不考虑交互作用），再将因子 Factors 框中的 pH 值、浓度选入模型（Model）：框，按继续（Continue）返回主对话框，单击两两比较（Post Hoc）按钮展开其子对话框，将 pH 值、浓度选入两两比较（Post Hoc Test for），即要做两两比较的因素框，选取 Tukey，返回主对话框，单击确定键提交执行（实验图 5-9）。

（4）单击继续（Continue），返回上一级菜单，单击选项（Option），选择需显示描述性统计量的因素，单击继续（Continue）返回上一级菜单单击确定（OK）（实验图 5-10）。

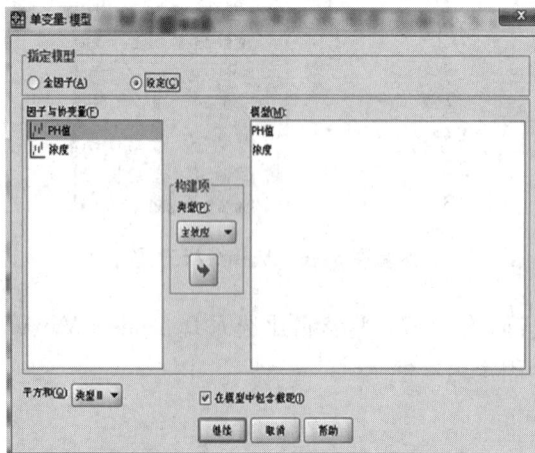

实验图 5-8　Model 对话框设置

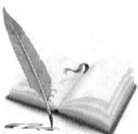

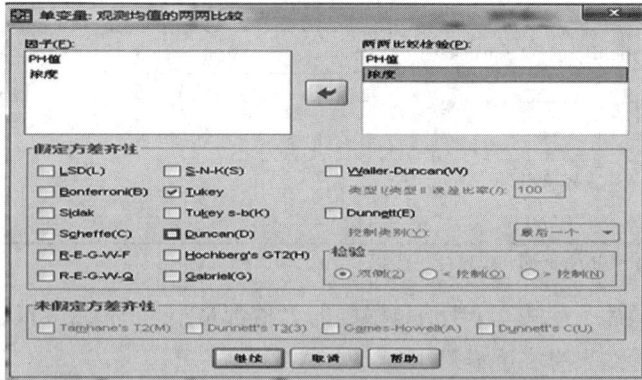

实验图 5 - 9　Post Hoc 对话框设置

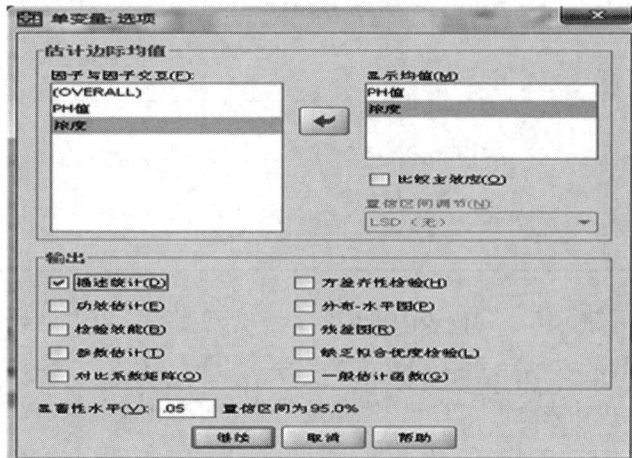

实验图 5 - 10　Options 对话框设置

（三）结果与分析

分析结果见实验表 5 - 5 ~ 实验表 5 - 7。

实验表 5 - 5　两个因素的取值及观测数汇总结果

Between – Subjects Factors

		N	
pH 值	1	3	
	2	3	
	3	3	
	4	3	
浓度	1	4	
	2	4	
	3	4	

实验表 5 - 6　方差分析的结果

Tests of Between – Subjects Effects

Dependent Variable：含量比

Source	Type III Sum of Squares	df	Mean Square	F	Siq.
Corrected Model	7. 511[a]	5	1. 502	34. 889	. 000
	38. 521	1	38. 521	894. 677	. 000
pH 值	5. 289	3	1. 763	40. 948	. 000

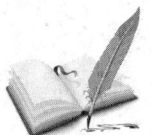

Source	Type III Sum of Squares	df	Mean Square	F	Siq.
浓度	2.222	2	1.111	25.800	.001
Error	.258	6	.043		
Total	46.290	12			
Corrected Total	7.769	11			

a. R Squared = .967 （Adjusted R Squared = .939）。

由结果可知，最后一列关于 pH 值，浓度的 P 值都是小于 0.05，可认为蒸馏水的 pH 值和硫酸铜浓度对化验结果有高度显著影响。

实验表 5 - 7　两两比较的结果

Tukey HSD[a,b]

浓度	N	Subset	
		1	2
3	4	1.350	
2	4	1.650	
1	4		2.375
Sig.		.182	1.000

从实验表 5 - 7 可知，第一列代表浓度因素，N 为观测数，表中最后一行是属于同一子集的组组间比较的值。

从分析中可知，可认为蒸馏水的 pH 值和硫酸铜浓度对化验结果有高度显著影响。

三、有重复观察值的两因素方差分析

（一）数据录入

利用第八章案例 8 -6 的数据，利用 SPSS 做有重复观察值的两因素方差分析。单击变量，在第一列输入催化剂，其种类甲、乙、丙，分别用数字 1、2、3 代替。t_1、t_2、t_3、t_4 分别代表温度 70℃、80℃、90℃、100℃。然后对应的输入数据，如实验图 5 - 11 所示。

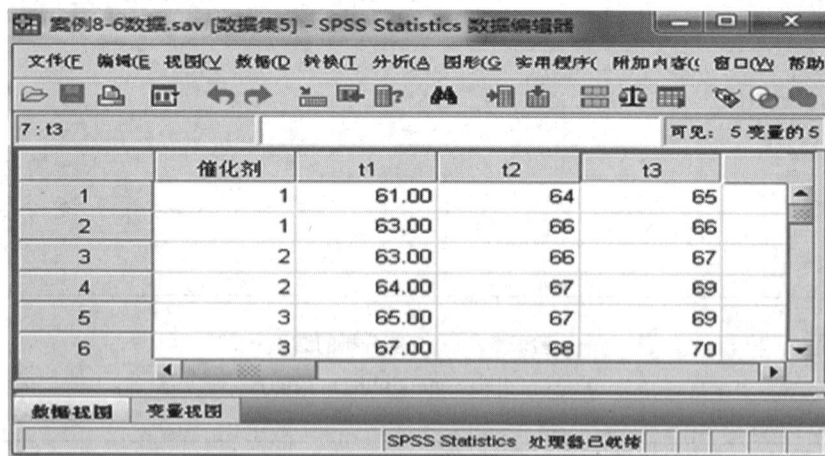

实验图 5 - 11　案例 8 - 6 数据输入格式

（二）用 SPSS 做有重复观察值的方差分析

（1）依次选取"分析（Analyze）""一般线性模型（General Linear Model）""重复度量（Univariate）"（实验图 5 – 12）。

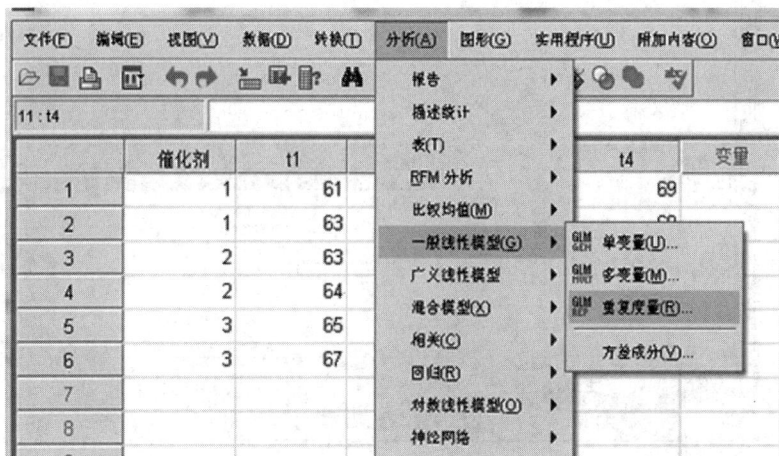

实验图 5 – 12　操作界面

（2）首先进入如下对话框，在"被试内因子名称"中输入"温度"，"级别数"输入 4，因为每种催化剂重复测量了 4 次（实验图 5 – 13）。

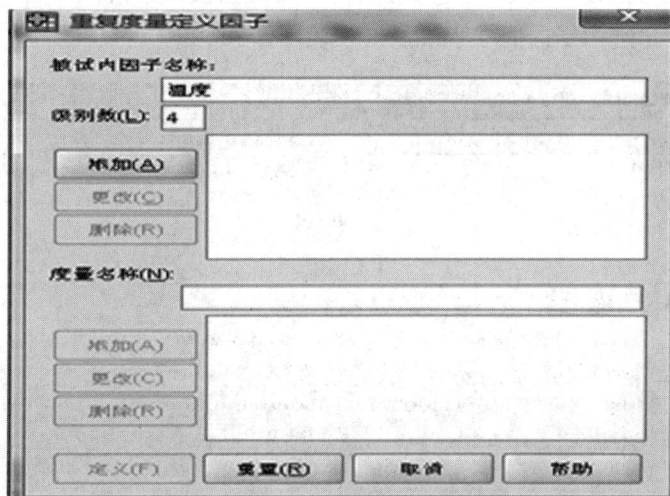

实验图 5 – 13　重复因子设定界面

（3）然后点击"添加"按钮，此时下方"定义"按钮变为可用，点击进入。将 t_1，t_2，t_3，t_4 选入群体内部变量，催化剂选入因子列表。点击右上角"模型"按钮，进入以下对话框，选择"设定"，将"温度"选入"全体内模型"框，"催化剂"选入"群体间模型"框，"构建项"选择"主效应"。下方的平方和选"类型Ⅲ"，这是对于平衡数据。如果两组样本量不等，则选择"类型Ⅳ"（实验图 5 – 14）。

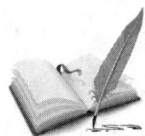

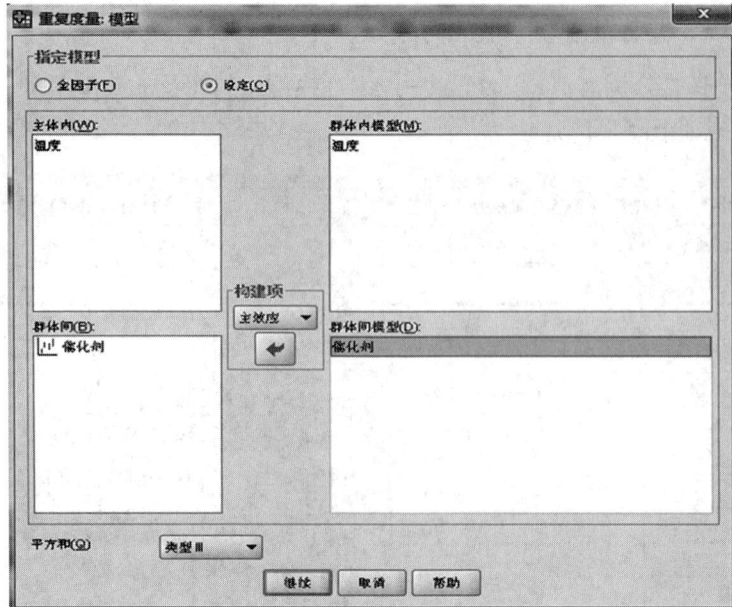

实验图 5 - 14　重复度量模型界面设置

(4) 点击"继续（Contiue）"返回，点击"绘制（Plots）"按钮。进入下面对话框：将"温度"选入"水平轴"，催化剂选入"单图"，然后点击"添加"按钮，下面框中会显示"温度 * 催化剂"点击"继续"返回，点击"两两比较"按钮，将催化剂选入右侧"两两比较检验"框中，选中复选框"Tukey"（实验图 5 - 15）。

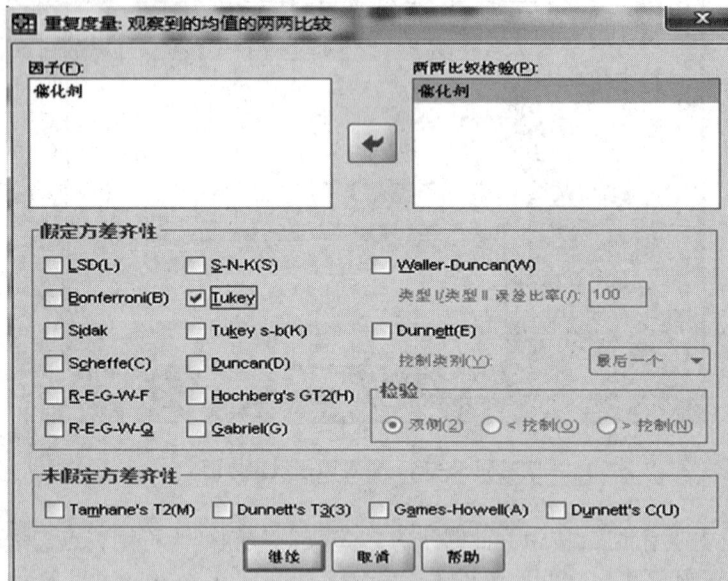

实验图 5 - 15　两两比较对话框

(5) 点击"继续（Contiue）"返回，点击"选项（Options）"按钮，进入下面对话框：将"温度"选入"显示均值框"，选中"比较主效应"复选框，选中下方"描述统计"复选框（实验图 5 - 16）。

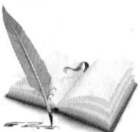

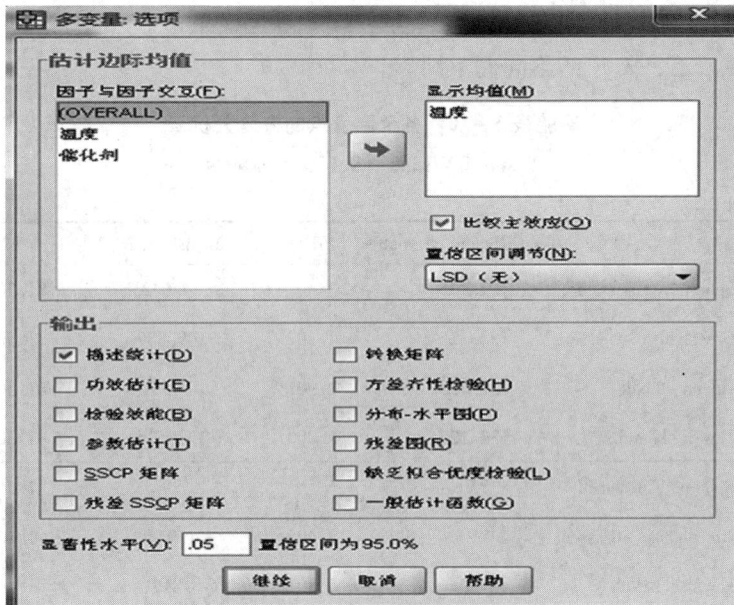

实验图 5 - 16　多变量选项对话框

（6）点击"继续（Contiue）"返回，点击"确定（Ok）"输出结果。

（三）结果与分析

分析结果见实验表 5 - 8 ~ 实验表 5 - 11。

实验表 5 - 8　Mauchy 球形度检验

Mauchly's Test of Sphericity[b]

Measure：MEASURE 1

Within Subiects Effect	Mauchly's W	Approx. Chl Square	df	Siq.	Epsllon[2]		
					Greenhouse Geisser	Huvnh - Feldt	Lower - bound
温度	.007	8.477	5	.187	.401	.967	.333

球形检验结果，$P = 0.187 > 0.05$，所以满足球形分布假设，不需要进行多变量方差分析或者自由度调整。

实验表 5 - 9　多变量方差分析结果

Multivariate Tests[c]

Effect		Value	F	Hypothesis df	Error df	Siq.
温度	Pillai's Trace	.997	108.778[a]	3.000	1.000	.070
	Wilks's Lambda	.003	108.778[a]	3.000	1.000	.070
	Hotelling's Trace	326.333	108.778[a]	3.000	1.000	.070
	Poy's Largest Root	326.333	108.778[a]	3.000	1.000	.070
温度 * 催化剂	Pillai's Trace	1.785	5.546	6.000	4.000	.060
	Willks's Lambda	.003	5.363[a]	6.000	2.000	.165
	Hotelling's Trace	60.667	.000	6.000	.000	
	Roy's Largest Root	56.597	37.731[b]	3.000	2.000	.026

多变量方差分析的结果，给出了 4 种统计量，它们的检验结果一致，温度的 $P > 0.001$，说明各个时间点的数据的差异没有有统计学意义，温度 * 催化剂的 $P > 0.05$，说明温度和

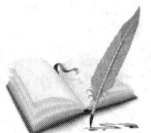

催化剂之间无交互作用，说明温度因素（即 70℃，80℃，90℃，100℃）的作用不随催化剂的种类（即甲，乙，丙）的不同而不同。

实验表 5 – 10　各个温度点的方差分析表

Tests of Within – Subjects Effects

Measure：MEASURE 1

Source		Type III Sum of Squares	df	Mean Square	F	Siq.
温度	Sphericity Assumed	132. 125	3	44. 042	81. 308	. 000
	Greenhouse – Geissere	132. 125	1. 202	109. 887	81. 308	. 001
	Huynh – Feldt	132. 125	2. 901	45. 551	81. 308	. 000
	Lower – bound	132. 125	1. 000	132. 125	81. 308	. 003
温度 * 催化剂	Sphericity Assumed	4. 750	6	. 792	1. 462	. 292
	Greenhouse – Geisser	4. 750	2. 405	1. 975	1. 462	. 352
	Huynh – Feldt	4. 750	5. 801	. 819	1. 462	. 295
	Lower – bound	4. 750	2. 000	2. 375	1. 462	. 360
Error（温度）	Sphericity Assumed	4. 875	9	. 542		
	Greenhouse – Geisser	4. 875	3. 607	1. 351		
	Huynh – Feldt	4. 875	8. 702	. 560		
	Lowr – bound	4. 875	3. 000	1. 625		

对各个温度点进行分组的方差分析表，给出 4 种统计量，第一种为满足球形假设的情况，后三种对自由度进行了校正，本题目中满足球形分布假设，只看第一检验方法。结果解释同上一个表。

实验表 5 – 11　催化剂的方差分析表

Testes of Between – Subjects Effects

Measure：MEASURE_ 1

Transformed Variable：Averaqe

Source	Type Ⅲ Sum of Squares	df	Mean Square	F	Siq.
	107870. 042	1	107870. 042	25632. 485	. 000
催化剂	56. 583	2	28. 292	6. 723	. 078
Error	12. 625	3	4. 208		

对催化剂分为甲，乙，丙三组的方差分析，从结果中可知，$P = 0.078 > 0.05$，说明甲，乙，丙三种催化剂无统计学差异。

故可认为催化剂和温度两个因素对收率有高度显著影响，但不能认为催化剂和温度间交互作用对收率有显著影响。

四、课上练习

1. 三个药厂生产同一品种，对每个厂的这种产品，随机抽取 5 个样品进行化验，测得各个样品中某一成分的百分含量见实验表 5 – 12。

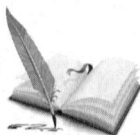

实验表 5 – 12   三个药厂药品中某一成分的含量

	厂家		
	一	二	三
成分含量（%）	70.8	77.1	77.4
	71.4	75.9	79.2
	74.4	76.5	77.7
	73.5	76.2	80.1
	72.9	78.3	78.6

试判断各厂产品中该成分的含量（%）是否有显著性差异？（$\alpha = 0.05$）

2. 为了解不同工艺和不同原料对某种药产量的影响，对三种工艺四种不同原料作无重复的双因素试验。数据见实验表 5 – 13。

实验表 5 – 13   三种工艺四种不同原料对某药产量的影响

B（工艺）＼A（原料）	A_1	A_2	A_3	A_4
B_1	78	84	87	85
B_2	81	89	93	89
B_3	78	90	89	79

实验 6   相关分析和回归分析

本实验内容主要介绍如何确定并建立线性回归方程，包括只有一个自变量的一元线性回归和含有多个自变量的多元线性回归。为了确保所建立的回归方程符合线性标准，在进行回归分析之前，我们往往需要对因变量与自变量进行线性检验。也就是类似于相关分析一节中讲过的借助于散点图对变量间的关系进行粗略的线性检验，这里不再重复。另外，通过散点图残差图还可以发现数据中的奇异值，对于可能是奇异点的值需要认真检查这一数据的合理性，进行数据处理后再进行回归分析。

一、相关性统计分析的 SPSS 操作

任何事物和人都不是以个体存在的，它们都被复杂的关系链围绕着，具有一定的相关性，也会具备一定的因果关系（比如：父母和子女，不仅具备相关性，而且还具备因果关系，因为有了父亲和母亲，才有了儿子或女儿），但不是所有相关联的事物都具备因果关系。相关分析就是分析客观事物之间关系的数量分析方法，是一种用来分析事物之间统计关系的方法。

本实验将以某班学生的数学和化学成绩为例，结合 SPSS 软件，对两门课程成绩之间的相关性进行相关系数分析（实验表 6 – 1）。

实验表 6 – 1   学生的数学和化学成绩

学生编号	数学成绩	化学成绩	学生编号	数学成绩	化学成绩
S1	99.00	90.00	S10	80.00	99.00
S2	88.00	99.00	S11	70.00	89.00
S3	65.00	70.00	S12	89.00	98.00
S4	89.00	78.00	S13	85.00	88.00

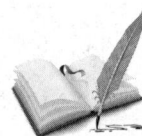

学生编号	数学成绩	化学成绩	学生编号	数学成绩	化学成绩
S5	94.00	88.00	S14	50.00	60.00
S6	90.00	88.00	S15	87.00	87.00
S7	79.00	75.00	S16	87.00	87.00
S8	95.00	98.00	S17	86.00	88.00
S9	95.00	98.00	S18	76.00	79.00

（一）数据录入

首先进行数据录入和格式编辑，建立一个新的数据窗口，在 data view 窗口中将学生编号输入第一列中，将数学成绩和化学成绩对应输入第二列和第三列，在 Variable View 中，name 中分别注明学生编号、数学成绩、化学成绩；type 中学生名称为字符型，数学成绩和化学成绩为数值型。

窗口显示见实验图 6-1。

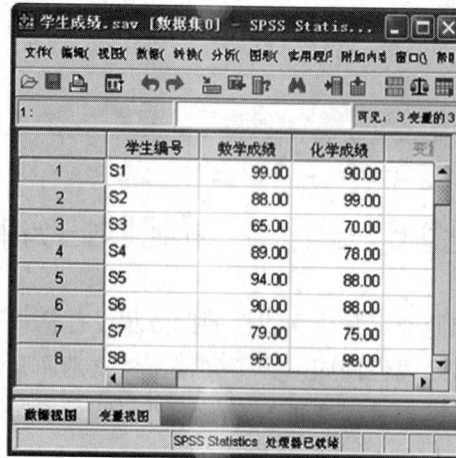

实验图 6-1 学生成绩数据输入

（二）用 SPSS 进行相关分析操作步骤

通过绘制散点图可以从图上直观的看出化学成绩与数学成绩之间的相关性，而采用计算相关系数的方法可以更准确地反映两者之间线性关系的强弱。SPSS 计算相关系数的基本操作步骤如下：

（1）选择菜单：

分析（analyze）→相关（correlate）→双变量相关（bivariate）

出现如实验图 6-2 所示窗口。

（2）选择化学成绩和数学成绩两个变量到变量（variables）框中。

（3）在相关系数（correlation coefficient）框中选择 Pearson 选项，计算 Pearson 相关系数。

（4）在显著性检验（test of significance）框中选择输出相关系数检验的双尾概率（two-tailed）概率 P 值。

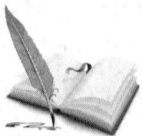

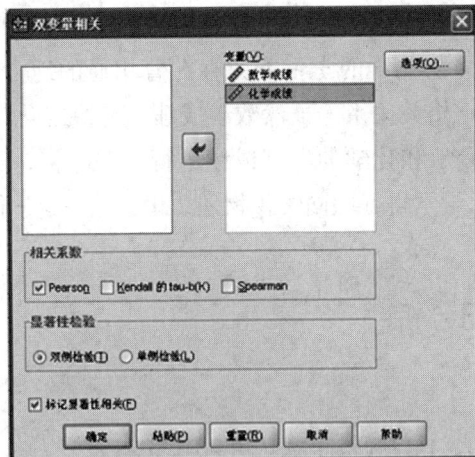

实验图 6-2 相关系数计算窗口

（5）选中标记显著性相关（flag significant correlations）选项表示分析结果中除显示统计检验的概率 P 值以外，还输出星号标记，以标记变量间的相关性是否显著。

（6）在选项（options）按钮中的统计量（statistics）选项中，选中叉积偏差和协方差（cross-product deviations andcovariances）表示输出各变量的离差平方和、样本方差、两变量的叉积离差和协方差，如实验图 6-3 所示。

点击确定按钮，SPSS 将自动计算相关系数和进行统计检验，并将结果输出到输出窗口中。

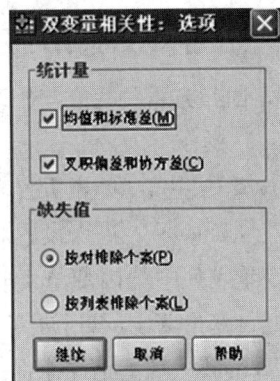

实验图 6-3 双变量相关性选项窗口

（三）相关性分析结果解释

上面定义的程序运行结果如实验表 6-2 所示。

实验表 6-2 相关性分析表相关性

		数学成绩	化学成绩
数学成绩	Pearson 相关性	1	.742 **
	显著性（双侧）		.000
	平方与叉积的和	2506.444	1649.889
	协方差	147.438	97.052
	N	18	18
化学成绩	Pearson 相关性	.742 **	1
	显著性（双侧）	.000	
	平方与叉积的和	1649.889	1972.278
	协方差	97.052	116.016
	N	18	18

** 在 .01 水平（双侧）上显著相关。

由实验表 6-2 可知，数学成绩与化学成绩的 Pearson 相关系数（简单相关系数）为 0.742，说明两者之间存在正的较强的相关性，其相关系数检验的概率 P 值近似为 0。因此当显著性水平 α 为 0.01 时，应拒绝相关系数检验的原假设，认为两总体不是零相关。表中相关系数上角的两个星号表示显著性水平 α 为 0.01 时拒绝原假设。一个星号表示显著性水

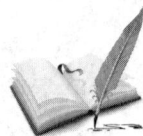

平 α 为 0.05 时拒绝原假设。因此，两个星号时拒绝原假设犯错误的可能性更小。结合实际背景分析，数学的学习能力与化学的学习能力存在着相通的地方。数学是化学的基础课，因此两门学科之间存在着正相关关系。虽然数学成绩不能决定化学成绩，但能在一定程度上影响化学成绩。通过对数学和化学的考试成绩进行相关分析，可以看出两门课程之间存在显著性关系。可见，"数学学得好的同学，物理、化学也一定学得好"这样的说法是有一定道理的。

二、一元线性回归分析

（一）数据录入

本节以第九章的案例 9 - 1 为例，简单介绍利用 SPSS 如何进行一元线性回归分析。首先进行数据录入和格式编辑，窗口显示如实验图 6 - 4。

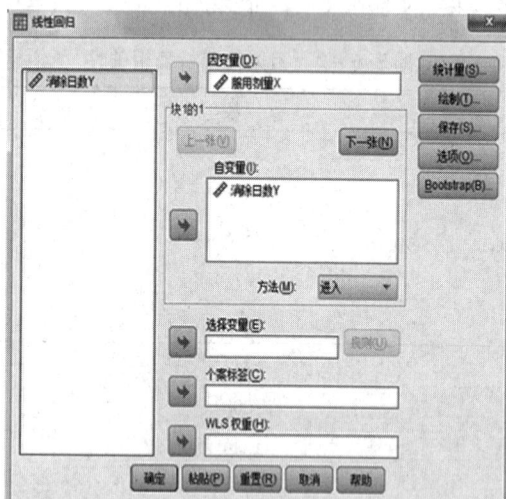

实验图 6 - 4　案例 9 - 1 数据输入

（二）用 SPSS 进行回归分析

1. 回归方程的建立与检验

（1）操作

① 单击主菜单 分析（Analyze）→回归（Regression）→线性（Linear），进入设置对话框如实验图 6 - 5 所示。从左边变量表列中把因变量 Y 选入到因变量（Dependent）框中，把自变量 X 选入到自变量（Independent）框中。在方法即 Method 一项上请注意保持系统默认的选项 Enter，选择该项表示要求系统在建立回归方程时把所选中的全部自变量都保留在方程中，所以该方法可命名为强制进入法。具体操作如实验图 6 - 5 所示。

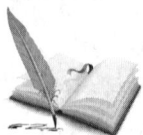

实验图 6 - 5　线性回归分析主对话框

②单击实验图 6 - 5 对话框中的"统计量"按钮，可以选择需要输出的一些统计量。如回归系数（Regression Coefficients）中的估计（Estimates），可以输出回归系数及相关统计量，包括回归系数、标准误、标准化回归系数 BETA、F 值及显著性水平等。模型拟合度（Model fit）项可输出相关系数 R，调整系数、估计标准误及方差分析表。设置如实验图 6 -

6 所示。设置完成后点击"继续"返回主对话框。

回归方程建立后，除了需要对方程的显著性进行检验外，还需要检验所建立的方程是否违反回归分析的假定，为此需进行多项残差分析，由于此部分内容较复杂而且理论性较强，所以不在此详细介绍。

③在进行回归分析时，还可以选择是否输出方程常数。单击实验图 6 – 5 对话框中的选项（Options）按钮，可以看到在等式中包含常量（Include constant in equation）这一按钮，选中该项可输出对常数的检验。在该对话框中，还可以定义处理缺失值的方法和设置多元逐步回归中变量进入和排除方程的准则，这里我们采用系统的默认值，如实验图 6 – 7 所示。设置完成后点击"继续"返回主对话框。

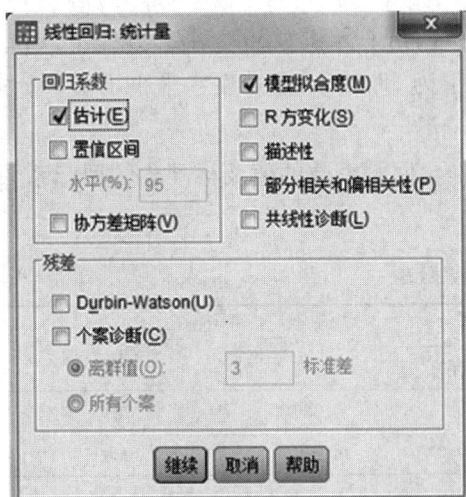

实验图 6 – 6　线性回归分析的统计量（Statistics）项　　**实验图 6 – 7　线性回归分析的选项（Options）项**

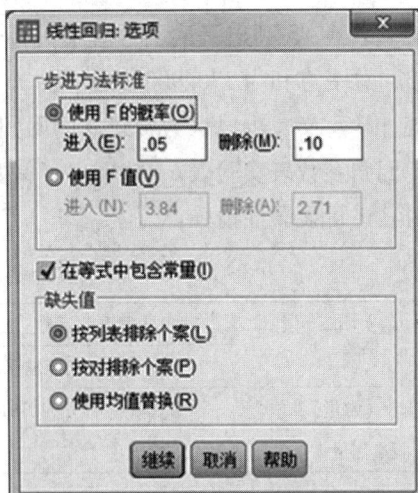

（2）结果及解释

上面定义的程序运行结果见实验表 6 – 3 ～实验表 6 – 4。

①方程中包含的自变量列表同时显示进入方法。

实验表 6 – 3　输入变量列表

输入/移去的变量[b]

模型	输入的变量	移去的变量	方法
1	服用剂量 χ[a]		输入

a. 已输入所有请求的变量 . b. 因变量消除因数 Y。

②模型拟合概述　列出了模型的 R，R^2 以及调整 R^2 及估计标准误。R^2 值越大所反映的两变量的共变量比率越高，模型与数据的拟合程度越好。

实验表 6 – 4　模型汇总表

模型汇总

模型	R	R^2	调整 R^2	标准估计的误差
1	.910[a]	.828	.807	2.821

a. 预测变量：（常量），服用剂量 X。

本例所用数据拟合结果显示：所考察的自变量和因变量之间的相关系数（R）为 0.910，拟合线性回归的确定性系数（R Square）为 0.828，经调整后的确定性系数（Adjus-

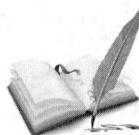

ted R Square）为 0.807，标准误的估计（Std. Error of the Estimate）为 6.2814。

③方差分析表

实验表 6 - 5　方差分析表

Anova[b]

模型	平方和	df	均方	F	Sig.
1 回归	307.247	1	307.247	38.615	.000[a]
残差	63.653	8	7.957		
总计	370.900	9			

a. 预测变量：（常量），服用剂量 X。
b. 因变量：消除日数 Y。

实验表 6 - 5 列出了回归方程显著性检验结果：回归平方和为 307.247，残差平方和为 63.653，总平方和为 370.900，对应的 F 统计量的值为 38.615，显著性水平小于 0.05，差异有统计学意义，可以认为所建立的回归方程显著有效。

④回归系数表实验表 6 - 6 列出了常数及非标准化回归系数的值及标准化的回归系数，同时对其进行显著性检验。

实验表 6 - 6　回归系数表

模型	非标准化系数		标准系数	t	Sig.
	B	标准误差	试用版		
1 （常量）	-1.071	2.751		-.389	.707
服量剂量 X	2.741	.441	.910	6.214	.000

本案例中回归系数 a,b 的估计值分别为 -0.1071 和 2.741，回归系数显著性检验 t 统计量的值为 6.214，对应显著性水平 $Sig. = 0.000 < 0.05$，可以认为 X（服用剂量）是 Y（消除日数）的显著性预测变量。

对方程的方差分析及对回归系数的显著性检验均发现，所建立的回归方程显著有效的。因此，本案例回归分析得到的回归方程为：$\hat{Y} = -1.071 + 2.741X$。

2. 回归方程的预测

（1）通过因变量的观测值和回归预测值的比较，可以了解许多关于模型和各种假定对数据的适合程度，上面回归方程的检验结果表明，所得到的回归直线是有效的。在回归方程有效的前提下，研究者往往希望对于给定的预测变量 X 的一个具体数值（如 X_0），预测因变量 Y 的平均值或者预测某一个观测的 y_0 的值。如对于上面的例子，我们可以用回归方程来预测服药剂量 10mg 造成的平均消除日数；也可以用来预测假如一位患者服药 10mg，他的症状的消除日数。上面两种情况下，点预测值是相同的，不同的是标准误。

（2）SPSS 可以提供上述两类预测值，具体操作如下。

在如实验图 6 - 7 的线性回归的主对话框中，单击保存（Save）按钮，出现如下对话框（实验图 6 - 8）。

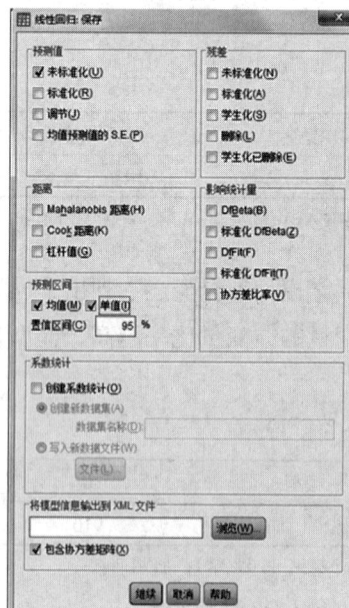

实验图 6 - 8　预测值的定义选择窗口

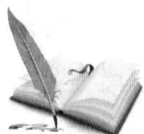

在上面的窗口，可以选择输出变量的点预测值和平均值及其个体值预测的区间估计，如上图，我们在预测值（Predicted Values）选择区选择复选项未标准化（Unstandardized），以输出非标准化的点预测值；在下面的预测区间（Prediction Intervals）选择区选择复选项均值（Means）和单值（Individual），下面的置信水平采用系统默认的95%，然后点击继续按钮返回主对话框，在主对话框中点击"确定"，得到输出结果。

（3）结果及解释：除了上面介绍的回归方程建立和检验的结果外，在数据编辑结果，因为选择了需要保存的预测变量的信息，数据编辑窗口数据显示如实验图6-9。

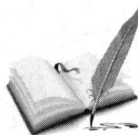

实验图6-9 保存预测之后的数据窗口

从上面的结果可以看出，在以前的数据的基础上，新生成了五列数据，第一列命名为PRE_1的变量对应的数据表示预测变量对应的因变量非标准化的预测值，例如，服药剂量为12mg，用回归方程预测的消除日数的点预测值为31.82；均值预测的区间估计的上下限分别用变量LMCI_1和UMCI_1表示，个体预测值的区间估计的上下限分别用变量LICI_1和UICI_1表示，例如，患者服用药物剂量为12mg，均值95%的预测区间为（25.28，38.36）；个体预测95%的预测区间为（22.60，41.04）。

三、多元线性回归分析

下面以儿童血红蛋白与微量元素的关系为例进行多元线性回归的SPSS操作分析。

例1：二十名儿童的血红蛋白 y（g/100ml）与微量元素钙 x_1（μg/100ml）、铁 x_2（μg/100ml）和锰 x_3（μg/100ml）的测定结果如实验表6-7所示，试做多元线性回归。

实验表6-7 20名儿童的血红蛋白与微量元素钙、铁、锰的测定结果

编号	钙 X_1	铁 X_2	锰 X_3	血红蛋白 Y
1	54.89	448.70	.012	13.50
2	66.00	467.30	.008	13.00
3	53.81	452.61	.004	13.75
4	56.00	469.80	.010	14.00
5	58.80	456.55	.012	14.25
6	43.67	395.78	.008	12.75
7	54.89	448.70	.012	12.50

编号	钙 X_1	铁 X_2	锰 X_3	血红蛋白 Y
8	86.12	440.13	.017	12.25
9	60.35	394.40	.001	12.00
10	54.04	405.60	.008	11.75
11	61.23	446.00	.022	11.50
12	60.17	383.20	.001	11.25
13	69.69	416.70	.012	11.00
14	72.28	430.80	.002	10.75
15	55.13	445.80	.012	10.50
16	70.08	409.80	.012	10.25
17	63.05	384.10	.002	10.00
18	48.75	342.90	.018	9.75
19	52.28	326.26	.024	9.50
20	61.00	388.54	.008	9.25

（一）数据录入

数据输入如实验图 6 - 10。

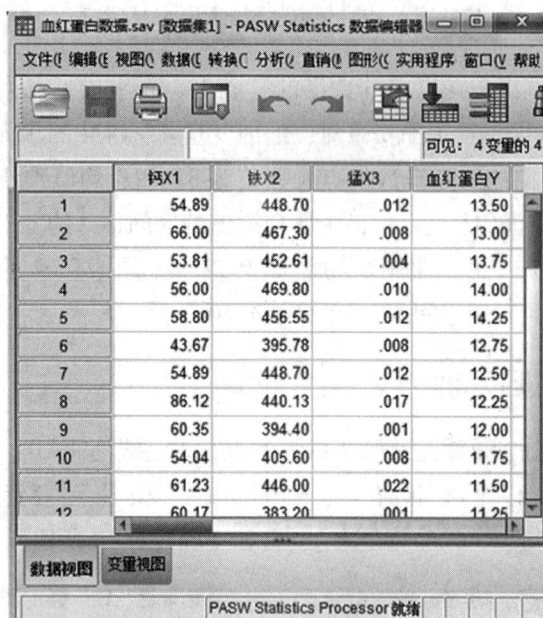

实验图 6 - 10　血红蛋白与微量元素测定数据录入

（二）SPSS 操作

（1）多元线性回归所用命令语句与一元线性回归相同，同样可以通过单击主菜单分析（Analyze）→回归（Regression）→线性（Linear），进入设置对话框如实验图 6 - 11 所示。从左边变量表列中把因变量 Y 选入到因变量（Dependent）框中，把自变量 X_1、X_2、X_3 选入到自变量（Independent）框中。

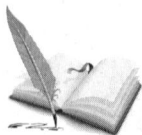

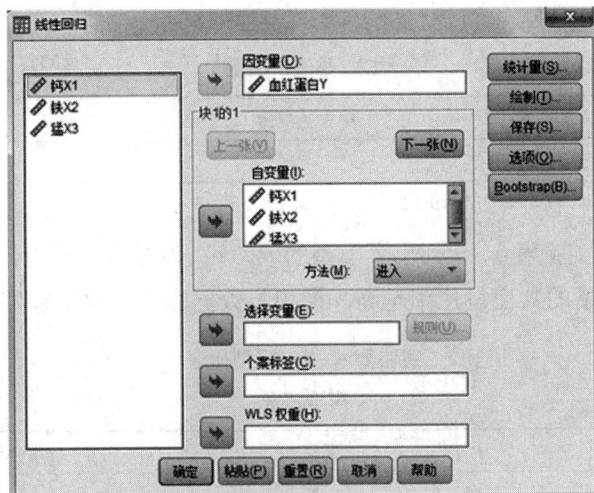

实验图 6-11　多元线性回归分析主对话框

（2）点击方法（Method）按钮后面的下拉框，选择一种回归分析的方法。SPSS 提供下列几种变量进入回归方程的方法：

进入（Enter）选项，即强行进入法，即所选择的自变量全部进入回归模型，该选项是默认方式。

删除（Remove）选项，即消去法，建立回归方程时，根据设定的条件剔除部分自变量。

向前（Forward）选项，即向前选择法，根据在 Option 对话框中所设定的判据，从无自变量开始，在拟合过程中，对被选择的自变量进行方差分析，每次加入一个 F 值最大的变量，直到所有符合判据的变量都进入模型为止。第一个引入回归模型的变量应该与因变量相关程度最大。

向后（Backward）选项，即向后剔除法，根据在 Option 对话框中所设定的判据，先建立全模型，然后根据设置的判据，每次剔除一个使方差分析中的 F 值最小的自变量，直到回归方程中不再含有不符合判据的自变量为止。

逐步（Stepwise）选项，即逐步进入法，是向前选择法和向后剔除法的结合。根据方差分析结果选择符合标准的自变量且对因变量贡献最大的进入回归方程。根据向前选择法则进入自变量；然后根据向后剔除法，将模型中 F 值最小的且符合剔除标准的变量剔除模型，重复进行直到回归方程中的自变量均符合进入模型的依据，模型外的自变量都不符合进入模型的依据为止。

这里我们采用系统默认的强行进入法，其他选项均采用系统默认的设置。

（3）点击确定按钮，得到上面定义模型的输出结果。

（三）结果解释

（1）方程中包含的自变量列表　本例中方程的自变量为 X_1, X_2, X_3，选择变量进入方程的方法为进入（Enter）（实验表 6-8）。

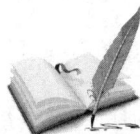

实验表 6 – 8　输入变量列表

输入/移去的变量[b]

模型	输入的变量	移去的变量	方法
1	锰 X_3，钙 X_1，铁 X_2 [a]		输入

a. 已输入所有请求的变量。b. 因定量：血红蛋白 Y。

（2）模型概述：实验表 6 – 9 列出了模型的 R, R^2，调整 R^2 及估计标准误。R^2 值越大所反映的自变量与因变量的共变量比率越高，模型与数据的拟合程度越好。

实验表 6 – 9　模型概述

模型汇总

模型	R	R^2	调整 R^2	标准估计的误差
1	.802[a]	.643	.577	1.00978

a. 预测变量：（常量），锰 X_3，钙 X_1，铁 X_2。

（3）方差分析表：实验表 6 – 10 列出了变异源、自由度、均方、F 值及对方程的显著性检验。

实验表 6 – 10　方差分析表

Anova[b]

模型		平方和	df	均方	F	Sig.
1	回归	29.448	3	9.816	9.627	.001[a]
	残差	16.314	16	1.020		
	总计	45.762	19			

a. 预测变量：（常量），锰 X_3，钙 X_1，铁 X_2。
b. 因变量：血红蛋白 Y。

本例中回归平方和为 29.448，残差平方和为 16.314，F 统计量的值为 9.627，$Sig. = 0.001 < 0.05$，可以认为所建立的回归方程显著有效，但总的方程显著并不代表每个自变量都是显著有效的。

（4）回归系数表：实验表 6 – 11 列出了常数及回归系数的值及标准化的值，同时对其进行显著性检验。

实验表 6 – 11　回归系数表

系数[a]

模型		非标准化系数		标准系数	t	$Sig.$
		B	标准误差	试用版		
1	（常量）	1.888	2.668		.708	.489
	钙 X_1	– .053	.025	– .324	– 2.093	.053
	铁 X_2	.031	.006	.812	5.211	.000
	锰 X_3	– 16.604	35.608	– .070	– .466	.647

a. 因变量：血红蛋白 Y。

本例中自变量钙、铁、锰所对应的 $Sig.$ 值分别为 0.053、0.000、0.647，可见自变量钙，锰无统计学意义。

（5）剔除无统计学意义的自变量，重新做多元回归分析。首先把最没有意义的锰剔除，作只有钙和铁的多元回归，其结果如实验表 6 – 12 所示。

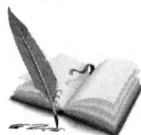

实验表 6 – 12　只含有钙和铁的分析表

Anova[b]

模型		平方和	df	均方	F	Sig.
1	回归	29.226	2	14.613	15.023	.000[a]
	残差	16.536	17	.973		
	总计	45.762	19			

a. 预测变量：（常量），铁 X_2，钙 X_1。

b. 因变量：血红蛋白 Y。

系数[a]

模型		非标准化系数		标准系数	t	Sig.
		B	标准误差	试用版		
1	（常量）	1.567	2.518		.622	.542
	钙 X_1	-.053	.025	-.323	-2.137	.047
	铁 X_2	.032	.006	.821	5.433	.000

a. 因变量：血红蛋白 Y。

　　可见，调整自变量之后的回归方程经 F 检验，$Sig. = 0.000 < 0.05$，即方程是显著有效的。在回归系数检验中，自变量钙和铁的 P 值分别为 0.047 和 0.000，都具有统计学意义，是显著性预测变量。

　　另外，需要注意的是，经过自变量的剔除后，实验表 6 – 11 和实验表 6 – 12 相比，自变量的系数和标准化系数也发生了变化，所以本例题的回归方程为：

$$\hat{Y} = 1.567 - 0.053X_1 + 0.032X_2$$

从本例结果可以看出：

　　（1）自变量钙、铁的系数分别为 0.053 和 0.032，前者表示负相关，后者表示正相关。

　　（2）自变量钙、铁的系数的绝对值为 0.053 和 0.032，好像前者别后者对因变量的作用大，但是此结论是错误的，因为自变量钙、铁的标准化系数的绝对值分别为 0.323 和 0.821，所以自变量铁对因变量的作用要大于自变量钙对因变量的作用。

　　（3）在本例中，常数项对应的 P 值为 0.542，无统计学意义，是否去掉常数项应该依据医药学知识来决定。

四、曲线回归分析

　　有时，两事物或现象间不存在直线回归关系，却存在曲线回归关系，此时可通过数据变换，把曲线回归转化为直线回归关系，求出直线回归方程，然后，再用反变换转化为曲线回归方程。

　　本节以下例简单介绍用如何用 SPSS 操作拟直线回归分析问题。

　　例 2：用 LISA 法测定 CEA 和 A 值（吸光度），现得结果如实验表 6 – 13 所示，应如何作 CEA 和 A 值的曲线拟合：拟合度如何？

实验表 6 – 13　LISA 法测定 CEA 和 A 值的结果

CEA（μg/L）	2.5	5.0	10.0	20.0	40.0	80.0	160.0
A 值	0.184	0.477	0.778	1.070	1.363	1.612	1.870
lnCEA（μg/L）	0.92	1.61	2.30	3.00	3.69	4.38	5.08
A 的拟合值	0.2	0.49	0.77	1.05	1.33	1.62	1.90

注：表中 CEA 和 A 值是测试结果，lnCEA 是对 CEA 取自然对数后的值，为了后面的计算需要，第 4 行是建立曲线拟合后，用曲线拟合方程算出的拟合值。

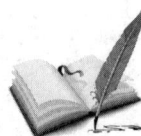

（1）数据录入，如实验图 6 – 12。

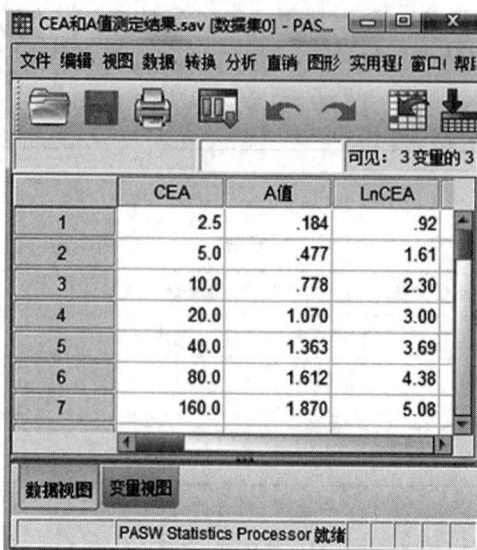

实验图 6 – 12　CEA 和 A 值数据录入窗口

（2）把 CEA 作为因变量，A 值作为自变量作散点图，操作如下：

点击实验图 6 – 12 对话框中的图形（Graphs）项，展开下拉单。

点击下拉单中的旧对话框（Legacy Dialogs）按钮，弹出二级下拉菜单，点击其中的散点/点状（Scatter/Dot）按钮，得到如实验图 6 – 13 所示对话框：

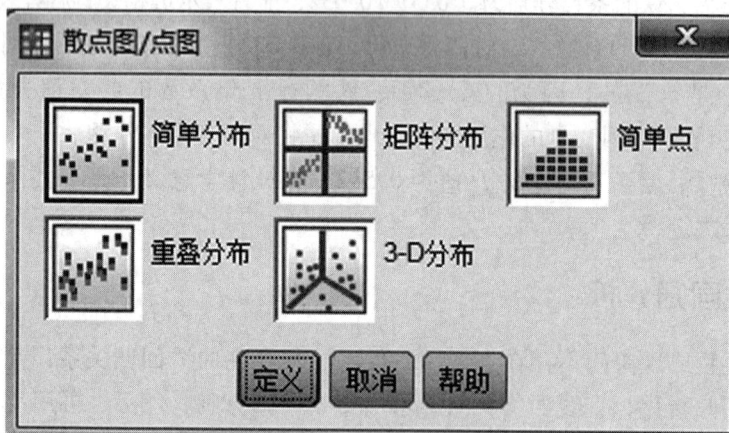

实验图 6 – 13　散点图对话框

在实验图 6 – 13 中，选择简单分布（Simple Scatter），点击定义，弹出简单散点图对话框如实验图 6 – 14，将 A 值选入因变量对应的 Y 轴，将 CEA 选入自变量对应的 X 轴，点击确定：

在实验图 6 – 15 中显示了 A 与 CEA 呈曲线相关。

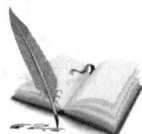

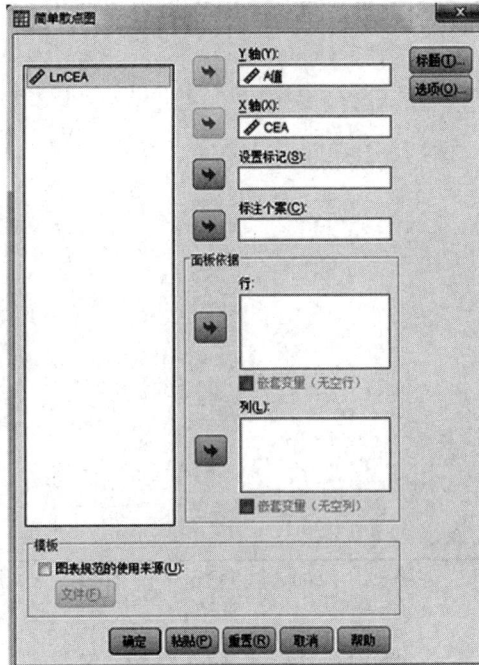

实验图 6 - 14　简单散点图对话框

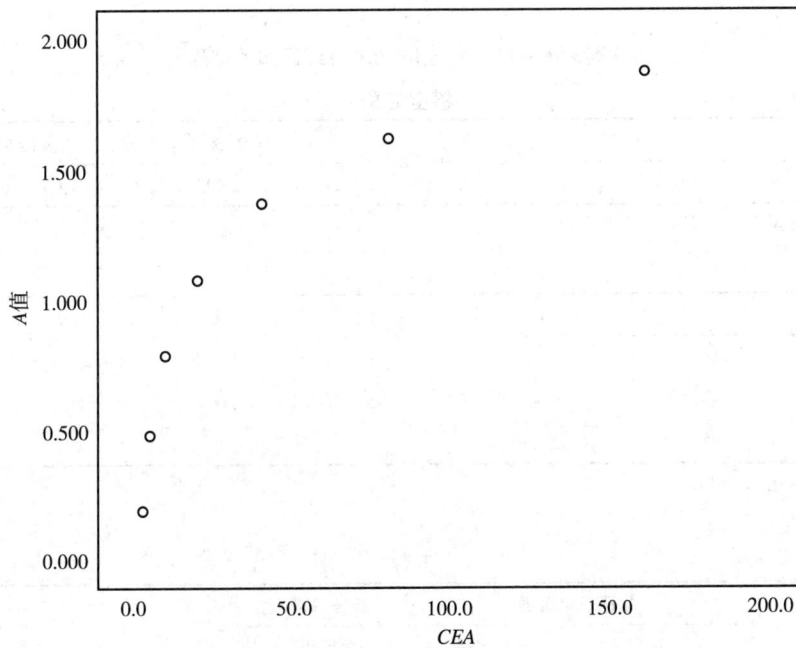

实验图 6 - 15　变量 A 与 CEA 的散点图

（3）把 CEA 取对数后，作 $\ln CEA$ 和 A 的散点图，如实验图 6 - 16 所示，可见 A 与 $\ln CEA$ 呈直线相关。

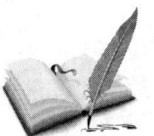

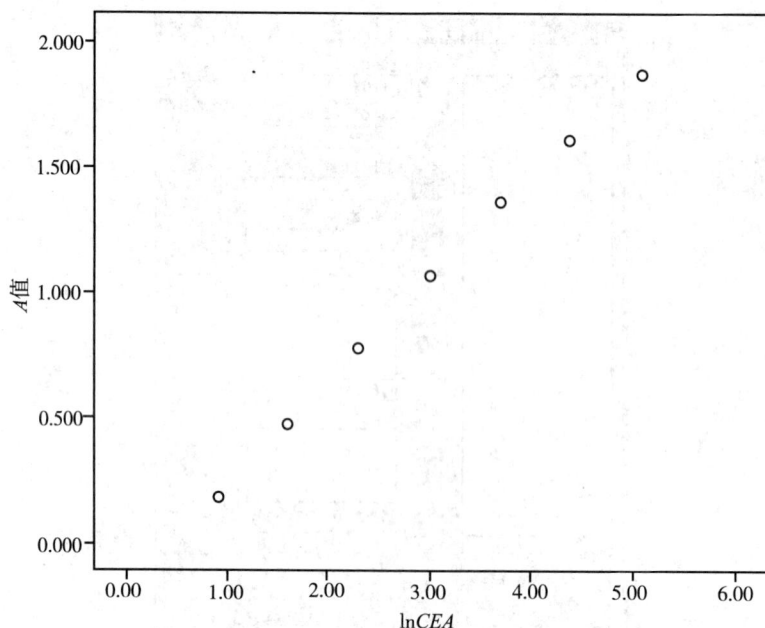

实验图 6 - 16　*A* 与 ln*CEA* 散点图

（4）把 ln*CEA* 作为自变量，*A* 的值作为因变量，用 SPSS18.0 作直线回归，得到结果如实验表 6 - 14 所示。

实验表 6 - 14　*A* 与 ln*CEA* 直线回归的结果

模型汇总

模型	R	R^2	调整 R^2	标准估计的误差
1	.999[a]	.999	.999	.023283

a. 预测变量：（常量），ln*CEA*。

Anova[b]

模型		平方和	df	均方	F	$Sig.$
1	回归	2.236	1	2.236	4124.853	.000[a]
	残差	.003	5	.001		
	总计	2.239	6			

a. 预测变量：（常量），ln*CEA*。
b. 因变量：*A* 值。

系数[a]

模型		非标准化系数		标准系数	t	$Sig.$
		B	标准误差	试用版		
1	（常量）	-.171	.021		-8.171	.000
	ln*CEA*	.408	.006	.999	64.225	.000

a. 因变量：*A* 值。

实验表 6 - 14 显示，R^2 值为 0.999，因变量的变异中有 99.9% 可由自变量的变换来解释，方差分析列表和回归系数列表中的 P 值均小于 0.05，说明方程是显著的，自变量也为显著性预测变量，得到回归方程为：

$$\hat{Y} = -0.171 + 0.408\ln X$$

事实上，用此回归方程计算所得的回归值，拟合程度的确很好。

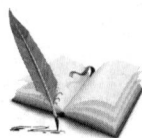

五、课上练习

1. 炼铝厂测得所产铸模用的铝的硬度 x 与抗张强度 y 的数据见实验表 6–15。

实验表 6–15　测得的铝的硬度与抗张强度

铝的硬度 x	68	53	70	84	60	72	51	83	70	64
抗张强度 y	288	293	349	343	290	354	283	324	340	286

试用 SPSS 软件操作解决如下问题：

（1）求 y 对 x 的回归方程；

（2）在显著水平 $\alpha = 0.05$ 下检验回归方程的显著性。

2. 测量了 9 对父子的身高，所得数据见实验表 6–16（单位：英寸）。

实验表 6–16　9 对父子身高数据

父亲身高 x_i	60	62	64	66	67	68	70	72	74
儿子身高 y_i	63.6	65.2	66	66.9	67.1	67.4	68.3	70.1	70

试用 SPSS 解决如下问题：

（1）儿子身高 y 关于父亲身高 x 的回归方程。

（2）取 $\alpha = 0.05$，检验上述所建立的回归方程的显著性。

（3）若父亲身高 80 英寸，预测儿子的身高。

六、课后练习

某医师测得 10 名 3 岁儿童的身高（cm）、体重（kg）和体表面积（cm^2）资料见实验表 6–17。试用 SPSS 软件操作确定以身高、体重为自变量，体表面积为应变量的多元线性回归方程。

实验表 6–17　10 名 3 岁儿童的身高、体重和体表面积数据

儿童编号	体表面积 Y	身高 X_1	体重 X_2
1	5.382	88.0	11.0
2	5.299	87.6	11.8
3	5.358	88.5	12.0
4	5.292	89.0	12.3
5	5.602	87.7	13.1
6	6.014	89.5	13.7
7	5.830	88.8	14.4
8	6.102	90.4	14.9
9	6.075	90.6	15.2
10	6.411	91.2	16.0

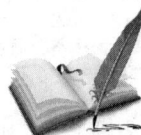

参考答案

第一章

1. （1）$S = \left\{ \dfrac{0}{n}, \dfrac{1}{n} \cdots\cdots \dfrac{n \times 100}{n} \right\}$，$n$ 表示小班人数

（2）$S = \{10, 11, 12, \cdots\cdots, n, \cdots\cdots\}$

（3）查出合格品记为"1"，查出次品记为"0"，连续出现两个"0"就停止检查，或查满 4 次才停止检查。$S = \{00, 100, 0100, 0101, 1010, 0110, 1100, 0111, 1011, 1101, 1110, 1111\}$

2. （1）当 $AB = A$ 时，$P(AB)$ 取到最大值为 0.6。

（2）当 $A \cup B = \Omega$ 时，$P(AB)$ 取到最小值为 0.3。

3. $P(A \cup B \cup C) = P(A) + P(B) + P(C) - P(AB) - P(BC) - P(AC) + P(ABC)$

$$= \frac{1}{4} + \frac{1}{4} + \frac{1}{4} - \frac{1}{8} = \frac{5}{8}$$

4. $P(A) = \dfrac{C_{10}^4 \times C_4^3 \times C_3^2}{C_{17}^9} = \dfrac{45}{221}$

5. （1）$\dfrac{1}{7^5}$　（2）$\dfrac{6^5}{7^5}$　（3）$1 - \dfrac{1}{7^5}$

6. $\dfrac{13}{21}$

7. $P(A) = C_{10}^1 C_3^3 / C_{50}^3 = \dfrac{1}{1960}$

8. $P(B \mid A \cup \bar{B}) = \dfrac{P(AB)}{P(A \cup \bar{B})} = \dfrac{P(A) - P(A\bar{B})}{P(A) + P(\bar{B}) - P(A\bar{B})} = \dfrac{0.7 - 0.5}{0.7 + 0.6 - 0.5} = \dfrac{1}{4}$

9. 0.18

10. $\dfrac{53}{99}$

11. 0.6923

12. （1）$\dfrac{1}{32}$　（2）$\dfrac{13}{20}$　（3）$\dfrac{17}{125}$　（4）$\dfrac{24}{125}$　（5）$\dfrac{1}{64}$

13. （1）0.02702　（2）30.77%

14. $\dfrac{m}{m + 2^r n}$

15. （1）$\dfrac{29}{90}$　（2）$\dfrac{20}{61}$

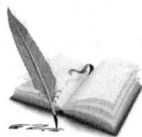

第二章

1.

X	0	1	2
P	$\dfrac{22}{35}$	$\dfrac{12}{35}$	$\dfrac{1}{35}$

2. (1) $P(X = k) = q^{k-1}p,\quad (k = 1,\ 2,\ \cdots)$

(2) $P(Y = n) = C_{r+n-1}^{n}q^{r}p^{n},\quad (n = 0,\ 1,\ 2,\ \cdots)$

(3) $\dfrac{11}{31}$

3. (1) 0.0729　(2) 0.00856　(3) 0.99954　(4) 0.40951

4. (1) $\left(\dfrac{2}{3}\right)^{n-1} \cdot \dfrac{1}{3}$　(2) $\dfrac{1}{3},\ \dfrac{1}{3},\ \dfrac{1}{3}$　(3) $P(X < Y) = \dfrac{8}{27}, P(Y < X) = \dfrac{38}{81}$

5. (1) 0.349　(2) 0.581　(3) 0.590　(4) 0.343　(5) 0.692

6. (1) $1 - e^{-12}$　(2) $e^{-1.6}$　(3) $e^{-1.2} - e^{-1.6}$　(4) $1 - e^{-1.2} + e^{-1.6}$　(5) 0

7. (1) $P(X \leqslant 2) = F_X(2) = \ln 2,\quad P(0 < X \leqslant 3) = F_X(3) - F_X(0) = 1,$

$P(2 < X < \dfrac{5}{2}) = F_X(\dfrac{5}{2}) - F_X(2) = \ln\dfrac{5}{2} - \ln 2 = \ln\dfrac{5}{4}$

(2) $f(x) = F'(x) = \begin{cases} \dfrac{1}{x}, & 1 < x < e, \\ 0, & \text{其他} \end{cases}$

8. (1) $F(x) = \begin{cases} 0 & x < -1 \\ \dfrac{1}{\pi}x\sqrt{1-x^2} + \dfrac{1}{\pi}\arcsin x + \dfrac{1}{2} & -1 \leqslant x \leqslant 1 \\ 1 & 1 < x \end{cases}$

(2) $F(x) = \begin{cases} 0 & x < 0 \\ \dfrac{x^2}{2} & 0 \leqslant x < 1 \\ 2x - \dfrac{x^2}{2} - 1 & 1 \leqslant x \leqslant 2 \\ 1 & x > 2 \end{cases}$

9. $Y \sim B(5,\ e^{-2})$, 0.5167

10. (1) 0.5328,　0.9996,　0.6977,　0.5

(2) $C = 3$

11. 0.0455

12. 密度函数 $\varphi(y) = \begin{cases} 0 & y \leqslant 1 \\ \dfrac{1}{2\sqrt{\pi(y-1)}}e^{-\frac{y-1}{4}} & y > 1 \end{cases}$

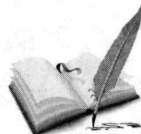

13.

X \ Y	0	1	2
0	0	0	$\frac{1}{35}$
1	0	$\frac{6}{35}$	$\frac{6}{35}$
2	$\frac{3}{35}$	$\frac{12}{35}$	$\frac{3}{35}$
3	$\frac{2}{35}$	$\frac{2}{35}$	0

14. $c = \dfrac{21}{4}$,

$$X - f_X(x) = \begin{cases} \int_{x^2}^1 \dfrac{21}{4} x^2 y \,\mathrm{d}y = \dfrac{21}{8} x^2 (1 - x^4), & -1 \leqslant x \leqslant 1 \\ 0, & \text{其他} \end{cases}$$

$$Y - f_Y(y) = \begin{cases} \int_{-\sqrt{y}}^{+\sqrt{y}} \dfrac{21}{4} d^2 y \,\mathrm{d}x = \dfrac{7}{2} y^{\frac{5}{2}} & 0 \leqslant y \leqslant 1 \\ 0, & \text{其他} \end{cases}$$

15. (1) $b = \dfrac{1}{1 - \mathrm{e}^{-1}}$

(2) $f_X(x) = \int_{+\infty}^{+\infty} f(x,y) \,\mathrm{d}y$

$$= \begin{cases} 0, & x \leqslant 0 \text{ 或 } x \geqslant 1 \\ \int_0^{+\infty} b\mathrm{e} - (x+y) \,\mathrm{d}y = \dfrac{\mathrm{e}^{-x}}{1 - \mathrm{e}^{-1}}, & 0 < x < 1 \end{cases}$$

$$f_Y(y) = \int_{-\infty}^{+\infty} f(x,y) \,\mathrm{d}x = \begin{cases} 0, & y \leqslant 0 \\ \int_b^1 \mathrm{e}^{-(x+y)} \,\mathrm{d}x = \mathrm{e}^{-y} & y > 0 \end{cases}$$

(3) $F_U(u) = \begin{cases} 0 & u < 0 \\ \dfrac{(1 - \mathrm{e}^{-u})^2}{1 - \mathrm{e}^{-1}} & 0 \leqslant u < 1 \\ 1 - \mathrm{e}^{-u} & u \geqslant 1 \end{cases}$

16. 1.0556

17. $E(X) = -0.2$, $E(X^2) = 2.8$, $E(3X^2 + 5) = 13.4$

18. $\dfrac{\pi}{12}(a^2 + ab + b^2)$

19. (1) $E(X) = 1 \times \dfrac{1}{n} + 2 \times \dfrac{1}{n} \cdots\cdots + n \times \dfrac{1}{n} = \dfrac{1 + 2 \cdots\cdots + n}{n} = \dfrac{n+1}{2}$

(2) $\dfrac{n+1}{2}$

20. $E(W) = 1$ $D(W) = 3$

21. (1) 0.1802,   (2) 答案略

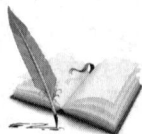

22.（1）0.8968，　　（2）0.7498

23. $n \geqslant 1537$

第三章

1. 答案：用第一组资料计算得几何均数为 $2.61 \mathrm{mg/m^3}$，标准差为 $0.27 \mathrm{mg/m^3}$；第二组资料算得几何均数为 $2605.17 \mu\mathrm{g/m^3}$，标准差为 $1.89 \mu\mathrm{g/m^3}$。两组资料均数不等，标准差相等，可见标准差的大小只与资料的离散程度有关，而与均数的大小无关。

2. 答案：

（1）编制频数表

①求极差：$R = X_{\max} - X_{\min} = 25.0 - 6.5 = 18.5$。

②根据极差确定组距为 2.0，组段数为 10。

③编制频数表。

80 名北方成年女子肾上腺重量（g）频数分布表

肾上腺重量（g）	组中值（X）	频数（f）	fX	fX^2	累计频数	累计频率（%）
6.00 –	7.00	5	35.00	245.00	5	6.25
8.00 –	9.00	14	126.00	1134.00	19	23.75
10.00 –	11.00	19	209.00	2299.00	38	47.50
12.00 –	13.00	17	221.00	2873.00	55	68.75
14.00 –	15.00	12	180.00	2700.00	67	83.75
16.00 –	17.00	5	85.00	1445.00	72	90.00
18.00 –	19.00	4	76.00	1444.00	76	95.00
20.00 –	21.00	2	42.00	882.00	78	97.50
22.00 –	23.00	1	23.00	529.00	79	98.75
24.00 –	25.00	1	25.00	625.00	80	100.00
合计		80	1022.00	14176.00	80	100.00

（2）求中位数，均数和标准差。

①求中位数

$$M = L_x + \frac{i_x}{f_M}\left(\frac{n}{2} - \sum f_L\right) = 12.0 + \frac{2.0}{17}(80 \cdot 50\% - 38) = 12.24\mathrm{g}$$

②求平均数

$$\overline{X} = \frac{\sum fX}{\sum f} = 12.78$$

③求标准差

$$S = \sqrt{\frac{\sum(X - \overline{X})^2}{n - 1}} = \sqrt{\frac{\sum fX^2 - ((\sum fX)/\sum f)^2}{\sum f - 1}} = 3.77\mathrm{g}$$

3. 答案：

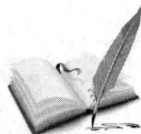

300 例正常人尿汞值（μg/L）频数表

尿汞值（μg/L）	组中值（X）	频数（f）	累计频数	累计频率（%）
0.00 –	2.00	49	49	16.33
4.00 –	6.00	27	76	25.33
8.00 –	10.00	58	134	44.67
12.00 –	14.00	50	184	61.33
16.00 –	18.00	45	229	76.33
20.00 –	22.00	22	251	83.67
24.00 –	26.00	16	267	89.00
28.00 –	30.00	9	276	92.00
32.00 –	34.00	9	285	95.00
36.00 –	38.00	4	289	96.33
40.00 –	42.00	5	294	98.00
44.00 –	46.00	–	294	98.00
48.00 –	50.00	3	297	99.00
52.00 –	54.00	–	297	99.00
56.00 –	58.00	2	299	99.67
60.00 –	62.00	–	299	99.67
64.00 –	66.00	–	299	99.67
68.00 –	70.00	1	300	100.00
合　计		300	300	100.00

（1）求均数

$$\overline{X} = \frac{\sum fX}{\sum f} = 15.08 \, \mu g/L$$

（2）求中位数

$$M = L_x + \frac{i_x}{f_M}\left(\frac{n}{2} - \sum f_L\right) = 13.28 \, \mu g/L$$

由频数表可以看出，此资料为偏态分布，因此用中位数代表性较好。

4. 答案：

（1）求均数

$$\overline{X} = \frac{\sum X}{n} = \frac{7 + 9 + 10 + 14 + 15}{5} = 11.00$$

（2）求离均差之和

$$\sum (X - \overline{X}) = 0.00$$

5. 答案：

（1）求术前各指标

$$\overline{X} = \frac{\sum X}{n} = 666.40 \, mg/ml$$

$$S = \sqrt{\frac{\sum (X - \overline{X})^2}{n - 1}} = 551.99 \, mg/ml$$

$$CV = \frac{S}{\overline{X}} \times 100\% = 82.83\%$$

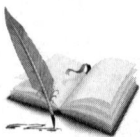

（2）求术后各指标

$$\overline{X} = \frac{\sum X}{n} = 127.20\,\text{mg/ml}$$

$$S = \sqrt{\frac{\sum (X - \overline{X})^2}{n - 1}} = 101.27\,\text{mg/ml}$$

$$CV = \frac{S}{X} \times 100\% = 79.61\%\,\text{mg/ml}$$

两组资料均数相差悬殊，故而只能用变异系数比较两组何者变异度大，虽然术前变异系数较大，但差异并不明显，需做进一步的统计分析才能知道何者变异度大。

6. 答案：

其平均滴度的倒数为

$$G = \lg^{-1}\left(\frac{\sum f \lg X}{\sum f}\right) = \lg^{-1}\left(\frac{65.70}{42}\right) = 36.67$$

平均滴度为 1:37。

第四章

一、1. 样本的不含其他未知参数的函数

2. 总体信息

3. （1）100；（2）$\frac{2}{3}$ （3）$\overline{X} \sim N\left(100, \frac{4}{9}\right)$；（4）$1 - \Phi(1.5)$

4. 1) $\frac{1}{n}(X_1 + X_2 + \cdots + X_n)$；

2) $\frac{1}{n-1}\sum_{i=1}^{n}(X_i - \overline{X})^2$；

3) $N(\mu, \frac{\sigma^2}{n})$；

4) $N(0,1)$；

5) $\chi^2(n-1)$；6) $t(n-1)$；7) 0；8) 1。

二、1. C；2. B；3. A；4. C；5. C；6. A；7. A；8. B；9. D；10. B

三、（略）

四、1. 100；2. 136

第五章

1. $\hat{\theta} = 2\overline{X}$。

2. （1）$\hat{\theta} = 2\overline{X}$

（2）$D(\hat{\theta}) = \frac{\theta^2}{5n}$

3. （1）$\hat{\theta} = \frac{1}{4}$

（2）$\hat{\theta} = \frac{7 - \sqrt{13}}{12}$

4. $\hat{\mu}_3$ 最有效

5. （1）$\hat{\mu} = 3$；$\hat{\sigma}^2 = 16.8$；（2）$\hat{\mu} = 14$；$\hat{\sigma}^2 = 5.5$。

6. (2.121, 2.129)

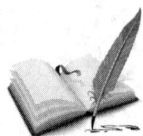

7. （1.57，2.43）。

8. （-2.31，6.31）。

9. （1）（2.037，3.963）；（2）（1.956，6.735）。

10. （15.14，17.08）。

第六章

1. 应检验 H_0：$\mu = 3$；H_1：$\mu \neq 3$。接受 H_0，即认为他的说法是否正确。

2. 先应检验 H_0：$\sigma_1^2 = \sigma_2^2$，H_1：$\sigma_1^2 \neq \sigma_2^2$ 接受 H_0，即认为两总体方差无显著差异。

再检验 H_0：$\mu_1 = \mu_2$；H_1：$\mu_1 \neq \mu_2$。拒绝 H_0，接受 H_1，即认为两组的 PaO_2 不同。

3. 应检验 H_0：$\mu_d = 0$；H_1：$\mu_d < 0$（单侧）拒绝 H_0，接受 H_1，即可以认为容量法测量结果低于仪器分析结果。

4. 检验 H_0：$\sigma_1^2 = \sigma_2^2$，H_1：$\sigma_1^2 \neq \sigma_2^2$。

故拒绝 H_0，认为两总体方差不相等。

5. 应首先检验方差齐性 H_0：$\sigma_1^2 = \sigma_2^2$；H_1：$\sigma_1^2 \neq \sigma_2^2$ 故接受 H_0：$\sigma_1^2 = \sigma_2^2$

再检验 H_0：$\mu_1 = \mu_2$；H_1：$\mu_1 \neq \mu_2$。拒绝 H_0，接受 H_1，即认为甲、乙两批药品中，该种成分的含量有显著性差异。

6. 应检验 H_0：$\mu = \mu_0 = 0.5$，H_1：$\mu \neq 0.5$

接受 H_0，即在 0.05 的显著水平下，可认为包装机包装的平均重量仍为 0.5kg。

7. 应检验 H_0：$\sigma^2 = 0.048^2$，H_1：$\sigma^2 \neq 0.048^2$（双侧）

接受 H_0，认为含量波动正常。

8. 应检验 H_0：$\mu_d = 0$；H_1：$\mu_d > 0$（单侧）

拒绝 H_0，接受 H_1，即可以认为治疗前后早搏次数减少，此药物有效。

9. 应检验 H_0：$\sigma_1^2 = \sigma_2^2$，H_1：$\sigma_1^2 \neq \sigma_2^2$

接受 H_0，即认为两台机床加工产品的该指标的方差无显著性差异。

10. 应检验 H_0：$\mu_1 = \mu_2$；H_1：$\mu_1 \neq \mu_2$。

拒绝 H_0，接受 H_1，即可认为 Ⅰ、Ⅱ 期矽肺患者的肺活量有显著性差异。

11. 应检验 H_0：$P = 0.03$；H_1：$P > 0.03$

拒绝 H_0，接受 H_1，即认为该批产品次品率超过 3%，不能出厂。

12. 应检验 H_0：$P_1 = P_2$；H_1：$P_1 \neq P_2$（双侧检验）

拒绝 H_0，接受 H_1，即认为内科疗法对两种类型胃溃疡病治愈率有显著性差异。

13. 应检验 H_0：$P_1 = P_2$；H_1：$P_1 \neq P_2$（双侧检验）

接受 H_0，即认为两组发病率无显著性差异。

14. 应检验 H_0：$P = 0.79$；H_1：$P \neq 0.79$（双侧检验）

接受 H_0，即认为总体治愈率与所传治愈率 79% 相符。

15. 应进行单侧检验 H_0：$P = 0.10$；H_1：$P > 0.10$

拒绝 H_0，接受 H_1，即认为该地区成人乙肝表面抗原阳性率高于全国平均水平。

16. 大样本 u 检验法。应检验 H_0：$P_1 = P_2$；H_1：$P_1 > P_2$（单侧检验）

拒绝 H_0，接受 H_1，即可认为甲药的有效率显著高于乙药。

第七章

1. 可以认为服从二项分布。

2. 可以认为散剂重量服从正态分布。

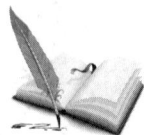

3. 无关系。

4. 无关系。

5. 有显著性差异。

6. 无显著性差异。

第八章

1. $F = 30.70$，各厂产品中该成分的含量（%）有显著性差异。

2. $F = 6.133$，施肥方案的不同，对收获量有高度显著影响。

3. $F = 8.3408$；不同菌型对小白鼠的平均存活日数有高度显著性影响。

4. $F_A = 1$，$F_B = 7.427$，因素 A 对铣刀的平均硬度无显著影响，因素 B 对铣刀的平均硬度有显著影响。

5. $F_A = 8.27$，$F_B = 3.08$，因素 A 对药产量有显著影响，因素 B 对药产量无显著影响。

6. $F_{A \times B} = 4.55$，$F_A = 1.139$，$F_B = 12.82$，$A \times B$ 和因素 A 对储存期无显著影响，因素 B 对储存期有显著影响。

7. 因素主次顺序为 $C \to B \to A$，最优试验方案为 $A_1 B_2 C_3$。

8. 因素主次顺序为 $D \to A \to A \times B \to C \to \genfrac{}{}{0pt}{}{A \times C}{B \times D} \to B \times C \to A \times D \to C \times D \to B$；最优试验方案为 $A_2 B_1 C_2 D_2$。

9. 最优试验方案为 $A_3 B_3 C_3$。

第九章

1.（1）$\hat{y} = \hat{a} + \hat{b}x = 188.78 + 1.87x$

（2）回归方程显著有效。

2.（1）$\hat{y} = 36.5891 + 0.4565x$。

（2）所建立的回归方程是显著的。

（3）预测儿子身高为 $\hat{y} = 36.5891 + 0.4565 \times 80 \approx 73.1$ 英寸。

3.（1）画出散点图（略），（2）$\hat{y} = 0.7x + 0.35$，（3）19.65。

4.（1）散点图略；（2）一元回归方程：$\hat{y} = -2.26 + 0.0487x$

（3）方差分析表

来源	平方和	自由度	均方差	F 比	p 值
回归	203.4	1	203.4	179.65	
残差	7.93	7	1.13		
总计	211.33	8			

说明回归方程是显著的。

（4）预测区间 $[9.688, 14.999]$。

5. $\hat{y} = -54.5041 + 4.8424 x_1 + 0.2631 x_2$

6.（1）略

（2）$\hat{y} = 19.033 + 1.0086x - 0.0204x^2$

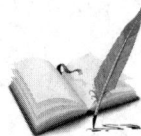

附　录

附表1　标准正态分布表

$$\Phi(x) = \int_{-\infty}^{x} \frac{1}{\sqrt{2\pi}} e^{-\frac{x^2}{2}} dx$$

x	0.00	0.01	0.02	0.03	0.04	0.05	0.06	0.07	0.08	0.09
0.0	0.500000	0.503989	0.507978	0.511966	0.515953	0.519939	0.523922	0.527903	0.531881	0.535856
0.1	.539828	.543795	.547758	.551717	.555670	.559618	.563559	.567495	.571424	.575345
0.2	.579260	.583166	.587064	.590954	.594835	.598706	.602568	.606420	.610261	.614092
0.3	.617911	.621720	.625516	.629300	.633072	.636831	.640576	.644309	.648027	.651732
0.4	.655422	.659097	.662757	.666402	.670031	.63645	.677242	.680822	.684386	.687933
0.5	.691462	.694974	.698468	.701944	.705401	.708840	.712260	.715661	.719043	.722405
0.6	.725747	.729069	.732371	.735653	.738914	.742154	.745373	.748571	.751748	.754903
0.7	.758036	.761148	.764238	.767305	.770350	.773373	.776373	.779350	.782305	.785236
0.8	.788145	.791030	.793892	.796731	.799546	.802337	.805105	.807850	.810570	.813267
0.9	.815940	.818589	.821214	.823814	.826391	.828944	.831472	.833977	.836457	.838913
1.0	.841345	.843752	.846136	.848495	.850830	.853141	.855428	.857690	.859929	.862143
1.1	.864334	.866500	.868643	.870762	.872857	.874928	.876976	.879000	.881000	.882977
1.2	.884930	.886861	.888768	.890651	.892512	.894350	.896165	.897958	.899727	.901475
1.3	.903200	.904902	.906582	.908241	.909877	.911492	.913085	.914657	.916207	.917736
1.4	.919243	.920730	.922196	.923641	.925066	.929471	.927855	.929219	.930563	.931888
1.5	.933193	.934478	.935745	.936992	.938220	.939429	.940620	.941792	.942947	.944083
1.6	.945201	.946301	.947384	.948449	.949497	.950529	.951543	.952540	.953521	.954486
1.7	.955435	.956367	.957284	.958185	.959070	.959941	.960796	.961636	.962462	.963273
1.8	.964070	.964852	.965620	.966375	.967116	.967843	.968557	.969258	.969946	.970621
1.9	.971283	.971933	.972571	.973197	.973810	.974412	.975002	.975581	.976148	.976705
2.0	.977250	.977784	.978308	.978822	.979325	.979818	.980301	.980774	.981237	.981691
2.1	.982136	.982571	.982997	.983414	.983823	.984222	.984614	.984997	.985371	.985738
2.2	.896097	.986447	.986791	.987126	.987455	.987776	.988089	.988396	.988696	.988989
2.3	.989276	.989556	.989830	.990097	.990358	.990613	.990863	.991106	.991344	.991576
2.4	.991802	.992024	.992240	.992451	.992656	.992857	.993053	.993244	.993431	.993613
2.5	.993790	.993963	.994132	.994297	.994457	.994614	.994766	.994915	.995060	.995201
2.6	.995339	.995473	.995604	.995731	.995855	.995975	.996093	.996207	.996319	.996427
2.7	.996533	.996636	.996736	.996833	.996928	.997020	.997110	.997197	.997282	.997365
2.8	.997445	.997523	.997599	.997673	.997744	.997814	.997882	.997948	.998012	.998074
2.9	.998134	.998193	.998250	.998305	.998359	.998411	.998462	.998511	.998559	.998605
3.0	.998650	.998694	.998736	.998777	.998817	.998856	.998893	.998930	.998965	.998999

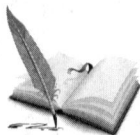

x	0.00	0.01	0.02	0.03	0.04	0.05	0.06	0.07	0.08	0.09
3.1	.999032	.999065	.999096	.999126	.999155	.999184	.999211	.999238	.999264	.999289
3.2	.999313	.999336	.999359	.999381	.999402	.999423	.999443	.999462	.999481	.999499
3.3	.999517	.999534	.999550	.999566	.999581	.999596	.999610	.999624	.999638	.999651
3.4	.999663	.999675	.999687	.999698	.999709	.999720	.999730	.999740	.999749	.999758
3.5	.999767	.999776	.999784	.999792	.999800	.999807	.999815	.999822	.999828	.999835
3.6	.999841	.999847	.999853	.999858	.999864	.999869	.999874	.999879	.999883	.999888
3.7	.999892	.999896	.999900	.999904	.999908	.999912	.999915	.999918	.999922	.999925
3.8	.999928	.999931	.999933	.999936	.999938	.999941	.999943	.999946	.999948	.999950
3.9	.999952	.999954	.999956	.999958	.999959	.999961	.999963	.999964	.999966	.999967
4.0	.999968	.999970	.999971	.999972	.999973	.999974	.999975	.999976	.999977	.999978
4.1	.999979	.999980	.999981	.999982	.999983	.999983	.999984	.999985	.999985	.999986
4.2	.999987	.999987	.999988	.999988	.999989	.999989	.999990	.999990	.999991	.999991
4.3	.999991	.999992	.999992	.999993	.999993	.999993	.999993	.999994	.999994	.999994
4.4	.999995	.999995	.999995	.999995	.999996	.999996	.999996	.999996	.999996	.999996
4.5	.999997	.999997	.999997	.999997	.999997	.999997	.999997	.999998	.999998	.999998
4.6	.999998	.999998	.999998	.999998	.999998	.999998	.999998	.999998	.999999	.999999
4.7	.999999	.999999	.999999	.999999	.999999	.999999	.999999	.999999	.999999	.999999
4.8	.999999	.999999	.999999	.999999	.999999	.999999	.999999	.999999	.999999	.999999
4.9	1.000000	1.000000	1.000000	1.000000	1.000000	1.000000	1.000000	1.000000	1.000000	1.000000

注：本表对于 x 给出正态分布函数 $\Phi(x)$ 的数值。例：对于 $x=2.35$，$\Phi(x)=0.990613$。

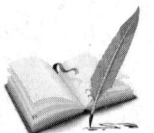

附表2 标准正态分布双侧临界值表

$$P\{|\mu| > \mu_{\frac{\alpha}{2}}\} = \alpha$$

α	0.00	0.01	0.02	0.03	0.04	0.05	0.06	0.07	0.08	0.09
0.0	∞	2.575829	2.326348	2.170090	2.053749	1.959964	1.880794	1.811911	1.750686	1.695398
0.1	1.644854	1.598193	1.554774	1.514102	1.475791	1.439531	1.405072	1.371204	1.340755	1.310579
0.2	1.281552	1.253565	1.226528	1.200359	1.174987	1.150349	1.126391	1.103063	1.080319	1.058122
0.3	1.036433	1.015222	0.994458	0.974114	0.954165	0.934589	0.915365	0.896473	0.877896	0.859617
0.4	0.841621	0.823894	0.806421	0.789192	0.772193	0.755415	0.738847	0.722479	0.706303	0.690309
0.5	0.674490	0.658838	0.643345	0.628006	0.612813	0.597760	0.582841	0.568051	0.553385	0.538836
0.6	0.524401	0.510073	0.495850	0.481727	0.467699	0.453762	0.439913	0.426148	0.412463	0.398855
0.7	0.385320	0.371856	0.358459	0.345125	0.331853	0.318639	0.305481	0.292375	0.279319	0.266311
0.8	0.253347	0.240426	0.127545	0.214702	0.201893	0.189118	0.176374	0.163658	0.150969	0.138304
0.9	0.125661	0.113039	0.100434	0.087845	0.075270	0.062707	0.050154	0.037608	0.025069	0.012533
α	0.001	0.0001	0.00001	0.000001	0.0000001					
$u_{\frac{\alpha}{2}}$	3.29053	3.89059	4.41717	4.89164	5.32672	5.73073				

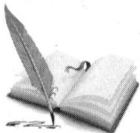

附表3 χ^2 分布表

$$P\left\{\chi^2 > \chi^2_\alpha (n)\right\} = \alpha$$

n	α											
	0.995	0.99	0.975	0.95	0.90	0.75	0.25	0.10	0.05	0.025	0.01	0.005
1	–	–	0.001	0.004	0.016	0.102	1.323	2.706	3.841	5.024	6.635	7.879
2	0.010	0.020	0.051	0.103	0.211	0.575	2.773	4.605	5.991	7.378	9.210	10.597
3	0.072	0.115	0.216	0.352	0.584	1.213	4.108	6.251	7.815	9.348	11.345	12.838
4	0.207	0.297	0.484	0.711	1.064	1.923	5.385	7.779	9.448	11.143	13.277	14.806
5	0.412	0.554	0.831	1.145	1.610	2.675	6.626	9.236	11.072	12.833	15.086	16.750
6	0.676	0.872	1.237	1.635	2.204	3.455	7.841	10.645	12.592	14.449	16.812	18.548
7	0.989	1.239	1.690	2.167	2.833	4.255	9.037	12.017	14.067	16.013	18.475	20.278
8	1.344	1.646	2.180	2.733	3.490	5.071	10.219	13.362	15.507	17.535	20.090	21.955
9	1.735	2.088	2.700	3.325	4.168	5.899	11.389	14.684	16.919	19.023	21.666	23.589
10	2.156	2.558	3.247	3.940	4.865	6.737	12.549	15.987	18.307	20.483	23.209	25.188
11	2.603	3.053	3.816	4.575	5.578	7.584	13.701	17.275	19.675	21.920	24.725	26.757
12	3.047	3.571	4.404	5.226	6.304	8.438	14.845	18.549	21.026	23.337	26.217	28.299
13	3.565	4.107	5.009	5.892	7.042	9.299	15.984	19.812	22.362	24.736	27.688	29.819
14	4.075	4.660	5.629	6.571	7.790	10.165	17.117	21.064	23.685	26.119	29.141	31.319
15	4.601	5.229	6.262	7.261	8.547	11.037	18.245	22.307	24.996	27.488	30.578	32.801
16	5.142	5.812	6.908	7.962	9.312	11.912	19.369	23.542	26.296	28.845	32.000	34.267
17	5.697	6.408	7.564	8.672	10.085	12.792	20.489	24.769	27.587	30.191	33.409	35.718
18	6.265	7.015	8.231	9.390	10.865	13.675	21.605	29.989	28.869	31.526	34.805	37.156
19	6.844	7.633	8.907	10.117	11.651	14.562	22.718	27.204	30.144	32.852	36.191	38.582
20	7.434	8.260	9.591	10.851	12.443	15.452	23.828	28.412	31.410	34.170	37.566	39.997
21	8.034	8.897	10.283	11.591	13.240	16.344	24.935	29.615	32.671	35.479	38.932	41.401
22	8.643	9.542	10.982	12.338	14.042	17.240	26.039	30.813	33.924	36.781	40.289	42.796
23	9.260	10.196	11.689	13.091	14.848	18.137	27.141	32.007	35.172	38.076	41.638	44.181
24	9.886	10.856	12.401	13.848	15.659	19.037	28.241	33.196	36.415	39.364	42.980	45.559
25	10.520	11.524	13.120	14.611	16.473	19.939	29.339	34.382	37.652	40.646	44.314	46.928
26	11.160	12.198	13.844	15.379	17.292	20.843	30.435	35.563	38.885	41.923	45.642	48.290
27	11.808	12.879	14.573	16.151	18.114	21.749	31.528	36.741	40.113	43.194	46.963	49.645
28	12.461	13.565	15.308	16.928	18.939	22.657	32.620	37.916	41.337	44.461	48.278	50.993
29	13.121	14.257	16.047	17.708	19.768	23.567	33.711	39.087	42.557	45.722	49.588	52.336
30	13.787	14.954	16.791	18.493	20.599	24.478	34.800	40.256	43.773	46.949	50.892	53.672
31	14.458	15.655	17.539	19.281	21.434	25.390	35.887	41.422	44.985	48.232	52.191	55.003
32	15.134	16.362	18.291	20.072	22.271	26.304	36.973	42.585	46.194	48.480	53.486	56.328

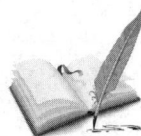

n	α											
	0.995	0.99	0.975	0.95	0.90	0.75	0.25	0.10	0.05	0.025	0.01	0.005
33	15.815	17.074	19.047	20.867	23.110	27.219	38.058	43.745	47.400	50.725	54.776	57.648
34	16.501	17.789	19.806	21.664	23.952	28.136	39.141	44.903	48.602	51.966	56.061	58.964
35	17.192	18.509	20.569	22.465	24.797	29.054	40.223	46.059	49.802	53.203	57.342	60.275
36	17.887	19.233	21.336	23.269	25.643	29.973	41.304	47.212	50.998	54.437	58.619	61.581
37	18.586	19.960	22.106	24.075	26.492	30.893	42.383	48.363	52.192	55.668	59.892	62.883
38	19.289	20.691	22.878	24.884	27.343	31.815	43.462	49.513	53.384	56.896	61.162	64.181
39	19.996	21.426	23.654	25.695	28.196	32.737	44.539	50.660	54.572	58.120	62.428	65.476
40	20.707	22.164	24.433	26.509	29.051	33.660	45.616	51.805	55.758	59.342	63.691	66.766
41	21.421	22.906	25.215	27.326	29.907	34.585	46.692	52.949	56.942	60.561	64.950	68.053
42	22.138	23.650	25.999	28.144	30.765	35.510	47.766	54.909	58.124	61.777	66.206	69.336
43	22.859	24.398	26.785	28.965	31.625	36.436	48.840	55.230	59.354	62.990	67.459	70.616
44	23.584	25.148	27.575	29.787	32.487	37.363	49.913	56.369	60.481	64.201	68.710	71.893
45	24.311	25.901	28.366	30.621	33.350	38.291	50.985	57.505	61.656	65.410	69.957	73.166

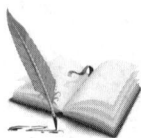

附表 4　t 分布表

$$P\{t > t\alpha(n)\} = \alpha$$

n	α					
	0.25	0.10	0.05	0.025	0.01	0.005
1	1.0000	3.0777	6.3138	12.7062	31.8207	63.6574
2	0.8165	1.8856	2.9200	4.3027	6.9646	9.9248
3	0.7649	1.6377	2.3534	3.1824	4.5407	5.8409
4	0.7407	1.5332	2.1318	2.7764	3.7469	4.6041
5	0.7267	1.4759	2.0150	2.5706	3.3649	4.0322
6	0.7176	1.4398	1.9432	2.4469	3.1427	3.7074
7	0.7111	1.4149	1.8946	2.3646	2.9980	3.4995
8	0.7064	1.3968	1.8595	2.3060	2.8965	3.3554
9	0.7027	1.3830	1.8331	2.2622	2.8214	3.2498
10	0.6998	1.3722	1.8125	2.2281	2.7638	3.1693
11	0.6974	1.3634	1.7959	2.2010	2.7181	3.1058
12	0.6955	1.3562	1.7823	2.1788	2.6810	3.0545
13	0.6938	1.3502	1.7709	2.1604	2.6503	3.0123
14	0.6924	1.3450	1.7613	2.1448	2.6245	2.9768
15	0.6912	1.3406	1.7531	2.1315	2.6025	2.9467
16	0.6901	1.3388	1.7459	2.1199	2.5835	2.9208
17	0.6892	1.3334	1.7396	2.1098	2.5669	2.8982
18	0.6884	1.3304	1.7341	2.1009	2.5524	2.8784
19	0.6876	1.3277	1.7291	2.0930	2.5395	2.8609
20	0.6870	1.3253	1.7247	2.0860	2.5280	2.8453
21	0.6864	1.3232	1.7207	2.0796	2.5177	2.8314
22	0.6858	1.3212	1.7171	2.0739	2.5083	2.8188
23	0.6853	1.3195	1.7139	2.0687	2.4999	2.8073
24	0.6848	1.3178	1.7109	2.0639	2.4922	2.7969
25	0.6844	1.3163	1.7081	2.0595	2.4851	2.7874
26	0.6840	1.3150	1.7056	2.0555	2.4786	2.7787
27	0.6837	1.3137	1.7033	2.0518	2.4727	2.7707
28	0.6834	1.3125	1.7011	2.0484	2.4671	2.7633
29	0.6830	1.3114	1.6991	2.0452	2.4620	2.7564
30	0.6828	1.3104	1.6973	2.0423	2.4573	2.7500
31	0.6825	1.3095	1.6955	2.0395	2.4528	2.7440
32	0.6822	1.3086	1.6939	2.0369	2.4487	2.7385

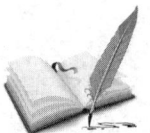

续表

n	α					
	0.25	0.10	0.05	0.025	0.01	0.005
33	0.6820	1.3077	1.6924	2.0345	2.4448	2.7333
34	0.6818	1.3070	1.6909	2.0322	2.4411	2.7284
35	0.6816	1.3062	1.6896	2.0301	2.4377	2.7238
36	0.6814	1.3055	1.6883	2.0281	2.4345	2.7195
37	0.6812	1.3049	1.6871	2.0262	2.4314	2.7154
38	0.6810	1.3042	1.6860	2.0244	2.4286	2.7116
39	0.6808	1.3036	1.6849	2.0227	2.4258	2.7079
40	0.6807	1.3030	1.6839	2.0211	2.4233	2.7045
41	0.6805	1.3025	1.6829	2.0195	2.4208	2.7012
42	0.6804	1.3020	1.6820	2.0181	2.4185	2.6981
43	0.6802	1.3016	1.6811	2.0167	2.4163	2.6951
44	0.6801	1.3011	1.6802	2.0154	2.4141	2.6923
45	0.6800	1.3006	1.6794	2.0141	2.4121	2.6896

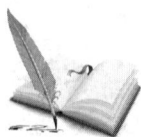

续表

附表5　F分布表

$$P\{F>F_\alpha(n_1, n_2)\}=\alpha$$

$$\alpha=0.10$$

n_2	\ n_1 → 1	2	3	4	5	6	7	8	9	10	12	15	20	24	30	40	60	120	∞
1	39.86	49.50	53.59	55.83	57.24	58.20	58.91	59.44	59.86	60.19	60.71	61.22	61.74	62.00	62.26	62.53	62.79	63.06	63.33
2	8.53	9.00	9.16	9.24	9.29	9.33	9.35	9.37	9.38	9.39	9.41	9.42	9.44	9.45	9.46	9.47	9.47	9.48	9.49
3	5.54	5.46	5.39	5.34	5.31	5.28	5.27	5.25	5.24	5.23	5.22	5.20	5.18	5.18	5.17	5.16	5.15	5.14	5.13
4	4.54	4.32	4.19	4.11	4.05	4.01	3.98	3.95	3.94	3.92	3.90	3.87	3.84	3.83	3.82	3.80	3.79	3.78	3.72
5	4.06	3.78	3.62	3.52	3.45	3.40	3.37	3.34	3.32	3.30	3.27	3.24	3.21	3.19	3.17	3.16	3.14	3.12	3.10
6	3.78	3.46	3.29	3.18	3.11	3.05	3.01	2.98	2.96	2.94	2.90	2.87	2.84	2.82	2.80	2.78	2.76	2.74	2.72
7	3.59	3.26	3.07	2.96	2.88	2.83	2.78	2.75	2.72	2.70	2.67	2.63	2.59	2.58	2.56	2.54	2.51	2.49	2.47
8	3.46	3.11	2.92	2.81	2.73	2.67	2.62	2.59	2.56	2.54	2.50	2.46	2.42	2.40	2.38	2.36	2.34	2.32	2.29
9	3.36	3.01	2.81	2.69	2.61	2.55	2.51	2.47	2.44	2.42	2.38	2.34	2.30	2.28	2.25	2.23	2.21	2.18	2.16
10	3.29	2.92	2.73	2.61	2.52	2.46	2.41	2.38	2.35	2.32	2.28	2.24	2.20	2.18	2.16	2.13	2.11	2.08	2.06
11	3.23	2.86	2.66	2.54	2.45	2.39	2.34	2.30	2.27	2.25	2.21	2.17	2.12	2.10	2.08	2.05	2.03	2.00	1.97
12	3.18	2.81	2.61	2.48	2.39	2.33	2.28	2.24	2.21	2.19	2.15	2.10	2.06	2.04	2.01	1.99	1.96	1.93	1.90
13	3.14	2.76	2.56	2.43	2.35	2.28	2.23	2.20	2.16	2.14	2.10	2.05	2.01	1.98	1.96	1.93	1.90	1.88	1.85
14	3.10	2.73	2.52	2.39	2.31	2.24	2.19	2.15	2.12	2.10	2.05	2.01	1.96	1.94	1.91	1.89	1.86	1.83	1.80
15	3.07	2.70	2.49	2.36	2.27	2.21	2.16	2.12	2.09	2.06	2.02	1.97	1.92	1.90	1.87	1.85	1.82	1.79	1.76
16	3.05	2.67	2.46	2.33	2.24	2.18	2.13	2.09	2.06	2.03	1.99	1.94	1.89	1.87	1.84	1.81	1.78	1.75	1.72
17	3.03	2.64	2.44	2.31	2.22	2.15	2.10	2.06	2.03	2.00	1.96	1.91	1.86	1.84	1.81	1.78	1.75	1.72	1.69
18	3.01	2.62	2.42	2.29	2.20	2.13	2.08	2.04	2.00	1.98	1.93	1.89	1.84	1.81	1.78	1.75	1.72	1.69	1.66
19	2.99	2.61	2.40	2.27	2.18	2.11	2.06	2.02	1.98	1.96	1.91	1.86	1.81	1.79	1.76	1.73	1.70	1.67	1.63
20	2.97	2.59	2.38	2.25	2.16	2.09	2.04	2.00	1.96	1.94	1.89	1.84	1.79	1.77	1.74	1.71	1.68	1.64	1.61
21	2.96	2.57	2.36	2.23	2.14	2.08	2.02	1.98	1.95	1.92	1.87	1.83	1.78	1.75	1.72	1.69	1.66	1.62	1.59
22	2.95	2.56	2.35	2.22	2.13	2.06	2.01	1.97	1.93	1.90	1.86	1.81	1.76	1.73	1.70	1.67	1.64	1.60	1.57
23	2.94	2.55	2.34	2.21	2.11	2.05	1.99	1.95	1.92	1.89	1.84	1.80	1.74	1.72	1.69	1.66	1.62	1.59	1.55
24	2.93	2.54	2.33	2.19	2.10	2.04	1.98	1.94	1.91	1.88	1.83	1.78	1.73	1.70	1.67	1.64	1.61	1.57	1.53
25	2.92	2.53	2.32	2.18	2.09	2.02	1.97	1.93	1.89	1.87	1.82	1.77	1.72	1.69	1.66	1.63	1.59	1.56	1.52
26	2.91	2.52	2.31	2.17	2.08	2.01	1.96	1.92	1.88	1.86	1.81	1.76	1.71	1.68	1.65	1.61	1.58	1.54	1.50
27	2.90	2.51	2.30	2.17	2.07	2.00	1.95	1.91	1.87	1.85	1.80	1.75	1.70	1.67	1.64	1.60	1.57	1.53	1.49
28	2.89	2.50	2.29	2.16	2.06	2.00	1.94	1.90	1.87	1.84	1.79	1.74	1.69	1.66	1.63	1.59	1.56	1.52	1.48
29	2.89	2.50	2.28	2.15	2.06	1.99	1.93	1.89	1.86	1.83	1.78	1.73	1.68	1.65	1.62	1.58	1.55	1.51	1.47
30	2.88	2.49	2.28	2.14	2.05	1.98	1.93	1.88	1.85	1.82	1.77	1.72	1.67	1.64	1.61	1.57	1.54	1.50	1.46
40	2.84	2.44	2.23	2.09	2.00	1.93	1.87	1.83	1.79	1.76	1.71	1.66	1.61	1.57	1.54	1.51	1.47	1.42	1.38
60	2.79	2.39	2.18	2.04	1.95	1.87	1.82	1.77	1.74	1.71	1.66	1.60	1.54	1.51	1.48	1.44	1.40	1.35	1.29
120	2.75	2.35	2.13	1.99	1.90	1.82	1.77	1.72	1.68	1.65	1.60	1.55	1.48	1.45	1.41	1.37	1.32	1.26	1.19
∞	2.71	2.30	2.08	1.94	1.85	1.77	1.72	1.67	1.63	1.60	1.55	1.49	1.42	1.38	1.34	1.30	1.24	1.17	1.00

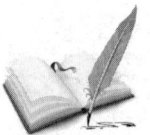

$\alpha = 0.05$

n_2	n_1 1	2	3	4	5	6	7	8	9	10	12	15	20	24	30	40	60	120	∞
1	161.40	199.50	215.70	224.60	230.20	234.00	236.80	238.90	240.50	241.90	243.9	246.9	248.0	249.1	250.1	251.1	252.3	253.3	254.3
2	18.51	19.00	19.16	19.25	19.30	19.33	19.35	19.37	19.38	19.40	19.41	19.43	19.45	19.45	19.46	19.47	19.48	19.49	19.50
3	10.13	9.55	9.28	9.12	9.01	8.94	8.89	8.85	8.81	8.79	8.74	8.70	8.66	8.64	8.62	8.59	8.57	8.55	8.53
4	7.71	6.94	6.59	6.39	6.26	6.16	6.09	6.04	6.00	5.96	5.91	5.86	5.80	5.77	5.75	5.72	5.69	5.66	5.63
5	6.61	5.79	5.41	5.19	5.05	4.95	4.88	4.82	4.77	4.74	4.68	4.62	4.56	4.53	4.50	4.46	4.43	4.40	4.36
6	5.99	5.14	4.76	4.53	4.39	4.28	4.21	4.15	4.10	4.06	4.00	3.94	3.87	3.84	3.81	3.77	3.74	3.70	3.67
7	5.59	4.74	4.35	4.12	3.97	3.87	3.79	3.73	3.68	3.64	3.57	3.51	3.44	3.41	3.38	3.34	3.30	3.27	3.23
8	5.32	4.46	4.07	3.84	3.69	3.58	3.50	3.44	3.39	3.35	3.28	3.22	3.15	3.12	3.08	3.04	3.01	2.97	2.93
9	5.12	4.26	3.86	3.63	3.48	3.37	3.29	3.23	3.18	3.14	3.07	3.01	2.94	2.90	2.86	2.83	2.79	2.75	2.71
10	4.96	4.10	3.71	3.48	3.33	3.22	3.14	3.07	3.02	2.98	2.91	2.85	2.77	2.74	2.70	2.66	2.62	2.58	2.54
11	4.84	3.98	3.59	3.36	3.20	3.09	3.01	2.95	2.90	2.85	2.79	2.72	2.65	2.61	2.57	2.53	2.49	2.45	2.40
12	4.75	3.89	3.49	3.26	3.11	3.00	2.91	2.85	2.80	2.75	2.69	2.62	2.54	2.51	2.47	2.43	2.38	2.34	2.30
13	4.67	3.81	3.41	3.18	3.03	2.92	2.83	2.77	2.71	2.67	2.60	2.53	2.46	2.42	2.38	2.34	2.30	2.25	2.21
14	4.60	3.74	3.34	3.11	2.96	2.85	2.76	2.70	2.65	2.60	2.53	2.46	2.39	2.35	2.31	2.27	2.22	2.18	2.13
15	4.54	3.68	3.29	3.06	2.90	2.79	2.71	2.64	2.59	2.54	2.48	2.40	2.33	2.29	2.25	2.20	2.16	2.11	2.07
16	4.49	3.63	3.24	3.01	2.85	2.74	2.66	2.59	2.54	2.49	2.42	2.35	2.28	2.24	2.19	2.15	2.11	2.06	2.01
17	4.45	3.59	3.20	2.96	2.81	2.70	2.61	2.55	2.49	2.45	2.38	2.31	2.23	2.19	2.15	2.10	2.06	2.01	1.96
18	4.41	3.55	3.16	2.93	2.77	2.66	2.58	2.51	2.46	2.41	2.34	2.27	2.19	2.15	2.11	2.06	2.02	1.97	1.92
19	4.38	3.52	3.13	2.90	2.74	2.63	2.54	2.48	2.42	2.38	2.31	2.23	2.16	2.11	2.07	2.03	1.98	1.93	1.88
20	4.35	3.49	3.10	2.87	2.71	2.60	2.51	2.45	2.39	2.35	2.28	2.20	2.12	2.08	2.04	1.99	1.95	1.90	1.84
21	4.32	3.47	3.07	2.84	2.68	2.57	2.49	2.42	2.37	2.32	2.25	2.18	2.10	2.05	2.01	1.96	1.92	1.87	1.81
22	4.30	3.44	3.05	2.82	2.66	2.55	2.46	2.40	2.34	2.30	2.23	2.15	2.07	2.03	1.98	1.94	1.89	1.84	1.78
23	4.28	3.42	3.03	2.80	2.64	2.53	2.44	2.37	2.32	2.27	2.20	2.13	2.05	2.01	1.96	1.91	1.86	1.81	1.76
24	4.26	3.40	3.01	2.78	2.62	2.51	2.42	2.36	2.30	2.25	2.18	2.11	2.03	1.98	1.94	1.89	1.84	1.79	1.73
25	4.24	3.39	2.99	2.76	2.60	2.49	2.40	2.34	2.28	2.24	2.16	2.09	2.01	1.96	1.92	1.87	1.82	1.77	1.71
26	4.23	3.37	2.98	2.74	2.59	2.47	2.39	2.32	2.27	2.22	2.15	2.07	1.99	1.95	1.90	1.85	1.80	1.75	1.69
27	4.21	3.35	2.96	2.73	2.57	2.46	2.37	2.31	2.25	2.20	2.13	2.06	1.97	1.93	1.88	1.84	1.79	1.73	1.67
28	4.20	3.34	2.95	2.71	2.56	2.45	2.36	2.29	2.24	2.19	2.12	2.04	1.96	1.91	1.87	1.82	1.77	1.71	1.65
29	4.18	3.33	2.93	2.70	2.55	2.43	2.35	2.28	2.22	2.18	2.10	2.03	1.94	1.90	1.85	1.81	1.75	1.70	1.64
30	4.17	3.32	2.92	2.69	2.53	2.42	2.33	2.27	2.21	2.16	2.09	2.01	1.93	1.89	1.84	1.79	1.74	1.68	1.62
40	4.08	3.23	2.84	2.61	2.45	2.34	2.25	2.18	2.12	2.08	2.00	1.92	1.84	1.79	1.74	1.69	1.64	1.58	1.51
60	4.00	3.15	2.76	2.53	2.37	2.25	2.17	2.10	2.04	1.99	1.92	1.84	1.75	1.70	1.65	1.59	1.53	1.47	1.39
120	3.92	3.07	2.68	2.45	2.29	2.17	2.09	2.02	1.96	1.91	1.83	1.75	1.66	1.61	1.55	1.50	1.43	1.35	1.25
∞	3.84	3.00	2.60	2.37	2.21	2.10	2.01	1.94	1.88	1.83	1.75	1.67	1.57	1.52	1.46	1.39	1.32	1.22	1.00

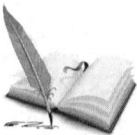

$\alpha = 0.025$

n_2 \ n_1	1	2	3	4	5	6	7	8	9	10	12	15	20	24	30	40	60	120	∞
1	647.8	799.5	864.2	899.6	921.8	937.1	948.2	956.7	963.3	968.6	976.7	984.9	993.1	997.2	1001	1006	1010	1014	1018
2	38.51	39.00	39.17	39.25	39.30	39.33	39.36	39.37	39.39	39.40	39.41	39.43	39.45	39.46	39.46	39.47	39.48	39.49	39.50
3	17.44	16.04	15.44	15.10	14.88	14.73	14.62	14.54	14.47	14.42	14.34	14.25	14.17	14.12	14.08	14.04	13.99	13.95	13.90
4	12.22	10.65	9.98	9.60	9.36	9.20	9.07	8.98	8.90	8.84	8.75	8.66	8.56	8.51	8.46	8.41	8.36	8.31	8.26
5	10.01	8.43	7.76	7.39	7.15	6.98	6.85	6.76	6.68	6.62	6.52	6.43	6.33	6.28	6.23	6.18	6.12	6.07	6.02
6	8.81	7.26	6.60	6.23	5.99	5.82	5.70	5.60	5.52	5.46	5.37	5.27	5.17	5.12	5.07	5.01	4.96	4.90	4.85
7	8.07	6.54	5.89	5.52	5.29	5.12	4.99	4.90	4.82	4.76	4.67	4.57	4.47	4.42	4.36	4.31	4.25	4.20	4.14
8	7.57	6.06	5.42	5.05	4.82	4.65	4.53	4.43	4.36	4.30	4.20	4.10	4.00	3.95	3.89	3.84	3.78	3.73	3.67
9	7.21	5.71	5.08	4.72	4.48	4.32	4.20	4.10	4.03	3.96	3.87	3.77	3.67	3.61	3.56	3.51	3.45	3.39	3.33
10	6.94	5.46	4.83	4.47	4.24	4.07	3.95	3.85	3.78	3.72	3.62	3.52	3.42	3.37	3.31	3.26	3.20	3.14	3.08
11	6.72	5.26	4.63	4.28	4.04	3.88	3.76	3.66	3.59	3.53	3.45	3.33	3.23	3.17	3.12	3.06	3.00	2.94	2.88
12	6.55	5.10	4.47	4.12	3.89	3.73	3.61	3.51	3.44	3.37	3.28	3.18	3.07	3.02	2.96	2.91	2.85	2.79	2.72
13	6.41	4.97	4.35	4.00	3.77	3.60	3.48	3.39	3.31	3.25	3.15	3.05	2.95	2.89	2.84	2.78	2.72	2.66	2.60
14	6.30	4.86	4.24	3.89	3.66	3.50	3.38	3.29	3.21	3.15	3.05	2.95	2.84	2.79	2.73	2.67	2.61	2.55	2.49
15	6.20	4.77	4.15	3.80	3.58	3.41	3.29	3.20	3.12	3.06	2.96	2.86	2.76	2.70	2.64	2.59	2.52	2.46	2.40
16	6.12	4.69	4.08	3.73	3.50	3.34	3.22	3.12	3.05	2.99	2.89	2.79	2.68	2.63	2.57	2.51	2.45	2.38	2.32
17	6.04	4.62	4.01	3.66	3.44	3.28	3.16	3.06	2.98	2.92	2.82	2.72	2.62	2.56	2.50	2.44	2.38	2.32	2.25
18	5.98	4.56	3.95	3.61	3.38	3.22	3.10	3.01	2.92	2.87	2.77	2.67	2.56	2.50	2.44	2.38	2.32	2.26	2.19
19	5.92	4.51	3.90	3.56	3.33	3.17	3.05	2.96	2.88	2.82	2.72	2.62	2.51	2.45	2.39	2.33	2.27	2.20	2.13
20	5.87	4.46	3.86	3.51	3.29	3.13	3.01	2.91	2.84	2.77	2.68	2.57	2.46	2.41	2.35	2.29	2.22	2.16	2.09
21	5.83	4.42	3.82	3.48	3.25	3.09	2.97	2.87	2.80	2.73	2.64	2.53	2.42	2.37	2.31	2.25	2.18	2.11	2.04
22	5.79	4.38	3.78	3.44	3.22	3.05	2.93	2.84	2.76	2.70	2.60	2.50	2.39	2.33	2.27	2.21	2.14	2.08	2.00
23	5.75	4.35	3.75	3.41	3.18	3.05	2.90	2.81	2.73	2.67	2.57	2.47	2.36	2.30	2.24	2.18	2.11	2.04	1.97
24	5.72	4.32	3.72	3.38	3.15	2.99	2.87	2.78	2.70	2.64	2.54	2.44	2.33	2.27	2.21	2.15	2.08	2.01	1.94
25	5.69	4.29	3.69	3.35	3.13	2.97	2.85	2.75	2.68	2.61	2.51	2.41	2.30	2.24	2.18	2.12	2.05	1.98	1.91
26	5.66	4.27	3.67	3.33	3.10	2.94	2.82	2.73	2.65	2.59	2.49	2.39	2.28	2.22	2.16	2.09	2.03	1.95	1.88
27	5.63	4.24	3.65	3.31	3.08	2.92	2.80	2.71	2.63	2.57	2.47	2.36	2.25	2.19	2.13	2.07	2.00	1.93	1.85
28	5.61	4.22	3.63	3.29	3.06	2.90	2.78	2.69	2.61	2.55	2.45	2.34	2.23	2.17	2.11	2.05	1.98	1.91	1.83
29	5.59	4.20	3.61	3.27	3.04	2.88	2.76	2.67	2.59	2.53	2.43	2.32	2.21	2.15	2.09	2.03	1.96	1.89	1.81
30	5.57	4.18	3.59	3.25	3.03	2.87	2.75	2.65	2.57	2.51	2.41	2.31	2.20	2.14	2.07	2.01	1.94	1.87	1.79
40	5.42	4.05	3.46	3.13	2.90	2.74	2.62	2.53	2.45	2.39	2.29	2.18	2.07	2.01	1.94	1.88	1.80	1.72	1.64
60	5.29	3.93	3.34	3.01	2.79	2.63	2.51	2.41	2.33	2.27	2.17	2.06	1.94	1.88	1.82	1.74	1.67	1.58	1.47
120	5.15	3.80	3.23	2.89	2.67	2.52	2.39	2.30	2.22	2.16	2.05	1.94	1.82	1.76	1.69	1.61	1.53	1.43	1.31
∞	5.02	3.69	3.12	2.79	2.57	2.41	2.29	2.19	2.11	2.05	1.94	1.83	1.77	1.64	1.57	1.48	1.39	1.27	1.00

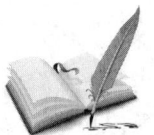

$\alpha = 0.01$

n_2	\\ n_1	1	2	3	4	5	6	7	8	9	10	12	15	20	24	30	40	60	120	∞
1		4052	4995	5403	5625	5764	5859	5928	5982	6022	6056	6106	6157	6209	6235	6261	6287	6313	6339	6366
2		98.50	99.00	99.17	99.25	99.30	99.33	99.36	99.37	99.39	99.40	99.42	99.43	99.45	99.46	99.47	99.47	99.48	99.49	99.50
3		34.12	30.82	29.46	28.71	28.24	27.91	27.67	27.49	27.35	27.23	27.05	26.87	26.69	26.60	26.50	26.41	26.32	26.22	26.13
4		21.20	18.00	16.69	15.98	15.52	15.21	14.98	14.80	14.66	14.55	14.37	14.20	14.02	13.93	13.84	13.75	13.65	13.56	13.46
5		16.26	13.27	12.06	11.39	10.97	10.67	10.46	10.29	10.16	10.05	9.89	9.72	9.55	9.47	9.38	9.29	9.20	9.11	9.02
6		13.75	10.92	9.78	9.15	8.75	8.47	8.26	8.10	7.98	7.87	7.72	7.56	7.40	7.31	7.23	7.14	7.06	6.97	6.88
7		12.25	9.55	8.45	7.85	7.46	7.19	6.99	6.84	6.72	6.62	6.47	6.31	6.16	6.07	5.99	5.91	5.82	5.74	5.65
8		11.26	8.65	7.59	7.01	6.63	6.37	6.18	6.03	5.91	5.81	5.67	5.52	5.39	5.28	5.20	5.12	5.03	4.95	4.86
9		10.56	8.02	6.99	6.42	6.06	5.80	5.61	5.47	5.35	5.26	5.11	4.96	4.81	4.73	4.65	4.57	4.48	4.40	4.31
10		10.04	7.56	6.55	5.99	5.64	5.39	5.20	5.06	4.94	4.85	4.71	4.56	4.41	4.33	4.25	4.17	4.08	4.00	3.91
11		9.65	7.21	6.22	5.67	5.32	5.07	4.98	4.47	4.63	4.54	4.40	4.25	4.10	4.02	3.94	3.86	3.78	3.69	3.60
12		9.33	6.93	5.95	5.41	5.06	4.82	4.64	4.50	4.39	4.30	4.16	4.01	3.86	3.78	3.70	3.62	3.54	3.45	3.36
13		9.07	6.70	5.74	5.21	4.86	4.62	4.44	4.30	4.19	4.10	3.96	3.82	3.66	3.59	3.51	3.43	3.34	3.25	3.17
14		8.86	6.51	5.56	5.04	4.69	4.46	4.28	4.14	4.03	3.94	3.80	3.66	3.51	3.43	3.35	3.27	3.18	3.09	3.00
15		8.68	6.36	5.42	4.89	4.56	4.32	4.14	4.00	3.89	3.80	3.67	3.52	3.37	3.29	3.21	3.13	3.05	2.96	2.87
16		8.53	6.23	5.29	4.77	4.44	4.20	4.03	3.89	3.78	3.69	3.55	3.41	3.26	3.18	3.10	3.02	2.93	2.84	2.75
17		8.40	6.11	5.18	4.67	4.34	4.10	3.93	3.79	3.68	3.59	3.46	3.31	3.16	3.08	3.00	2.92	2.83	2.75	2.65
18		8.29	6.01	5.09	4.58	4.25	4.01	3.84	3.71	3.60	3.51	3.37	3.23	3.08	3.00	2.92	2.84	2.75	2.66	2.57
19		8.18	5.93	5.01	4.50	4.17	3.94	3.77	3.63	3.52	3.43	3.30	3.15	3.00	2.92	2.84	2.76	2.67	2.58	2.49
20		8.10	5.85	4.94	4.43	4.10	3.87	3.70	3.56	3.46	3.37	3.23	3.09	2.94	2.86	2.78	2.69	2.61	2.52	2.42
21		8.02	5.78	4.87	4.37	4.04	3.81	3.64	3.51	3.40	3.31	3.17	3.03	2.88	2.80	2.72	2.64	2.55	2.46	2.36
22		7.95	5.72	4.82	4.31	3.99	3.76	3.59	3.45	3.35	3.26	3.12	2.98	2.83	2.75	2.67	2.58	2.50	2.40	2.31
23		7.88	5.66	4.76	4.26	3.94	3.71	3.54	3.41	3.30	3.21	3.07	2.93	2.78	2.70	2.62	2.54	2.45	2.35	2.26
24		7.82	5.61	4.72	4.22	3.90	3.67	3.50	3.36	3.26	3.17	3.03	2.89	2.74	2.66	2.58	2.49	2.40	2.31	2.21
25		7.77	5.57	4.68	4.18	3.85	3.63	3.46	3.32	3.22	3.13	2.99	2.85	2.70	2.62	2.54	2.45	2.36	2.27	2.17
26		7.72	5.53	4.64	4.14	3.82	3.59	3.42	3.29	3.18	3.09	2.96	2.81	2.66	2.58	2.50	2.42	2.33	2.23	2.13
27		7.68	5.49	4.60	4.11	3.78	3.56	3.39	3.26	3.15	3.06	2.93	2.78	2.63	2.55	2.47	2.38	2.29	2.20	2.10
28		7.64	5.45	4.57	4.07	3.75	3.53	3.36	3.23	3.12	3.03	2.90	2.75	2.60	2.52	2.44	2.35	2.26	2.17	2.06
29		7.60	5.42	4.54	4.04	3.73	3.50	3.33	3.20	3.09	3.00	2.87	2.73	2.57	2.49	2.41	2.33	2.23	2.14	2.03
30		7.56	5.39	4.51	4.02	3.70	3.47	3.30	3.17	3.07	2.98	2.84	2.70	2.55	2.47	2.39	2.30	2.21	2.11	2.01
40		7.31	5.18	4.31	3.83	3.51	3.29	3.12	2.99	2.89	2.80	2.66	2.52	2.37	2.29	2.20	2.11	2.02	1.92	1.80
60		7.08	4.98	4.13	3.65	3.34	3.12	2.95	2.82	2.72	2.63	2.50	2.35	2.20	2.12	2.03	1.94	1.84	1.73	1.60
120		6.85	4.79	3.95	3.48	3.17	2.96	2.79	2.66	2.56	2.47	2.34	2.19	2.03	1.95	1.86	1.76	1.66	1.53	1.38
∞		6.63	4.61	3.78	3.32	3.02	2.80	2.64	2.51	2.41	2.32	2.18	2.04	1.88	1.79	1.70	1.59	1.47	1.32	1.00

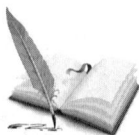

附表6 配对比较符号秩和检验用 T 界值表

n	单侧：0.05 双侧：0.10	0.025 0.05	0.01 0.02	0.005 0.010
5	0~15 (0.0312)			
6	2~19 (0.0469)	0~21 (0.0156)		
7	3~25 (0.0391)	0~26 (0.0234)	0~28 (0.0078)	
8	5~31 (0.0391)	3~33 (0.0195)	1~35 (0.0078)	0~36 (0.0039)
9	8~37 (0.0488)	5~40 (0.0195)	3~42 (0.0098)	1~44 (0.0039)
10	10~45 (0.0420)	8~47 (0.0244)	5~50 (0.0098)	3~52 (0.0049)
11	13~53 (0.0415)	10~56 (0.0210)	7~59 (0~0093)	5~61 (0.0049)
12	17~61 (0.0461)	13~65 (0.0212)	9~69 (0.0081)	7~71 (0.0046)
13	21~70 (0.0471)	17~74 (0.0239)	12~79 (0.0085)	9~82 (0.0040)
14	25~80 (0.0453)	21~84 (0.0247)	15~90 (0.0083)	12~93 (0.0043)
15	30~90 (0.0473)	25~95 (0.0240)	19~101 (0.0090)	15~105 (0.0042)
16	35~101 (0.0467)	29~107 (0.0222)	23~113 (0.0091)	19~117 (0.0046)
17	41~112 (0.0492)	34~119 (0.0224)	27~126 (0.0087)	23~130 (0.0047)
18	47~124 (0.0494)	40~131 (0.0241)	32~139 (0.0091)	27~144 (0.0045)
19	53~137 (0.0478)	46~144 (0.0247)	37~153 (0.0090)	32~158 (0.0047)
20	60~150 (0.0487)	52~158 (0.0242)	43~167 (0.0096)	37~173 (0.0047)
21	67~164 (0.0479)	58~173 (0.0230)	49~182 (0.0097)	42~189 (0.0045)
22	75~178 (0.0492)	65~188 (0.0231)	55~198 (0.0095)	48~205 (0.00046)
23	88~193 (0.0490)	73~203 (0.0242)	62~214 (0.0098)	54~222 (0.0046)
24	91~209 (0.0475)	81~219 (0.0245)	69~231 (0.0097)	61~239 (0.0048)
25	100~225 (0.0479)	89~236 (0.0241)	76~249 (0.0094)	68~257 (0.0048)

注：（ ）内为单侧确切概率。

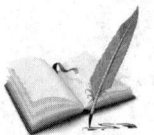

附表7　两总体比较秩和检验用 T 界值表

	单侧	双侧
1 行	$P=0.05$	$P=0.10$
2 行	$P=0.025$	$P=0.05$
3 行	$P=0.01$	$P=0.02$
4 行	$P=0.005$	$P=0.01$

n_1 较小 n	\(n-n_2 \) 0	1	2	3	4	5	6	7	8	9	10
2				3~13	3~15	3~17	4~18	4~20	4~22	4~24	5~25
							3~19	3~21	3~23	3~25	4~26
3	6~15	6~18	7~20	8~22	8~25	9~27	10~29	10~32	11~34	11~37	
		6~21	7~23	7~26	8~28	8~31	9~33	9~36	10~38	10~41	
			6~27	6~30	7~32	7~35	7~38	8~40	8~43		
				6~33	6~36	6~39	7~41	7~44			
4	11~25	12~28	13~31	14~34	15~37	16~40	17~43	18~46	19~49	20~52	21~55
	10~26	11~29	12~32	13~35	14~38	14~42	45~45	16~48	17~51	18~54	19~57
		10~30	11~33	11~37	12~40	13~43	13~47	14~50	15~53	15~57	16~60
			10~34	10~38	11~41	11~45	12~48	12~52	13~55	13~59	14~62
5	19~36	20~40	21~44	23~47	24~51	26~54	27~58	28~62	30~65	31~69	33~72
	17~38	18~42	20~45	21~49	22~53	23~57	24~61	26~64	27~68	28~72	29~76
	16~39	17~43	18~47	19~51	20~55	21~59	22~63	23~67	24~71	25~75	26~79
	15~40	16~44	16~49	17~53	18~57	19~61	20~65	21~69	22~73	22~78	23~82
6	28~50	29~55	31~59	33~63	35~67	37~71	38~76	40~80	42~84	44~88	46~92
	26~52	27~57	29~61	31~65	32~70	34~74	35~79	37~83	38~88	40~92	42~96
	24~54	25~59	27~63	28~68	29~73	30~78	32~82	33~87	34~92	36~96	37~101
	23~55	24~60	25~65	26~70	27~75	28~80	30~84	31~89	32~94	33~99	34~104
7	39~66	41~71	43~76	45~81	47~86	49~91	52~95	54~100	56~105	58~110	61~114
	36~69	38~74	40~79	42~84	44~89	46~94	48~99	50~104	52~109	54~114	56~119
	34~71	35~77	37~82	39~87	40~93	42~98	44~103	45~109	47~114	49~119	51~124
	32~73	34~78	35~84	37~89	38~95	40~100	41~106	43~111	44~117	45~122	47~128
8	51~85	54~90	56~96	59~101	62~106	64~112	67~117	69~123	72~128	75~133	77~139
	49~87	51~93	53~99	55~105	58~110	60~116	62~122	65~127	67~133	70~138	72~144
	45~91	47~97	49~103	51~109	53~115	56~120	58~126	60~132	62~138	64~144	66~150
	43~93	45~99	47~105	49~111	51~117	53~123	54~130	56~136	58~142	60~148	62~154
9	66~105	69~111	72~117	75~123	78~129	81~135	84~141	87~147	90~153	93~159	96~165
	62~109	65~115	68~121	71~127	73~134	76~140	79~146	82~152	84~159	87~165	90~171
	59~112	61~119	63~126	66~132	68~139	71~145	73~152	76~158	78~165	81~171	83~178
	56~115	58~122	61~128	63~135	65~142	67~149	69~156	72~162	74~169	76~176	78~183
10	82~128	86~134	89~141	92~148	96~154	99~161	103~167	106~174	110~180	113~187	117~193
	78~132	81~139	84~146	88~152	91~159	94~166	97~173	100~180	103~187	107~193	110~200
	74~136	77~143	79~151	82~158	85~165	88~172	91~179	93~187	96~194	99~201	102~208
	71~139	73~147	76~154	79~161	81~169	74~176	86~184	89~191	82~198	84~206	97~213

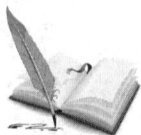

附表8 三总体比较秩和检验用 *H* 界值表

N	n_1	n_2	n_3	P	
				0.05	0.01
7	3	2	2	4.71	
	3	3	1	5.14	
8	3	3	2	5.36	
	4	2	2	5.33	
	4	3	1	5.21	
	5	2	1	5.00	
9	3	3	3	5.60	7.20
	4	3	2	5.44	6.44
	4	4	1	4.97	6.67
	5	2	2	5.16	6.53
	5	3	1	4.96	
10	4	3	3	5.73	6.75
	4	4	2	5.45	7.04
	5	3	2	5.25	6.82
	5	4	1	4.99	6.95
11	4	4	3	5.60	7.14
	5	3	3	5.65	7.08
	5	4	2	5.27	7.12
	5	5	1	5.13	7.31
12	4	4	4	5.69	7.65
	5	4	3	5.63	7.44
	5	5	2	5.34	7.27
13	5	4	4	5.62	7.66
	5	5	3	5.71	7.54
14	5	5	4	5.64	7.79
15	5	5	5	5.78	7.98

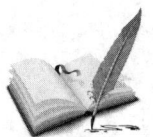

附表 9　多重比较中的 q 表

$\alpha = 0.05$

df	\(k\) 2	3	4	5	6	7	8	9	10	11	12	13	14	15	16	17	18	19	20
1	18.0	27.0	32.8	37.1	40.4	43.1	45.4	47.4	49.1	50.6	52.0	53.2	54.3	55.4	56.3	57.2	58.0	58.8	59.6
2	6.09	8.3	9.8	10.9	11.7	12.4	13.0	13.5	14.0	14.1	14.7	15.1	15.4	15.7	15.9	16.1	16.4	16.6	16.8
3	4.50	5.91	6.82	7.50	8.04	8.48	8.85	9.18	9.46	9.72	9.95	10.15	10.35	10.52	10.69	10.84	10.98	11.11	11.24
4	3.93	5.04	5.76	6.29	6.71	7.05	7.35	7.60	7.83	8.03	8.21	8.37	8.52	8.66	8.79	8.91	9.03	9.13	9.23
5	3.64	4.60	5.22	5.67	6.03	6.33	6.58	6.80	6.99	7.17	7.32	7.47	7.60	7.72	7.83	7.93	8.03	8.12	8.21
6	3.46	4.34	4.90	5.31	5.63	5.89	6.12	6.32	6.49	6.65	6.79	6.92	7.03	7.14	7.24	7.34	7.43	7.51	7.59
7	3.34	4.16	4.68	5.06	5.36	5.61	5.82	6.00	6.16	6.30	6.43	6.55	6.66	6.76	6.85	6.94	7.02	7.09	7.17
8	3.26	4.04	4.53	4.89	5.17	5.40	5.60	5.77	5.92	6.05	6.18	6.29	6.39	6.48	6.57	6.65	6.73	6.80	6.87
9	3.20	3.95	4.42	4.76	5.02	5.24	5.43	5.60	5.74	5.87	5.98	6.09	6.19	6.28	6.36	6.44	6.51	6.58	6.64
10	3.15	3.88	4.33	4.65	4.91	5.12	5.30	5.46	5.60	5.72	5.83	5.93	6.03	6.11	6.20	6.27	6.34	6.40	6.47
11	3.11	3.82	4.26	4.57	4.82	5.03	5.20	5.35	5.49	5.61	5.71	5.81	5.90	5.99	6.06	6.14	6.20	6.26	6.33
12	3.08	3.77	4.20	4.51	4.75	4.95	5.12	5.27	5.40	5.51	5.62	5.71	5.80	5.88	5.95	6.03	6.09	6.15	6.21
13	3.06	3.73	4.15	4.45	4.69	4.88	5.05	5.19	5.32	5.43	5.53	2.35	5.71	5.79	5.86	5.93	6.00	6.05	6.11
14	3.03	3.70	4.11	4.41	4.64	4.83	4.99	5.13	5.25	5.36	5.46	5.55	5.64	5.72	5.79	5.85	5.92	5.97	6.03
15	3.01	3.67	4.08	4.37	4.60	4.78	4.94	5.08	5.20	5.31	5.40	5.49	5.58	5.65	5.72	5.79	5.85	5.90	5.96
16	3.00	3.65	4.05	4.33	4.56	4.74	4.90	5.03	5.15	5.26	5.35	5.44	5.52	5.59	5.66	5.72	5.79	5.84	5.90
17	2.98	3.63	4.02	4.30	4.52	4.71	4.86	4.99	5.11	5.21	5.31	5.39	5.47	5.55	5.61	5.68	5.74	5.79	5.84
18	2.97	3.61	4.00	4.28	4.49	4.67	4.82	4.96	5.07	5.17	5.27	5.35	5.43	5.50	5.57	5.63	5.69	5.74	5.79
19	2.96	3.59	3.98	4.25	4.47	4.65	4.79	4.92	5.04	5.14	5.23	5.32	5.39	5.46	5.53	5.59	5.65	5.70	5.75
20	2.95	3.58	3.96	4.23	4.45	4.62	4.77	4.90	5.01	5.11	5.20	5.28	5.36	5.43	5.49	5.55	5.61	5.66	5.71
24	2.92	3.53	3.90	4.17	4.37	4.54	4.68	4.81	4.92	5.01	5.10	5.18	5.25	5.32	5.38	5.44	5.50	5.54	5.59
30	2.89	3.49	3.84	4.10	4.30	4.46	4.60	4.72	4.83	4.92	5.00	5.08	5.15	5.21	5.27	5.33	5.38	5.43	5.48
40	2.86	3.44	3.79	4.04	4.23	4.39	4.52	4.63	4.74	4.82	4.91	4.98	5.05	5.11	5.16	5.22	5.27	5.31	5.36
60	2.83	3.40	3.74	3.98	4.16	4.31	4.44	4.55	4.65	4.73	4.81	4.88	4.94	5.00	5.06	5.11	5.16	5.20	5.24
120	2.80	3.36	3.69	3.92	4.10	4.24	4.36	4.48	4.56	4.64	4.72	4.78	4.84	4.90	4.95	5.00	5.05	5.09	5.13
∞	2.77	3.31	3.63	3.86	4.03	4.17	4.29	4.39	4.47	4.55	4.62	4.68	4.74	4.80	4.85	4.89	4.93	4.97	5.01

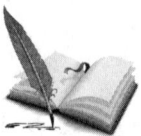

续表

$\alpha = 0.01$

df	2	3	4	5	6	7	8	9	10	11	12	13	14	15	16	17	18	19	20
									k										
1	90.0	135	164	186	202	216	227	237	246	253	260	266	272	277	282	286	290	294	298
2	14.0	19.0	22.3	24.7	26.6	28.2	29.5	30.7	31.7	32.6	33.4	34.1	34.8	35.4	36.0	36.5	37.0	37.5	37.9
3	8.26	10.6	12.2	13.3	14.2	15.0	15.6	16.2	16.7	17.1	17.5	17.9	18.2	18.5	18.8	19.1	19.3	19.5	19.8
4	6.51	8.12	9.17	9.96	10.6	11.1	11.5	11.9	12.3	12.6	12.8	13.1	13.3	13.5	13.7	13.9	14.1	14.2	14.4
5	5.70	6.97	7.80	8.42	8.91	9.32	9.67	9.97	10.24	10.48	10.70	10.89	11.08	11.24	11.40	11.55	11.68	11.91	11.93
6	5.24	6.33	7.03	7.56	7.97	8.32	8.61	8.87	9.10	9.30	9.49	9.65	9.87	9.95	10.08	10.21	10.32	10.43	10.54
7	4.95	5.92	6.54	7.01	7.37	7.68	7.94	8.17	8.37	8.55	8.71	8.86	9.00	9.12	9.24	9.35	9.46	9.55	9.65
8	4.74	5.63	6.20	6.63	6.96	7.24	7.47	7.68	7.87	8.03	8.18	8.31	8.44	8.55	8.66	8.76	8.85	8.94	9.03
9	4.60	5.43	5.96	6.35	6.66	6.91	7.13	7.32	7.49	7.65	7.78	7.91	8.03	8.13	8.23	832	8.41	8.49	8.57
10	4.48	5.27	5.77	6.14	6.43	6.67	6.87	7.05	7.21	7.36	7.48	7.60	7.71	7.81	7.91	7.99	8.07	8.15	8.22
11	4.39	5.14	5.62	5.97	6.25	6.48	6.67	6.84	6.99	7.13	7.25	7.36	7.46	7.56	7.65	7.73	7.81	7.88	7.95
12	4.32	5.04	5.50	5.84	6.10	6.32	6.51	6.67	6.81	6.94	7.06	7.17	7.26	7.36	7.44	7.52	7.59	7.66	7.73
13	4.26	4.96	5.40	5.73	5.98	6.19	6.37	6.53	6.67	6.79	6.90	7.01	7.10	7.19	7.27	7.34	7.42	7.48	7.55
14	4.21	4.89	5.32	5.63	5.88	6.08	6.26	6.41	6.54	6.66	6.77	6.87	6.96	7.05	7.12	7.20	7.27	7.33	7.39
15	4.17	4.83	5.25	5.56	5.80	5.99	6.16	6.31	6.44	6.55	6.66	6.76	6.84	6.93	7.00	7.07	7.14	7.20	7.26
16	4.13	4.78	5.19	5.49	5.72	5.92	6.08	6.22	6.35	6.46	6.56	6.66	6.74	6.82	6.90	6.97	7.03	7.09	7.15
17	4.10	4.74	5.14	5.43	5.66	5.85	6.01	6.15	6.27	6.38	6.48	6.57	6.66	6.73	6.80	6.87	6.94	7.00	7.05
18	4.07	4.70	5.09	5.38	5.60	5.79	5.94	6.08	6.20	6.31	6.41	6.50	6.58	6.65	6.72	6.79	6.85	6.91	6.96
19	4.05	4.67	5.05	5.33	5.55	5.73	5.89	6.02	6.14	6.25	6.34	6.43	6.51	6.58	6.65	6.72	6.78	6.84	6.89
20	4.02	4.64	5.02	5.29	5.51	5.69	5.84	5.97	6.09	6.19	6.29	6.37	6.45	6.52	6.59	6.65	6.71	6.76	6.82
24	3.96	4.54	4.91	5.17	5.37	5.54	5.69	5.81	5.92	6.02	6.11	6.19	6.26	6.33	6.39	6.45	6.51	6.56	6.61
30	3.89	4.45	4.80	5.05	5.24	5.40	5.54	5.65	5.76	5.85	5.93	6.01	6.08	6.14	6.20	6.26	6.31	6.36	6.41
40	3.82	4.37	4.70	7.93	5.11	5.27	5.39	5.50	5.60	5.69	5.77	5.84	5.90	5.96	6.02	6.07	6.12	6.17	6.21
60	3.76	4.28	4.60	4.82	4.99	5.13	5.25	5.36	5.45	5.53	5.60	5.67	5.73	5.79	5.84	5.89	5.93	5.98	6.02
120	3.70	4.20	4.50	4.71	4.87	5.01	5.12	5.21	5.30	5.38	5.44	5.51	5.56	5.61	5.66	5.71	5.75	5.79	5.83
∞	3.64	4.12	4.40	4.60	4.76	4.88	4.99	5.08	5.16	5.23	5.29	5.35	5.40	5.45	5.49	5.54	5.57	5.61	5.65

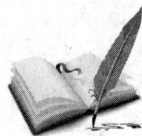

附表 10　多重比较中的 S 表

$$\alpha = 0.05$$

df	\multicolumn{13}{c}{k − 1}
	2	3	4	5	6	7	8	9	10	12	15	20	24	30
1	19.97	25.44	29.97	33.92	37.47	40.71	43.72	46.53	49.18	54.10	60.74	70.43	77.31	86.62
2	6.16	7.58	8.77	9.82	10.77	11.64	12.45	13.21	13.93	15.26	17.07	19.72	21.61	24.16
3	4.37	5.28	6.04	6.71	7.32	7.89	8.41	8.91	9.37	10.24	11.47	13.16	14.40	16.08
4	3.73	4.45	5.06	5.59	6.08	5.63	6.95	7.35	7.72	8.42	9.37	10.77	11.77	13.13
5	3.40	4.03	4.56	5.03	5.45	5.84	6.21	6.55	6.88	7.49	8.32	9.55	10.43	11.61
6	3.21	3.78	4.26	4.68	5.07	5.43	5.76	6.07	6.37	6.93	7.69	8.80	9.60	10.69
7	3.08	6.61	4.06	4.46	4.82	5.15	5.46	5.75	6.03	6.55	7.26	8.30	9.05	10.06
8	2.99	3.49	3.92	4.29	4.64	4.95	5.24	5.52	5.79	6.28	5.95	7.94	8.65	9.61
9	2.92	3.40	3.81	4.17	4.50	4.80	5.08	5.35	5.60	6.07	6.72	7.66	8.34	9.27
10	2.86	3.34	3.73	4.08	4.39	4.68	4.96	5.21	5.46	5.91	6.53	7.45	8.10	9.00
11	2.82	3.28	3.66	4.00	4.31	4.59	4.86	5.11	5.34	5.78	6.39	7.28	7.91	8.78
12	2.79	3.247	3.61	3.94	4.24	4.52	4.77	5.02	5.25	5.68	6.27	7.13	7.76	8.60
13	2.76	3.20	3.57	3.89	4.18	4.46	4.70	4.94	5.17	5.59	6.16	7.01	7.62	8.45
14	2.73	3.17	3.53	3.85	4.13	4.40	4.65	4.88	5.10	5.51	6.08	6.91	7.51	8.32
15	2.71	3.14	3.50	3.81	4.09	4.35	4.60	4.83	5.04	5.45	6.00	6.82	7.41	8.21
16	2.70	3.12	3.47	3.76	4.06	4.31	4.55	4.78	4.99	5.39	5.94	6.75	7.33	8.11
17	2.68	3.10	3.44	3.75	4.02	4.28	4.51	4.74	4.95	5.34	5.88	6.68	7.25	8.03
18	2.67	3.08	3.42	3.72	4.00	4.25	4.48	4.70	4.91	5.30	5.83	6.62	7.18	7.95
19	2.65	3.06	3.40	3.70	3.97	4.22	4.45	4.67	4.88	5.26	5.79	6.57	7.12	7.88
20	2.64	3.05	3.39	3.68	3.95	4.20	4.42	4.61	4.85	5.23	5.75	6.52	7.07	7.82
24	2.61	3.00	3.33	3.62	3.88	4.12	4.34	4.55	4.75	5.12	5.62	6.37	6.90	7.63
30	2.58	2.96	3.28	3.45	3.81	4.04	4.26	4.46	4.65	5.01	5.50	6.22	6.73	7.43
40	2.54	2.92	3.23	3.50	3.74	3.97	4.18	4.37	4.56	4.90	5.37	6.06	6.56	7.23
60	2.51	2.88	3.18	3.44	3.68	3.89	4.10	4.28	4.46	4.80	5.25	5.91	6.39	7.03
120	4.48	2.84	3.13	3.38	3.61	3.82	4.02	4.20	4.37	4.69	5.12	5.76	6.21	6.83
∞	2.45	2.80	3.08	3.33	3.55	3.75	3.94	4.11	4.28	4.59	5.00	5.60	6.04	6.62

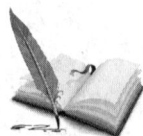

$$\alpha = 0.01$$

df	k − 1													
	2	3	4	5	6	7	8	9	10	12	15	20	24	30
1	100.0	127.3	150.0	169.8	187.5	203.7	218.8	232.8	246.1	270.7	303.9	352.4	386.8	433.4
2	14.07	17.25	19.92	22.28	24.41	26.37	28.20	29.91	31.53	34.54	38.62	44.60	48.86	54.63
3	7.85	9.40	10.72	11.88	12.94	13.92	14.83	15.69	16.50	18.02	20.08	23.10	25.27	28.20
4	6.00	7.08	7.99	8.81	9.55	10.24	10.88	11.49	12.06	13.13	14.59	16.74	18.28	20.37
5	5.15	6.02	6.75	7.41	8.00	8.56	9.07	9.56	10.03	10.89	12.08	13.82	15.07	16.77
6	4.67	5.42	6.05	6.61	7.13	7.60	8.05	8.47	8.87	9.62	10.65	12.16	13.25	14.73
7	4.37	5.04	5.60	6.11	6.57	7.00	7.40	7.78	8.14	8.81	9.73	11.10	12.08	13.41
8	4.16	4.77	5.29	5.76	6.18	6.58	6.94	7.29	7.63	8.25	9.10	10.35	11.26	12.49
9	4.01	4.58	5.07	5.50	5.90	6.27	6.61	6.94	7.25	7.83	8.63	9.81	10.65	11.81
10	3.89	4.43	4.90	5.61	5.68	6.03	3.36	6.67	6.96	7.51	8.27	9.39	10.19	11.29
11	3.80	4.32	4.76	5.16	5.52	5.85	6.16	4.46	6.74	7.26	7.99	9.05	9.82	10.87
12	3.72	4.23	4.65	5.03	5.38	5.70	6.00	6.28	6.55	7.06	7.76	8.56	9.53	10.54
13	3.66	4.15	4.56	4.93	5.27	5.58	5.87	6.14	6.40	6.89	7.57	8.56	9.28	10.26
14	3.61	4.09	4.49	4.85	5.17	5.47	5.76	6.02	6.28	6.75	7.41	8.37	9.07	10.02
15	3.57	4.03	4.42	4.77	5.09	5.38	5.66	5.92	6.17	6.63	7.27	8.21	8.89	9.82
16	3.53	3.98	4.37	4.71	5.02	5.31	5.58	5.83	6.08	6.53	7.15	8.07	8.74	9.64
17	3.50	3.94	4.32	4.66	4.96	5.24	5.51	5.76	5.99	6.44	7.05	7.95	8.60	9.49
18	3.47	3.91	4.28	4.61	4.91	5.18	5.44	5.69	5.92	6.36	6.96	7.84	8.48	9.36
19	3.44	3.88	4.24	4.57	4.86	5.13	5.39	5.63	5.86	6.26	6.88	7.75	8.37	9.24
20	3.42	3.85	4.21	4.53	4.82	5.09	5.34	5.58	5.80	6.23	6.81	7.67	8.28	9.13
24	3.35	3.76	4.11	4.41	4.69	4.95	5.19	5.41	5.63	6.03	6.58	7.40	7.99	8.79
30	3.28	3.68	4.01	4.30	4.57	4.81	5.04	5.25	5.46	5.84	6.36	7.14	7.70	8.46
40	3.22	3.60	3.91	4.19	4.44	4.68	4.89	5.10	5.29	5.65	6.15	6.88	7.41	8.13
60	3.16	3.52	3.82	4.09	4.33	4.55	4.75	4.95	5.13	5.57	5.94	6.63	7.13	7.80
120	3.09	3.44	3.73	3.98	4.21	4.42	4.62	4.80	4.97	5.29	5.73	6.38	6.84	7.47
∞	3.03	3.37	3.64	3.88	4.10	4.30	4.48	4.65	4.82	5.12	5.53	6.13	6.56	7.13

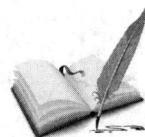

附表 11 检验相关系数 ρ =0 的临界值表

$$P\{|r|>r_{\alpha/2}\}=\alpha$$

df	α				
	0.10	0.05	0.02	0.01	0.001
1	0.98769	0.99692	0.999507	0.999877	0.9999988
2	.90000	.95000	.98000	.99000	.99900
3	.8054	.8783	.93433	.95873	.99116
4	.7293	.8114	.8822	.91720	.97406
5	.6694	.7545	.8329	.8745	.95074
6	.6215	.7067	.7887	.8343	.92493
7	.5822	.6664	.7498	.7977	.8982
8	.5404	.6319	.7155	.7646	.8721
9	.5214	.6021	.6851	.7348	.8471
10	.4973	.5760	.6581	.7079	.8233
11	.4762	.5529	.6339	.6835	.8010
12	.4575	.5324	.6120	.6614	.7800
13	.4409	.5139	.5923	.6411	.7603
14	.4259	.4973	.5742	.6226	.7420
15	.4124	.4821	.5577	.6055	.7246
16	.4000	.4683	.5425	.5897	.7084
17	.3887	.4555	.5285	.5751	.6932
18	.3783	.4438	.5155	.5614	.6787
19	.3687	.4329	.5004	.5487	.6652
20	.3598	.4227	.4921	.5368	.6524
25	.3233	.3809	.4451	.4869	.5974
30	.2960	.3494	.4093	.4487	.5541
35	.2746	.3246	.3810	.4182	.5189
40	.2573	.3044	.3578	.3932	.4898
45	.2428	.2975	.3384	.3721	.4648
50	.2306	.2732	.3218	.3541	.4433
60	.2108	.2500	.2948	.3248	.4078
70	.1954	.2319	.2737	.3017	.3799
80	.1829	.2172	.2565	.2830	.3568
90	.1726	.2050	.2422	.2673	.3375
100	.1638	.1946	.2301	.2540	.3211

$df = n - 2$。

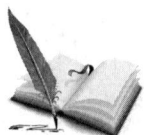

附表 12   等级相关系数的临界值表

$$P\{|r_s| > r_s(n, \alpha)\} = \alpha$$

自由度 n	概率 P			
单侧:	0.05	0.025	0.01	0.005
双侧:	0.10	0.05	0.02	0.01
4	1.000			
5	0.900	1.000	1.000	
6	0.829	0.884	0.943	1.000
7	0.714	0.786	0.893	0.929
8	0.643	0.738	0.833	0.881
9	0.600	0.700	0.783	0.833
10	0.564	0.648	0.745	0.794
11	0.536	0.618	0.709	0.755
12	0.503	0.587	0.678	0.727
13	0.484	0.560	0.648	0.703
14	0.464	0.538	0.626	0.679
15	0.446	0.521	0.604	0.654
16	0.429	0.503	0.582	0.635
17	0.414	0.485	0.566	0.615
18	0.401	0.472	0.550	0.600
19	0.391	0.460	0.535	0.584
20	0.380	0.447	0.520	0.570
21	0.370	0.435	0.508	0.556
22	0.361	0.425	0.496	0.544
23	0.353	0.415	0.486	0.532
24	0.344	0.406	0.476	0.521
25	0.337	0.398	0.466	0.511
26	0.331	0.390	0.457	0.501
27	0.324	0.382	0.448	0.491
28	0.317	0.375	0.440	0.483
29	0.312	0.368	0.433	0.475
30	0.306	0.362	0.425	0.467
31	0.301	0.356	0.418	0.459
32	0.296	0.350	0.412	0.452
33	0.291	0.345	0.405	0.446
34	0.287	0.340	0.399	0.439
35	0.283	0.335	0.394	0.433
36	0.279	0.330	0.388	0.427
38	0.271	0.321	0.378	0.415
40	0.264	0.313	0.368	0.405
45	0.248	0.294	0.347	0.382
50	0.235	0.279	0.329	0.363
60	0.214	0.255	0.300	0.331
70	0.198	0.235	0.278	0.307
80	0.185	0.220	0.260	0.287
100	0.162	0.197	0.233	0.257

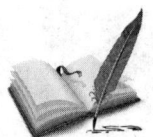

附表 13　正交表

（1） $m = 2$ 的情形

L_4 （2^3）

试验号	列号		
	1	2	3
1	1	1	1
2	1	2	2
3	2	1	2
4	2	2	1

L_8 （2^7）

试验号	列号						
	1	2	3	4	5	6	7
1	1	1	1	1	1	1	1
2	1	1	1	2	2	2	2
3	1	2	2	1	1	2	2
4	1	2	2	2	2	1	1
5	2	1	2	1	2	1	2
6	2	1	2	2	1	2	1
7	2	2	1	1	2	2	1
8	2	2	1	2	1	1	2

L_8 （2^7）：二列间的交互作用表

列号 \ 列号	1	2	3	4	5	6	7
	(1)	3	2	5	4	7	6
		(2)	1	6	7	4	5
			(2)	7	6	5	4
				(4)	1	2	3
					(5)	3	2
						(6)	1

L_{12} （2^{11}）

试验号	列号										
	1	2	3	4	5	6	7	8	9	10	11
1	1	1	1	1	1	1	1	1	1	1	1
2	1	1	1	1	1	2	2	2	2	2	2
3	1	1	2	2	2	1	1	1	2	2	2
4	1	2	1	2	2	1	2	2	1	1	2
5	1	2	2	1	2	2	1	2	1	2	1
6	1	2	2	2	1	2	2	1	2	1	1
7	2	1	2	2	1	1	2	2	1	2	1
8	2	1	2	1	2	2	2	1	1	1	2
9	2	1	1	2	2	2	1	2	2	1	1
10	2	2	2	1	1	1	1	2	2	1	2
11	2	2	1	2	1	2	1	1	1	2	2
12	2	2	1	1	2	1	2	1	2	2	1

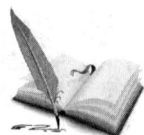

$L_{16}(2^{15})$

试验号	列号														
	1	2	3	4	5	6	7	8	9	10	11	12	13	14	15
1	1	1	1	1	1	1	1	1	1	1	1	1	1	1	1
2	1	1	1	1	1	1	1	2	2	2	2	2	2	2	2
3	1	1	1	2	2	2	2	1	1	1	1	2	2	2	2
4	1	1	1	2	2	2	2	2	2	2	2	1	1	1	1
5	1	2	2	1	1	2	2	1	1	2	2	1	1	2	2
6	1	2	2	1	1	2	2	2	2	1	1	2	2	1	1
7	1	2	2	2	2	1	1	1	1	2	2	2	2	1	1
8	1	2	2	2	2	1	1	2	2	1	1	1	1	2	2
9	2	1	2	1	2	1	2	1	2	1	2	1	2	1	2
10	2	1	2	1	2	1	2	2	1	2	1	2	1	2	1
11	2	1	2	2	1	2	1	1	2	1	2	2	1	2	1
12	2	1	2	2	1	2	1	2	1	2	1	1	2	1	2
13	2	2	1	1	2	2	1	1	2	2	1	1	2	2	1
14	2	2	1	1	2	2	1	2	1	1	2	2	1	1	2
15	2	2	1	2	1	1	2	1	2	2	1	2	1	1	2
16	2	2	1	2	1	1	2	2	1	1	2	1	2	2	1

$L_{16}(2^{15})$：二列间的交互作用表

列号\列号	1	2	3	4	5	6	7	8	9	10	11	12	13	14	15
(1)		3	2	5	4	7	6	9	8	11	10	13	12	15	14
	(2)		1	6	7	4	5	10	11	8	9	14	15	12	13
		(3)		7	6	5	4	11	10	9	8	15	14	13	12
			(4)		1	2	3	12	13	14	15	8	9	10	11
				(5)		3	2	13	12	15	14	9	8	11	10
					(6)		1	14	15	12	13	10	11	8	9
						(7)		15	14	13	12	11	10	9	8
							(8)		1	2	3	4	5	6	7
								(9)		3	2	5	4	7	6
									(10)		1	6	7	4	5
										(11)		7	6	5	4
											(12)		1	2	3
												(13)		3	2
													(14)		1

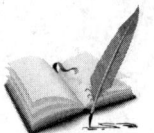

（2）$m=3$ 的情形

L_9（3^4）

试验号	列号			
	1	2	3	4
1	1	1	1	1
2	1	2	2	2
3	1	3	3	3
4	2	1	2	3
5	2	2	3	1
6	2	3	1	2
7	3	1	3	2
8	3	2	1	3
9	3	3	2	1

L_{18}（3^7）

试验号	列号						
	1	2	3	4	5	6	7
1	1	1	1	1	1	1	1
2	1	2	2	2	2	2	2
3	1	3	3	3	3	3	3
4	2	1	1	2	2	3	3
5	2	2	2	3	3	1	1
6	2	3	3	1	1	2	2
7	3	1	2	1	3	2	3
8	3	2	3	2	1	3	1
9	3	3	1	3	2	1	2
10	1	1	3	3	2	2	1
11	1	2	1	1	3	3	2
12	1	3	2	2	1	1	3
13	2	1	2	3	1	3	2
14	2	2	3	1	2	1	3
15	2	3	1	2	3	2	1
16	3	1	3	2	3	1	2
17	3	2	1	3	1	2	3
18	3	3	2	1	2	3	1

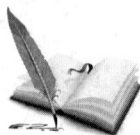

$$L_{27}(3^{13})$$

试验号	列号												
	1	2	3	4	5	6	7	8	9	10	11	12	13
1	1	1	1	1	1	1	1	1	1	1	1	1	1
2	1	1	1	1	2	2	2	2	2	2	2	2	2
3	1	1	1	1	3	3	3	3	3	3	3	3	3
4	1	2	2	2	1	1	1	2	2	2	3	3	3
5	1	2	2	2	2	2	2	3	3	3	1	1	1
6	1	2	2	2	3	3	3	1	1	1	2	2	2
7	1	3	3	3	1	1	1	3	3	3	2	2	2
8	1	3	3	3	2	2	2	1	1	1	3	3	3
9	1	3	3	3	3	3	3	2	2	2	1	1	1
10	2	1	2	3	1	2	3	1	2	3	1	2	3
11	2	1	2	3	2	3	1	2	3	1	2	3	1
12	2	1	2	3	3	1	2	3	1	2	3	1	2
13	2	2	3	1	1	2	3	2	3	1	3	1	2
14	2	2	3	1	2	3	1	3	1	2	1	2	3
15	2	2	3	1	3	1	2	1	2	3	2	3	1
16	2	3	1	2	1	2	3	3	1	2	2	3	1
17	2	3	1	2	2	3	1	1	2	3	3	1	2
18	2	3	1	2	3	1	2	2	3	1	1	2	3
19	3	1	3	2	1	3	2	1	3	2	1	3	2
20	3	1	3	2	2	1	3	2	1	3	2	1	3
21	3	1	3	2	3	2	1	3	2	1	3	2	1
22	3	2	1	3	1	3	2	2	1	3	3	2	1
23	3	2	1	3	2	1	3	3	2	1	1	3	2
24	3	2	1	3	3	2	1	1	3	2	2	1	3
25	3	3	2	1	1	3	2	3	2	1	2	1	3
26	3	3	2	1	2	1	3	1	3	2	3	2	1
27	3	3	2	1	3	2	1	2	1	3	1	3	2

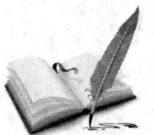

L_{27}（3^{13}）：二列间的交互作用表

列号\列号	1	2	3	4	5	6	7	8	9	10	11	12	13
(1)		3,4	2,4	2,3	6,7	5,7	5,6	9,10	8,10	8,9	12,13	11,13	11,12
(2)			1,4	1,3	8,11	9,12	10,13	5,11	6,12	7,13	5,8	6,9	7,10
(3)				1,2	9,13	10,11	8,12	7,12	5,13	6,11	6,10	7,8	5,9
(4)					10,12	8,13	9,11	6,13	7,11	5,12	7,9	5,10	6,8
(5)						1,7	1,6	2,11	3,13	4,12	2,8	4,10	3,9
(6)							1,5	4,13	2,12	3,11	3,10	2,9	4,8
(7)								3,12	4,11	2,13	4,9	3,8	2,10
(8)									1,10	1,9	2,5	3,7	4,6
(9)										1,8	4,7	2,6	3,5
(10)											3,6	4,5	2,7
(11)												1,13	1,12
(12)													1,11

（3）$m=4$ 的情形

L_{18}（4^5）

试验号	列号				
	1	2	3	4	5
1	1	1	1	1	1
2	1	2	2	2	2
3	1	3	3	3	3
4	1	4	4	4	4
5	2	1	2	3	4
6	2	2	1	4	3
7	2	3	4	1	2
8	2	4	3	2	1
9	3	1	3	4	2
10	3	2	4	3	1
11	3	3	1	2	4
12	3	4	2	1	3
13	4	1	4	2	3
14	4	2	3	1	4
15	4	3	2	4	1
16	4	4	1	3	2

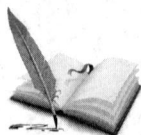

L_{32} (4^9)

试验号	列号								
	1	2	3	4	5	6	7	8	9
1	1	1	1	1	1	1	1	1	1
2	1	2	2	2	2	2	2	2	2
3	1	3	3	3	3	3	3	3	3
4	1	4	4	4	4	4	4	4	4
5	2	1	1	2	2	3	3	4	4
6	2	2	2	1	1	4	4	3	3
7	2	3	3	4	4	1	1	2	2
8	2	4	4	3	3	2	2	1	1
9	3	1	2	3	4	1	2	3	4
10	3	2	1	4	3	2	1	4	3
11	3	3	4	1	2	3	4	1	2
12	3	4	3	2	1	4	3	2	1
13	4	1	2	4	3	3	4	2	1
14	4	2	1	3	4	4	3	1	2
15	4	3	4	2	1	1	2	4	3
16	4	4	3	1	2	2	1	3	4
17	1	1	4	1	4	2	3	2	3
18	1	2	3	2	3	1	4	1	4
19	1	3	2	3	2	4	1	4	1
20	1	4	1	4	1	3	2	3	2
21	2	1	4	2	3	4	1	3	2
22	2	2	3	1	4	3	2	4	1
23	2	3	2	4	1	2	3	1	4
24	2	4	1	3	2	1	4	2	3
25	3	1	3	3	1	2	4	4	2
26	3	2	4	4	2	1	3	3	1
27	3	3	1	1	3	4	2	2	4
28	3	4	2	2	4	3	1	1	3
29	4	1	3	4	2	4	2	1	3
30	4	2	4	3	1	3	1	2	4
31	4	3	1	2	4	2	4	3	1
32	4	4	2	1	3	1	3	4	2

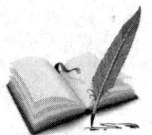

（4）混合型情形

L_6 （4×2^4）

试验号	列号				
	1	2	3	4	5
1	1	1	1	1	1
2	1	2	2	2	2
3	2	1	1	2	2
4	2	2	2	1	1
5	3	1	2	1	2
6	3	2	1	2	1
7	4	1	2	2	1
8	4	2	1	1	2

L_{12} （3×2^3）

试验号	列号			
	1	2	3	4
1	1	1	1	1
2	1	2	1	2
3	1	1	2	2
4	1	2	2	1
5	2	1	1	2
6	2	2	1	1
7	2	1	2	1
8	2	2	2	2
9	3	1	1	1
10	3	2	1	2
11	3	1	2	2
12	3	2	2	1

L_{18} （2×3^7）

试验号	列号							
	1	2	3	4	5	6	7	8
1	1	1	1	1	1	1	1	1
2	1	1	2	2	2	2	2	2
3	1	1	3	3	3	3	3	3
4	1	2	1	1	2	2	3	3
5	1	2	2	2	3	3	1	1
6	1	2	3	3	1	1	2	2
7	1	3	1	2	1	3	2	3
8	1	3	2	3	2	1	3	1
9	1	3	3	1	3	2	1	2
10	2	1	1	3	3	2	2	1

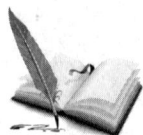

续表

试验号	列号							
	1	2	3	4	5	6	7	8
11	2	1	2	1	1	3	3	2
12	2	1	3	2	2	1	1	3
13	2	2	1	2	3	1	3	2
14	2	2	2	3	1	2	1	3
15	2	2	3	1	2	3	2	1
16	2	3	1	3	2	3	1	2
17	2	3	2	1	3	1	2	3
18	2	3	3	2	1	2	3	1

$$L_{16}\ (4\times2^{12})$$

试验号	列号												
	1	2	3	4	5	6	7	8	9	10	11	12	13
1	1	1	1	1	1	1	1	1	1	1	1	1	1
2	1	1	1	1	1	2	2	2	2	2	2	2	2
3	1	2	2	2	2	1	1	1	1	1	2	2	2
4	1	2	2	2	2	2	2	2	2	1	1	1	1
5	2	1	1	2	2	1	1	2	2	1	1	2	2
6	2	1	1	2	2	2	2	1	1	2	2	1	1
7	2	2	2	1	1	1	1	2	2	2	2	1	1
8	2	2	2	1	1	2	2	1	1	1	1	2	2
9	3	1	2	1	2	1	2	1	2	2	2	1	1
10	3	1	2	1	2	2	1	2	1	1	1	2	1
11	3	2	1	2	1	1	2	1	2	1	1	2	1
12	3	2	1	2	1	2	1	2	1	2	2	1	2
13	4	1	2	2	1	1	2	2	1	2	2	2	1
14	4	1	2	2	1	2	1	1	2	1	1	1	2
15	4	2	1	1	2	1	2	2	1	1	1	1	2
16	4	2	1	1	2	2	1	1	2	2	2	2	1

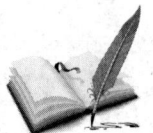

$$L_{16} \ (4^3 \times 2^9)$$

试验号	列号										
	1	2	3	4	5	6	7	8	9	10	11
1	1	1	1	1	1	1	1	1	1	1	1
2	1	2	1	1	1	2	2	2	2	2	2
3	1	3	2	2	2	1	1	1	2	2	2
4	1	4	2	2	2	2	2	2	1	1	1
5	2	1	1	2	2	1	2	2	1	2	2
6	2	2	1	2	2	2	1	1	2	1	1
7	2	3	2	1	1	1	2	2	2	1	1
8	2	4	2	1	1	2	1	1	1	2	2
9	3	1	2	1	2	2	1	2	2	1	2
10	3	2	2	1	2	1	2	1	1	2	1
11	3	3	1	2	1	2	1	2	1	2	1
12	3	4	1	2	1	1	2	1	2	1	2
13	4	1	2	2	1	2	2	1	2	2	1
14	4	2	2	2	1	1	1	2	1	1	2
15	4	3	1	1	2	2	2	1	1	1	2
16	4	4	1	1	2	1	1	2	2	2	1

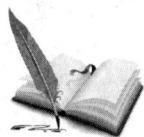